基準看護計画

第4版

地域·在宅を視野に入れた
看護診断と潜在的合併症

編集 矢田昭子

編著 島根大学医学部附属病院看護部

照林社

編集にあたって

島根大学医学部附属病院看護部では、1979年の開設以来、専門職としての質の高い看護を提供するために、POS（Problem Oriented System）の導入、基準看護計画のシステムの開発と活用、看護診断の導入に取り組みました。その成果を元看護部長・石倉武子氏のもと、新道幸恵氏監修で1998年「基準看護計画：臨床でよく遭遇する看護診断、共同問題と基準看護計画」第１版を発刊しました。

その後、第１版で編集・執筆にかかわった元看護部長・秦美恵子氏と看護学科教員の筆者の編集で2011年には第2版、2016年には第3版を発行しました。第2版では看護師や学生が看護展開を行う場合に難渋する「アセスメント」を導くための資料や、看護実践で役立つワンポイントレクチャーを追加し、入院中から一貫した退院支援ができるように看護計画を修正しました。第3版では地域包括ケアを視野に入れた内容を目指し、地域で活躍している訪問看護師や学校看護師などからもご意見をいただき、修正しました。このように、第１版発刊から25年が経過し、多くの看護職や学生の皆様に本書を手にとっていただきましたこと、深く感謝申し上げます。

2025年には少子・高齢化・多死時代の到来、そして2040年ではさらに少子超高齢化社会となり、人々の健康ニーズはますます複雑化・多様化してきます。このような状況の中、看護職はあらゆる場所で暮らす人々の健康な生活を実現するために専門職として役割を遂行する必要があります。

第4版は地域・在宅を視野にいれ、小児から高齢者のライフサイクルに応じた人工呼吸器管理などの医療的ケアが必要な人々、認知症の人々、慢性疾患を抱える人々、終末期の人々が望む場所でその人らしく暮らすことができる支援、災害対応、子どものグリーフケア、「遺伝医療・がんゲノム医療」の発展に伴い意思決定支援などができる内容に修正・追加しました。

今後、本書をご使用いただいた多くの方からご批判などをいただき、さらに内容を充実していきたいと思います。

第4版出版にあたり、島根大学医学部附属病院副院長/看護部長・川上利枝氏、看護部看護職の皆様には多大なるご支援をしていただき、感謝申し上げます。

2024年3月

矢田昭子

基準看護計画
編者・執筆者一覧

（所属・肩書は当時のもの、敬称略）

第4版　編集・執筆一覧

●編集

島根大学医学部看護学科 元教授	矢田　昭子

●執筆

島根大学医学部附属病院	看護師長	竹下　純子
	副看護師長	板垣　美沙
	がん看護専門看護師	上田　幸奈
	副看護師長	内田絵美子
	認知症看護認定看護師	飯島可奈子
	副看護師長	松本有希子
	副看護師長	米山　美音
	副看護師長／認定遺伝カウンセラー	荒木もも子
	島根大学医学部看護学科 元教授	矢田　昭子

第1版（1998年6月発行）

■監修

青森県立保健大学　新道 幸恵（学長）

■編集

島根大学医学部附属病院

石倉 武子（看護部長）、田中 利子（副看護部長）、高木 亜機子（副看護部長）
吉岡 みち子（副看護部長）、矢田 昭子（看護師長）

■執筆

島根大学医学部附属病院

秦 美恵子（看護師長）、矢田 昭子（看護師長）
原 育子（副看護師長）、梶谷 弘美（副看護師長）、荒木 節子（副看護師長）、
佐藤 尚美（副看護師長）、藤江 百合子（副看護師長）、藤原 公恵（副看護師長）、
吉田 豊子（副看護師長）、遠藤 恵子（副看護師長）、飯塚 貞子（副看護師長）、
松村 明美（副看護師長）、園山 珠美（副看護師長）、矢田 リエ子（副看護師長）、
荒木 敦子（副看護師長）

第2版（2011年5月）

■編集

島根大学医学部看護学科　矢田 昭子（准教授）
島根大学医学部附属病院　秦 美恵子（看護部長）

■執筆

島根大学医学部附属病院
　田中 真美（看護師長）、園山 珠美（看護師長）、山本 宗子（看護師長）
　周藤 幸子（副看護師長）、遠崎 修子（副看護師長）、高田 佳代（看護師）
島根大学医学部看護学科　矢田 昭子（准教授）

第3版（2016年7月）

■編集

島根大学医学部看護学科　矢田 昭子（教授）
島根大学医学部附属病院　秦 美恵子（看護部長）

■執筆

島根大学医学部附属病院
　高田 佳代（看護師長）、竹本 和代（看護師長）、竹下 純子（看護師長）、
　太田 佐奈恵（副看護師長）、坂根 久美子（副看護師長）、荒木 もも子（副看護師長）
島根大学医学部看護学科　矢田 昭子（教授）

■本書掲載の看護診断に関するお断り

- 「看護診断名」および「定義」：「NANDA-I看護診断－定義と分類2021-2023 原書第12版」収載の看護診断名は診断名の下に【NANDA-Iの定義】を掲載し、NANDAインターナショナル及び株式会社医学書院の了解を得た。
- 「診断指標」「関連因子」「危険因子」：「NANDA-I看護診断－定義と分類」他の文献を参考にしながら筆者らが考案したものであるため、該当箇所に「筆者らによる」と明記した。

基準看護計画　**目　次**

第I部　看護診断と基準看護計画

第II部 潜在的合併症と基準看護計画

表紙・カバーデザイン　：大下賢一郎
本文イラストレーション　：村上寛人・磯正子（村上ビジュアルアート事務所）（株）日本グラフィックス　今崎和広
本文レイアウト・DTP　：明昌堂

本書の使用方法

本書の改訂にあたり、NANDA-I診断ラベルの変更に合わせて、私たちが臨床でよく遭遇する看護診断を追加・選択しなおし、解剖や病態生理、治療内容・指標など資料をふんだんに盛り込み、根拠に基づいたアセスメントができるように工夫しています。

▶第Ⅰ部「看護診断と基準看護計画」について

看護診断の分類枠組みは、ゴードンの11の機能的健康パターンにそって、臨床でよく遭遇する看護診断と基準看護計画を記載しています。

予防的看護が重要な看護診断は「リスク状態」を挙げています。

例：「急性混乱リスク状態」「感染リスク状態」

「非効果的健康自主管理」は、退院後の生活を踏まえて、入院中から介入するために「非効果的健康自主管理（リスク）」としています。

1）看護診断について

①定義と解釈

看護診断ごとに、病態生理や人間の反応、看護理論などを踏まえて、できるだけわかりやすく分析・解釈し、さらに看護介入の方向性も具体的に記載しています。

②診断指標

『NANDA-I看護診断－定義と分類 2021-2023』をベースに理解しやすいわかりやすい表現にしています。さらに、看護診断を活用しやすいように分類して、見出しをつけました。

③よく使用する事例

臨床の場でよく使用する事例を記載しています。

④効果があった事例

この看護診断を用い、どのような患者にどのような方法で看護介入し、どのような効果があったかを記載しています。

⑤使用上の注意点

看護診断を導き出すプロセスの段階で迷う場合があります。そこで、私たちが困った場合、どのようにして対応したかを記載しています。

2）基準看護計画について

基準看護計画は、看護診断によっては症状別、健康レベル、成長発達段階に分類しています。内容は、病院や自宅、施設、学校などあらゆる患者に対応できるように具体的に記載しています。

※ワンポイントレクチャーについて：看護実践に必要な技とコツを掲載しています。

※トピックスについて：「遺伝医療」「がんゲノム医療」の最新情報と意思決定支援を掲載しています。

※困難事例の対応：「終末期の患者が死にたい」「認知症患者が家に帰りたい」と訴えたとき、遺伝子検査を受けるかどうか悩む患者への対応例を具体的に記載しています。

▶第Ⅱ部「潜在的合併症と基準看護計画」について

潜在的合併症は、臨床でよく遭遇する系統別な分類と治療、検査に伴う有害反応について、症状の発現を最小限にとどめるように症状や病態の変化についてモニタリングしながら早期発見、対処を看護師が行える具体的な内容を記載しています。

第 I 部

看護診断と基準看護計画

1

健康知覚—健康管理パターン

非効果的健康維持行動

基準看護計画〈非効果的健康維持行動〉

非効果的健康自主管理（リスク）

基準看護計画〈非効果的健康自主管理(リスク))：喉頭摘出〉
基準看護計画〈非効果的健康自主管理(リスク)：在宅酸素療法〉
基準看護計画〈非効果的健康自主管理(リスク)：気管切開／人工呼吸器管理（成人)〉
基準看護計画〈非効果的健康自主管理(リスク)：気管切開／人工呼吸器管理(小児)〉
基準看護計画〈非効果的健康自主管理(リスク)：気管支喘息〉
基準看護計画〈非効果的健康自主管理(リスク)：心筋梗塞／狭心症／心不全〉
基準看護計画〈非効果的健康自主管理(リスク)：心疾患(小児)〉
基準看護計画〈非効果的健康自主管理(リスク)：高血圧症／脳血管障害〉
基準看護計画〈非効果的健康自主管理(リスク)：糖尿病〉
基準看護計画〈非効果的健康自主管理(リスク)：透析療法／腹膜透析〉
基準看護計画〈非効果的健康自主管理(リスク)：ストーマ〉
基準看護計画〈非効果的健康自主管理(リスク)：胃切除後〉
基準看護計画〈非効果的健康自主管理(リスク)：抗がん薬治療／放射線療法〉
基準看護計画〈非効果的健康自主管理(リスク)：育児困難〉

感染リスク状態

基準看護計画〈感染リスク状態〉
基準看護計画〈感染仲介リスク状態〉

身体損傷リスク状態

基準看護計画〈身体損傷リスク状態：身体損傷／転倒・転落(成人)〉
基準看護計画〈身体損傷リスク状態：誤嚥／窒息〉
基準看護計画〈身体損傷リスク状態：身体損傷／転倒（小児)〉

非効果的健康維持行動

【NANDA-Iの定義】健康行動の基礎となる、健康の知識・健康に対する姿勢・健康習慣の管理が、ウェルビーイングの維持や向上、あるいは病気やけがの予防には不十分な状態

解釈

WHOは、健康とは「肉体的・精神的および社会的に良好な状態にあることで、単に疾病または虚弱でないということではない」と定義している。健康の維持、管理に関しては個人それぞれに責任があり、自分の健康管理の方法を自分で実践することが重要であるが、何らかの理由で自己管理ができないことから健康の維持が困難になりやすい。

「非効果的健康維持行動」とは、上述のように、「健康行動の基礎となる、健康の知識・健康に対する姿勢・健康習慣の管理が、ウェルビーイングの維持や向上、あるいは病気やけがの予防には不十分な状態」[1]をいう。

看護介入は、その人の過去のライフスタイルや病気体験を理解し、健康維持の障壁となる要因をアセスメントする。そして、その人の信念や価値観を話し、強み（興味・関心・意欲）を強化しながら、その人が望むライフスタイルに合った方法をともに考え、自分の健康は自分で守るという意欲を持ち、行動できるように援助していくことが重要である。

▶〈非効果的健康維持行動〉診断指標（筆者らによる）

□健康問題を予防する行動がとれない
□危険因子を減らす行動がとれない
□行動計画へのコミットメント不足
□ヘルスリテラシーの不足
□健康改善への関心不足
□基本的健康習慣についての知識不足
□健康目標の達成に向け、日常生活における選択が無効
□健康探求行動が欠如している傾向

▶よく使用する事例

- 主に1次予防に関するもので、何らかの理由で自己管理できない患者、健康を維持するための援助を求めたり、方法を見つけることができない患者。
- 肥満や喫煙している患者で、健康維持・増進のための行動変容が必要な患者。

1. T.ヘザー・ハードマン，上鶴重美，カミラ・タカオ・ロペス原書編集，上鶴重美訳：NANDA-I 看護診断 定義と分類2021-2023 原書第12版．医学書院，東京，2021：167．より引用

▶効果があった事例

- 喫煙歴の長い患者に対して、術前という機会をとらえて肺合併症予防のために禁煙教育を行うことで、必要性が理解でき、術後も禁煙を継続することができた。

▶使用上の注意点

- 「非効果的健康維持行動」は、過食、運動不足、喫煙などの不健康なライフスタイルを変えたいと願っている個人に用いられる。発病を予防するための1次予防の場合には「非効果的健康維持行動」を用いて対応する。疾患や健康状態の自己管理に関する教育が必要な患者には、「非効果的健康自主管理（リスク）」を用いて対応する。

基準看護計画〈非効果的健康維持行動〉

▶看護診断と要因

#[※]に関連した非効果的健康維持行動	※健康管理に対する理解の不十分さ ※情報の誤った解釈 ※危険因子（喫煙、アルコール）に対する知識不足 ※栄養の偏りによる不適切な食事摂取 ※不規則な睡眠時間あるいは食事時間 ※ストレスの多い生活に伴う無効なコーピング方法 ※清潔に関する認識不足 ※自覚症状がないため予防行動がとれない ※ソーシャルサポートの不足 ※ヘルスリテラシー低下に伴う情報獲得困難

目 標

- 日常生活の中で生活習慣を見直すことができる。
- 日常生活の中で健康を増進し、疾病を予防できる知識を習得できる。
- 予防に関する知識をもとに行動変容することができる。
- 行動変容したことが継続でき、生活習慣病を予防することができる。

ワンポイントレクチャー

■生活習慣病の進行と１次予防・２次予防・３次予防の関係

無自覚なまま病気が進行 → 重篤な症状発作と著しく低下する生活の質

健常時の生活習慣	境界領域期	生活習慣病		活動低下・要介護状態
・不適切な食生活（高食塩・高脂肪・エネルギー過剰等） ・運動不足 ・睡眠不足 ・ストレス過剰 ・飲酒・喫煙 など	→ ・肥満 ・高血圧 ・脂質異常 ・高血糖 など	・肥満症 ・高血圧症 ・脂質異常症（高脂血症） ・糖尿病 ・骨密度の低下（骨粗鬆症） など	→ ・脳卒中（脳出血・脳梗塞） ・心臓病（心筋梗塞・心臓病） ・糖尿病の合併症（失明・人工透析等） ・骨折 ・がん など	→ ・半身麻痺 ・活動制限 ・認知症 など

〔１次予防〕
生活習慣の見直し、環境改善などにより、病気の発生そのものを予防

〔２次予防〕
検診などにより、病気を早期発見・早期治療することで、病気が進行しないうちに治す

〔３次予防〕
適切な治療により、病気や障害の進行を防止リハビリテーションを含む

生活習慣病予防協会編2004

■予防の概念

- １次予防はバランスの良い食事、規則的な運動、禁煙、ストレス管理などのように、健康を増進して発病を予防することである。
- ２次予防は、病気の早期発見や早期治療をしていくことである。病気が発見された場合は、病気の影響をできるだけ少なくするよう薬を飲んだり、食生活に注意したり、定期的に受診して質の高い生活を送ることができるように指導していくことである。
- ３次予防は、病気になった人が、健康を再構築し、質の高い生活を送るためにセルフケアや機能訓練などを行うことである。そのためには、患者が回復し、社会復帰できるように多職種と連携し援助していくことである。

■行動変容ステージモデル

無関心期	→ 関心期	→ 準備期	→ 実行期	→ 維持期
６か月以内に行動を変えようと思っていない	６か月以内に行動を変えようと思っている	１か月以内に行動を変えようと思っている	行動を変えて６か月未満である	行動を変えて６か月以上である

- 無関心期への働きかけ
意識の高揚：メリットを知る
感情的経験：このままでは「まずい」と思う
環境の再評価：周りの影響を考える

- 関心期への働きかけ
  自己の再評価：健康行動不足の自分をネガティブに、変容後の自分をポジティブにイメージする
- 準備期への働きかけ
  自己の解放：うまく行えるという自信を持ち、行動することを周りに宣言する
- 実行期と維持期への働きかけ
  行動置換：不健康な行動を健康的な行動に置き換える（例：ストレスに対してお酒の代わりに身体活動で対処する）
  援助関係：身体活動を続ける上で、周りからのサポートを活用する
  強化マネジメント：身体活動を続けていくことに対して「ほうび」を与える
  刺激の統制：身体活動に取り組みやすい環境づくりをする

〈ポイント〉

行動変容のプロセスは、常に「無関心期」から「維持期」に順調に進むとは限らない。いったん「実行期」や「維持期」に入ったのに、その後行動変容する前のステージに戻ってしまう「逆戻り」という現象も起こりうる。

▶観察計画

1．既往歴など生活習慣病予防についての知識の有無と理解の程度。
2．健康に対する信念および価値（健康観）。
3．ストレスの有無と発散方法（アディクションの有無と程度）。
4．行動変容するための動機および目標の有無（★行動変容ステージモデル p.16参照）。
5．健康増進のための運動実施の有無と頻度。
6．健康教室の参加経験の有無と頻度など。
7．集団健康診断を積極的に受けているか。
8．ヘルスリテラシー（★看護におけるヘルスリテラシー p.19参照）。
9．家族内の生活習慣病に対する知識の有無と理解の程度。
10．ライフスタイル、1日の過ごし方。
11．住居環境。
12．職業および作業内容。
13．経済状況。
14．食習慣：栄養バランスの偏り・カロリーの過剰摂取の有無と程度（食事バランスガイド参照）。
15．喫煙歴、喫煙習慣の有無、1日に何本吸うのか、どういうときに喫煙するか。
16．飲酒歴、飲酒習慣、頻度、量、種類、どういうときに飲酒するのか。

17. 薬物の使用状況：市販薬、処方薬。
18. 摂食状況：過食やダイエットの有無や頻度、体重の増減。
19. 排便状態。
20. 皮膚、口腔内、頭皮、爪の状態。
21. 睡眠時間。
22. ソーシャルサポート（情緒的、道具的、情報的、評価的〈ねぎらう、認める〉）の活用状況。

▶ケア計画

1. 対象者に関心を寄せて、話しやすい受容的・共感的姿勢でかかわる。
2. 自尊感情が低下している場合は、肯定的なフィードバックなどを行う（★自己効力感 p.384参照）
3. ヘルスリテラシーが低下している場合は、情報の獲得方法などを提案し、選択できるように支援する。
4. 【無関心期】健康管理について、行動変容できるように支援する（★行動変容ステージモデル p.16参照）。
   - 意識の高揚：メリットを知る。
   - 感情的経験：このままでは「まずい」と思う。
   - 環境の再評価：周りへの影響を考える。
5. 【関心期】健康管理について、行動変容できるように支援する。
   - 健康行動不足の自分を認め、変容後の自分をポジティブにイメージできるように支援する。
   - 健康管理について自己管理できない原因を一緒にアセスメントする。
6. 【準備期】健康管理について、行動変容できるように支援する。
   - 対象者と家族のセルフマネジメント能力に応じた目標を一緒に考えて設定する。
   - 症状と関連づけた複数の解決策を一緒に考え、提供して選択してもらう。
   - うまく行えるという自信を持ってもらい、行動することを周りに宣言するように勧める。
7. 【実行期・維持期】健康管理について、行動変容できるように支援する。
   - 行動置換（不健康な行動を健康的な行動に置き換える）ができているところを認めてほめる。
   - 必要時、家族や職場の協力が得られるように働きかける。

▶教育計画

1．生活習慣病予防の大切さを説明する。
- 喫煙の健康への悪影響。
- アルコールの過剰摂取による健康への悪影響。
- バランスのとれた栄養摂取とカロリーの制限。適正体重維持。
- 適度な水分摂取の必要性。
- 運動の利点（肩こりや深部静脈血栓症の予防）。
- 排便を促す方法（適度な運動、腹部マッサージ、水分摂取、食事内容の調整）。
- 皮膚や口腔内の清潔、手洗いやうがいの必要性とその方法。

2．運動などストレス発散方法の大切さを説明する。
3．健康教室・相談窓口の活用方法を説明する。
4．必要時ソーシャルサポートの活用方法を説明する。

ワンポイントレクチャー
看護におけるヘルスリテラシー

「ヘルスリテラシー」とは、個人が健康を維持増進するために、医療に関する必要な正しい情報にアクセスし、理解して活用する能力のことである。

患者が自分の身体について考え、たくさんの情報の中から適切な情報を見極めて使いこなすことが、病気の予防や健康寿命の延伸ひいてはQOLの維持・向上につながる。

非効果的健康自主管理（リスク）

【NANDA-Iの定義】慢性疾患を抱えた生活に固有の、症状や治療計画の管理、身体・心理社会・スピリチュアル面への影響の管理、ライフスタイル変化の管理が不十分な状態

解釈

病気や後遺症による医療処置の管理、症状のマネジメント、身体機能の回復や維持が必要な患者や家族の治療計画を日々の生活に取り入れることが困難で、望む生活目標を達成するには不十分となりやすい状態を「非効果的健康自主管理（リスク）」という。

看護介入は、患者の持つ価値観や信念を尊重したうえで自己管理できない要因をアセスメントし、患者の個別的な問題に合わせて情緒的介入、教育的介入、行動的介入をしていく。この複合的な介入が最も効果的であるが、患者の人生は患者自身のものであることを踏まえ、特に情緒（気持ち）に対するケアを適切に行うことで、医療者と患者が対等な関係で意思決定でき、知識や行動の教育的な介入がより意味を持つようになる。そして、患者と家族が納得して適切な健康管理をし、主体的に望む生活ができるように支援することが重要である。

■行動変容のための支援[1]

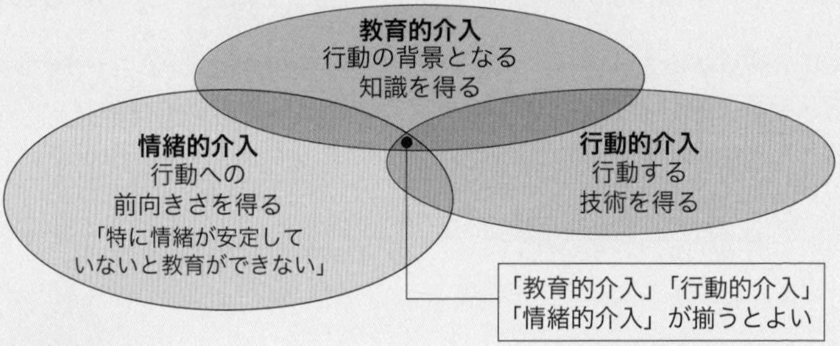

ワンポイントレクチャー

ソーシャルサポート（社会的支援）[2]

- ソーシャルサポートとは：社会的関係の中でやりとりされる支援のこと
- ソーシャルサポートの種類：
  - ・情緒的サポート：共感や愛情の提供
  - ・道具的サポート：形のある物やサービスの提供
  - ・情報的サポート：問題の解決に必要なアドバイスや情報の提供
  - ・評価的サポート：肯定的な評価の提供

▶〈非効果的健康自主管理（リスク）〉危険因子（筆者らによる）

《身体的因子》

□身体症状

□複雑な治療計画の管理が困難（ストーマの管理なし）

□治療による副作用

□日常生活動作（ADL）、手段的日常生活動作（IADL）の障害

□認知機能障害

□感覚障害

《心理的因子》

□感じている障壁、無力感

□動機の欠如

□病気や治療に対する情緒反応

□知識不足

□意思決定葛藤

□治療計画に対する不信

□重症であるという思い込み

□病弱であるという思い込み

□利益があるという思い込み

□過剰な要求（例：患者への、家族への）

□ライフスタイル

□過去の失敗体験

□退院後の生活がイメージできない

□過剰な自己肯定感

□不適切なコーピング

《社会的因子》

□入院形態（緊急入院、再入院）

□家族介護力、家族の健康管理パターン

□家族介護に対する認識・意思（家族内の不調和）

□入院前の生活での家族介護上の問題

□患者・家族の退院先に関する希望

□治療計画のための経済的負担

□社会福祉制度の活用状況

□ソーシャルサポート（情緒的、道具的、情報的、評価的）の不足

□複雑な医療制度を活用する

□ヘルスリテラシーの不足

□役割の遂行状況

□同じ疾患を持つ患者との交流不足

□必要な資源の獲得困難

□家族（介護者）のヘルスリテラシーの不足

▶よく使用する事例

- 退院に向けて自己管理ができていない、または困難をきたす可能性があり、教育が必要な患者。
- 心不全、高血圧、慢性腎不全、呼吸不全や糖尿病などで入退院を繰り返し、食事療法、運動療法、薬物療法、酸素療法、生活指導について教育が必要な患者。

1．安保寛明，武藤教志：コンコーダンス　患者の気持ちに寄り添うためのスキル21．医学書院，東京，2010：5．より引用

2．厚生労働省：e-ヘルスネット，健康用語辞典より引用．
https://www.e-healthnet.mhlw.go.jp/information/dictionary/exercise/ys-067.html（2016/2/26アクセス）

- 喉頭摘出後の永久気管孔の自己管理、ストーマ造設後の自己管理、インスリン、インターフェロンの自己注射などの教育が必要な患者。
- 抗凝固薬やステロイド、抗がん薬などを服用し自己管理が困難な患者。
- 免疫抑制薬使用による感染予防の必要性が理解できていない患者。
- 独居または高齢夫婦など、サポートがないと自己管理が困難な患者。

▶効果があった事例

- 自己注射など自己管理が必要な患者に対して、治療プログラムが受け入れられるよう情緒面を支援しながら患者の生活に密着した方法で段階を追って、教育的・行動的介入を行ったことで、自己管理能力が高まり退院できた。
- 喉頭摘出の患者に術前よりプログラムの１つである患者会への参加を勧めたことで、失声後のコミュニケーション方法のイメージがつき、手術に臨むことができた。そして、術後は発声方法を学び、気管口の管理方法を習得し退院することができた。
- 頻回な便破棄や面板交換が必要なストーマ患者に対し、多職種と連携しながら、食事形態の工夫、装具の選定と手技の確認、訪問看護などの在宅支援体制を整えることにより不安が軽減し、退院することができた。

▶使用上の注意点

- 基準看護計画は、入院時より退院後の生活を見据えた指導を計画的に行うことができるように、「喉頭摘出」「在宅酸素療法」「気管切開／人工呼吸器管理（成人)」「気管切開／人工呼吸器管理（小児)」「気管支喘息」「心筋梗塞／狭心症／心不全」「心疾患（小児)」「高血圧症／脳血管障害」「糖尿病」「透析療法／腹膜透析」「ストーマ」「胃切除後」「抗がん薬治療／放射線療法」「育児困難」の項目別に分類している。
- 「非効果的健康維持行動」と「非効果的健康自主管理（リスク)」で迷う場合がある。不健康なライフスタイルを変えることで症状を緩和し健康が維持できる患者に対しては「非効果的健康維持行動」を用いて対応する（例：肥満の食事療法・運動療法、禁煙指導)。疾患や合併症予防のための治療プログラムを自己管理できるように教育が必要な患者には「非効果的健康自主管理（リスク)」を用いて対応する。
- ２次予防、３次予防（★生活習慣病の進行と１次予防・２次予防・３次予防の関係 p.16参照）の場合は疾患を伴うため、疾患や健康状態について自己管理が必要な患者には「非効果的健康自主管理（リスク)」を用いて対応する。

■シームレスな在宅療養を支援するためのアセスメント

	項目	おもな内容
1	基本情報	氏名、性別、年齢、住所、電話番号、職業、家族構成、キーパーソン、主介護者、成長発達状況（学校関係）、好きなこと（活動、趣味、遊びなど）や強み、生きがい、希望
2	居住環境	住居までの階段の有無と程度、家屋内の段差、寝具（ベッドか布団か）の状況、トイレまでの距離など
3	生活状況	現在の生活状況（1日の過ごし方、習慣的行動、役割、価値など）、生活歴など
4	被保険者情報	被保険者情報（介護保険、医療保険、生活保護、障害者手帳の有無）
5	サービスや社会体制	現在受けているサービスや支援体制 退院後受けるサービスや支援体制（医療・福祉・教育）
6	病気や治療などの認知やニーズ	患者の主訴 患者・家族の病気や治療、在宅療養に関する認知 在宅療養に関する困りごとやニーズなど
7	セルフマネジメント	症状と行った治療、今後の経過の見通し、退院後継続が必要な内容（服薬、血圧測定、脈拍測定、シャント音聴取、感染予防、食事療法、運動療法など）、症状悪化時の対応
8	医療処置の管理	医療処置内容と在宅生活を踏まえた物品の準備 使用する医療機器の種類とトラブル時の対応（医療機器会社への連絡・調整など） 急変や災害時の対応（電力会社や消防署への連絡・調整、必要物品など）
9	ADL	寝返り、起き上がり、座位、移乗、歩行、更衣、入浴、排泄、食事摂取など
10	IADL	調理、掃除、洗濯、買い物、金銭管理、火気管理、薬の管理、電話の利用、交通機関の利用など
11	コミュニケーション	意思の伝達、視力、聴力、言語
12	認知と行動	意思決定を行うための認知能力、もの忘れの程度、心理状態、行動（興奮、徘徊、介護拒否など）
13	社会とのかかわり	社会とのかかわり（社会的活動に関する参加意欲、社会とのかかわりの変化、喪失感や孤独感など）に関する項目
14	排尿・排便	失禁の状況、排泄後のあとしまつ、便秘、痔に関すること
15	褥瘡・皮膚の状態	褥瘡の有無、程度、皮膚の清潔状況などに関すること
16	口腔衛生	歯・口腔内の状況や口腔清潔に関すること
17	食事摂取	食事摂取（栄養、食事回数、水分量）に関すること
18	介護力	介護者の有無、介護者の介護意欲、介護負担（物理的な負担、精神的な負担）、おもな介護者の健康状態など
19	症状が不安定な状況	ターミナル期や人工呼吸器装着中の患者など ・今後出現する症状とその時期の見通し ・使用中の薬剤とその投与経路、医療処置の有無 ・新たな症状出現時、または症状の増悪時に実施可能な治療法 ・看取りの方法

（厚生省老人保健福祉局企画課長通知〔老企第29号平成11年11月12日〕「課題分析標準項目」をもとに、がん患者に特有の内容を加筆）
渡邉眞理，清水奈緒美：がん患者の療養支援．小松浩子，他編：系統看護学講座別巻 がん看護学．医学書院，東京，2013：249．より改変

■患者と治療の関係に関する３つの概念

コンプライアンス	アドヒアランス	コンコーダンス
【compliance】応諾、従順、黙従 医療者が治療方針を決定し、患者がそれに従う行動をとる	【adherence】執着、固執、支持 患者が治療に対して積極的・前向きな考えを持つ	【concordance】調和、一致 患者の考えと医療者の考え（治療を含む）が一致するように、両者の考えを尊重し合う

安保寛明：患者と医療者の心がともにあることの意味．精神科看護 2011；38（11）：5-12．を元に作成

ワンポイントレクチャー

コンプライアンスからアドヒアランスへ

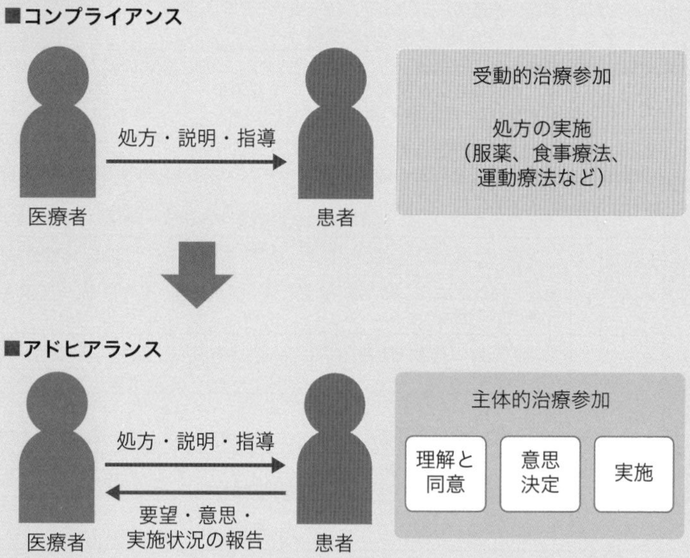

雄西智恵美：がん治療における看護の重要性．小松浩子，他編：系統看護学講座 別巻 がん看護学．医学書院，東京，2013：164．より引用

ワンポイントレクチャー

アドヒアランスの視点でセルフマネジメントを支援

・援助者としての役割の明確化
・生活者としての患者の物語を聴く
・患者の困っていること、気になっていること、問題を明確にする
・アクションプランの援助
・症状マネジメントのアプローチ（症状の体験を聴き、症状マネジメントの方略・症状の結果を伝える）
・サイン・マネジメント：アクションプランの振り返り
・ストレス・マネジメント：認知行動療法
・評価

安酸史子：ナーシング・グラフィカ 成人看護学③セルフマネジメント第４版．メディカ出版，大阪，2022：119-123．より一部改変

基準看護計画〈非効果的健康自主管理（リスク）：喉頭摘出〉

▶看護診断と要因

#[※]に関連した非効果的健康自主管理（リスク）：喉頭摘出	※疾患や治療、治療後の変化（失声・ボディイメージ）に関して、理解度に合わせた説明を受けていないことによる知識不足 ※身体的苦痛や病名告知後などの情緒的反応による関心・意欲の欠如、理解力の低下 ※身体的苦痛、高齢、認知・身体機能低下によるセルフマネジメント能力の不足 ※ヘルスリテラシー低下に伴う情報獲得困難 ※社会資源、ソーシャルサポートの不足

目標

- 病状や治療特有の自己管理に必要な知識や技術を習得できる。
- 療養生活におけるセルフマネジメントの問題点に気づき、知識や技術を用いて対処できる。
- 必要な支援が得られ、質の高い療養生活を継続できる。

▶観察計画

1．年齢、認知能力、理解力、ヘルスリテラシー。

2．病状・治療内容、合併症の有無と程度、ADL・IADLへの影響。
3．既往歴。
4．検査データ：胸部X線、WBC、CRP。
5．気管孔の管理の理解度。
- 痰の量、性状、痰の喀出状況。
- 自己吸引の管理、加湿状態。
- 気管孔の大きさ、皮膚の状態。

6．排便状態。
7．異常時（呼吸困難、気管孔からの出血の有無など）の対処方法の理解の程度。
8．コミュニケーションの方法：筆談や文字盤の使用など。
9．発声方法（食道発声、電気式人工喉頭、シャント発声）と発声状況。
10．告知の内容、疾患、治療に対する患者・家族の認知（理解および受け止め、声を失うこと、ボディイメージの変化）。
11．患者・家族が不安・気がかり・困難に思っていること。
12．指導内容の理解度や反応。
13．実践しているセルフマネジメントの内容。
- 患者が現在どのような状況か、どうすべきかについての認知。
- 患者が何を実行すべきかについてどうとらえているか。
- 患者が実践している行為が正しいか。
- 患者が行動を継続できているか。

14．入院前の暮らし。
- 1日の過ごし方（患者・家族）。
- 習慣的行動（食生活・喫煙・飲酒など）。
- 住居環境・地域環境・職場環境・交通手段。
- 職業・趣味。
- 役割（家庭内役割、社会的役割）。
- 価値・信念・宗教。
- 家族・キーパーソンの知識・理解度。
- 家族の関係性、家族間のサポート状況。
- 就労・通学の状況。

15．病気や障害について誰にどのように説明されているか。
16．ソーシャルサポート（情緒的、道具的、情報的、評価的）の活用状況。
17．経済状況、医療費助成制度の利用の有無。

▶ケア計画

1. 患者の病気についての理解内容や価値観、意思決定プロセスの把握、意思決定後の気持ちの揺れに寄り添い尊重した態度で接する。
2. 患者・家族の病気体験や思い、気がかり、困難に思っていることなどについて傾聴する。
3. 患者・家族の言葉や表情、行動で気になった場合には、理由を聴きアセスメントし、意味づける。
4. 患者・家族の困りごとが明らかにならない場合には、生活の視点（ADL・IADL・就労など）を中心に尋ねる。
5. 手術後失声するという不安や恐怖が軽減できるように支援する。
   - 術前からコミュニケーション方法を患者と一緒に検討する。
   - 術前から患者会を紹介し、希望があれば参加できるように調整する。
6. 退院後のセルフマネジメントについて、入院前からイラスト・DVDなど視覚的教材を用いて、患者自身がどういう状態か理解できるように支援する。
7. 病状、治療経過、在宅療養の注意点などの説明は、家族間の理解の相違を予防するために、家族全員に説明できる場を調整する。
8. MSWと連携し、手術までに身体障害者手帳の手続きの準備が行えるよう支援する。
9. ヘルスリテラシーが低下している場合は、情報の獲得方法などを提案し、選択できるように支援する。
10. 病院と地域の多職種と連携して退院前カンファレンスを調整・開催し、支援者の役割を明確にする。
    - 患者や家族がニーズや不安なことなどを表出できるようにそばで支援し、必要時は代弁し、調整する。
    - 安全で安心した生活を送ることができる退院指導内容を地域の支援者に伝える。
11. 必要時、退院前に試験外泊を行い、セルフマネジメントについての問題点を明らかにし、患者・家族とともに解決を図り、安心して退院できるように支援する。
12. 在宅療養中、体調不良時は医療機関（かかりつけ医）に相談、生活上の困りごとは多職種と検討し（支援会議など）、安全で安心な生活を再構築できるように支援をする。

▶教育計画

1. 患者・家族の体調や心理状態から、教育を受け入れる準備が整っているか確認し、患者・家族が望む方法や環境で行う。

- 喪失体験や自責の念を抱いている場合があるため情緒的支援を行い、患者・家族の心理的反応に合わせて実施する。

2．患者・家族の困りごとや知りたいことを優先にし、必要時多職種と連携しながら、患者・家族のニーズや理解に合わせた教育計画を立案、実施、評価する。

- 声の喪失に対するコミュニケーション方法。
  - ・筆談や文字盤の使用など。
  - ・発声方法（食道発声、電気式人工喉頭、シャント発声）。
- 気管孔の管理（日常生活の注意点）。
  - ・気管孔を観察することの必要性。
  - ・加湿や保護の方法（エプロンガーゼ・スカーフなどの使用）。
  - ・痰の拭き取り方法。
- 住居環境（温度・湿度を調整し冬季は加湿器の使用、ほこりの少ない清潔な部屋を保つ）。
- 気管孔から水が肺に流入することを予防（水泳は禁止）する。
  - ・入浴方法：気管孔に湯が入らないよう、タオルをゆるく首に巻く。
  - ・洗髪方法：慣れるまでは家族や支援者が行うか、美容院・理容院を利用する。首に乾燥したタオルを呼吸ができる程度のゆるさで巻き、腰を曲げ、気管孔が真下を向くようにして湯をかける。
- 食事：手術により食道の一部が狭くなっており、大きな食塊はつかえる可能性があるため、よく咀嚼して飲み込む。
- 排便：怒責できず便秘になりやすいため、繊維質の多い野菜、水分を十分摂取する。
- 寝具：大きめの襟カバーをし、綿毛が気管孔に入らないよう肩にはバスタオルを使用する。
- 安全：嗅覚の機能が低下するため、家庭でガスを使用している場合はガス探知器を設置する。
- 外出時：筆記用具、保険証、診察券、手鏡、ティッシュ、身体障害者手帳を持参する。
- 異常時の対処方法
  - ・下記の症状がみられる場合には早期に受診する。
    呼吸困難、気管孔の縮小・出血、血痰、持続する咳、気管孔周囲の腫脹・発赤、気管孔への異物混入、疼痛、嚥下困難感など

3．療養生活でセルフマネジメントの課題がある場合は、解決できるように教育計画を評価・修正・実施を繰り返す。

4．患者会などにできるだけ参加し交流できる機会を調整する。

5．患者や家族のニーズや暮らしに応じたソーシャルサポート（公的医療費助成制度、地域連携室、訪問看護、訪問介護、介護タクシーなど）の活用方法を説明する。

6．災害時の対応法について説明する。

- 準備・携帯するもの。
  - ・記録用紙（氏名・連絡先・永久気管孔であること）。
  - ・災害時に利用できる「緊急会話カード」を作成しておく。
  - ・エプロンの予備、おくすり手帳、予備の薬など。
- 避難所での過ごし方。
  - ・発声が困難であることを周囲に伝えてコミュニケーションをとる。
  - ・気管孔に水やゴミなどが入らないように気をつける。
  - ・加湿目的で水分を多めに摂取する。
  - ・通院している医療機関に状況を伝える。
- 体調不良時の対応：近くの医療スタッフに伝える。

基準看護計画〈非効果的健康自主管理（リスク）：在宅酸素療法〉

▶看護診断と要因

#[※]に関連した非効果的健康自主管理（リスク）：在宅酸素療法	※疾患や治療（必要な水分量、薬物療法、感染予防、呼吸訓練、異常時の対処方法、機器の取り扱い）に関して、理解度に合わせた説明を受けていないことによる知識不足 ※身体的苦痛や病名告知後などの情緒的反応による関心・意欲の欠如、理解力の低下 ※在宅での暮らしがイメージできないことによるセルフマネジメント能力の不足 ※身体的苦痛や機能低下によるセルフマネジメント能力の不足 ※高齢、認知・身体的機能低下によるセルフマネジメント能力の低下 ※ソーシャルサポートの不足 ※ヘルスリテラシー低下に伴う情報獲得困難

目標

- 病状や治療特有の自己管理に必要な知識や技術を習得できる。
- 療養生活におけるセルフマネジメントの問題点に気づき、知識や技術を用いて対処できる。
- 必要な支援が得られ、質の高い療養生活を継続できる。

▶**観察計画**

1．バイタルサイン。
2．年齢、認知能力、理解力、ヘルスリテラシー。
3．病状・治療内容、副作用・合併症の有無と程度、ADL・IADLへの影響。
4．既往歴。
5．酸素療法、呼吸訓練の必要性、服薬、感染予防の必要性の理解の程度。
6．呼吸状態（安静時、労作時）。
 - 呼吸数、呼吸パターン、SpO_2（★酸素解離曲線 p.478参照）。
 - 喘鳴、チアノーゼ。副雑音の有無。
 - 呼吸困難の有無、咳嗽、喀痰の有無。
 - 検査データ：呼吸機能検査（1秒率、%VC）、WBC、CRP、血液ガス、胸部X線。
7．告知の内容、疾患・治療に対する患者・家族の認知（理解および受け止め）。
8．患者・家族が不安・気がかり・困難に思っていること。
9．家族構成、家族の関係性、家族間のサポート状況。
10．指導内容の理解度や反応。
 - 酸素ボンベの流量の確認、残量の確認、作動確認の理解と方法。
 - 酸素カニューレの長さや固定方法が適切か。
 - 酸素濃縮器の管理。
 - 異常時の対応。
11．実践しているセルフマネジメントの内容。
 - 患者が現在どのような状況か、どうすべきかについての認知。
 - 患者が何を実行すべきかについてどうとらえているか。
 - 患者が実践している行為が正しいか。
 - 患者が行動を継続できているか。
12．入院前の暮らし。
 - 1日の過ごし方（患者・家族）。
 - 習慣的行動（食生活・喫煙・飲酒など）。
 - 住居環境・地域環境・交通手段。
 - 職業・趣味。
 - 役割（家庭内役割、社会的役割）。
 - 価値・信念・宗教。
 - 就労・通学・通園の状況。
13．病気や管理方法について誰にどのように説明されているか。

- 職場（学校）環境。
- 休憩場所・移動手段・支援体制など。
- 就労時間や学習内容の調整。

14. ソーシャルサポート（情緒的、道具的、情報的、評価的）の活用状況。
15. 経済状況、医療費助成制度の利用の有無。

▶ケア計画

1. 患者・家族の病気についての理解内容や価値観、意思決定プロセスの把握、意思決定後の気持ちの揺れに寄り添い尊重した態度で接する。
2. ヘルスリテラシーが低下している場合は、情報の獲得方法などを提案し、選択できるように支援する。
3. 患者・家族の病気体験や思い、気がかり、困難に思っていることなどについて傾聴する。
4. 酸素を使用することで人目が気になる、酸素量が増量することでの喪失感に対して、思いを傾聴するなど精神的支援を行う。
5. 患者・家族の言葉や表情、振る舞いで気になった場合には、理由を聴きアセスメントし意味づける。
6. 患者・家族の困りごとが明らかにならない場合には、生活の視点（ADL・IADL・就労など）を中心に尋ねる。
7. 退院後のセルフマネジメントについてイラスト・DVDなど視覚的教材を用いて患者自身が今どういう状態か、理解できるように支援する。
8. 呼吸困難に対する不安や恐怖が軽減できるように支援する。
   - 在宅酸素療法を行っている患者を紹介し、交流が持てるように調整する。
   - 患者会を紹介し、希望があれば参加できるように調整する。
9. 活動拡大に伴う呼吸状態を把握し、必要時医師へ報告、酸素指示を受ける。
10. 去痰困難時には排痰ケアを実施する（★排痰援助のアルゴリズム p.285参照）。
    - 指示の吸入薬の使用。
    - 体位ドレナージ（★体位ドレナージによる痰喀出法 p.288参照）、スクイージング。
11. 病状、治療経過、在宅療養の注意点などの説明は家族間の理解の相違を予防するために、家族全員に説明できる場を調整する。
12. 特に在宅療養移行直後は患者・家族の不安が大きいため、安全で安心した生活を送ることができるように患者・家族や地域の支援者を含めた退院前カンファレンスを調整・開催し、支援者の役割を明確にする。

- 退院指導内容を地域の支援者に伝える。
- 患者や家族がニーズや不安なことなどを表出できるようにそばで支援し、必要時は代弁する。

13. 退院前に試験外泊を行い、セルフマネジメントについての問題を明らかにし、患者・家族とともに解決を図り、安心して退院できるように支援する。
14. 退院後は生活の再構築ができるように支援者が訪問し、困りごとや不安などを把握し、病院と地域が連携した支援を行う。
15. 在宅療養中、体調不良時は医療機関（かかりつけ医）に相談、生活上の困りごとは多職種と検討し（支援会議など）、安全で安心な生活が継続できるように支援をする。

▶教育計画

1. 患者・家族の体調や心理状態から、教育を受け入れる準備が整っているか確認し、患者・家族が望む方法や環境で行う。
2. 患者・家族の困りごとや知りたいことを優先にし、必要時多職種と連携しながら、患者・家族のニーズや理解に合わせた教育計画を立案、実施、評価する。

- 疾患についての病態生理。
- 薬物療法（服薬指導）、吸入療法。
- 呼吸方法（横隔膜呼吸・口すぼめ呼吸）（★呼吸法の指導 p.250参照）。
- 在宅酸素療法について（機器の取り扱いを含む）。火気についての注意（★在宅酸素療法とは p.34参照）。
- 入院中に酸素濃縮器を使用し、機器の使用方法を習得する。
- 去痰困難時の対処方法（吸入により加湿を図る）。
- 日常生活における注意事項。
- 呼吸器感染予防（手洗いやうがい）。
- 発作の誘因とその除去方法。
- 呼吸訓練と排痰方法。
- 食事：食前の排痰、食事のバランス、塩分を控え水分の補給を促す、食事の1回量を減らし回数を多く摂る。
- 入浴：息切れしない入浴方法の指導と介助、ルートの工夫。
- 排泄：排便習慣をつける。
- 禁煙。

- 吸入器の使い方と使用方法。

3．患者・家族が療養生活で実践しているセルフマネジメントについての課題を明らかにする。
- 退院後の暮らしを踏まえた管理方法の認知や理解を確認する。
- 退院後の暮らしを踏まえてどのように管理をしたいと考えているか確認する。
- 管理が正しい方法で行われているか確認する。
- 管理を暮らしに適応させながら継続できているか確認する。

4．患者・家族が療養生活でセルフマネジメントの課題がある場合は、病院と地域の支援者が連携し解決できるように教育計画を評価・修正・実践を繰り返す。

5．初回の入院や病状が悪化している場合は、呼吸機能などの喪失体験や自責の念を抱いているので、情緒的支援を行い、患者・家族の心理的反応に合わせて教育計画を実施する。

6．入退院を繰り返している場合。
- 情緒的支援をしながら、患者の強みを生かした退院支援を行う。
- 病気や治療の認知、退院後のセルフマネジメント状況、生活での困りごとを確認し、患者が主体的に取り組むことができる教育計画を実施する。

7．入院前からの指導を開始し、準備性を高める。

8．身体障害者手帳、訪問看護など、使用できるソーシャルサポートの活用方法を説明する。

9．異常時の対処方法について説明する。
- 早期に受診：呼吸困難、発熱時、痰量の増加、頭痛、浮腫、脈拍の増加、意識がもうろうとするなどの症状。
- 入浴時には、チューブの閉塞に注意する。
- 停電時、酸素供給停止時に備えて、酸素供給業者の連絡先を目につきやすい場所に提示する。

10．外出時、旅行時の注意点について説明する。
- 遠方などへの移動の場合には、交通機関によって持ち込み制限や注意点があるため、前もって確認する。
- 長期間の場合、酸素供給業者に事前に連絡して宿泊先などに酸素を届けてもらえるように手配する。

11．災害時の対応について説明する。（★災害対策支援シートの使用の手引きの例 p.40参照）
- 準備・携帯するもの：携帯用酸素ボンベ（普段から残量を確認しておく）、酸素ボンベキャリー（バッテリー用乾電池４本）、懐中電灯、カニューレ、延長チューブ、障害者手帳、在宅酸素指示書のコピー、在宅酸素療養日誌、おくすり手帳、予備の薬、マスクなど。

- 避難所での過ごし方。
  - ・火に近づかない。
  - ・埃っぽいのでマスクをする。
  - ・酸素の残量から投与時間を計算する。
- 体調不良時の対応：近くの医療スタッフに伝える。

ワンポイントレクチャー

在宅酸素療法とは

在宅酸素療法は、慢性呼吸不全で酸素療法が必要な場合に、自宅に酸素吸入装置を整えて行う。

酸素供給装置には、酸素濃縮器と液化酸素装置がある。外出時には、それぞれ酸素ボンベ、携帯用液化酸素容器を用いる。

- 設置の注意：

①日当たりのよいところは避ける。
②火を使うところから２m以上離す。
③酸素濃縮器は、壁から前後左右15cm離す。
④液化酸素装置の場合、換気の励行が大切。また、近くに消火器を準備する。

■携帯用酸素ボンベの種類（容量別）とその吸入可能時間

流量（L/分）	S／内容積1.1L	M／内容積2.1L	L／内容積2.8L
0.5	約７時間	約13時間	約18時間
1.0	約３時間30分	約６時間45分	約９時間
1.5	約２時間15分	約４時間30分	約６時間
2.0	約１時間45分	約３時間15分	約４時間30分
2.5	約１時間15分	約２時間45分	約３時間30分
3.0	約１時間	約２時間15分	約３時間
4.0	約50分	約１時間30分	約２時間15分
5.0	約40分	約１時間15分	約１時間45分
6.0	約30分	約１時間	約１時間30分

＊上記は酸素の充填圧力が19.6MPa（200kg/cm^2）の場合の理論値。
＊通常はガスを使いきることはなく、また使用時のロス、気温の変化（低温）などから、実際の使用時間はこれより１～２割程度短くなる。

国立研究開発法人国立成育医療研究センター：医療機器が必要な子どものための災害対策マニュアル～電源対策を中心に～．より転載
https://www.ncchd.go.jp/news/2019/20190823.html（2022.7.1アクセス）

基準看護計画〈非効果的健康自主管理(リスク):気管切開／人工呼吸器管理（成人)〉

▶看護診断と要因

#[※]に関連した非効果的健康自主管理（リスク）：気管切開／人工呼吸器管理（成人）	※疾患、治療や今後の経過、生活上の注意点に関して、理解度に合わせた説明を受けていないことによる知識不足 ※身体的苦痛や病状告知後などの患者・家族の情緒的反応による関心・意欲の欠如、理解力の低下 ※在宅での暮らしがイメージできないことによるセルフマネジメント能力の不足 ※身体的苦痛によるセルフマネジメント能力の低下 ※失声によるコミュニケーション障害 ※失声やボディイメージの変化、これまでの生活ができないことによる苦悩 ※家族が難易度の高い医療的ケアを24時間実施しなければならないことによる介護負担 ※在宅で患者の状態が急変する可能性があることによる不安 ※社会資源、ソーシャルサポートの不足 ※ヘルスリテラシー低下に伴う情報獲得困難

目標

- 病状や治療特有の自己管理に必要な知識や技術を習得できる。
- 療養生活におけるセルフマネジメントの問題点に気づき、知識や技術を用いて対処できる。
- 必要な支援が得られ、質の高い療養生活を継続できる。

▶観察計画

1. バイタルサイン。
2. 患者、家族（支援者）の年齢、認知能力、理解力、ヘルスリテラシー。
3. 家族の対応能力（★家族像を形成するための情報収集の内容 p.407参照)。
   - 構造的側面：家族構成と同居別居の有無、家族成員の年齢・健康状態、生活習慣、経済状況。
   - 機能的側面：家族内の情緒的関係、コミュニケーション、キーパーソン、家族の価値観や社会性。
4．家族の発達課題（★核家族の発達段階と基本的発達課題 p.401参照）。
5．病状、治療内容、合併症の有無と程度。ADL・IADLへの影響。
6．既往歴。
7．コミュニケーションの方法：筆談や文字盤の使用、視線入力など。
8．気管孔や気管カニューレ管理の理解度や反応。
 - 自発呼吸の有無、人工呼吸器を外しておける時間。
 - 痰の量、性状、痰の喀出状況。
 - 気管内吸引の管理（自己吸引方法を含む）、加湿状態。
 - カニューレの管理（毎日のケア、入浴時の方法、交換の時期など）。
 - 気管孔周囲の皮膚の状態。
9．人工呼吸器管理の理解度や反応（★主な人工呼吸器の換気モード p.274参照、★人工呼吸器設定の主な用語 p.275参照、★アラームの種類と原因 p.276参照）。
 - 設定通りに作動しているかの確認方法。
 - 回路のリークの確認方法。
 - 異常時の対処方法。
10．呼吸状態（呼吸数、胸郭の動き、努力呼吸の有無、SpO_2、酸素の必要量、呼吸器との同調、副雑音の有無など）の観察方法。
11．腹部状態（腹部膨満や排便の有無など）の観察方法。
12．異常時（呼吸困難、SpO_2の低下、気管孔からの出血の有無など）の対処方法の理解の程度と反応。
13．検査データ：胸部X線、WBC、CRP、血液ガス。
14．疾患・治療、告知の内容に対する患者・家族の認知（理解および受け止め）。
15．患者・家族が不安・気がかり・困難に思っていること。
16．実践しているセルフマネジメントの内容。
 - 患者が現在どのような状況か、どうすべきかについての認知。
 - 患者が何を実行すべきかについてどうとらえているか。
 - 患者が実践している行為が正しいか。
 - 患者が行動を継続できているか。
17．入院前の暮らし。
 - 患者・家族の1日の過ごし方。
 - 患者・家族の習慣的行動（食生活・喫煙・飲酒など）。
 - 住居環境、地域環境、交通手段。
 - 患者・家族の職業・趣味・役割（家庭内役割、社会的役割）。

- 患者・家族の価値・信念・宗教。
- 就労の状況。

18. 病気や障害について誰にどのように説明されているか。
19. ソーシャルサポート（情緒的、道具的、情報的、評価的）の活用状況。
    - 移動手段・支援体制。
    - 職場環境。
    - 休憩場所。
    - 就労時間の調整。
    - 経済状況・医療費助成制度の利用の有無など。

▶ケア計画

1. 患者・家族の病気についての理解内容や価値観、意思決定プロセスの把握、意思決定後の気持ちの揺れに寄り添い尊重した態度で接する。
2. 患者・家族の病気体験や思い、気がかり、困難に思っていることなどについて傾聴する。
3. 患者・家族の表情、言動で気になった場合には、理由を聴きアセスメントし意味づける。
4. 患者・家族の困りごとが明らかにならない場合には、生活の視点（ADL・IADL・就労など）を中心に尋ねる。
5. ヘルスリテラシーが低下している場合は、情報の獲得方法などを提案し、選択できるようにする。
6. 退院後のセルフマネジメントについて、イラスト・DVDなど視覚的教材を用いて患者自身が今どういう状態かについて理解できるよう支援する。
7. 病状、治療経過、在宅療養の注意点などの説明は家族間の理解の相違を予防するために、家族（支援者）全員に説明できる場を調整する。
8. 患者と同居する家族全員の生活パターンと、ケア内容、異常時や災害対策を含んだ余裕のある安全で安心なスケジュールを作成する。
    - 特に認知機能が低下している患者は、安全に対する危険予知能力が十分ではないため、夜間の呼吸器回路のリーク（破損や接続の外れ）や気管カニューレ抜去などのトラブルを予測し、家族が対応できる対策を立てておく。
9. 気管切開に伴うコミュニケーション方法を検討する。
10. 入院時から退院支援の必要性があることを、退院調整看護師や

MSWに情報を発信し、調整を依頼する。

11．特に在宅療養移行直後は、患者・家族が常時医療的ケアを実践することへの不安が大きいことを踏まえ、病院と地域の多職種と連携して退院前カンファレンスを開催する。

- 患者や家族がニーズや不安なことなどを表出できるようにそばで支援し、必要時は代弁し、調整する。
- 安全で安心した生活を送ることができる退院指導内容を地域の支援者に伝える。

12．意思決定に対して揺れが生じやすいので、退院前に試験外泊を行い、セルフマネジメントについての問題点を明らかにし、患者・家族とともに解決を図り、安心して退院できるように支援する。

13．在宅療養中、体調不良時は医療機関（かかりつけ医）に相談をする。生活上の困りごとは多職種と検討し（支援会議など）、安全で安心な生活が再構築できるように支援をする。

▶教育計画

1．患者・家族の体調や心理状態から、教育を受け入れる準備が整っているか確認し、患者・家族が望む方法や環境で行う。

- 病状によっては、喪失体験をしている場合があるため、情緒的支援を行い、患者・家族の心理的反応に合わせて教育計画を実施する。

2．患者や家族の困りごとや知りたいことを優先にし、必要時多職種と連携しながら、患者・家族のニーズや理解に合わせた教育計画を立案、実施、評価する。

- 声の喪失に対するコミュニケーション方法：筆談や文字盤の使用など（★コミュニケーション支援用具 p.398参照）。
- 管理（気管切開孔と気管カニューレ・分泌物・呼吸器の設定・加湿方法、聴診器・パルスオキシメーターの使用方法）。
  - ・呼吸状態：観察や異常時（チアノーゼ、呼吸困難、SpO_2の低下）の対応。
  - ・気管切開孔：ガーゼの交換方法。
  - ・気管カニューレ：種類・サイズ、気管カニューレの位置（深く入りすぎて片肺になっていないか、浅く抜けやすくなっていないか）、固定方法（ゆるんでいないか）、指示のカフ量、カフ圧（20～30cmH_2O）、交換の時期。
  - ・分泌物：吸引方法（気管内・口腔・鼻腔）、痰の性状、量、粘稠度の観察。
  - ・加湿：人工鼻・加温加湿器の取り扱い。

- 呼吸器の設定（自発呼吸に応じたモード）
  - ・補助/調節換気〈A/C〉・圧支持換気〈PSV〉：酸素濃度（F_iO_2）、1回換気量、分時換気量、換気回数、呼吸回数、SpO_2など。
  - ・持続的気道陽圧〈CPAP〉：酸素濃度（F_iO_2）、呼吸回数、SpO_2など。
  - ・アラームの意味とその対応。
  - ・バッテリーの作動時間。
- 口腔ケア：口腔の状態を観察し、感染予防および誤嚥予防目的で、指示のカフ圧を確認し体位は頭部を挙上させる。頭部挙上不可な場合は、側臥位または患者の頭部を横に向ける。含嗽ができない場合は、吸引しながらスポンジブラシで清拭する。
- 体位変換：実施前に指示のカフ圧を確認し、気管カニューレが抜去しないようにカニューレバンドでしっかり固定する。許可がある場合は、自発呼吸の状態を踏まえて呼吸器を外して素早く行う。
- 住居環境（温度・湿度を調整）。
  - ・災害や異常時に対応できる場所に呼吸器・酸素や気管内吸引の必要物品を置く。
- 入浴方法：気管切開孔に湯が入らないよう、タオルを首に巻く。
- 食事：誤嚥予防。
  - ・気管カニューレとカフ圧が正しいか確認し、体位は座位にする。
  - ・飲み込みやすい半固形物の食事を用意する。
- 排便：怒責ができないため、適宜指示の薬剤を早期に使用する。
- 外出時：人工呼吸器や吸引器（バッテリー）・吸引物品、蘇生バッグ、必要時酸素・経管栄養、コミュニケーションツール、緊急連絡先、障害者手帳など。

3．患者・家族が療養生活で実践しているセルフマネジメントについての課題を明らかにする。

- 人工呼吸器の現在の状況と退院後の暮らしを踏まえた管理についての認知を確認する。
- 人工呼吸器の管理が正しい方法で行われているか確認する。
- 人工呼吸器の管理を暮らしに適応させながら継続できているか確認する。

4．療養生活でセルフマネジメントの課題がある場合は、病院と地域の支援者が連携し解決できるように教育計画を評価・修正・実施を繰り返す。

5．患者同士が悩みを言え、困ったことが相談できるようにピアカウンセリングや患者会・家族会を紹介する。

6．ソーシャルサポート（訪問看護、訪問入浴、訪問リハビリテーション、住宅改修、福祉用具、介護保険・医療保険の活用、難病事業の活用、業者〈人工呼吸器、酸素など〉、電力会社、消防署、外出支援など）の活用方法を説明する。

7．異常時の対処方法について説明する。

- 去痰困難時：適切に加湿（人工鼻・加温加湿器）が行われているか確認、ネブライザーの実施、排痰補助装置の使用など。
- 気管カニューレの閉塞・抜去時：主治医の指示に従う。同居家族が最低２人以上、再挿入の手技を習得できるようにする。

8．災害時の対応について説明する（★災害対策支援シートの使用の手引きの例 P.40参照）。

- 準備・携帯するもの：蘇生バッグ、外部バッテリー、予備の呼吸器回路・吸引器・吸引物品、栄養剤、おくすり手帳、予備の薬、懐中電灯（予備の乾電池）、延長コード、患者情報や医療処置情報の記録、障害者手帳、関係者連絡リストなど。
- 避難所での過ごし方：人工呼吸器や吸引器の電源確保は自動車用バッテリー・自動車用シガーライトから専用ケーブルを用いる（呼吸器機種による使用電圧を確認しておく）。
- 安全で安楽な呼吸ができるように医療スタッフの近くで過ごす。
- 体調不良時の対応：近くの医療スタッフに伝える。
- その他：停電や災害時に優先して電気を送ってもらえるように、退院時に契約した電力会社や地域の消防署へ連絡しておく。

■災害対策支援シートの使用の手引きの例

実施時期など		・年に一度は必ず行う
1．停電	**人工呼吸器**	・外部バッテリーを定期的に充電している ・外部バッテリーへの交換、接続ができる
	バッグバルブマスク	・バッグバルブマスクが使える
	酸素	・酸素ボンベへの切り替えができる ・酸素ボンベ使用可能時間は業者へ確認
	吸引	・予備の吸引器が使用できる ・手動式の吸引器が使用できる
	注入ポンプ（経管栄養・IVH）	・自然滴下の方法、滴下速度のめやすを確認する（「○秒に○滴」などわかりやすい方法を確認しておくとよい） 〈滴下速度のめやす〉 経管栄養のルート　→　15滴＝1 mL 点滴のルート（一般）→　20滴＝1 mL マイクロドロップ・小児用輸液セット→　60滴＝1 mL

1. 停電	注入ポンプ（経管栄養・IVH）	〈滴下速度の計算方法〉 1分当たりの滴下数＝総注入量×1mL当たりの滴下数÷時間（分） 1分当たりの滴下数＝時速○mL×1mL当たりの滴下数÷時間（分） ・シリンジでの注入の方法を確認する
	照明	・夜間の停電に備え、懐中電灯（ランタン式が便利）と予備の電池を用意しておく
2. 備品		・現在使用している気管カニューレ、胃管などのサイズを確認して記入する ・気管カニューレは、緊急時用に1サイズ小さいものが準備してあることを確認する
3. 避難		・地震の場合、家屋の倒壊や火災、体調不良がなく備蓄があれば在宅避難が安心 ・ハザードマップを確認し、洪水・土砂災害などの危険のある地域は、避難情報に注意し早めの避難を具体的（いつ、どこに）に検討する（図1） ・豪雨などが予測されるときは、あらかじめ避難できる場所（実家、友人宅など）に避難しておくとよい ・指定緊急避難場所や、福祉避難所が早期に開設される場合もあるため、行政情報（防災メールなど）に注意しておく ・普段の外来受診や外出が、避難訓練にもなっている ・外出用のセットをリュックなどにまとめておくとよい ・ヘルプマークの配布場所を確認しておく：市役所、病院、駅（電車、モノレール）、バス営業所など
4. 情報の入手		・ラジオはスマートフォンではなく、単独のラジオを準備しておくことが望ましい ・避難所の開設情報は各市の防災メール、緊急情報掲載サイト（ホームページなど）で確認する
5. 安否連絡	171災害用伝言ダイヤル、web171（災害用伝言板）	・実際に使用してみる ・（毎月1日・15日、1月1～3日、1月15～21日、8月30日～9月5日に練習できる） ・実施した日を確認して記入する。訪問日に一緒に練習してもよい ・練習したことを支援関係者と共有する
	関係機関リスト	・緊急時に家族以外の人でも対応できるよう、見えるところに用意しておく
	その他	・きょうだいがいる場合、お迎えなどに友人や近所の人の協力が得られるかを聞いておく

■図１　避難情報のポイント

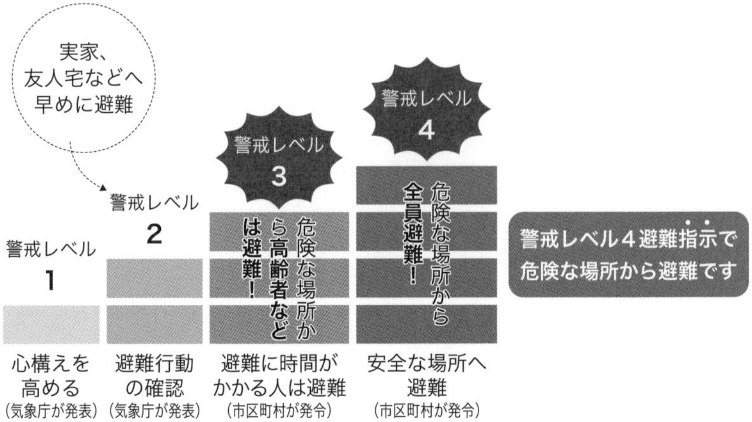

内閣府：防災情報のページ．避難情報のポイント．より引用

基準看護計画〈非効果的健康自主管理（リスク）：気管切開／人工呼吸器管理（小児）〉

▶看護診断と要因

#［※］に関連した非効果的健康自主管理（リスク）：気管切開／人工呼吸器管理（小児）	※疾患、治療や今後の経過、生活上の注意点に関して、理解度に合わせた説明を受けていないことによる知識不足 ※身体的苦痛や病状告知後などの情緒的反応による患児・家族の関心・意欲の欠如、理解力の低下 ※気管支が細く短いことで気管カニューレの抜去・閉塞などを起こしやすい ※失声によるコミュニケーション障がい・活動制限などによる成長発達遅延 ※在宅での暮らしがイメージできないことによるセルフマネジメント能力の不足 ※身体的苦痛によるセルフマネジメント能力の低下 ※障がいのある子どもを受容できない ※ボディイメージの変化と失声に対する受容が困難な状況にあること ※家族が難易度の高い医療的ケアを24時間実施しなければならないこと ※人工呼吸器管理に伴うトラブルによる生命危機の不安 ※社会資源、ソーシャルサポートの不足 ※ヘルスリテラシー低下に伴う情報獲得困難

目標

- 患児や家族が病状や治療特有の自己管理に必要な知識や技術を習得できる。
- 患児や家族が療養生活におけるセルフマネジメントの問題点に気づき、知識や技術を用いて対処できる。
- 必要な支援が得られ、患児の成長発達やきょうだいを含む家族が望む暮らしが継続できる。

▶観察計画

1．バイタルサイン。

2．患児・家族（養育者）の年齢、認知能力、理解力、ヘルスリテラシー（発達に応じて）。

3．家族成員一人ひとり（きょうだい）への影響と対応能力（★家族像を形成するための情報収集の内容 p.407参照）。
- 構造的側面：家族構成と同居別居の有無、家族成員の年齢・健康状態、生活習慣、経済状況。
- 機能的側面：家族内の情緒的関係、コミュニケーション、キーパーソン、家族の価値観や社会性。

4．家族の発達課題（★核家族の発達段階と基本的発達課題 p.401参照）。

5．病状、治療内容、合併症の有無と程度。ADL・IADLへの影響。

6．既往歴。

7．コミュニケーションの方法：泣き方、表情、筆談や文字盤の使用など（★コミュニケーション支援用具 p.398参照）。

8．気管孔や気管カニューレ管理の理解度や反応。
- 自発呼吸の有無、人工呼吸器を外しておける時間。
- 痰の量、性状、痰の喀出状況。
- 気管内吸引の管理（自己吸引方法を含む）、加湿状態。
- カニューレの管理（毎日のケア、入浴時の方法・交換の時期など）。
- 気管孔周囲の皮膚の状態。

9．人工呼吸器の管理の理解度や反応（★主な人工呼吸器の換気モード p.274参照、★人工呼吸器設定の主な用語 p.275参照、★アラームの種類と原因 p.276参照）。
- 設定通りに作動しているかの確認方法。
- 回路のリークの確認方法。
- 異常時の対処方法。

10．呼吸状態（呼吸数、胸郭の動き、努力呼吸の有無、SpO_2、酸素の必要量、呼吸器との同調、副雑音の有無など）の観察ができているか。

11. 腹部状態（胃部膨満や腹部膨満、排便の有無など）の観察ができているか。
12. 異常時（呼吸困難、SpO_2の低下、気管孔からの出血の有無など）の対処方法の理解の程度と反応。
13. 検査データ：胸部X線、WBC、CRP、血液ガス。
14. 告知の内容、疾患・治療に対する患児・家族の認知（理解および受け止め）。
15. 患児・家族が不安・気がかり・困難に思っていること。
16. 実践しているセルフマネジメントの内容。
    - 患児・家族が現在どのような状況か、どうすべきかについての認知。
    - 患児・家族が何を実行すべきかについてどうとらえているか。
    - 患児・家族が実践している行為が正しいか。
    - 患児・家族が行動を継続できているか。
17. 入院前の暮らし。
    - 患児・家族の1日の過ごし方。
    - 患児・家族の習慣的行動（食生活・喫煙・飲酒など）。
    - 住居環境、地域環境、交通手段。
    - 患児の好きなものや好きなこと、家族の職業・趣味・役割（家庭内役割、社会的役割）。
    - 患児・家族の価値・信念・宗教。
    - 通学・通園の状況。
18. 病気や障害について誰にどのように説明されているか。
19. ソーシャルサポート（情緒的、道具的、情報的、評価的）の活用状況。
    - 移動手段・支援体制。
    - 幼稚園・保育園・学校などの受け入れ環境。
    - 休憩場所。
    - 学習時間の調整。
    - 経済状況、医療費助成制度の利用の有無など。

▶ケア計画

1. 患児・家族の病気についての理解内容や価値観、意思決定プロセスの把握、意思決定後の気持ちの揺れに寄り添い尊重した態度で接する。
2. 患児・家族の病気体験や思い、気がかり、困難に思っていることなどについて傾聴する。
3. 患児・家族の表情、言動で気になった場合には、理由を聴きアセスメントし意味づける。

4．患児・家族の困りごとが明らかにならない場合には、生活の視点（ADL・IADL・就労など）を中心に尋ねる。

5．退院後のセルフマネジメントについて、イラスト・DVDなど視覚的教材を用いて患児自身が今どういう状態か理解できるように支援する。

6．人工呼吸器をつけていても、特別支援学校などによる教育を受けることや、音楽鑑賞など感覚刺激を与えることなどで成長発達を促すかかわりをする。

7．病状、治療経過、在宅療養の注意点などの説明は家族間の理解の相違を予防するために、家族（支援者）全員に説明できる場を調整する。

8．患児と同居する家族全員の生活パターンと、ケア内容、異常時や災害対策を含んだ余裕のある安全で安心なスケジュールを作成する。

- 子どもは安全に対する危険予知能力が十分ではないため、夜間の呼吸器回路や気管カニューレの事故抜管を予測し、家族が対応できる対策を立てておく。

9．気管切開に伴うコミュニケーション方法を検討する。

10．入院時から退院支援の必要性があることを、退院調整看護師やMSWに情報を発信し、調整を依頼する。

11．特に在宅療養移行直後は患児・家族が常時医療的ケアを実施することへの不安が大きいことを踏まえ、病院と地域の多職種（教育関係者も含む）と連携して退院前カンファレンスを調整・開催し、支援者の役割を明確にする。

- 患児や家族がニーズや不安なことなどを表出できるようにそばで支援し、必要時は代弁し、調整する。
- 安全で安心した生活を送ることができる退院指導内容を地域の支援者に伝える。
- 使用できる社会福祉制度を紹介する。

12．意思決定に対して揺れが生じやすいので、退院前に試験外泊（院内・自宅）を行い、セルフマネジメントについての問題点を明らかにし、患児・家族とともに解決を図り、安心して退院できるように支援する。

13．成長発達を促進するために、発達に応じた遊び（絵本の読み聞かせや手遊びなど）や基本的生活習慣（排泄や食事など）が自立できるように計画的にかかわる。

14．きょうだいがいる場合は積極的に声をかけるなどかかわる。

15. 在宅療養中、体調不良時は医療機関（かかりつけ医）に相談をする。生活上の困りごとは多職種と検討し（支援会議など)、安全で安心な生活が再構築できるように支援をする。
16. 医療的ケアがある場合は、医療的ケア児支援センターを紹介する。
17. ヘルスリテラシーが低下している場合は、情報の獲得方法などを提案し、選択できるように支援する。

▶教育計画

1．患児・家族の体調や心理状態から、教育を受け入れる準備が整っているか確認し、患児・家族が望む方法や環境で行う。
  - 病状によっては、喪失体験や自責の念を抱いている場合があるため、情緒的支援を行い、患児・家族の心理的反応に合わせて教育計画を実施する。

2．患児や家族の困りごとや知りたいことを優先にし、必要時多職種と連携しながら、患児・家族のニーズや理解に合わせた教育計画を立案、実施、評価する。
3．特に侵襲の大きい、家族が不安を抱くケア（気管内吸引や気管カニューレの挿入など）については、まず人形などを用いて練習した後、実際に患児へ実施する。
4．声の喪失に対するコミュニケーション方法は、筆談や文字盤・絵カードの使用を説明する。
5．管理方法を説明する（気管切開孔と気管カニューレ・分泌物・呼吸器の設定・加湿方法、聴診器・パルスオキシメーターの使用方法)。
  - 呼吸器の設定や気管カニューレの確認方法。
    - ・換気モード（補助/調節換気〈A/C〉、同期式間欠的強制換気〈SIMV〉、圧支持換気〈PSV〉、持続的気道陽圧〈CPAP〉など)。
    - ・設定：酸素濃度（F_iO_2)、1回換気量、最高気道内圧、換気回数、吸気時間（I：E比)、吸気流量、吸気圧、PS、PEEP、トリガー、呼吸回数など。
    - ・気管カニューレのタイプ（カフの有無)・サイズ、気管カニューレの位置（深く入りすぎて片肺になっていないか、浅く抜けやすくなっていないか)、カフ圧（カフがある場合)、固定方法（ゆるんでいないか)、固定状況（気管が短いことやカフがないことで事故抜管しやすい)。
  - 呼吸状態：観察や異常時（胸部の動きの低下、チアノーゼ、呼吸困難、SpO_2の低下、副雑音の有無）の対応。
  - 腹部状態：観察や異常時（啼泣などによるエア呑み込みや便秘によ

る腹部膨満、便秘など）の対応（脱気や胃管の吸引、排ガス・排便促進による腹部減圧）。

●気管切開孔：ガーゼの交換方法。

●気道分泌物の除去：痰の性状、量、粘稠度の観察と吸引方法（気管内・口腔・鼻腔）。

●気管内吸引方法。

・無呼吸に対する許容時間が成人に比べ短いため、吸引前は十分な酸素化を図り吸引時間は10秒/回以内にとどめ、低酸素を予防すること。

・吸引カテーテルの先端は気管チューブ先端よりも１cm以内を出すにとどめ、気道粘膜損傷を予防すること（吸引カテーテル挿入長が視覚的に把握しやすいようにベッドサイドに実際の長さを記載する）。

●加湿：人工鼻、加温加湿器、ネブライザーの取り扱い。

●アラームの意味とその対応。

●バッテリーの作動時間。

●口腔ケア：口腔を観察し、感染予防および誤嚥予防。
体位は、側臥位あるいは顔を横に向けて行う。含嗽ができない場合はスポンジブラシで清拭する。特に乳歯が永久歯に生え変わる時期は、乳歯の脱落による誤嚥や口腔損傷を予防する。

●住居環境（温度・湿度を調整）。

・災害や異常時に対応できる場所に呼吸器・酸素や気管内吸引の必要物品を置くことの必要性。

●入浴方法：気管切開孔に湯が入らないよう、タオルを首に巻く。

●食事：誤嚥予防。

・気管カニューレとカフ圧が正しいか確認し、体位は座位にする。

・飲み込みやすい半固形物の食事を用意する。

●排便：怒責できないため、適宜指示の薬剤などを早期に使用する。

●外出時：人工呼吸器や吸引器（バッテリー）・吸引物品、蘇生バッグ、必要時酸素・経管栄養、コミュニケーションツール、緊急連絡先、障害者手帳など。

6．患児・家族のセルフマネジメントについての課題を明らかにしながら教育計画を実施する。

●人工呼吸器の現在の状況と退院後の暮らしを踏まえた管理についての認知を確認する。

●退院後の暮らしを踏まえて、どのように人工呼吸器の管理をしたいと考えているか確認する。

- 人工呼吸器の管理が正しい方法で行われているか確認する。
- 人工呼吸器の管理を暮らしに適応させながら継続できているか確認する。

7. 療養生活でセルフマネジメントの課題がある場合は、病院と地域の支援者が連携し解決できるように教育計画を評価・修正・実施を繰り返す。
8. 定期的に受診することの必要性を説明する。
9. 人工呼吸器を装着していても子どもが成長発達することを伝え、スキンシップ、絵本の読み聞かせや手遊び、基本的生活習慣（排泄や食事など）が自立できるようにかかわることの必要性を説明する。
10. きょうだいがいる場合は、がまんをしていることが多いので短時間でもよいのでスキンシップをするなどの必要性を説明する。
11. 患児同士・家族同士が悩みを言え、困ったことが相談できるようにピアカウンセリングや患者会・家族会を紹介する。
12. 児や家族のニーズや暮らしに応じたソーシャルサポート（訪問看護、訪問入浴、訪問リハビリテーション、住宅改修、福祉用具、医療保険の活用、業者（人工呼吸器、酸素など）、電力会社、消防署、外出支援、学校など）の活用方法を説明する。
13. 異常時の対処方法（呼吸状態の悪化、SpO_2低下、呼吸器トラブルなどがあれば支援者または病院へ連絡する）。
14. 災害時の対応について説明する。（★災害対策支援シートの使用の手引きの例 p.40参照）
   - 準備・携帯するもの：蘇生バッグ、外部バッテリー、予備の呼吸器回路・吸引器・吸引物品、栄養剤、おくすり手帳、予備の薬、懐中電灯（予備の乾電池）、延長コード、患者情報や医療処置情報の記録、障害者手帳、関係者連絡リストなど。
   - 避難所での過ごし方：人工呼吸器や吸引器の電源確保は自動車用バッテリー・自動車用シガーライトから専用ケーブルを用いる（呼吸器機種による使用電圧を確認しておく）。
   - 安全で安楽な呼吸ができるように医療スタッフの近くで過ごす。
   - 体調不良時の対応：近くの医療スタッフに伝える。
   - その他：停電や災害時に優先して電気を送ってもらえるように、退院時に契約した電力会社や地域の消防署へ連絡しておく。

基準看護計画〈非効果的健康自主管理（リスク）：気管支喘息〉

▶看護診断と要因

#[※]に関連した非効果的健康自主管理（リスク）：気管支喘息	※疾患や治療に関して、理解度に合わせた説明を受けていないことによる知識不足 ※身体的苦痛、高齢、認知・身体機能低下によるセルフマネジメント能力の不足 ※疾患、薬物療法についての知識不足 ※PM2.5などの有害化学物質の飛散 ※環境内の危険因子（アレルゲン、天候、家族内の喫煙）についての知識不足 ※感染予防に対する知識不足 ※呼吸訓練、発作の対処方法についての知識不足 ※発作を起こすのではないかという恐怖、不安 ※自覚症状がないことによる治療中断 ※不十分なストレスへの対処方法 ※ソーシャルサポートの不足 ※ヘルスリテラシー低下に伴う情報獲得困難

目標

- 病状や治療特有の自己管理に必要な知識や技術を習得できる。
- 療養生活におけるセルフマネジメントの問題点に気づき、知識や技術を用いて対処できる。
- 必要な支援が得られ、質の高い療養生活を継続できる。

▶観察計画

1. バイタルサイン。
2. 年齢、認知能力、理解力、ヘルスリテラシー。
3. 病状・治療内容、合併症の有無と程度、ADL・IADLへの影響。
4. 既往歴。
5. 検査データ：胸部X線、WBC、CRP。
6. 呼吸状態（★喘息発作時の気管支とピークフロー値の変化 p.53参照）。
   - 呼吸数、呼吸パターン、副雑音の有無。
   - 喘鳴（呼気性高調性喘鳴）、咳嗽、呼吸困難感の有無。
   - 呼気延長の有無。
   - ピークフローの値、SpO_2。

- 呼吸機能検査（1秒率、%VC)、WBC、CRP、血液ガス分析。

7．疾患、治療、発作の予防法、対処方法に対する患者・家族の認知(理解および受け止め)。
8．発作の誘因、住居環境、アレルゲンの把握。
9．服薬状況と発作の程度。
10．再発作の不安、恐怖の有無、程度。
11．患者・家族が不安・気がかり・困難に思っていること。
12．指導内容の理解度や反応。
13．実践しているセルフマネジメントの内容。
- 患者が現在どのような状況か、どうすべきかについての認知。
- 患者が何を実行すべきかについてどうとらえているか。
- 患者が実践している行為が正しいか。
- 患者が行動を継続できているか。

14．入院前の暮らし。
- 1日の過ごし方（患者・家族)。
- 習慣的行動（食生活・喫煙・飲酒など)。
- 住居環境・地域環境・職場（学校）環境・交通手段。
- 職業・趣味。
- 役割（家庭内役割、社会的役割)。
- 価値・信念・宗教。
- 家族・キーパーソンの知識・理解度。
- 家族の関係性、家族間のサポート状況。
- 就労・通学・通園の状況。

15．病気について誰にどのように説明されているか。
16．ソーシャルサポート（情緒的、道具的、情報的、評価的）の活用状況。
17．経済状況、医療費助成制度の利用の有無。

▶ケア計画

1．患者・家族の病気体験や思い、気がかり、困難に思っていることなどについて傾聴する。
2．発作時の対処方法。
- 起座呼吸などの安楽な姿勢。
- 指示の吸入薬の使用。
- 水分を摂取し、大きくゆっくりと腹式呼吸をする。
- 去痰困難時は吸引する。
- そばにいることで安心感を与える。

3．ストレスへの対処方法をみつけることができるように支援する。
4．患者・家族の言葉や表情、振る舞いで気になった場合には、理由を聴きアセスメントし、意味づける。
5．患者・家族の困りごとが明らかにならない場合には、生活の視点（ADL・IADL・就労など）を中心に尋ねる。
6．退院後のセルフマネジメントについてイラスト・DVDなど視覚的教材を用いて、患者自身が今どういう状態か理解できるように支援する。
7．病状、治療経過、在宅療養の注意点などの説明は、家族間の理解の相違を予防するために、家族全員に説明できる場を調整する。
8．ヘルスリテラシーが低下している場合は、情報の獲得方法などを提案し、選択できるように支援する。
9．多職種と連携して退院前カンファレンスを開催する。
- 患者や家族がニーズや不安なことなどを表出できるようにそばで支援し、必要時は代弁し、調整する。
- 安全で安心した生活を送ることができる退院指導内容を地域の支援者に伝える。

10．必要時、退院前に試験外泊を行い、セルフマネジメントについての問題点を明らかにし、患者・家族とともに解決を図り、安心して退院できるように支援する。
11．在宅療養中、体調不良時は医療機関（かかりつけ医）に相談、生活上の困りごとは多職種と検討し（支援会議など）、安全で安心な生活を再構築できるように支援をする。

▶教育計画

1．患者・家族の体調や心理状態から、教育を受け入れる準備が整っているか確認し、患者・家族が望む方法や環境で行う。
2．患者・家族の困りごとや知りたいことを優先にし、必要時多職種と連携しながら、患者・家族のニーズや理解に合わせた教育計画を立案、実施、評価する。
- 退院計画に沿って教育をする。
- 疾患と治療。
- 薬物療法。
- 吸入器の使い方と使用方法。
- 発作の誘因と除去方法。
- 感染予防。
  - 禁煙

・風邪やインフルエンザなどにかからないように手洗い・うがい、予防接種の必要性。
・日常生活の注意点。
・清掃の重要性、ペットを飼わない、ダニやハウスダストなどを除去するための掃除。
・天候（外気温、気圧の変化）。
・吸入薬の携帯。
・外出時には防塵マスク着用（特に微粒子物質（PM2.5）による大気汚染時には必ず）
・空気清浄フィルター使用。
・規則正しい生活を送る（食事・睡眠など）。
・発作の起こりやすいスポーツは避ける。
●発作時の対処方法。
・起座呼吸などの安楽な姿勢。
・指示の吸入薬の使用。
・指示の酸素療法。
●横隔膜呼吸、排痰の練習方法。
3．小児の場合は自立心を養うために、愛情をかけても過保護にならないように接する。
4．患者・家族のセルフマネジメントについての課題を明らかにする。
●現在の状況（病気や治療、誘発因子など）と退院後の暮らしを踏まえた管理についてどのように行動しようとしているかを確認。
●発作予防のための管理や異常時の対処をどう実施しようと思っているか確認。
●発作・症状悪化の予防方法について正しく管理できているか確認。
●患者の暮らしに適用させながら、予防方法を継続できているか確認。
5．療養生活でセルフマネジメントの課題がある場合は、解決できるように教育計画を評価・修正・実施を繰り返す。
6．患者会などにできるだけ参加し交流できる機会を調整する。
7．患者や家族のニーズや暮らしに応じたソーシャルサポートの活用方法を説明する。
8．災害時の対応について説明する。
●準備・携帯するもの：治療日誌やおくすり手帳、予備の薬、吸入薬、マスクなど。
●避難所での過ごし方。
・発作の原因となるものを避ける（寝具のほこりやダニ、たきびやたばこの煙）。

・発作予防の薬を継続する。
・発作が起きたときは水分摂取をし、ゆっくりと深く大きな呼吸をする。
・電動ネブライザーでの吸入が必要な場合は優先的に電源使用を申し出る。

● 体調不良時の対応：近くの医療スタッフに伝える。

ワンポイントレクチャー

喘息発作時の気管支とピークフロー値の変化

気管支喘息は、気道に炎症が起こった状態である。気道の炎症により、気管支平滑筋が収縮し、気道粘膜が腫れ、粘液が出ることで、気道が狭くなって発作が起こる。発作時は、激しい咳や呼吸のたびに、「ゼーゼー」「ヒューヒュー」という笛声喘鳴が聞かれる。

■ 気管支の変化

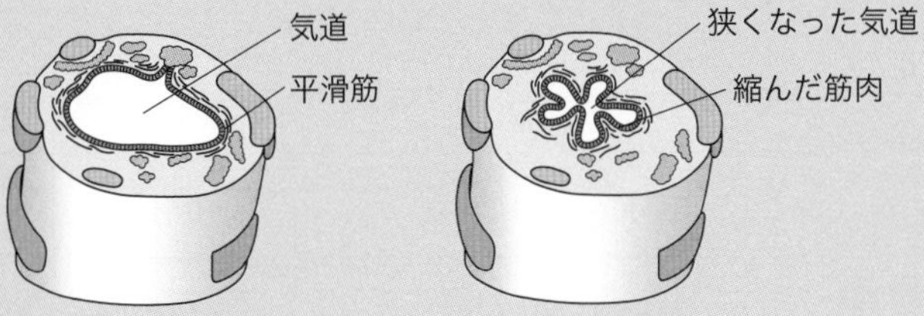

健康な人の気道　　気管支喘息の気道

■ ピークフロー値の変化

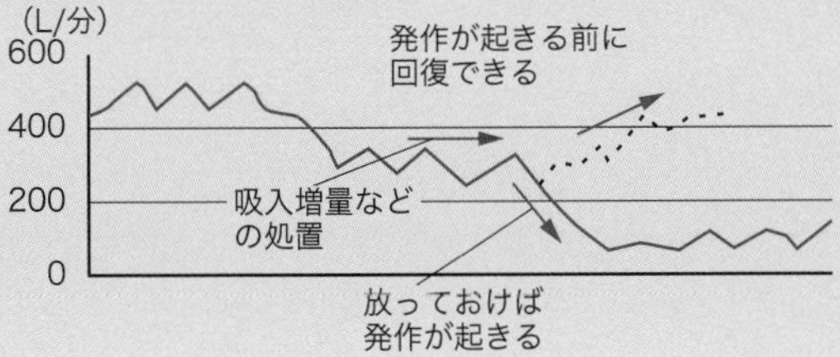

基準看護計画〈非効果的健康自主管理(リスク):心筋梗塞／狭心症／心不全〉

▶看護診断と要因

#[※]に関連した非効果的健康自主管理(リスク):心筋梗塞／狭心症／心不全	※疾患や治療（薬物、食事、運動など）に関して、理解度に合わせた説明を受けていないことによる知識不足 ※身体的苦痛や病名告知後などの情緒的反応による関心・意欲の欠如、理解力の低下 ※再発作や症状出現におびえながら過ごすストレス ※身体的苦痛や機能低下によるセルフマネジメント能力の不足 ※高齢、認知・身体的機能低下によるセルフマネジメント能力の低下 ※自覚症状がないことによる治療中断 ※在宅での暮らしがイメージできないことによるセルフマネジメント能力の不足 ※家族・支援者の不健康な生活習慣 ※自己管理が長期に及ぶことによるストレス ※ソーシャルサポートの不足 ※ヘルスリテラシー低下による情報獲得困難

目 標

- 病状や治療特有の自己管理に必要な知識や技術を習得できる。
- 療養生活におけるセルフマネジメントの問題点に気づき、知識や技術を用いて対処できる。
- 必要な支援が得られ、質の高い療養生活を継続できる。

▶観察計画

1．バイタルサイン、心音（★心音の種類 p.491参照）。
2．年齢、認知能力、理解力、ヘルスリテラシー。
3．病状・治療内容、副作用・合併症の有無と程度、ADL・IADLへの影響。
4．既往歴。
5．前駆症状の有無、発作時の自覚症状（胸背痛・胸内苦悶感など）の内容と程度、今までの発作時の痛みとの違い。
6．失神発作の有無。
7．不整脈（徐脈）の有無、発作時の心電図の変化（心筋梗塞：発症後

ST上昇、次いで深く幅の広い異常Q波の出現、その後冠性T波が出現する。狭心症：STの下降、T波の増高）（★心電図波形の意味 p.501参照、★危険な不整脈 p.501参照）。

8．心不全（右心不全、左心不全）症状の有無と程度（★左心不全と右心不全 p.489、p.490参照、★NYHAの心機能分類 p.492参照）。

9．危険因子：疾患（高血圧・糖尿病・動脈硬化など）、日常生活（塩分の多い食事・喫煙・運動・寒冷・便秘など）についての理解。

10. 抗凝固薬の内服状況、出血（歯肉・出血斑・下血など）の有無。

11. 検査データ：CK、CK-MB、CRP、WBC、トロポニン、ラピチェック、BNP、PT、APTT、INR、Dダイマー、電解質、肝機能、腎機能、胸部X線（★CTR p.490参照）、心エコー、心臓カテーテル検査の所見。

12. 排便状態（便秘の有無）。

13. 発作時の薬剤の効果。

14. 疾患・治療に対する認知（理解および受け止め）。

15. 患者・家族が不安・気がかり・困難に思っていること。

16. 家族構成、家族の関係性、家族間のサポート状況。

17. 生活習慣病予防に対する教育経験の有無とその内容。

18. 実践できているセルフマネジメントの内容。
- 患者が現在どのような状況か、どうすべきかについての認知。
- 患者が何を実行すべきかについてどうとらえているか。
- 患者が実践している行為が正しいか。
- 患者が行動を継続できているか。

19. 入院前の暮らし。
- 1日の過ごし方（患者・家族）。
- 習慣的行動（食生活・喫煙・飲酒など）。
- 住居環境・地域環境・交通手段。
- 職業・趣味。
- 役割（家庭内役割、社会的役割）。
- 価値・信念・宗教。
- 就労・通学の状況。

20. 病気や障害について誰にどのように説明されているか。

21. 家族・キーパーソンの理解の程度。

22. ソーシャルサポート（情緒的、道具的、情報的、評価的）の活用状況。
- 自宅・職場環境。
- 支援体制、休憩場所と時間。
- 就労時間、移動手段。

- 経済状況、医療費助成制度の利用の有無。

▶ケア計画

1. 患者・家族の病気についての理解内容や価値観、意思決定プロセスの把握、意思決定後の気持ちの揺れに寄り添い尊重した態度で接する。
2. ヘルスリテラシーが低下している場合は、情報の獲得方法などを提案し、選択できるように支援する。
3. 患者・家族の病気体験や思い、気がかり、困難に思っていることなどについて傾聴する。
4. 患者・家族の表情や言動で気になった場合には、理由を聴きアセスメントし意味づける。
5. 患者・家族の困りごとが明らかにならない場合には生活の視点（ADL・IADL・就労など）を中心に尋ねる。
6. 退院後のセルフマネジメントについてイラスト・DVDなど視覚的教材を用いて患者自身が今どういう状態か、理解できるように支援する。
7. 病状、治療経過、在宅療養の注意点などの説明は家族間の理解の相違を予防するために、家族全員に説明できる場を調整する。
8. 指導内容と反応を外来看護師と共有し連携を図る。
9. 多職種と連携して退院前カンファレンスを開催する。
   - 患者や家族がニーズや不安なことなどを表出できるようにそばで支援し、必要時は代弁し、調整する。
   - 安全で安心した生活を送ることができる退院指導内容を地域の支援者に伝える。
10. 必要な場合は、退院前に試験外泊を行い、自己管理についての問題点を明らかにし、患者・家族とともに解決を図り、安心して退院できるように支援する。
11. 急変時は対応する（★『JRC蘇生ガイドライン2020』医療者用BLSアルゴリズム p.496参照）。
12. 在宅療養中、体調不良時は医療機関（かかりつけ医）に相談、生活上の困りごとは多職種と検討し（支援会議など）、安全で安心な生活が再構築できるように支援をする。

▶教育計画

1. 患者・家族の体調や心理状態から、教育を受け入れる準備が整っているかを確認し、患者・家族が望む方法や環境で行う。
   - 喪失体験や自責の念を抱いている場合があるため情緒的支援を行い、

患者・家族の心理的反応に合わせて実施する。

2．患者・家族の困りごとや知りたいことを優先し、必要時多職種と連携しながら、患者・家族のニーズや理解に合わせた教育計画を立案、実施、評価する。

- 心筋梗塞／狭心症／心不全の病態生理、現在の病状、家庭血圧、検脈、安静の必要性（★心不全とそのリスクと進展ステージ p.58参照）。
- 内服薬の薬効と副作用、服用方法。
- 内服の自己管理が困難な場合には、1週間ごとに薬カレンダーや1日分ごとに薬トレイを使用。
- 発作を誘発する危険因子と日常生活上の注意点。
- 発作時の対応方法（舌下錠・スプレーの使用方法、無効時の緊急連絡方法）。
- 食事療法：減塩食。抗凝固薬に拮抗する食品（納豆など）を避ける。
- 運動療法：患者の心機能に応じたリハビリプログラムに沿って、理学療法士と相談しながら可能な運動を行う。
- 禁煙指導。
- 便通コントロール：必要時、緩下薬を使用し便秘を予防。
- 感染対策、予防接種。
- 定期受診の必要性。
- 異常時の対処方法：心筋虚血（胸痛・肩や腕の疼痛・顎や歯の痛み・嘔気等が出現した場合は救急車で受診する）、心不全の悪化（呼吸困難の悪化、ピンク色の泡沫状の痰、浮腫、体重増加など）。

3．患者・家族のセルフマネジメントについての課題を明らかにする。

- 現在の状況（病気や治療、危険因子など）と退院後の暮らしを踏まえた管理についてどのように行動しようとしているかを確認。
- 再発予防のための管理や異常時の対処をどう実施しようと思っているか確認。
- 再発作・症状悪化の予防方法について正しく管理できているか確認。
- 患者の暮らしに適応させながら、再発予防方法を継続できているか確認。

4．在宅療養でセルフマネジメントの課題がある場合は解決できるように教育計画を評価・修正・実施を繰り返す。

5．患者や家族のニーズや暮らしに応じたソーシャルサポートの活用方法を説明する。

6．災害時の対応について説明する。

- 準備・携帯するもの：治療日誌やおくすり手帳、予備の薬、発作時の亜硝酸薬（スプレー・舌下錠）、抗凝固薬などの予備の薬。

- 避難所での過ごし方。
  - ・状態を見ながら休息や適度な運動を行い、深部静脈血栓予防やストレスがかからないように過ごす。
  - ・抗凝固薬服用のため、出血しやすいので頭蓋内出血を予防するために帽子・ヘルメットの着用や転倒予防の運動をする。外傷時にはすぐ圧迫止血をする。
- 体調不良時の対応：近くの医療スタッフに伝える。

■心不全とそのリスクと進展ステージ

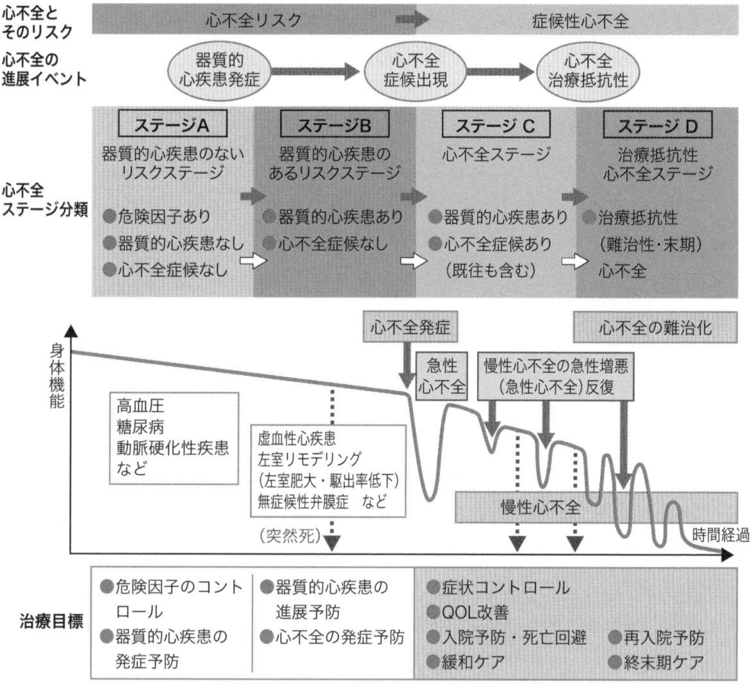

新東京病院看護部編：本当に大切なことが1冊でわかる 循環器．照林社，東京，2019：177．より引用

基準看護計画〈非効果的健康自主管理(リスク):心疾患(小児)〉

▶看護診断と要因

#[※]に関連した非効果的健康自主管理（リスク）：心疾患（小児）	※疾患、治療や今後の経過、生活上の注意点に関して、発達の程度や理解度に合わせた説明を受けていないことによる知識不足 ※病状告知後などの患児・家族の情緒的反応による学習への関心・意欲の欠如、理解力の低下 ※呼吸苦などの身体的苦痛によるセルフマネジメント能力の低下 ※在宅での暮らしがイメージできないことによるセルフマネジメント能力の不足 ※病気を持った子どもが家族に加わることに伴う、親のライフスタイルの変化への不適応 ※親が子どもの病気を受容できないことによる管理不足 ※親が子どもの自立の程度に合わせて支援できないこと ※心疾患に伴う生命の危機の不安 ※ソーシャルサポートの不足 ※ヘルスリテラシー低下に伴う情報獲得困難

目標

- 患児や家族が病状や治療特有の管理に必要な知識や技術を習得できる。
- 患児や家族が療養生活におけるセルフマネジメントの問題点に気づき、知識や技術を用いて対処できる。
- 必要な支援が得られ、患児の成長発達やきょうだいを含む家族が望む暮らしが継続できる。

▶観察計画

1．バイタルサイン（循環血液量の変動、呼吸数の増加など）、SpO_2、浮腫の有無、尿量、肝腫大の有無、水分管理。
2．患児・家族（養育者）の年齢、認知能力、理解力、ヘルスリテラシー（発達に応じて）。
3．病状・治療内容、合併症の有無と程度、ADL・IADLへの影響。
4．既往歴。
5．肺血流量増加に伴う症状。
- 多呼吸、陥没呼吸、呼吸困難、喘鳴、多汗、哺乳障害、易感染性、運動耐容能低下、息切れ、心不全。

6．肺血流量低下に伴う症状。

- チアノーゼ、低酸素発作、末梢冷感、顔色不良、冷汗、弱い泣き声、体重増加不良、運動発達遅延、易疲労性、ばち状指、運動耐容能低下、動悸。

7．検査データ：胸部X線（★CTR p.490参照）、心エコー、BNP、電解質、凝固機能、腎機能、肝機能、血液ガス。

8．抗凝固薬の内服の有無。

9．告知の内容、疾患・治療に対する患児・家族の認知（理解および受け止め）。

10．患児・家族が不安、気がかり、困難に思っていること。

11．家族構成、家族の関係性、家族間のサポート状況。

12．指導内容の理解度や反応。

13．実践しているセルフマネジメントの内容。

- 患児・家族が現在どのような状況か、どうすべきかについての認知。
- 患児・家族が何を実行すべきかについてどうとらえているか。
- 患児・家族が実践している行為が正しいか。
- 患児・家族が行動を継続できているか。

14．入院前の暮らし。

- 患児・家族の1日の過ごし方。
- 患児・家族の習慣的行動（食生活・喫煙・飲酒など）。
- 住居環境、地域環境、交通手段。
- 患児の好きなものや好きなこと、家族の職業・趣味。
- 患児・家族の役割（家庭内役割、社会的役割）。
- 患児・家族の価値・信念・宗教。
- 通学・通園の状況。

15．病気や障害について誰にどのように説明されているか。

16．ソーシャルサポート（情緒的、道具的、情報的、評価的）の活用状況。

- 移動手段、支援体制など。
- 学校、幼稚園、保育園などの受け入れ環境（排泄、休憩場所、移動手段、支援体制など）。
- 就労時間や学習内容の調整。
- 経済状態、医療費公費助成制度の利用の有無。

▶ケア計画

1．患児・家族の病気についての理解内容や価値観、意思決定プロセスの把握、意思決定後の気持ちの揺れに寄り添い尊重した態度で接する。

2．患児・家族の病気体験や思い、気がかり、困難に思っていることなどについて傾聴する。

3．患児・家族の表情や言動、行動で気になった場合には、理由を聴きアセスメントし意味づける。

4．患児・家族の困りごとが明らかにならない場合には、生活の視点（ADL・IADL・就労など）を中心に尋ねる。

5．退院後のセルフマネジメントについて、イラスト・DVDなど視覚的教材を用いて患者自身が今どういう状態か、理解できるように支援する。

6．病状、治療経過、在宅療養の注意点などの説明は家族間の理解の相違を予防するために、家族全員に説明できる場を調整する。

7．安心して治療、管理できるように社会資源や支援の紹介をする。

8．退院前カンファレンスを、患児や家族のニーズを把握し、退院調整看護師、MSW、医師や他職種、保健師や訪問看護師・学校の教員など教育関係者とともに連携しながら開催する。

- 退院指導内容を地域の支援者に伝える。
- 患児・家族がニーズや不安なことなどを表出できるようにそばで支援し、必要時は代弁する。

9．退院前に試験外泊（院内・自宅）を行い、セルフマネジメントについての問題点を明らかにし、患児・家族とともに解決を図り、安心して退院できるように支援する。

10．在宅療養中、体調不良時は医療機関（かかりつけ医）に相談、生活上の困りごとは多職種と検討し（支援会議など）、安全で安心な生活が継続できるように支援をする。

11．ヘルスリテラシーが低下している場合は、情報の獲得方法などを提案し、選択できるように支援する。

▶教育計画

1．患児や家族の体調や心理状態から、教育を受け入れる準備が整っているか確認し、患児・家族が望む方法や環境で行う。

- 先天性心疾患では、家族が喪失体験（健康な子どもとの暮らしなど）や自責の念（病気の子どもを産んでしまったことなど）を抱いている場合があるため、情緒的支援を行い、患児・家族の心理的反応に合わせて実施する。

2．患児・家族の困りごとや知りたいことを優先し、必要時多職種と連携しながら、患児・家族のニーズや理解に合わせた教育計画を立案、実施、評価する。

〈患児〉

- 年齢に応じて、患児の理解できる範囲で、理解できる言葉を用いて実施する。
- 病気について（子どもに理解できるように、イラスト・DVDなどを用いて説明）。
- 生活で気をつけること。
  - ・感染予防（手洗いやうがいの励行、必要時マスクの着用など）。
  - ・虫歯の予防（歯磨きは毎食後行うことなど）。
  - ・運動や活動は主治医の指示に沿って行う。
  - ・便秘しないように、食物繊維の多い野菜を食べる。
  - ・入浴は心臓に負担がかからないように、ぬるめのお湯に短時間つかる。
- 指示された内服薬を服用する。
  - ・特に学校での服用は忘れないように、筆箱や箸箱などに入れるなど患児と一緒に良い方法を考える。
  - ・抗凝固薬を服用している場合は、打撲などに気をつける。
- 異常時の対処方法。
  - ・心不全症状（体のだるさ、むくみがある、尿の出が悪い、呼吸が苦しいなど）があれば、学校の先生に早めに伝える。
  - ・出血（打撲や鼻血・歯肉などからの出血）のある場合は学校の先生にすぐ伝える。

〈家族〉

- 疾患について。
- 薬物療法と内服の方法について。
  - ・にがみを感じないようにアイスクリームやヨーグルト、ゼリーなどと混ぜて飲ませる。
- 食事・排泄：水分の調整と哺乳方法（水分制限時は少量ずつで頻回に与えるなど満足感を得られるように工夫する）。
- 経管栄養の管理：注入方法、胃管の再挿入方法。
- 環境：室温と湿度の調整、保温方法。
- 清潔：入浴方法（短時間、温度は低め、脱衣場の保温）。
- 行動範囲。
- 安静度：乳幼児までは、啼泣やぐずり、便秘のいきみが心負荷につながるため泣かせない（特にBTシャント手術後は啼泣させない）。
- 感染対策：うがい、手洗い、歯磨き、清潔、休養、予防接種の受け方。
- 学校（幼稚園、保育園）での過ごし方（必要であれば、医療者より学校の先生などに説明できることも伝える)。

- 異常時の対処方法：心不全症状の鑑別の仕方、無酸素発作時は蹲踞位（膝胸位）をとること、ペースメーカーの異常時の対応、胸部圧迫の方法、緊急時の連絡方法（具体的なフローチャート）など。

3．患児・家族のセルフマネジメントについての課題を明らかにする。

- 病気や治療、病状の悪化とその対処方法について確認する。
- 主に病状悪化時にどのように行動しようとしているか確認する。
- 実施しようとしている病状悪化時の対応が正しいか確認する。
- 患児の暮らしに対応した方法であるか確認する。

4．定期的に心臓外来を受診するよう説明する。

5．患者・親の会にできるだけ参加するように説明する。

6．患児や家族のニーズや暮らしに応じたソーシャルサポートの活用方法について説明する。

7．災害時の対応方法を説明する（★災害対策支援シートの使用の手引きの例 p.40参照)。

- 準備・携帯するもの：治療日誌やおくすり手帳、予備の薬、マスク、乳児医療証など。
- 避難所での過ごし方：できるだけ人混みの少ない、風邪症状の人がいない場所で過ごす。
- 体調不良時の対応：近くの医療スタッフに伝える。

基準看護計画〈非効果的健康自主管理(リスク):高血圧症／脳血管障害〉

▶看護診断と要因

#[※]に関連した非効果的健康自主管理（リスク）：高血圧症／脳血管障害	※疾患や治療（個別に適した血圧値、食事療法、薬物療法、運動療法、生活習慣の改善）について、理解度に合わせた説明を受けていないことによる知識不足 ※麻痺・未破裂動脈瘤など、ライフスタイルの変化や予後告知などの情緒的反応による関心・意欲の欠如、理解力の低下 ※麻痺、言語障害、認知機能の低下などによるセルフマネジメント能力の低下 ※高齢、認知・身体的機能低下によるセルフマネジメント能力の不足 ※ヘルスリテラシー低下に伴う情報獲得困難 ※自覚症状がないことによる治療中断 ※在宅での暮らしがイメージできないことによるセルフマネジメント能力の低下 ※ソーシャルサポートの不足

目 標

- 病状や治療特有の自己管理に必要な知識や技術を取得できる。
- 療養生活を踏まえたセルフマネジメント上の問題に気づき、知識や技術を用いて対処できる。
- 必要な支援が得られ、質の高い療養生活を継続できる。

▶観察計画

1．バイタルサインの変動：至適血圧値。
2．随伴症状：頭痛、後頸部痛、悪心、嘔吐、めまいなど。
3．年齢、認知能力、理解力、ヘルスリテラシー。
4．病状・治療内容、合併症（麻痺、言語障害など）の有無と程度（★脳の障害と部位 p.506参照)、ADL・IADLへの影響。
5．既往歴。
6．検査データ：CT、MRI、心電図、胸部X線、血液検査（凝固系、腎機能、中性脂肪、コレステロールなど)。
7．抗凝固薬・抗血小板薬の内服の有無。
8．告知の内容、疾患・治療に対する患者・家族の認知（理解および受け止め)、(麻痺・未破裂動脈瘤など)。
9．患者・家族が不安・気がかり・困難に思っていること。

10. 指導内容の理解度や反応。
11. 過去の教育経験の有無と内容。
12. ストレスの内容と対処方法。
13. 実践しているセルフマネジメントの内容。
- 患者が現在どのような状況か、どうすべきかについての認知。
- 患者が何を実行すべきかについてどうとらえているか。
- 患者が実践している行為が正しいか。
- 患者が行動を継続できているか。

14. 入院前の暮らし。
- 1日の過ごし方（患者・家族）：過労や睡眠不足の有無。
- 習慣的行動（食生活・喫煙・飲酒など、飲水量や便秘の有無）。
- 住居環境（生活様式）・地域環境・交通手段。
- 職業・趣味。
- 役割（家庭内役割、社会的役割）。
- 価値・信念・宗教。
- 家族・キーパーソンの知識・理解度。
- 家族の関係性、家族間のサポート状況、家族の介護力。
- 就労・通学・通園の状況。

15. 病気や障害について誰にどのように説明されているか。
16. 移動手段・支援体制など。
17. 職場（学校）環境。
- 物理的環境：排泄・休憩場所。
- 人的環境（周囲の理解・支援状況）：就労時間や学習内容の調整。

18. 経済状況、医療費助成制度の利用状況。
19. ソーシャルサポート（情緒的、道具的、情報的、評価的）の活用状況。

▶ケア計画

1. 患者・家族の病気についての理解内容や価値観、意思決定プロセスの把握、意思決定後の気持ちの揺れに寄り添い尊重した態度で接する。
2. 患者・家族の病気体験や思い、気がかり、困難に思っていることなどについて傾聴する。
3. 患者・家族の言葉や表情、振る舞いで気になった場合には、理由を聴きアセスメントし意味づける。
4. 患者・家族の困りごとが明らかにならない場合には生活の視点（ADL・IADL・就労など）を中心に尋ねる。

5．ヘルスリテラシーが低下している場合は、情報の獲得方法などを提案し、選択できるように支援する。
6．退院後のセルフマネジメントについてイラスト・DVDなど視覚的教材を用いて患者自身が今どういう状態か、理解できるように支援する。
7．高血圧が持続した場合の対応。
- 高血圧を予防するために薬物療法、食事療法、運動療法が適切に実施できているか患者・家族に確認し、血圧値を含めてアセスメントする。
- 高血圧が持続している場合は、患者が主体的に取り組むことができるように情緒的支援をしながら、アドヒアランスの障害の原因と解決策を患者や家族、栄養士などと一緒に検討する（★コンプライアンスからアドヒアランスへ p.24参照）。

8．病状、治療経過、在宅療養の注意点などの説明は家族間の理解の相違を予防するために、家族全員に説明できる場を調整する。
9．多職種と連携して退院前カンファレンスを開催する。
- 患者や家族がニーズや不安なことなどを表出できるようにそばで支援し、必要時は代弁し、調整する。
- 安全で安心した生活を送ることができる退院指導内容を地域の支援者に伝える。

10．必要時、退院前に試験外泊を行い、セルフマネジメントについての問題点を明らかにし、患者・家族とともに解決を図り、安心して退院できるように支援する。
11．在宅療養中、体調不良時は医療機関（かかりつけ医）に相談、生活上の困りごとは多職種と検討し（支援会議など）、安全で安心な生活が継続できるように支援をする。

▶教育計画

1．患者・家族の体調や心理状態（喪失体験〈麻痺など〉）や自責の念から、教育を受け入れる準備が整っているか確認し、患者・家族が望む方法や環境で行う。
- 突発的な発症では、患者・家族の心理状態に合わせ、現状認知を待って働きかける。

2．患者・家族の困りごとや知りたいことを優先し、必要時多職種と連携しながら、患者・家族のニーズや理解に合わせた教育計画を立案、実施、評価する。
- 日常生活の管理（血圧コントロールと血栓予防など）。

・疾患および合併症について。
・自覚症状がなくても、指示の内服を継続し、自己中断しない（降圧薬・抗てんかん薬・抗凝固薬・抗血小板薬など）。
・家庭血圧測定：測定値（起床時・就寝前）と血圧手帳への記録。
・食事療法：塩分・脂質が少ない食事など。
・運動療法：適度な運動を継続する。
・その他日常生活での注意点。
便秘予防、水分摂取の促進、体重管理、ヒートショック予防（入浴・トイレ・外出時）、禁煙、酒の多飲を避ける、良質な睡眠、ストレス解消。
・運転や職場復帰については医師の許可を得る。

●異常時の対処方法。
・脳卒中の症状がみられたら直ちに救急車を呼ぶ（★FAST p.68参照）。
・持続的な高血圧や、鼻・歯肉の出血、紫斑などがみられる場合には早期に受診する。

3．患者・家族が療養生活で実践しているセルフマネジメントについての課題を明らかにする。
●現在の状況（病気や治療、合併症）と退院後の暮らしを踏まえた管理についての認知を確認する。
●退院後の暮らしを踏まえて、食事療法や運動療法や薬物療法、合併症予防についてどのように行動しようとしているか確認する。
●患者の暮らしに適応させながら継続できているか確認する。

4．在宅療養でセルフマネジメントに課題がある場合は、解決できるように教育計画を評価・修正・実施を繰り返す。

5．定期的に受診することを説明する。

6．患者や家族のニーズや暮らしに応じたソーシャルサポート（公的医療費助成制度、地域連携室、訪問看護、訪問介護、住宅改修、介護タクシーなど）の活用方法を説明する。

7．災害時の対応について説明する。
●準備・携帯するもの：治療日誌やおくすり手帳、予備の薬、血圧計。
●避難所での過ごし方。
・脱水を予防するためにこまめに水分を飲む。
・体調をみながら休息や適度な体操・運動を行い、ストレスがかからないように過ごす。
・抗凝固薬・抗血小板薬服用の場合は出血しやすいので、外傷による脳内出血予防のためにヘルメットを着用する。外傷時にはすぐ圧迫止血をする。
- 体調不良時の対応：近くの医療スタッフに伝える。

ワンポイントレクチャー

FAST：こんな症状がみられたら一刻も早く119

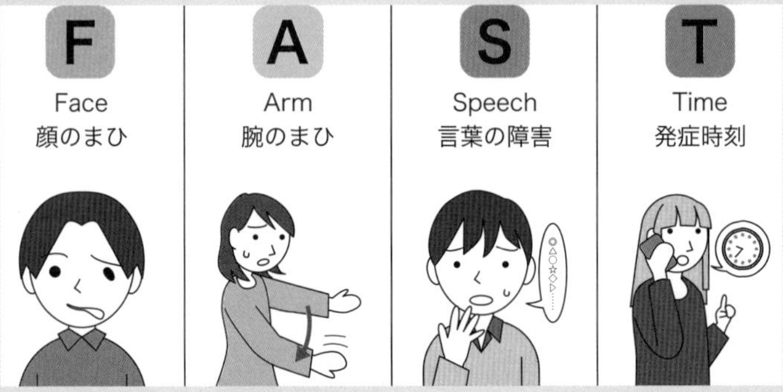

脳卒中をより早期に発見するために、BE-FASTも推奨されている。Bとは Balance（歩行障害）、EとはEyes（視野が欠ける、ものが二重に見える）。

基準看護計画〈非効果的健康自主管理（リスク）：糖尿病〉

▶看護診断と要因

#[※]に関連した非効果的健康自主管理（リスク）：糖尿病	※疾患や治療（食事、運動、薬物）に関して、理解度に合わせた説明を受けていないことによる知識不足 ※病名告知後や長期自己管理が必要なことなどの情緒的反応による関心・意欲の欠如、理解力の低下 ※自覚症状がないことによる治療中断 ※合併症による機能障害や認知機能低下によるセルフマネジメント能力の不足 ※在宅での暮らしがイメージできないことによるセルフマネジメント能力の不足 ※ソーシャルサポートの不足 ※ヘルスリテラシー低下に伴う情報獲得困難

目標

- 病状や治療特有の自己管理に必要な知識や技術を習得できる。
- 療養生活におけるセルフマネジメントの問題点に気づき、知識や技術を用いて対処できる。
- 必要な支援が得られ、質の高い療養生活を継続できる。

▶観察計画

1．年齢、認知能力、理解力、ヘルスリテラシー。
2．家族構成、家族の関係性、家族間のサポート状況。
3．病状・治療内容、副作用・合併症の有無と程度、ADL・IADLへの影響。
4．既往歴。
5．高血糖、低血糖の症状の有無。
- 高血糖症状：口渇、多飲、多尿。
- 低血糖症状：発汗、生あくび、動悸、頻脈。

6．合併症の状態・徴候（糖尿病性神経障害、糖尿病性網膜症、糖尿病性腎症、大血管症など）。
7．検査データ：血糖値（空腹時・食後２時間・１日曲線）、HbA１c、75gOGTT、TP、GA、尿糖、尿中ケトン、尿中（血中）Cペプチド、腎機能、眼底検査、胸部X線、心電図。
8．患者・家族の疾患・治療に対する認知（理解および受け止め）。
9．アドヒアランスの障害の有無（★ハンドロンらによる糖尿病患者の心理的苦悩 p.73参照）。
- 食に対する自由の喪失。
- 家族に申し訳ないと思う気持ち。
- 過剰な防衛反応。
- やる気の低下。
- 視力の低下による疎外感。
- 自尊感情の低下。

10．患者・家族が不安・気がかり・困難に思っていること。
11．指導内容の理解の程度や反応。
- 食事療法について：栄養バランスのとれた食事摂取、食品交換表の活用方法、カロリー計算。
- 運動療法について：有酸素運動とレジスタンス運動を組み合わせる。
- 薬物療法について：経口糖尿病薬、注射製剤の処方内容と理解、内服・実施率（★インスリン製剤の種類p.526参照、★効果の発現時間による分類p.526参照)。

12. 実践しているセルフマネジメントの内容。
- 患者が現在どのような状況か、どうすべきか考えていること。
- 患者が何を実行すべきかについてどうとらえているか。
- 患者が実践している行為が正しいか。
- 患者が行動を継続できているか。

13. 入院前の暮らし。
- 1日の過ごし方(患者・家族)。
- 習慣的行動(食生活・喫煙・飲酒など)。
- 住居環境・地域環境・交通手段。
- 職業・趣味。
- 役割(家庭内役割、社会的役割)。
- 価値・信念・宗教。
- 就労・通学・通園の状況。

14. 病気や合併症予防について誰にどのように説明されているか。
15. ソーシャルサポート(情諸的、道具的、情報的、評価的)の活用状況。

▶ケア計画

1. 患者の病気や治療についての理解内容や価値観、意思決定プロセスの把握、意思決定後の気持ちの揺れに寄り添い尊重した態度で接する。
2. ヘルスリテラシーが低下している場合は情報の獲得方法などを提案し選択できるように支援する。
3. 患者・家族の病気体験や思い、気がかり、困難に思っていることなどについて傾聴する。
4. 患者・家族の発言や表情、行動で気になった場合には、理由を聴きアセスメントし意味づける。
5. 患者・家族の困りごとが明らかにならない場合には生活の視点(ADL・IADL・就労など)を中心に尋ねる。
6. 退院後のセルフマネジメントについてイラスト・DVDなど視覚的教材を用いて患者自身が今どういう状態か、理解できるように支援する。
7. 血糖コントロール不良時や異常時の対応。
- 血糖コントロール予防(食事療法、運動療法、薬物療法)、シックデイや体調不良時の対応ができているか患者・家族に確認し、検査データも含めてアセスメントする。
- 血糖コントロールが不十分な場合は、患者が主体的に取り組むことができるように情緒的支援を行いながら、アドヒアランスの障害の原因と解決策を患者や家族、栄養士などと一緒に検討する（★コンプライアンスからアドヒアランスへ p.24参照、★アドヒアランスの視点でセルフマネジメントを支援 p.25参照）。

8．病状、治療経過、在宅療養の注意点などの説明は家族間の理解の相違を予防するために、家族全員に説明できる場を調整する。

9．家族に家庭での管理内容について説明し、生活環境の改善などの協力を得る。
- 実際に食事を作る家族の栄養指導や学習会への参加を促す。

10．多職種と連携して退院前カンファレンスを開催する。
- 患者や家族がニーズや不安なことなどを表出できるようにそばで支援し、必要時は代弁し、調整する。
- 安全で安心した生活を送ることができる退院指導内容を地域の支援者に伝える。

11．退院前に試験外泊を行い、セルフマネジメントについての問題点を明らかにし、患者・家族とともに解決を図り、安心して退院できるように支援する。

12．在宅療養中、体調不良時は医療機関（かかりつけ医）に相談、生活上の困りごとは多職種と検討し（支援会議など）、安全で安心な生活が継続できるように支援をする。

▶教育計画

1．患者は食の自由の喪失体験やライフスタイルの変更を強いられること、家族に申し訳ないと思う気持ちや自分には価値がないなど自責の念を抱いているので、情緒的支援を行い、患者・家族の心理的反応に合わせて実施する。

2．患者・家族の困りごとや知りたいことを優先し、必要時多職種と連携しながら、患者・家族のニーズや理解に合わせた教育計画を立案、実施、評価する。
- 糖尿病とは、糖尿病の原因、糖尿病の分類、糖尿病の症状。
- 糖尿病の合併症。
- 糖尿病の検査。
- 糖尿病の治療（食事・運動・薬物療法）。
- 異常時の対処方法：低血糖・シックディ・糖尿病性昏睡など。
- 日常生活の注意。
- フットケアの実際（足浴・爪の切り方など実施方法を一緒に行う）（★足の手入れ p.74参照、★爪の切り方 p.75参照）。

3．インスリン自己注射方法を教育する。

- 種類と効果、指示量と注射時間、注射部位と手技。
- 必要時チェックリストを用いて達成度を評価しながら進める。
- 他患者の自己注射場面を見学する機会を設ける。

4．指示の運動療法の実施方法と注意事項を教育する。

- 1日（　　）kmを（　　）分で、（　　）回、速足で歩く。
- 運動時は砂糖（ブドウ糖）を必ず携帯する。
- 歩数計を用い、1日の目標歩数が達成できるようにする。
- 日常生活の中に無理なく継続して取り込める運動を考える。

5．患者・家族が療養生活で実践しているセルフマネジメントの課題を明らかにする。

- 現在の状況（病気や治療、合併症）と退院後の暮らしを踏まえた管理について確認する。
- 退院後の暮らしを踏まえて、食事療法や運動療法や薬物療法、合併症予防についてどのように行動しようとしているか確認する。
- 食事療法や運動療法、薬物療法、合併症予防が正しい方法で行われているか確認する。
- 食事療法や運動療法、薬物療法、合併症の予防を暮らしに適応させながら、継続できているか確認する。

6．療養生活でセルフマネジメントの課題がある場合は、解決できるように教育計画を評価・修正・実施を繰り返す。

7．定期的に受診することの必要性を説明する。

8．患者や家族のニーズや暮らしに応じたソーシャルサポートの活用方法を説明する。

9．災害時の対応について説明する。

- 準備・携帯するもの：糖尿病手帳、おくすり手帳、内服薬（1か月分）・インスリン注射セット（1か月分)、自己血糖測定器、低血糖用のブドウ糖・飴など。
- インスリンが必要な患者の場合は「インスリンが必要な糖尿病患者さんのための災害時サポートマニュアル」を参照して説明を行う。(https://www.nittokyo.or.jp/uploads/files/disaster_manual.pdf)
- 避難所での過ごし方。
  - ・食事の偏りに気をつける（高炭水化物、高カロリー食)。
  - ・水分摂取をしっかり行う。
  - ・足のけがに気をつける。
  - ・頻繁に血糖測定を行う。
  - ・治療を中断しない。

・軽い運動や体操を行い、下肢静脈血栓を予防する。

10. 旅行時の持ち物や留意点について説明する。

- 海外旅行時。
  - ・航空会社へ事前にインスリン注射をしていることを伝える。
  - ・日本糖尿病協会で発行している英文カード「Diabetic Data Book」を活用する。

ハンドロンらによる糖尿病患者の心理的苦悩

1）糖尿病に伴う患者個人の内的体験
　家族からの孤立感
　喪失と悲嘆
　身体面の喪失：活力、視覚の鋭敏さ
　食の自由の喪失
2）家族の出来事による影響
3）コーピング方略にかかわる問題
　過剰な防衛機制
4）精神状態にかかわる問題
　自尊感情の低減
　病気になったことについての罪の意識
　自分には価値がないという感情

黒江ゆり子：病いの慢性性Chronicityと生活者という視点：コンプライアンスとアドヒアランスについて．看護研究 2002；35（4）：293．より引用（ハンドロンら，1994をもとに作成）

ワンポイントレクチャー

足の手入れ

糖尿病があると、足先は神経障害を起こしやすく血液の循環が悪くなっていることが多いので、傷ができやすく治りにくくなる。また、細菌に対する抵抗力が弱くなるため感染や化膿を起こしやすいという特徴がある。視力の低下によって発見が遅れることもある。一度かかると治りにくいばかりか、糖尿病を悪化させることになりかねないため、毎日足をよく観察し清潔にすることが重要である。正しい足の手入れ方法を身につけて、合併症の予防に努めたい。

1）足の観察

- １日１回は明るいところで足をよく見る。
  - ・水虫、水ぶくれ、ウオノメ、たこはないか。
  - ・ひびわれ、乾燥、傷、潰瘍、腫れはないか。
  - ・色の変化、爪の異常、壊疽（黒くなっているところ）はないか。
  - ・動脈は触れるか。
- 壊疽が起こりやすい場所（体重のかかりやすい足の裏、足の先、かかと、爪の周囲）は、特に注意深く観察する。指の間や足の裏は、鏡を使うとよく見える。
- 目の不自由な人は、家族などによく見てもらう。
- 異常に気づいたら、主治医や看護師に相談する。ウオノメ、たこは自分で削ったりしないで、治療法を相談すること。水虫についても悪化しないよう早期から専門的な治療を受ける。

観察するところ

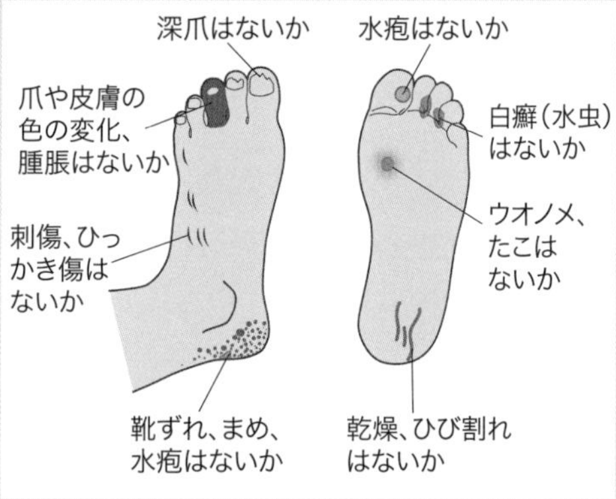

2）足の清潔

- 毎日よく洗い、足指の間も忘れずにきれいにする。
  - ・柔らかいタオルを使う（ナイロンタオルは避ける）。
  - ・湯の温度に注意する（肘などで確認してから入る）。
  - ・よく乾燥させる。
- 爪は皮膚を傷つけないよう注意して手入れする。
  - ・深爪をしないように切る。
  - ・爪用のヤスリを使って整える。ハサミや鋭利な刃物は、皮膚を傷つける恐れがあるので使用しない。

●爪の切り方

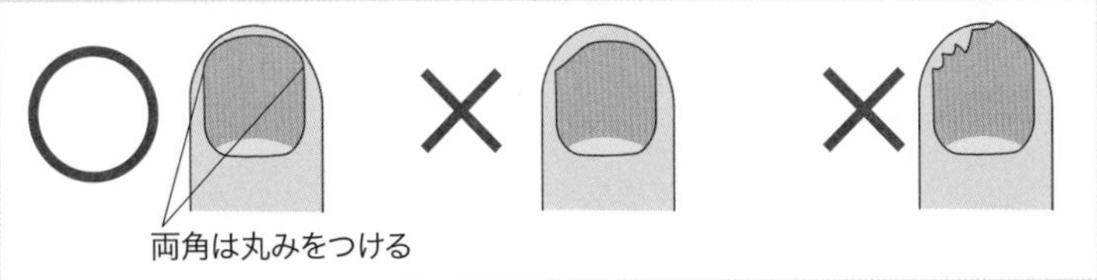

3）足の保護

●靴下を履く。

・柔らかく、吸湿性のよい清潔なものを履く。
・しめつけるストッキングやゴムのきつい靴下は履かない。
※靴の履き方、選び方
・靴の中に小石などの異物や破れがないかよく確かめる。
・長時間靴を履くときは、時々脱いで足がむれないようにする。
・大きすぎず窮屈でなく足にフィットしたものを履く。

●靴の選び方

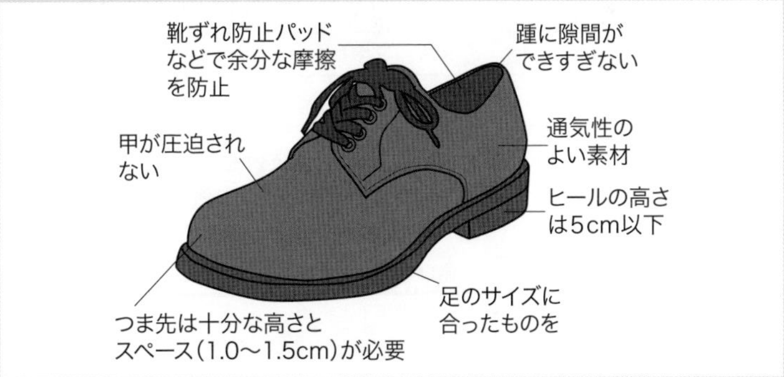

4）その他

こたつ、あんか、カイロ、湯たんぽなどの加熱器を使うときには、低温熱傷に気をつける。

基準看護計画〈非効果的健康自主管理(リスク):透析療法／腹膜透析〉

▶看護診断と要因

#[※]に関連した非効果的健康自主管理（リスク）：透析療法／腹膜透析	※疾患や治療（透析療法、腹膜透析、食事療法、シャント管理など）に関して、理解度に合わせた説明を受けていないことによる知識不足 ※ライフスタイルの変化や病名告知後などの情緒的反応による関心・意欲の欠如、理解力の低下 ※在宅での暮らしがイメージできないことによるセルフマネジメント能力の不足 ※不均衡症候群など合併症の苦痛によるセルフマネジメント能力の低下 ※高齢、認知・身体的機能低下によるセルフマネジメント能力の低下 ※ソーシャルサポート・社会資源の不足 ※ヘルスリテラシー低下による情報獲得困難

目 標

- 病状や治療特有の自己管理に必要な知識や技術を習得できる。
- 療養生活におけるセルフマネジメントの問題点に気づき、知識や技術を用いて対処できる。
- 必要な支援が得られ、質の高い療養生活を継続できる。

▶観察計画

1．年齢、認知能力、理解力、ヘルスリテラシー。
2．病状・治療内容、合併症の有無と程度、ADL・IADLへの影響。
3．既往歴。
4．ドライウエイト、除水量。
5．呼吸困難、SpO_2、チアノーゼ、ピンク様の泡沫状の痰などの肺水腫症状の有無（★尿毒症症状 p.522参照）。
6．合併症の状態、徴候（★透析の原理 p.82参照、★腹膜透析と血液透析の比較 p.81参照）。
- 不均衡症候群、不整脈、血圧変動、虚血性心疾患、出血、脳血管障害、感染症、穿刺部痛、瘙痒感、不眠、便秘など。
- 血液透析の場合：シャント閉塞の有無（聴診・触診）やカテーテル刺入部の感染徴候の有無。
- 腹膜透析の場合：手技、排液の性状、腹膜炎症状の有無（★腹膜刺激症状とは p.533参照)。
7．食事摂取量、水分摂取量、尿量、体重。
8．検査データ：Cr、BUN、Ht、Hb、K、Na、補正Ca、Cl、P、TP、Alb、血糖値、PT、INR、フェリチン、TSAT、UR、hANP、胸部X線（★CTR p.490参照)。
9．抗凝固薬・抗血小板薬の内服の有無。
10．告知の内容、疾患・治療に対する患者・家族の認知（理解および受け止め)、精神状態。
11．患者・家族が不安・気がかり・困難に思っていること。
12．家族構成、家族の関係性、家族間のサポート状況。
13．家族・キーパーソンの知識・理解の程度。
14．実践しているセルフマネジメントの内容。
- 患者が現在どのような状況か、どうすべきかについての認知。
- 患者が何を実行すべきかについてどうとらえているか。
- 患者が実践している行為が正しいか。
- 患者が行動を継続できているか。

15．入院前の暮らし。
- 1日の過ごし方（患者・家族)。
- 習慣的行動（食生活・喫煙・飲酒など)。
- 住居環境・地域環境・交通手段。
- 職業・趣味。
- 役割（家庭内役割、社会的役割)。
- 価値・信念・宗教。
- 就労・通学・通園の状況。

16．病気や障害について誰にどのように説明されているか。
17．透析を行う病院、腹膜透析を行う場所。
18．ソーシャルサポート（情緒的、道具的、情報的、評価的）の活用状況。
- 移動手段・支援体制。
- 職場（学校）環境。
- 休憩場所。
- 就労時間や学習内容の調整。
- 経済状況、医療費助成制度の利用の有無など。

▶ケア計画

1．患者・家族の病気についての理解内容や価値観、意思決定プロセスの把握、意思決定後の気持ちの揺れに寄り添い尊重した態度で接する。

2．ヘルスリテラシーが低下している場合は、情報の獲得方法など提案し、選択できるように支援する。

3．患者・家族の病気体験や思い、気がかり、困難に思っていることなどについて傾聴する。

4．患者・家族の言葉や表情、振る舞いで気になった場合には、理由を聴きアセスメントし意味づける。

5．患者・家族の困りごとが明らかにならない場合には生活の視点（ADL・IADL・就労など）を中心に尋ねる。

6．退院後のセルフマネジメントについてイラスト・DVDなど視覚的教材を用いて患者自身が今どういう状態か、理解できるように支援する。

7．自己管理表記入の必要性と方法について説明し、実際に記入してもらい確認する（尿量、血圧、体重、食事内容、飲水量、排便状況、自覚症状）。

- シャント不全：シャント音が聴取できない場合は医師へ報告。
- 水分制限による口渇が強い場合は冷水やレモン水でのうがいや氷の摂取などを提案する。
- 肺水腫症状。
  - ・除水量、呼吸状態やSpO_2を確認後、呼吸困難が強い場合は起座位など安楽な体位にする。
  - ・除水不良を予防するために、水分摂取量、食事療法、薬物療法が適切に実施できているかを患者や家族、医師や栄養士とともに検討する。

8．病状、治療経過、在宅療養の注意点などの説明は家族間の理解の相違を予防するために、家族全員に説明できる場を調整する。

9．特に在宅療養移行直後は患者・家族が常時医療的ケアを実施することへの不安が大きいことを踏まえ、病院と地域の多職種と連携して退院前カンファレンスを調整・開催し、支援者の役割を明確にする。

- 患者や家族がニーズや不安なことなどを表出できるようにそばで支援し、必要時は代弁し、調整する。
- 安全で安心した生活を送ることができる退院指導内容を地域の支援者に伝える。

10．必要時、退院前に試験外泊を行い、セルフマネジメントについての問題点を明らかにし、患者・家族とともに解決を図る。

11．在宅療養中、体調不良時は医療機関（かかりつけ医）に相談、生活上の困りごとは多職種と検討し（支援会議など）、安全で安心な生活が再構築できるように支援をする。

▶教育計画

1. 患者・家族の体調や心理状態から、教育を受け入れる準備が整っているか確認し、患者・家族が望む方法や環境で行う。
   - 導入期：ライフスタイル喪失体験や自責の念を抱いている場合があるため、情緒的支援を行い、患者・家族の心理的反応に合わせて実施する。
   - 維持期：
     - ・患者・家族が透析を続けていく生活を日常生活に取り込み、主体的に取り組むことができるよう実施する。
     - ・入退院を繰り返している場合は、病気や治療の認知や、退院後のセルフマネジメント状況、生活での困りごとを確認して、できていることを認め、情緒的支援をしながら患者の強みを生かした支援を行う。
2. 患者・家族の困りごとや知りたいことを優先し、必要時多職種と連携しながら、患者・家族のニーズや理解に合わせた教育計画を立案、実施、評価する。
   - 腎臓の働きと腎不全。
   - 透析療法、腹膜透析の方法と合併症、その対処について。
   - 透析を自己中断した場合の症状について。
   - 水分管理と体重測定、ドライウエイト。
   - 血圧管理。
   - 感染予防。
   - 食事療法（塩分、蛋白質、カリウム、リン制限など）。
   - 薬物療法（内服している薬の種類、効果）。
   - 排便コントロール。
   - 自己管理日誌の記載（体重、血圧、食事内容、除水量など）。
   - 筋力低下と骨折を防ぐために心臓や血管に必要以上に負荷をかけない程度の運動。
   - 瘙痒感に対してのスキンケア（保清、保湿剤の塗布）。

【血液透析の場合】

- シャント部を保護する。
- シャント肢の血圧測定や採血、時計などは避け、シャント部を締め付けない衣類を選択する。
- 非透析日はシャント部の保湿を行い皮膚のバリアを損傷しない。
- シャント造設後間もない場合はシャント運動を行う。
- 異常時：シャント不全（シャント音が聴取できない場合）はかかりつけ医に報告する。

【腹膜透析の場合】

- バッグ交換方法（器械の操作方法、注排液方法）、記録方法。
- カテーテル管理。
- カテーテル出口部および周辺皮膚ケア。
- 入浴方法。
- 外出、旅行時の対処方法。
- 異常時：排液の異常、腹膜炎（排液の混濁と腹痛）、カテーテル部位の感染、発熱、器機の不具合などの場合は、かかりつけ医や業者に報告する。
- 清潔な場所の確保。
- 社会的活動に応じたタイムスケジュールの作成。

3．在宅療養でセルフマネジメントがある場合は、課題を解決できるように教育計画を評価・修正・実施を繰り返す。

- 腎不全や透析、合併症と退院後の暮らしを踏まえた対処方法についての認知を確認する。
- 退院後の暮らしを踏まえてどのように合併症対策をしたいと考えているか確認する。
- 合併症対策が正しい方法で行われているか確認する。
- 合併症対策を暮らしに適応させながら継続できているか確認する。

4．透析導入前からの指導を開始し、準備性を高める。

5．退院後の治療や通院計画について説明する。

- 入院中に退院後の治療を受ける施設を見学できるように配慮する。

6．患者会などにできるだけ参加し交流できる機会を調整する。

7．患者や家族のニーズや暮らしに応じたソーシャルサポート（公的医療費助成制度、地域連携室、訪問看護、訪問介護、介護タクシーなど）の活用方法を説明する。

8．災害時の対応について説明する。

- 準備・携帯するもの：治療日誌やおくすり手帳、7日分の薬、7日分の食糧、障害者手帳、災害時要援護者透析カード、透析施設（通院している施設以外も含む）・場所（CAPDの場合はCAPDメーカーも）などを書いたメモなど（CAPDはバッテリー、透析液を温める対策（カイロなど）など可能な方法を考えておく）。
- 避難所での過ごし方。
  - ・通院している医療機関に状況を伝える。
  - ・食事はエネルギーを確保するため塩分やカリウム、リンに注意してしっかり食べる。
  - ・水分摂取を適正に行う。

● 体調不良時の対応：近くの医療スタッフに伝える。

■ 腹膜透析と血液透析の比較

<table>
<tr><th colspan="2"></th><th>腹膜透析</th><th>血液透析</th></tr>
<tr><td colspan="2">生命予後</td><td colspan="2">移植に比べ悪い</td></tr>
<tr><td colspan="2">腎機能</td><td colspan="2">悪いまま（貧血・骨代謝異常・アミロイド沈着・動脈硬化・低栄養などの問題は十分な解決ができない）</td></tr>
<tr><td colspan="2">心筋梗塞・心不全・脳梗塞の合併</td><td colspan="2">移植より多い</td></tr>
<tr><td colspan="2">生活の質（QOL）</td><td colspan="2">移植に比べ悪い</td></tr>
<tr><td rowspan="6">治療自体による負担</td><td>社会復帰率</td><td>高い</td><td>低い</td></tr>
<tr><td>治療に必要な薬剤</td><td>慢性腎不全の諸問題（貧血・骨代謝異常・高血圧など）に対する薬剤</td><td>必要な薬剤</td></tr>
<tr><td>治療自体による生活の制約</td><td>やや多い（透析液交換・装置のセットアップの手間）</td><td>多い（週に３回、１回４時間程度の通院治療）</td></tr>
<tr><td>治療自治による症状</td><td>お腹が張る</td><td>穿刺による痛み、除水による血圧低下</td></tr>
<tr><td>必要な手術</td><td>腹膜カテーテル挿入（中規模手術）</td><td>内シャント（小手術・局所麻酔）</td></tr>
<tr><td>通院回数</td><td>月に１回程度</td><td>週３回</td></tr>
<tr><td rowspan="7">一般生活上の制限</td><td>食事・飲水の制限</td><td>やや多い
（水・塩分・リン）</td><td>多い
（蛋白・水・塩分・カリウム・リン）</td></tr>
<tr><td>旅行・出張</td><td>制限あり（透析液・装置の準備運搬・配送が必要）</td><td>制限あり（通院透析施設の確保、予約が必要）</td></tr>
<tr><td>スポーツ</td><td>腹圧がかからないように</td><td>シャント部の打撲に注意する</td></tr>
<tr><td>妊娠・出産</td><td>ほぼ不可能</td><td>ほぼ不可能</td></tr>
<tr><td>入浴</td><td>カテーテルの保護が必要</td><td>透析後はシャワーが望ましい</td></tr>
<tr><td>その他の利点</td><td>血液透析に比べ自由度が高い</td><td>医学的ケアが常に提供される最も日本で確立した治療方法</td></tr>
<tr><td>その他の欠点</td><td>カテーテル、腹膜炎の可能性
蛋白の透析液への喪失（低栄養）
腹膜（透析）の寿命（10年以下）</td><td>内シャントの問題（閉塞・感染・出血・穿刺痛、内シャント作製困難）</td></tr>
</table>

日本腎臓学会渉外企画委員会／腎移植委員会編：腎移植の進歩―わが国の現状と今後の展望．東京医学社，東京，2006：58より改変して引用

■透析の原理

拡散

●半透膜の孔のサイズより、小さな物質は、濃度の高いほうから低いほうへ膜を越えて、移動することを拡散という。
●血液透析では、除去したい物質が血液側からそれを含まない透析液側に拡散する。

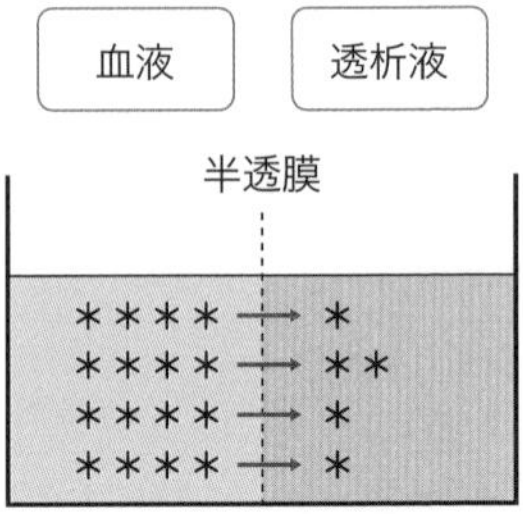

血液透析（限外濾過）

●半透膜の一方に静水圧を加えると、膜を超えて、水（溶媒）と孔より小さい物質が移動することを限外濾過という。
●血液透析では、透析液側に陰圧をかけ、血液側から水などが透析液側に限外濾過する。

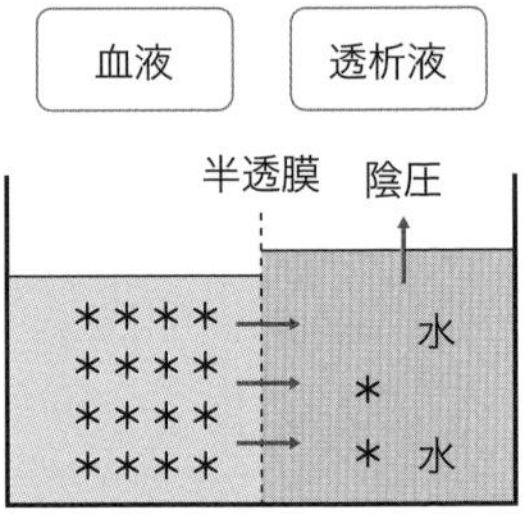

腹膜透析

●腹膜透析では、高濃度のブドウ糖などを含み浸透圧の高い透析液と半透膜である腹膜を介して血液と接触させると、拡散と浸透圧差による限外濾過で水と孔より小さい物質が透析液側に移動する。

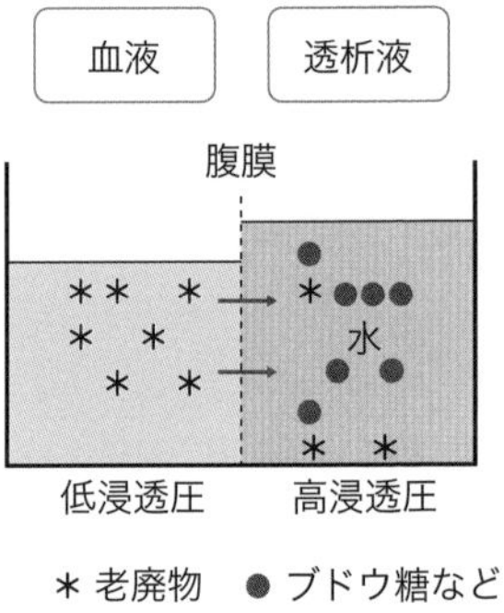

小澤潔監：はじめての透析看護．メディカ出版，大阪，2013：16-17より引用

基準看護計画〈非効果的健康自主管理(リスク):ストーマ〉

▶看護診断と要因

#[※]に関連した非効果的健康自主管理（リスク）：ストーマ	※疾患や治療、セルフケアに関して、理解度に合わせた説明を受けていないことによる知識不足 ※身体的苦痛や病名告知後などの情緒的反応による関心・意欲の欠如、理解力の低下 ※ボディイメージの変化 ※ストーマケアの複雑さによる手技の習得困難 ※在宅での暮らしがイメージできないことによるセルフマネジメント能力の不足 ※身体的苦痛や機能低下によるセルフマネジメント能力の不足 ※高齢、認知・身体的機能低下によるセルフマネジメント能力の低下 ※経済的困窮 ※ソーシャルサポートの不足 ※ストーマ合併症（皮膚炎、陥没など）による手技の複雑化 ※治療などの影響でストーマの変化に伴う漏れによる対応困難 ※介護者の理解の不十分さ ※ヘルスリテラシー低下に伴う情報獲得困難

目標

- 病状や治療特有の自己管理に必要な知識や技術を習得できる。
- 療養生活におけるセルフマネジメントの問題点に気づき、知識や技術を用いて対処できる。
- 必要な支援が得られ、質の高い療養生活を継続できる。

▶観察計画

1. 認知能力、理解力、ヘルスリテラシー、年齢。
2. 病状・治療内容、副作用・合併症の有無と程度、ADL・IADLへの影響。
3. 既往歴。
4. ストーマと合併症の状態（★ストーマ周囲皮膚の観察部位 p.170参照）。

●ストーマの種類と保有期間（永久・一時的）。
●ストーマの状態：色、形、浮腫、合併症の有無。
・早期合併症：壊死、陥没、脱落、出血、ストーマ粘膜皮膚接合部離開、膿瘍など。
・晩期合併症（軽快退院後に起こる合併症）：狭窄、傍ストーマヘルニア、脱出、瘻孔形成、粘膜炎など。
●ストーマと周辺の皮膚の状態（発赤、びらん、表皮剥離、色素沈着、痛み）。
●ストーマ近接部、皮膚保護剤貼付部、皮膚保護剤貼付部外周部。
●面板の状態（種類、装着状態、漏れの状態、交換時の溶け方）。

5．ストーマについてのセルフマネジメント状況。
●患者が現在どのような状況か、どうすべきかについての認知。
●患者が何を実行すべきかについてどうとらえているか。
●患者が実践している行為が正しいか。
・チェックリスト（★セルフケア確立の項目 p.87参照）を用いて各到達目標が達成できているか。
・退院後、ストーマや体型の変化により漏れや皮膚トラブルが出現していないか。
・皮膚トラブルのケア方法。
●患者が行動を継続できているか。

6．腹部の形状（体位による変化）、しわ・くぼみの有無、体型の変化。
7．尿のpH、性状、尿量。
8．便の性状、量、破棄回数。
9．食事の形態、内容、摂取状況、水分摂取量。
10．検査データ：TP、ALB、血糖値、腹部X線など。
11．告知の内容、疾患・治療に対する患者・家族の認知（理解および受け止め）。
12．患者・家族が不安・気がかり・困難に思っていること。
13．家族構成、家族の関係性、家族間のサポート状況。
14．入院前の暮らし。
●１日の過ごし方（患者・家族）。
●習慣的行動（食生活・喫煙・飲酒など）。
●住居環境・地域環境・交通手段。
●職業・趣味。
●役割（家庭内役割、社会的役割）。
●価値・信念・宗教。
●就労・通学・通園の状況。

15. 病気や障害について誰にどのように説明されているか。
16. 家族・キーパーソンの知識・理解度。
17. ソーシャルサポート（情緒的、道具的、情報的、評価的）の活用状況。
- 排泄環境。
- 職場（学校）環境、就労時間。
- 移動手段・支援体制など。
- 経済状況、医療費助成制度の利用の有無。
- 障害者手帳の申請状況。

▶ケア計画

1. 患者・家族の病気についての理解内容や価値観、意思決定プロセス、意志決定後の気持ちの揺れに寄り添い、尊重した態度で接する。
2. 患者・家族の病気体験や思い、気がかり、困難に思っていることなどについて傾聴する。
3. 患者・家族の表情、言動が気になった場合には、理由を聴きアセスメントし意味づける。
4. 患者・家族の困りごとが明らかにならない場合には、生活の視点（ADL・IADL・就労など）を中心に尋ねる。
5. ヘルスリテラシーが低下している場合は、情報の獲得方法などを提案し、選択できるように支援する。
6. 退院後のセルフマネジメントについて、術前からイラスト・DVDなど視覚的教材を用いて患者自身が今どういう状態か理解できるよう支援する。
- 術前：ストーマの位置のマーキングは暮らしを踏まえて患者や医師と一緒に検討する。
- 術後：ストーマのセルフケアができるように支援する（★セルフケア確立の項目 p.87参照）。

7. ストーマの状態に合わせた適切な装具の選択を患者と一緒に検討する。
- ストーマの形や腹壁の変化、ストーマ周囲の皮膚状態に応じて、装具の変更やストーマベルトなどのアクセサリー使用を患者や家族と一緒に検討する。

8. 症状、治療経過、在宅療養の注意点などの説明は、家族間の理解の相違を予防するために家族（支援者）全員に説明できる場を調整する。
9. 特に在宅療養移行直後は患者・家族の不安が大きいため、安全で安心した生活を送ることができるように患者・家族や地域の支援者を含めた退院前カンファレンスを調整・開催し、支援者の役割を明確にする。

- 患者や家族がニーズや不安なことなどを表出できるようにそばで支援し、必要時は代弁し、調整する。
- 安全で安心した生活を送ることができる退院指導内容を地域の支援者に伝える。

10. 退院前に試験外泊を行い、セルフマネジメントについての問題を明らかにし、患者・家族とともに解決を図り、安心して退院できるように支援する。
11. 退院後は生活の再構築ができるように支援者が訪問し、困りごとや不安などを把握し、病院と地域が連携した支援を行う。
12. 在宅療養中、体調不良時は医療機関（かかりつけ医）に相談、生活上の困りごとは多職種と検討し（支援会議など）、安全で安心な生活が継続できるように支援をする。

▶教育計画

1．患者・家族の体調や心理状態から、教育を受け入れる準備が整っているかを確認し、患者・家族が望む方法や環境で行う。
   - 喪失体験や自責の念を抱いている場合があるため情緒的支援を行い、患者・家族の心理的反応に合わせて実施する。
2．患者・家族の困りごとや知りたいことを優先し、必要時多職種と連携しながら、患者・家族のニーズや理解に合わせた教育計画を立案、実施、評価する（チェックリストを用いて）。
   - ストーマトラブルの対処方法。
   - ストーマ用品の購入・受け取り方法。
   - 異常時（便秘時、下痢時、皮膚トラブル、ストーマの形や腹壁が変化した場合）の対処方法。
3．患者・家族が療養生活で実践しているセルフマネジメントについての課題を明らかにする。
   - 現在の状況（病気や治療など）と退院後の暮らしを踏まえた管理についての認知を確認。
   - 退院後の暮らしを踏まえて、どのようにストーマケアをしたいと考えているか確認。
   - ストーマの管理や皮膚トラブルの予防について正しい方法で実施できているか確認。
   - ストーマ管理を暮らしに適応させながら継続できているか確認。
4．患者・家族が療養生活でセルフマネジメントの課題がある場合は、病院と地域の支援者が連携し解決できるように教育計画を評価・修正・実施を繰り返す。

5．日常生活について。
- 入浴用パウチの紹介。
- 運動時の工夫（ストーマベルト・レッグバッグなど）。
- 臭いを抑える製品の紹介。
- 外出・旅行時はストーマ物品を携行。
- イレオストミー患者：消化の良い食事形態。頻回な水分補給の必要性。
- 性生活について。
- 必要時、洗腸方法。

6．相談窓口（外来看護師、皮膚・排泄ケア認定看護師、業者のホームページなど）の連絡方法を説明する。

7．ソーシャルサポート（患者会、身体障害者手帳など）の活用方法を説明する。

8．災害時の対応について説明する。
- 準備・携帯するもの：治療日誌やおくすり手帳、予備の薬。
- オストメイト非常用携帯カードに使用装具を記入しておく。
- ストーマ装具（10日分ホールカットしておく）、ストーマ用品（剥離剤、皮膚保護剤）、ゴミ袋、ティッシュペーパー、ウェットティッシュ、はさみ、消臭剤。
- ストーマ装具などが入手できない状況に備えて1か月程度の物品を備蓄しておく。
- 避難所での過ごし方：消化の悪い食品を避ける。
- 体調不良時の対応：近くの医療スタッフに伝える。

■ストーマ・セルフケア確立の項目

①ストーマを見ることができる
②トイレで便やガスの廃棄ができる
③皮膚を保護しながら面板を剥がすことができる
④ストーマ周囲のスキンケアができる
⑤ストーマ周囲の皮膚の観察ができる
⑥ストーマに合わせて面板をカットできる
⑦ストーマに合わせて面板を貼ることができる
⑧面板に袋が取りつけられる（二品系装具のみ）
⑨装具交換時の判断ができる

松原康美：ストーマケア実践ガイド―術前からはじめる継続看護．学研メディカル秀潤社，東京，2013：82．より引用

基準看護計画〈非効果的健康自主管理（リスク）：胃切除後〉

▶看護診断と要因

#[※]に関連した非効果的健康自主管理（リスク）：胃切除後	※疾患や食事療法に関して、理解度に合わせた説明を受けていないことによる知識不足 ※身体的苦痛や病名告知後などの心理的反応による関心・意欲の欠如、理解力の低下 ※入院中に胃切除後症候群の自覚症状が出ないため退院後の生活がイメージできない ※食生活・生活習慣の変更を強いられるストレス ※身体的機能低下によるセルフマネジメント能力の低下 ※高齢、認知・身体的機能低下によるセルフマネジメント能力の低下 ※入院前の不健康な食習慣（早食いの習慣・不十分な咀嚼） ※ソーシャルサポートの不足 ※ヘルスリテラシー低下に伴う情報獲得困難

目標

- 病状や治療特有の自己管理に必要な知識や技術を習得できる。
- 療養生活におけるセルフマネジメントの問題点に気づき、知識や技術を用いて対処できる。
- 必要な支援が得られ、質の高い療養生活を継続できる。

▶観察計画

1．年齢、認知能力、理解力、ヘルスリテラシー。
2．合併症の有無と程度、ADL・IADLへの影響。
3．胃切除範囲と再建方法。病期、転移の有無。
4．今後の治療方針（抗がん薬使用）、治療の影響、合併症の有無。
5．既往歴、他疾患の食事療法の必要性。
6．ダンピング症状。
- 早期ダンピング症候群（食後30分）：食事回数、摂取時間、摂取量とダンピング症状の有無（頻脈、動悸、冷汗、めまい、悪心、嘔吐、腹痛、腹鳴、下痢）と出現期間。
- 後期ダンピング症候群（食後２時間）：
  - ・脱力感、冷汗、めまい、頭痛、意識障害などの低血糖症状の有無。
  - ・血糖値の変動。

7. 栄養状態（必要なカロリーが摂取できているか）、脱水の有無（★脱水の重症度 p.530参照）。
8. 体重減少の推移。
9. 検査データ（総蛋白、アルブミン、血清鉄など）。
10. 患者・家族が不安・気がかり・困難に思っていること。
11. 家族構成、家族の関係性、家族間のサポート状況。
12. 告知の内容、疾患・治療に対する患者・家族の認知（理解および受け止め）。
13. 実践できているセルフマネジメントの内容。
    - 患者が現在どのような状況か、どうすべきかについての認知。
    - 患者が何を実行すべきかについてどうとらえているか。
    - 患者が実践している行為が正しいか。
    - 患者が行動を継続できているか。
14. 入院前の暮らし。
    - 1日の過ごし方（患者・家族）。
    - 習慣的行動（食生活・喫煙・飲酒など）。
    - 住居環境・地域環境・交通手段。
    - 職業・趣味。
    - 役割（家庭内役割、社会的役割）。
    - 価値・信念・宗教。
    - 就労・通学の状況。
15. 家族・キーパーソンの知識・理解度。
16. ソーシャルサポート（情緒的、道具的、情報的、評価的）の活用状況。

▶ケア計画

1. 患者の病気についての理解内容や価値観、意思決定プロセスの把握、意思決定後の気持ちの揺れに寄り添い尊重した態度で接する。
2. 患者・家族の病気体験や思い、気がかり、困難に思っていることなどについて傾聴する。
3. 患者・家族の表情、言動で気になった場合には、理由を聴きアセスメントし意味づける。
4. 患者・家族の困りごとが明らかにならない場合には生活の視点（ADL・IADL・就労など）を中心に尋ねる。
5. ヘルスリテラシーが低下している場合は、情報の獲得方法などを提案し、選択できるように支援する。
6. 入院前から退院後のセルフマネジメントについて、イラスト・

DVDなど視覚的教材を用いて患者自身が今どういう状態か、理解できるように教育を開始し、準備性を高める。

7. 病状、治療経過、在宅療養の注意点などの説明は家族間の理解の相違を予防するために、家族全員に説明できる場を調整する。
8. 精神的に落ち着いて食べられるように、環境を整える。
9. 必要時、退院前に試験外泊を行い、セルフマネジメントについての問題点を明らかにし、患者・家族とともに解決を図り、安心して退院できるように支援する。
10. 栄養士と連携し、退院前に家庭で食事を作る人とともに食事指導への参加を促す。
11. 指導内容と反応を外来看護師と共有し退院後の連携を図る。
12. 在宅療養中、体調不良時は医療機関（かかりつけ医）に相談、生活上の困りごとは多職種と検討し（支援会議など）、安全で安心な生活が継続できるように支援をする。

▶教育計画

1. 患者・家族の体調や心理状態から、教育を受け入れる準備が整っているかを確認し、患者・家族が望む方法や環境で行う。
   - 喪失体験や自責の念を抱いている場合があるため、情緒的支援を行い、患者・家族の心理的反応に合わせて実施する。
2. 患者・家族の困りごとや知りたいことを優先し、必要時多職種と連携しながら、患者・家族のニーズや理解に合わせた教育計画を立案、実施、評価する。
   - 疾患と治療（手術方法）、治療による身体機能の変化、起こりうる症状。
   - 食事摂取。
     - ・食事の分割摂取方法、食事時間は30分かけて摂取すること。
     - ・貧血改善のための食事内容。
   - 早期ダンピング症候群（食後30分）。
     - ・症状出現時には臥床し、安静を促す。
     - ・ダンピング症候群を予防するために、食事回数、量、水分量、食事摂取中から摂取後の体位、食事内容を患者とともに検討する。
   - 後期ダンピング症候群（食後２時間）。
     - ・症状出現時は安静にし、血糖をチェックし、経口または経静脈的に糖分を投与する。
     - ・臥床し、安静を促す。
     - ・ダンピング症候群を予防するために、食事回数、量、水分量、食事摂取中から摂取後の体位、食事内容を患者とともに検討する。

- 排便コントロール方法。
- 外出時の食品の選び方。
- できるだけ食後の運転を避ける。
- 低血糖に備え飴などの糖分を携帯する。

3．患者・家族が療養生活で実践しているセルフマネジメントの課題を明らかにする。
- 胃切除後の現在の状況（病気や治療）と合併症予防方法について確認する。
- 退院後の暮らしを踏まえて、どのように胃切術後症候群の対処をしたいか確認する。
- 胃切除後の食事療法を正しく行うことができているか確認する。
- 胃切除後の管理を暮らしに適応させながら継続できているか確認する。

4．患者・家族が療養生活でセルフマネジメントの課題がある場合は、病院と地域の支援者が連携し解決できるように教育計画を評価・修正・実施を繰り返す。

5．ソーシャルサポート（栄養相談室など）の活用方法を説明する。

6．災害時の対応について説明する。
- 準備・携帯するもの：治療日誌やおくすり手帳、予備の薬、分割用保存食（自分に合った簡易に摂れる食品・飲料水）をストックする、ダンピング症候群による低血糖予防食品（飴など）。
- 避難所の過ごし方：消化の良い主食中心の食品を分割摂取する。
- 体調不良時の対応：近くの医療スタッフに伝える。

基準看護計画〈非効果的健康自主管理(リスク):抗がん薬治療/放射線療法〉

▶看護診断と要因

#[※]に関連した非効果的健康自主管理(リスク):抗がん薬治療/放射線療法	※疾患や治療に関して、理解度に合わせた説明を受けていないことによる知識不足 ※身体的苦痛や病名告知後などの情緒的反応による関心・意欲の欠如、理解力の低下 ※身体的苦痛や機能低下によるセルフマネジメント能力の不足 ※在宅での暮らしがイメージできないことによるセルフマネジメント能力の不足 ※経済的負担や副作用の苦痛などによる治療中断 ※高齢、認知・身体的機能低下によるセルフマネジメント能力の低下 ※ソーシャルサポートの不足 ※ヘルスリテラシー低下に伴う情報獲得困難

目標

- 病状や治療特有の自己管理に必要な知識や技術を習得できる。
- 療養生活におけるセルフマネジメントの問題点に気づき、知識や技術を用いて対処できる。
- 必要な支援が得られ、質の高い療養生活を継続できる。

▶観察計画

1. 年齢、認知能力、理解力、ヘルスリテラシー。
2. 治療目的。
3. 病状・治療内容、副作用の有無と程度(★がん患者によく使用される薬剤 p.559参照、★免疫チェックポイント阻害薬 p.560参照、★副作用の重症度と頻度 p.561参照、★免疫関連有害事象(irAE)p.561参照、★放射線療法の有害事象 p.565参照)、ADL・IADLへの影響、PS(パフォーマンス・ステイタス)。
4. 既往歴、治療歴と現在までの副作用、アレルギーの有無。
5. バイタルサイン(血圧の変動、心拍数と不整脈の有無、発熱の有無)、SpO_2。
6. 検査データ:WBC(好中球)、RBC、Ht、Hb、血小板数、肝機能、腎機能、血糖値、Alb、電解質、CRP、胸部X線、心電図、腫瘍マーカー。

7．食事摂取量、栄養摂取状況。
8．睡眠状況、不眠の有無。
9．告知の内容、疾患・治療に対する患者・家族の認知（理解および受け止め）。
10．家族構成、家族の関係性、家族間のサポート状況。
11．患者・家族の精神状況、ストレスの有無と対処方法。
12．患者・家族が不安・気がかり・困難に思っていること。
13．指導内容の理解の程度や反応。
14．実践しているセルフマネジメントの内容。
- 患者が現在どのような状況か、どうすべきかについての認知。
- 患者が何を実行すべきかについてどうとらえているか。
- 患者が実践している行為が正しいか。
- 患者が行動を継続できているか。

15．入院前の暮らし。
- 1日の過ごし方（患者・家族）。
- 習慣的行動（食生活・喫煙・飲酒など）。
- 住居環境・地域環境・交通手段。
- 職業・趣味。
- 役割（家庭内役割、社会的役割）。
- 価値・信念・宗教。

16．就労・通学・通園の状況。
- 職場（学校）環境。
- 排泄・休憩場所・移動手段・支援体制など。
- 就労時間や学習内容の調整。

17．病気について誰にどのように説明されているか。
18．ソーシャルサポート（情緒的、道具的、情報的、評価的）の活用状況。
19．治療費、経済状況、医療費助成制度の利用の有無。
20．妊孕性温存の有無。

▶ケア計画

1．患者・家族の病気についての理解内容や価値観、意思決定プロセスの把握、意思決定後の気持ちの揺れに寄り添い尊重した態度で接する。
2．ヘルスリテラシーが低下している場合は情報の獲得方法などを提案し選択できるように支援する。
3．患者・家族の病気体験や思い、気がかり、困難に思っていることなどについて傾聴する。

4．患者・家族の表情や言動で気になった場合には、理由を聴きアセスメントし意味づける。

5．患者・家族の困りごとが明らかにならない場合には生活の視点（ADL・IADL・就労など）を中心に尋ねる。

6．退院後のセルフマネジメントについてイラスト・DVDなど視覚的教材を用いて患者自身が今どういう状態か、鏡で見るなどし、理解できるように支援する。

7．多職種と連携して退院前カンファレンスを開催する。

- 患者や家族がニーズや不安なことなどを表出できるようにそばで支援し、必要時は代弁し、調整する。
- 安全で安心した生活を送ることができる退院指導内容を地域の支援者に伝える。

8．在宅療養中、体調不良時は医療機関（かかりつけ医）に相談、生活上の困りごとは多職種と検討し（支援会議など）、安全で安心な生活が継続できるように支援をする。

9．退職についての相談があれば、今の時期には決断しないように伝える。

10．患者会やピアサポーターを紹介する。

▶教育計画

1．患者・家族の体調や心理状態から、教育を受け入れる準備が整っているか確認し、患者・家族が望む方法や環境で行う。

2．患者・家族の困りごとや知りたいことを優先し、必要時多職種と連携しながら、患者・家族のニーズや理解に合わせた教育計画を立案、実施、評価する。

- 指示薬の内服、外用方法。
- 副作用対策と安全管理。
- 日常生活上の注意点。
- 自己管理日誌が必要な場合は記載方法を説明。
- 家族やキーパーソンへの伝え方。
- 体調不良時はすぐに受診をすること。
- 異常時の対処方法（発熱、鼻出血、皮下出血などがあれば即受診する）。

3．患者・家族が療養生活で実践しているセルフマネジメントについての課題を明らかにする。

- 病気や治療、副作用と退院後の暮らしを踏まえた対処方法について確認する。

●退院後の暮らしを踏まえて、どのように副作用対策をしたいと考えているか確認する。

●副作用対策が正しい方法で行われているか確認する。

●副作用対策を暮らしに適応させながら継続できているか確認する。

4．療養生活でセルフマネジメントの課題がある場合は解決できるように教育計画を評価・修正・実践を繰り返す。

5．初回の入院や病状が悪化している場合は、喪失体験や自責の念を抱いているので、情緒的支援を行い、患者・家族の心理的反応に合わせて教育計画を実施する。

6．副作用対策が十分にできていない場合。

●情緒的支援をしながら、患者の強みを生かした退院支援を行う。

●病気や治療の認知、退院後のセルフマネジメント状況、生活での困りごとを確認し、患者が主体的に取り組むことができる教育計画を実施する。

7．入院前からの指導を開始し、準備性を高める。

8．患者や家族のニーズや暮らしに応じたソーシャルサポートやがん相談支援センターなどの活用方法について説明する。

9．災害時の対応について説明する（★発災時の対応 p.96参照）。

●準備・携帯するもの：治療日誌（治療内容、最終治療日、検査データなど）やおくすり手帳、予備の薬、ペットボトルの水（含嗽や手洗い用）。ウェットティッシュ、マスク、速乾性手指消毒液。

●避難所での過ごし方。

・支援物資を有効に活用し、できる範囲で感染予防対策（手洗い、歯磨き）を実施する。

・ほこりを避けるためマスクを着用する。

・保存状態の良い食べ物、水を摂取する。

●体調不良時の対応（発熱、鼻出血、皮下出血など）：近くの医療スタッフに伝える。

■発災時の対応

	ポイント	具体的な対応
感染予防	・できる範囲で実施してもらう（物資がないこともある） ・支援物資を有効に活用する	・水の確保：うがい、手洗いを実施する ・手指消毒：ウェットティッシュなどによる食事前後の手拭いを徹底する（なるべく1日1枚） ・速乾性手指消毒薬の活用：トイレ後の手洗い、帰宅時に行う ・マスクを着用する ・感染症を発症している人との接触を避ける
口腔ケア	・できる限り歯磨きを実施してもらう ・ケア用品がない患者へは、支援物資（歯ブラシ、歯磨き剤、洗口薬、保湿剤、スポンジ）を利用し、必要に応じて提供する	・口腔内の状態を観察、アセスメントする ・義歯の使用の有無を確認する ・口腔粘膜の状態（発赤・疼痛・潰瘍形成・乾燥状態など）を確認する
皮膚障害	・支援物資を活用する ・ケアをしながら、ケア用品の使い方を指導する	・手足症候群（HFS）発症リスクの高い抗がん薬投与の患者を優先的にケアする ・皮膚乾燥・荒れの程度をアセスメントする
医療用ウィッグ	・療養支援室と連携する ・支援物資（医療用ウィッグ、帽子）を提供する	・ウィッグの損失状況を確認する ・支援物資を着用してもらい、合うものについてはそのまま提供する ・ウィッグの情報を提供する ・季節に応じた帽子やバンダナを配布する（1人2枚程度）

中根実監修：Q&Aでわかるがん化学療法．学研メディカル秀潤社，東京，2015：82．より一部改変して引用

基準看護計画〈非効果的健康自主管理(リスク):育児困難〉

▶看護診断と要因

#[※]に関連した非効果的健康自主管理（リスク）：育児困難	※初めて経験する育児に対する不安 ※育児について理解度に合わせた説明を受けていないことによる知識不足 ※子どもの病名告知後など情緒的反応による関心・意欲の欠如、理解力の低下 ※在宅での暮らしがイメージできないことによるセルフマネジメント能力の不足 ※出産年齢の高齢化による育児と介護の負担 ※精神疾患を持ちながら育児をすることのストレス ※身体的な障害や疾患によるセルフマネジメント能力の不足 ※ソーシャルサポートの不足 ※ヘルスリテラシー低下に伴う情報獲得困難

目標

- 育児について必要な知識や技術を習得できる。
- 家庭生活におけるセルフマネジメントの問題点に気づき、知識や技術を用いて対処できる。
- 家族や社会の支援を受けながら、自信を持ちながら養育を継続できる。

▶観察計画

1. 年齢、認知能力、理解力、ヘルスリテラシー、妊婦健診受診状況。
2. 家族構成・関係性、家族間のサポート状況（同居・別居・里帰り出産）。
3. 既往歴、ADL・IADLへの影響。
4. 食事摂取量、栄養摂取状況。
5. 睡眠状況、不眠の有無。
6. 親・家族の育児についての知識の有無、程度。
7. 親・家族が育児について不安・気がかり・困難に思っていること。
8. 子どもの病気告知の内容、疾患・治療に対する親・家族の認知（理解および受け止め）。
9. 親・家族の精神状況、ストレスの有無と対処方法。
10. 指導内容に対する理解度や反応。
11. 実践している育児に関してのセルフマネジメントの内容。
    - 親が現在どのような状況か、どうすべきかについての認知。
    - 親が何を実行すべきかについてどうとらえているか。

- 親が実践している行為が正しいか。
- 親が行動を継続できているか。

12. 親の入院前の暮らし。
   - 1日の過ごし方。
   - 習慣的行動（食生活・喫煙・飲酒など）。
   - 住居環境・地域環境・交通手段。
   - 職業・趣味。
   - 役割（家庭内役割、社会的役割）。
   - 価値・信念・宗教。
13. ソーシャルサポート（情緒的、道具的、情報的、評価的）の活用状況。

▶ケア計画

1. 親・家族の育児についての理解内容や価値観、意思決定プロセスの把握、意思決定後の気持ちの揺れに寄り添い尊重した態度で接する。
2. 親・家族の思い、気がかり、困難に思っていることなどについて傾聴する。
3. 新生児の生理や特性について説明し、養育に向けた母性意識が高められるよう接する。
4. 親・家族の表情や言動、行動で気になった場合には、理由を聴きアセスメントし意味づける。
5. 親・家族の困りごとが明らかにならない場合には生活の視点（ADL・IADL・就労など）を中心に尋ねる。
6. ヘルスリテラシーが低下している場合は、情報の獲得方法などを提案し、選択できるように支援する。
7. 退院後のセルフマネジメントについてイラスト・DVDなど視覚的教材を用いて理解できるように支援する。
8. 病状、治療経過、在宅療養の注意点などの説明は家族間の理解の相違を予防するために、家族全員に説明できる場を調整する。
9. 親・家族のニーズや暮らしに応じたソーシャルサポートを紹介・調整する。
10. 妊娠期より多職種と連携し、安全で安心した生活を送ることができるように親・家族や地域の支援者を含めた退院前カンファレンスを調整・開催し、支援者の役割を明確にする。
    - 患者や家族がニーズや不安なことなどを表出できるようにそばで支援し、必要時は代弁し、調整する。
    - 安全で安心した生活を送ることができる退院指導内容を地域の支援者に伝える。

11. 必要時、退院前に家族の付き添いや試験外泊を行い、セルフマネジメントについての問題点を明らかにし、親・家族とともに解決を図り、安心して退院できるように支援する。
12. 退院後は保健師や助産師などの支援者が訪問し、困りごとや不安などを把握し、病院と地域が連携した支援を行う。
13. 在宅療養中、体調不良時は医療機関（かかりつけ医）に相談、生活上の困りごとは多職種と検討し（支援会議など)、安全で安心な生活が継続できるように支援をする。

▶教育計画

1. 親・家族の体調や心理状態から、教育を受け入れる準備が整っているか確認し、親・家族が望む方法や環境で行う。
2. 親・家族の困りごとや知りたいことを優先し、必要時多職種と連携しながら、親・家族のニーズや理解に合わせた教育計画を立案、実施、評価する。
    - 新生児の特性や抱き方。
    - 栄養：授乳状態（母乳育児の続け方、人工乳)、間隔、時間、摂取量と排気方法。
    - 沐浴：沐浴の必要性と安全に実施できる方法（１人で実施、家族と一緒に実施)。
    - 環境：室温や湿度、保温方法。
    - 異常時の対応：顔色、体温、哺乳力、腹満、嘔吐。
3. 育児に関してのセルフマネジメントについての課題を明らかにする。
    - 子どもの状態と退院後の暮らしを踏まえた育児方法や体調管理方法について確認する。
    - 子どもの状態と育児方法や体調管理方法についてどのように行動しようとしているか確認する。
    - 行っている育児方法や体調管理方法が正しい方法かどうか確認する。
    - 暮らしに適応させながら継続できているか確認する。
4. 親・家族が退院後の生活でセルフマネジメントの課題がある場合は、解決できるように教育計画を評価・修正・実施を繰り返す。
5. 母親のみに育児の負担がかからないように家族間でサポートすることの必要性を父・家族に説明する。
6. 患者や家族のニーズや暮らしに応じたソーシャルサポート（公的医療費助成制度、保健師訪問、助産師訪問、地域の育児サポートなど）の活用方法を説明する。
7. 災害時の対応について説明する。

- 携帯・準備するもの。
  - ・食事：粉・液体ミルク、哺乳瓶、人工乳首、コップ、離乳食。
  - ・衛生：紙おむつ、おしりふき。
  - ・保温：毛布、カイロ。
  - ・移動：大きな風呂敷（抱っこひもの代用となる）。
  - ・その他：母子手帳、おくすり手帳、予備の薬。
- 避難所での対処方法。
  - ・気温に応じた体温を衣服などで調節する。
  - ・脱水になりやすいので、活気や尿量の減少（濃い尿）、大泉門の陥没などに注意する。
  - ・感染症に罹患しやすいので注意する。
- 体調不良の対応：近くの医療スタッフにすぐ伝える。

感染リスク状態

【NANDA-Iの定義】病原体が侵入して増殖しやすく、健康を損なうおそれのある状態

解 釈

感染とは、病原微生物（ウイルス、細菌、真菌、原虫）が、人の組織や体液、表面などに定着し増殖することをいう。感染が成立するには6つの要素（病因、感受性宿主、病原体の侵入門戸、感染経路、病原体の排出門戸、リザーバー）が必要であり、この要素がすべて存在して連鎖を形成したときに感染が成立する。

ヒトのからだは「非自己」である異物を認識すると、さまざまな攻撃を加えて生体防御機構により異物を排除しようと働く。この働きを免疫反応といい、体内に侵入してきた異物は排除されていくが、何らかの原因により感染を防御するメカニズムが正常に働かなくなり、細菌やウイルスなどの病原微生物が体内に侵入して感染しやすい状態になる。さらに、近年は高齢化、高度医療化に伴い易感染性宿主が増加しており、体内に生息している病原性が弱い、あるいはほとんどない微生物が、宿主の感染防御の破綻により日和見感染を起こし[1]重篤化しやすい。

「感染リスク状態」とは、小児は免疫能が未熟であること、がんや糖尿病などの慢性疾患・抗がん薬治療や放射線療法・ステロイド療法などにより免疫が抑制されること、外傷や熱傷による皮膚が損傷すること、侵襲的なチューブが存在することなどにより、宿主の防御機構が弱体化し、外界の病因に感染しやすい状態をいう。また、「感染仲介リスク」とは、日和見感染や病原菌を他人に仲介するリスクが高い個人の状態をいう。

看護介入は、慢性疾患や感染症に罹患した既往の有無や、現在感染症に罹患していないか、抗がん薬治療や放射線療法、ステロイド療法などにより免疫力が低下していないか、予防接種の実施状況や健康管理についての知識の程度、検査データや栄養状態を把握しアセスメントする。そして、病因の主要な感染経路を理解したうえで、効果的に感染経路を遮断すること、カテーテル類の厳重な管理、皮膚や粘膜の保護・保清、痰喀出への援助、適切な栄養管理・水分管理、身体的・精神的ストレスの回避など防御機構の維持・増強、感染予防について患者がセルフマネジメントできる支援が重要である。

■感染成立の輪

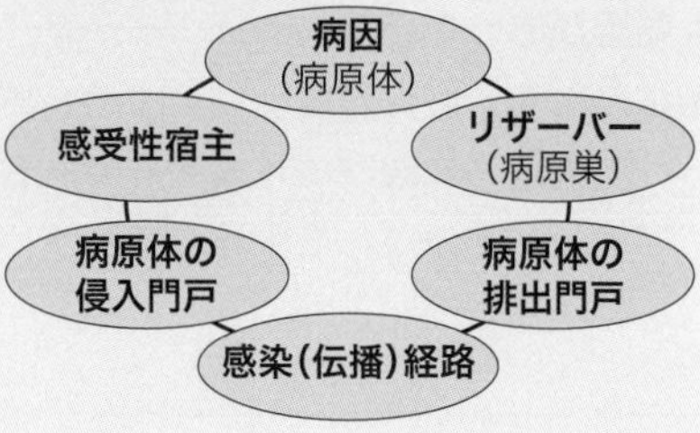

▶〈感染リスク状態〉危険因子（筆者らによる）

□皮膚統合性障害
□組織外傷
□観血的処置（手術やドレーン挿入などの侵襲的処置）
□中心静脈カテーテル、尿道留置カテーテルなどの挿入
□創傷ケアの管理困難
□白血球減少
□貧血
□栄養不良
□放射線療法
□抗がん薬治療
□薬物（例：免疫抑制薬、副腎皮質ホルモン薬など）
□免疫抑制
□慢性疾患（糖尿病、白血病など）
□線毛運動の減少（喫煙）
□肥満
□消化管運動機能障害
□病原微生物に接触する機会の増加
□世界の流行性感染症の有無
□マスクの装着や手洗いなどの感染予防行動についての知識不足
□ヘルスリテラシーの不足
□介護者の理解不足

▶よく使用する事例

- 抗がん薬治療、放射線療法、ステロイド療法により、免疫力が低下し易感染状態にある患者。
- 中心静脈カテーテル、ドレーン類、尿道留置カテーテルなど侵襲的なチューブの留置により皮膚・粘膜バリアが破綻し微生物の侵入しやすい状況にある患者。
- 手術によって開放性ドレーンが留置され、逆行性感染を起こしやすい患者。
- 広範囲な熱傷により皮膚の感染防御機能が破綻し、感染しやすい状態にある患者。
- 低出生体重児で免疫能が未熟な患児。
- 手洗いやうがいなどの感染予防行動の必要性が理解できない、あるいは理解ができても適切な行動が取れない患者（児）。

▶効果があった事例

- 抗がん薬治療の骨髄抑制により、感染のリスクがある患者に、手の汚れを視覚的に観察できる手洗い教育キットを使用し「正しい手洗いの方法」と手の汚れを実感してもらったことで、感染予防行動が取れるようになった。

1．洪愛子編：院内感染予防必携ハンドブック第２版．中央法規出版，東京，2013：2．より引用

- 白血病告知直後で治療開始期の患者は危機的状況なため、感染予防を説明しても理解が困難なことから、手洗い、口腔ケアなどを看護師の介助のもとに行ったことで感染を予防することができた。
- 創部や中心静脈カテーテル刺入部を密閉式ドレープで保護することで、感染を予防することができた。
- ステロイド療法などを受ける患児および家族に、感染予防行動に関するプレパレーションを実施し、ごほうびシールなどの自己効力感を高める看護介入を行ったことで、感染予防行動を継続することができた。

▶使用上の注意点

- 感染力の高い病原体（MRSA・インフルエンザ・COVID-19・ノロウイルスなど）が他者に感染する危険性のある場合は、「感染仲介リスク状態」を用いて対応する。
- HIV患者のように日和見感染しやすい状態と、自分の持っている感染病原体が他者に感染しやすい状態と両方の危険性がある場合には、「感染リスク状態」および「感染仲介リスク状態」の両方を用いて対応する。
- 退院後も感染予防行為が守れないステロイド内服の患者に対して教育が必要な場合には、「非効果的健康自主管理（リスク）」を用いて対応する。

■感染成立の6つの要素

病因（病原体）	疾病を引き起こす生物学的、物理学的、化学的物質	細菌、ウイルス、真菌、寄生虫、プリオンなど
リザーバー（病原巣）	微生物が生存できる場所	ヒト、動物、環境
病原体の排出門戸	病原体（微生物）が病原巣を出て行くときに通る身体部位	気道・泌尿生殖器・消化管・皮膚・粘膜・血液など
感染（伝播）経路	病原体（微生物）が排出門戸から出て感受性宿主へ移るためのメカニズム	接触、飛沫、空気
病原体の侵入門戸	病原体（微生物）が感受性宿主の体内へ侵入するときに通る身体部位	
感受性宿主	特定の微生物に対する有効な抵抗力をもたない人	

基準看護計画〈感染リスク状態〉

▶看護診断と要因

#[※]に関連した感染リスク状態	※抗がん薬治療、放射線療法の骨髄抑制による白血球の減少 ※糖尿病による高血糖に伴う免疫力の低下 ※ステロイド使用による免疫力の低下 ※熱傷による局所の皮膚欠損があり、組織のバリア機能の低下や喪失 ※侵襲的チューブ（中心静脈カテーテル、尿道留置カテーテル、ドレーン、気管カニューレ、動脈ラインなど）の存在 ※尿の停滞、反復する尿道留置カテーテル挿入 ※絶食や経口摂取量低下による唾液の分泌低下に伴う自浄作用の低下 ※創部の隣接による気管孔への滲出液の流入 ※唾液や尿、便で創部が汚染しやすい状態 ※意識障害や麻痺による身体不動性があり、嚥下障害から誤嚥性肺炎や沈下性肺炎を起こしやすい状態 ※経口摂取不十分による低栄養状態 ※新生児のため免疫能が未熟 ※乳幼児であり、感染対策が実施できないこと ※不適切な個人衛生（口腔内衛生など） ※悪性疾患などの病名告知後の情緒的な反応により理解が困難となりやすいこと ※治療による侵襲や倦怠感など身体的苦痛が強く自ら感染予防が実施できない状態 ※妄想、幻覚、うつ状態のため衛生に対する関心がないこと ※介護者の理解の不十分さ ※ヘルスリテラシー低下に伴う情報獲得困難

目標

- 感染が起きない。
- 看護師や介護者の支援にて、感染予防が実施できる。
- 感染の危険因子について理解し、感染予防が実施できる。

▶観察計画

1. バイタルサイン：発熱の有無や熱型、循環動態（低血圧・頻脈の有無）、頻呼吸、副雑音、SpO_2の低下の有無。
2. 悪寒、戦慄、チアノーゼ、冷汗、頭痛、悪心など随伴症状。
3. 敗血症性ショック状態（ウォームショック）の有無（★敗血症性ショックの経過 p.534参照）。
4. 検査データ：WBC、白血球分画（好中球、顆粒球）、CRP、PCT、Alb、TP、血糖値、細菌検査、腎機能、胸部X線。
5. 創部の状態（疼痛や滲出液）。
6. 皮膚穿刺部の発赤、熱感、疼痛、硬結の有無。
7. 全身の皮膚の発赤や発疹、リンパ節腫脹の有無。
8. 呼吸器感染症の有無（咳嗽、喘鳴、副雑音）。
9. 誤嚥の有無。
10. 口腔粘膜や歯肉の発赤、腫脹、疼痛、白斑、舌苔の有無。
11. 各チューブの刺入部の状態（発赤・滲出液・出血・疼痛・臭気）。
12. ドレーン類からの排液の性状、量。
13. 尿の性状、尿混濁、頻尿、排尿時痛の有無、陰部の瘙痒感の有無。
14. 肛門の発赤、亀裂、出血の有無、痔の有無、排便状態。
15. 腹部症状の有無（腹痛、下痢、嘔吐、腹部膨満）。
16. 病気、治療内容や抗菌薬の使用状況とその影響（★感染症患者のアセスメント項目 p.108参照）。
17. 食事摂取量や体重の増減、栄養状態。
18. 既往の感染症や予防接種の状況。
19. 告知の時期や内容および患者の病状。
20. 疾病や治療に関する患者、家族の認知（理解および受け止め）。
21. 言動、表情、動作、行動、活気の程度。
22. うがいや手洗い、口腔ケア、マスク着用などの感染予防についての理解度と適切なセルフマネジメントの実施状況。
23. 家族や友人の伝染性疾患罹患の有無。
24. 感染媒体との接触の有無。
25. ソーシャルサポート（情緒的、道具的、情報的、評価的）の活用状況。

【小児】

1. 身体的発達（年齢、免疫力など）、精神的発達の程度。
2. 日常生活習慣の獲得状況。
3. 親の養育態度。

▶**ケア計画**

1．感染を起こしやすい原因をアセスメントする。
2．病原体の侵入を防ぐために、手洗いやうがい、マスクの着用を徹底する。
3．身体の清潔を保持する。
4．気管内吸引は清潔操作で行う。
5．食事や経管栄養注入中は、患者にとって適切で安定した体位をとり、誤嚥を予防する。
6．肺炎のリスクがある場合はエネルギーを消費しないように効果的な咳嗽や喀痰を促す。
7．肺炎を予防するために計画的に体位変換を行う。
8．ガーゼやドレッシング材が浸出液等で汚染している場合は、早期に交換する。
9．気管切開部のガーゼの交換を行う（各勤務1回および汚染時）。
10．中心静脈皮膚穿刺部の消毒と透明フィルムドレッシング材の交換を行う（　　曜日交換）。
11．カテーテルやチューブ類の交換時は清潔操作で行う（次回／交換予定）。
    - 静脈留置針や点滴ルートの交換は原則72～96時間以内に行う。
    - 血液、血液製剤、脂肪乳剤を投与したチューブは輸液完了後24時間以内に交換する。
12．排便コントロールを行う（便秘時指示の緩下薬の調整をする）。
13．抗菌薬を指示された時間に確実に投与する。
14．生物の食品は細菌の付着のリスクがあるため持ち込みは禁止する。
15．栄養状態悪化を防止するため食事形態や嗜好を考慮し、食事変更する。
16．無菌室入室が必要な場合はマニュアルに沿って実施する。
17．白血病の告知後など患者が危機的な状況にある場合は心理状態に合わせて意図的に介入する。
18．倦怠感など苦痛が強いときには清潔が保持できるよう身の回りの介助を行う。
19．分泌物、排泄物、排液などで感染症の疑いがあれば医師の指示に基づき細菌検査を行う。

【小児】

1．患児が1人で感染予防行動がとれない場合は、家族に援助を依頼するか、あるいは医療者が援助する。
2．患児の好きなキャラクターなど興味のあるものを利用したり（歯ブラシやコップに貼るなど)、プレパレーションを実施し、感染予防行動がとれるよう促す。

3．患者が感染予防行動をとることができたら、家族と一緒にしっかりほめて自己効力感を高める介入をする。

▶教育計画

1．感染症の原因と危険性および、感染の予防方法に関して患者と家族に説明する。

2．感染予防行動の必要性と方法について患者・家族の認知、心理状態に応じた方法を説明する。

- 手洗い、うがい（視覚教材、手洗い教育用キットを用いるなど）。
- マスク着用。
- 口腔ケア。

3．面会制限の必要性を説明し、患者や家族に理解と協力を得る。

4．罹患のリスクのある感染症の症状について説明し、異常があればすぐに医療者に伝える、あるいは受診することを説明する。

5．患者・家族のニーズや暮らしに応じたソーシャルサポートの活用方法を説明する。

■視覚教材（手洗い教育用キット）

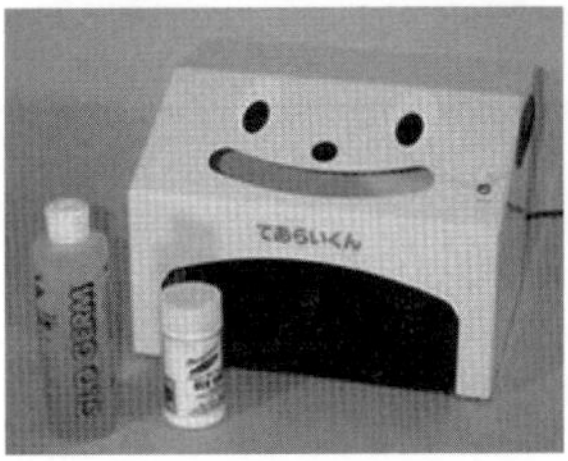

商品名「てあらいくん」（株式会社スギヤマゲン）

■感染症患者のアセスメント項目

	分類	分類
宿主要因	未熟児 新生児 高齢者	免疫能の未熟や低下 代謝機能の未熟や低下 皮膚組織の未熟や低下 自浄作用の未熟や低下など
基礎疾患	先天的免疫不全症：食細胞機能不全など 後天的免疫不全症：AIDSなど 悪性疾患：白血病、悪性リンパ腫、固形がんなど 代謝疾患：糖尿病、腎不全、肝不全など 膠原病	…各種免疫能の障害 …各種免疫能の障害 …造血機能低下、好中球減少と機能低下 …低栄養、浮腫、貧血 γグロブリン低下 …免疫能の低下
医原的要因	薬剤要因：抗がん薬、免疫制御剤、 ステロイド剤 抗うつ薬、催眠薬、 副交感神経遮断薬、 抗菌薬 放射線治療 脾臓摘出、胸腺摘出、臓器移植 手術、大量出血 創傷、褥瘡、熱傷 留置カテーテル、ドレーン類： 挿管チューブ、 胃管チューブ、 尿バルーンカテーテル、 動脈内留置カテーテル、 静脈内留置カテーテル、 硬膜外チューブ、 各種ドレーンなど 血液透析、血漿交換、人工心肺 人工臓器、体内器具： ペースメーカー、人工血管など	…好中球・リンパ減少と機能低下、免疫制御 …白血球減少 唾液、胃液、涙、腟分泌低下 …白血球減少、菌交代減少 …骨髄制御、低栄養 …免疫制御 …免疫能の低下、全身衰弱 …皮膚・粘膜バリア障害 …皮膚・粘膜バリア障害 体内への病原菌侵入

基準看護計画〈感染仲介リスク状態〉

▶看護診断と要因

#[※]に関連した感染仲介リスク状態	※空気感染性病原菌の検出 ※飛沫感染性病原菌の検出 ※接触感染性病原菌の検出 ※耐性菌の検出による感染拡大のリスク ※感染予防に対する知識不足による患者や家族の不衛生

目標

- 他への感染を予防する方法を理解し実施できる。
- 非感染状態になるまで隔離される必要性を理解し、説明できる。
- 　　月　　日までに正しい手洗い方法ができる。
- 　　月　　日までに感染性疾患の伝播方法が理解できる。

▶観察計画

1. 発熱の有無や熱型。
2. 感染部位と感染症状。
3. 検査データ：WBC、CRP、血糖値、細菌検査、胸部X線。
4. 感染予防に対する知識や理解の程度。
5. 感染予防行動の内容。
6. 感染症サーベイランス（発生動向調査）。

▶ケア計画

1. 必要時、個室に隔離する。
2. 入室者を制限する。
3. 汚物は決められた方法で確実に処理する。
4. 汚染の可能性が高いときはマスク・予防衣の着用を行う。
5. 感染症の状況に応じて、院内のマニュアルに沿って予防対策を実施する。
6. 感染予防行動が不十分な場合は、その原因を患者とともに明らかにし、予防行動が実施できるように支援する。
7. 感染症サーベイランスの把握。

▶教育計画

1．面会制限の必要性を説明し、家族に理解と協力を得る。
2．個室内の入室手順について家族に説明し、徹底を図る。
3．感染伝播予防の方法を説明する。

〈例〉

- ノロウイルス感染症は、接触・飛沫を介して感染するので、吐物・排泄物の処理後は手洗いを励行する。
- インフルエンザ感染症は、飛沫を介して感染するので、手洗いやマスクを励行する。
- 咳エチケットの実施。
  - ・咳・くしゃみが出るときは、マスクを正しく着用する（隙間がないよう鼻から顎まで覆う）。
  - ・マスクがないときは、ティッシュなどで鼻と口を覆う（とっさのときは、袖や上着の内側で覆う。）。
  - ・周囲の人からなるべく離れる。
  - ・鼻汁・痰などを含んだティッシュはすぐにゴミ箱に捨てる。
  - ・痰や唾液などに触れた後は、必ず手洗いを実施する。手を洗うことができない場合は、携帯できる速乾性擦式消毒用アルコール製剤やアルコール入りのティッシュで対応する。

■感染経路

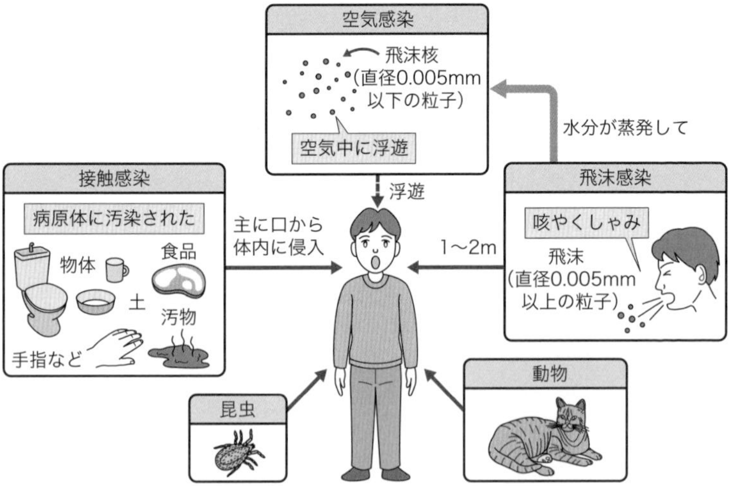

身体損傷リスク状態

＊「NANDA-I 看護診断 定義と分類2021-2023」では「身体外傷リスク状態」

解釈

運動機能、感覚機能、認知機能などに障害のある患者、防衛反応が未熟な小児、各機能の衰えがある高齢者は、身体損傷を受ける危険性が高い。慣れ親しんだ養育者と離れて新たな環境へ適応できないことも身体損傷のリスク要因となる。

「身体損傷リスク状態」とは、「患者が、知覚障害や身体障害のため、または危険を認識できないため、あるいは成熟途上の年齢にあるため、障害を受ける危険性が高い状態」[1]をいう。

「身体損傷リスク状態」には、身体外傷（不慮の組織損傷、末梢性神経損傷、骨折の危険性）、転倒・転落、誤嚥（分泌物、固形物、流動物が気管あるいは気管支に侵入する危険性）、窒息などが含まれる。

看護介入は、患者の行動の危険性を早期に察知して、行動の持つ意味（ニード）を解き明かすことが重要である。そして、環境調整を行いながら安全に過ごせるような対策を実施し、損傷を予防することが必要である。そのためには、危険因子（年齢、既往歴、活動、治療状況、薬物など）を確認し、個人の安全行動をアセスメントする。そして、可能な限り危険因子を取り除くことや患者の生理的欲求（特に排尿・排便など）を早期に充足させるなど、患者と相談し意向を尊重しながら、その人が持っている生活スタイルや環境にできるだけ近づけるように援助することが重要である。

▶〈身体損傷リスク状態〉危険因子（筆者らによる）

《外的因子》

□生物的因子（例：院内感染、病原体の曝露）

□化学的因子（例：毒性物質、汚染物質、薬物、化学薬品、アルコール、ニコチン、保存料、化粧品、染料、など）

□物理的因子（例：ベッドや照明などの入院療養環境、滑りやすい廊下や浴室、段差（階段など）、活動しにくい着衣や履物、松葉杖や車椅子などの補助器具の使用、わかりにくい場所の表示）

□搬送の方法（例：通院方法、災害時の搬送方法など）

□ケア提供者（例：ケア提供者の対応、職員の人員配置、認知的・感情的・精神運動的因子、など）

□栄養因子（例：食物の形態、など）

1．リンダ・J.カルペニート＝モイエ著，新道幸恵監訳：看護診断ハンドブック第８版．医学書院，東京，2009：44．より引用

《内的因子》
□発達年齢（生理的、心理社会的）
□感覚機能（視覚、聴覚など）の障害
□身体的因子（例：皮膚破綻、身体不動性や身体可動性の変調、など）
□認知機能の変化（理解力、判断力、注意力の低下）
□運動機能の障害
□心理的因子（不安や恐怖、ストレスによる感情の混乱）
□血液成分の異常（例：白血球増多症/白血球減少症、凝固因子の変調、血小板減少症、貧血、ヘモグロビン値の低下）
□生化学的障害（例：低血糖／高血糖、電解質異常、低アルブミン血症、など）
□免疫－自己免疫機能の障害
□組織の低酸素症

▶〈転倒・転落リスク状態〉危険因子（筆者らによる）

《成人》
□年齢が65歳以上
□転倒・転落の既往
□独居
《小児》
□乳幼児
□親（養育者）の監視の欠如
□親（養育者）の安全に対する知識の不足
□親（養育者）の安全対策行動の不足
□階段用・窓用防護柵の欠如
《認知的因子》
□精神状態の悪化
□認知機能の変化
《環境因子》
□慣れない療養環境
・物理的環境（例：ベッドや滑りやすい廊下や浴室、段差（階段など）、活動しにくい着衣や履物、松葉杖や車椅子などの補助器具の使用、わかりにくい場所の表示の有無など）
・人的環境（例：初めて会う医療関係者）
□取り散らかった環境（例：ラインやコード類など）
□照明の薄暗い部屋や廊下
□不適切な排泄環境（例：プライバシー保護の欠如、トイレまでの距離、ポータルブルトイレの種類や設置、滑り止めのないマット類、臭気など）
□医療機器の使用（例：酸素や持続点滴、尿道カテーテルや経管栄養などのチューブ類の留置など）
□補助器具の使用（松葉杖、車椅子、歩行器など）
□拘束（無菌室などの隔離、ミトン、離床センサーなど）
□天候（例：濡れた床／凍った床）

《薬物因子》

□睡眠薬（例：中途覚醒により、足元のふらつきが出やすい）
□利尿薬・緩下薬（例：頻回な排泄行動）
□降圧薬やアンジオテンシン変換酵素阻害薬（ACE阻害薬）（例：降圧作用によるふらつきが出やすい）
□麻薬
□抗がん薬
□精神安定薬（例：前傾姿勢など錐体外路症状が出やすい）
□三環系抗うつ薬（例：眠気、注意力の低下など中枢神経症状が出やすい）
□抗不安薬
□糖尿病治療薬
□アルコールの飲用

《生理的因子》

□視覚障害
□聴覚障害
□下肢筋力の低下
□歩行困難
□足部の問題
□身体可動性障害
□平衡機能の障害
□起立性低血圧（ふらつきやめまい、立ちくらみ）
□不適切な排泄行動
□尿意急迫または便意切迫
□失禁（尿または便）
□下痢
□不眠
□貧血
□神経系疾患
□関節炎
□血管病変
□食後血糖の変化（例：ダンピング症候群）
□術後の状態（麻酔の覚醒状態、手術侵襲、術後の経過、不十分な疼痛管理）
□急性疾患の存在
□悪性新生物（倦怠感、浮腫、しびれ）
□不安や緊張・恐怖などの混乱から介助の必要性について理解ができないため、安全行動がとれない
□天候（熱中症など）

▶〈誤嚥リスク状態〉危険因子（筆者らによる）

《先行期指標：食物の認知から食物の取り込み》

□認知機能の障害
□発達段階
□不適切な摂食行動（例：口の中にたくさん詰め込む、早食い、など）

《準備期指標：咀嚼と食塊形成》

□歯牙の欠損
□不適切な義歯
□不適切な飲み物や食事形態
□口腔の手術
□口腔の外傷
□顔面の手術
□顔面の外傷
□気管チューブの存在
□鋼線およびプレートなどで固定された顎（例：開口、咀嚼困難など）

《口腔期指標：咽頭への送り込み》
□食物の口腔内への停滞（例：片麻痺、舌の手術後など）
□口腔内の乾燥、唾液量の減少

《咽頭期指標：嚥下反射、咽頭通過》
□嚥下障害
□意識レベル
□薬物の影響
□咳嗽の抑制
□頸部の手術
□頸部の外傷
□気管切開チューブ・胃管の存在

《食道期指標：食道通過、胃への送り込み》
□下部食道括約筋の機能不全
□消化管運動の低下
□胃通過時間の遅延
□胃内残渣の増加
□胃内圧の上昇
□嘔吐反射の抑制
□経管栄養の不適切な留置・体位による誤嚥性肺炎や食道への逆流
□上半身の挙上を妨げる状況

▶〈窒息リスク状態〉危険因子（筆者らによる）

《外的因子》
□不適切な飲み物や食事形態
□口いっぱいに食物を詰め込む
□小さなものを気道に突っ込む
□柵つきの幼児用ベッドの中に置いた枕など
□乳幼児の入浴に対する不適切な介助
□乳幼児への不適切な療養環境（例：食物、おもちゃ、寝具、衣類、医療用具・医療機器の配置、など）

《内的因子》
□認知機能の障害
□運動能力の低下
□運動機能の障害
□安全対策の知識不足
□安全教育の不足
□疾患の進行
□情動障害
□嗅覚の低下
□身体損傷の進行

▶よく使用する事例

［身体損傷／転倒］
- 長期臥床による筋力低下がある患者。
- 整形外科の手術後でポータブルトイレや、車椅子や松葉杖などの補助具を使用している患者。
- 片麻痺があり麻痺側の脱臼や損傷を起こしやすい患者。
- 脳血管障害のために小脳の障害による平衡感覚障害、パーキンソン病などの歩行障害により転倒しやすい患者。
- 視力障害、聴力障害があり危険を察知できない患者。
- 抗がん薬治療や放射線療法による骨髄抑制から、めまい、ふらつきのある患者。

- 睡眠導入薬や抗不安薬、鎮静薬などの使用により不安定な歩行をしている患者。
- 点滴、胃管、ドレーンや尿道留置カテーテルなどの侵襲的医療器具を留置し、行動制限がある患者。
- 身体的な機能の衰えを認知できにくいことや人の世話になりたくない思いから、過剰に動いてしまう患者。
- 終末期で身体機能の低下があるが、最期まで移動や排泄は自分でしたいと願っている患者。
- 肝性脳症、尿毒症などの意識障害のある患者。
- せん妄や認知症などで認知力の低下があり危険予知が認識できない患者。
- 防衛反応が未熟である患児。

[誤嚥／窒息]

- 意識障害や球麻痺があり、嚥下咀嚼機能が低下している患者。
- 嚥下機能が未熟な小児。
- 下部食道括約筋の機能不全により胃内容物が逆流しやすい小児や高齢者。
- 高齢者で嚥下機能が低下し、食塊物（餅など）によって気道内腔が閉鎖しやすい患者。
- 柔らかい寝具などで口鼻を機械的に圧迫し、気道入口部が閉鎖しやすい乳児や重症心身障がい児。

▶効果があった事例

[身体損傷／転倒]

- 高齢者や片麻痺、視力障害のある患者に対して、患者と相談しながら環境調整を行ったことで患者が自ら予防行動がとれ、転倒を起こすことなく入院生活が送れた。
- 外傷の危険性が高い高齢者や小児には、点滴ルートやドレーン類の固定の工夫および長さの調節を行い自己抜去の予防や、安定した点滴架台を使用することで転倒を予防することができた。
- 終末期の疼痛・呼吸困難がある患者に対して、環境整備や予防的に医療用麻薬について患者と相談をして使用したことで、安全に移動や排泄行動が行えた。

[誤嚥／窒息]

- 嚥下機能が低下し、唾液が口腔内に貯留しやすい患者に対して、食前や体位変換を行う前に唾液や咽頭残留物を十分に吸引したことで、誤嚥が防止できた。
- 誤嚥しやすい患者に対して、嚥下食にとろみをつけるなどの食事形態の変更や、摂取時には頸部前屈位をとること、食べ方を指導することで誤嚥を予防することができた。

▶使用上の注意点

- 基準看護計画は症状や発達段階を踏まえて「身体損傷／転倒・転落（成人）」「誤嚥／窒息」「転倒（小児）」に分類している。

基準看護計画〈身体損傷リスク状態：身体損傷／転倒・転落（成人）〉

▶看護診断と要因

#[※]に関連した身体損傷リスク状態：身体損傷／転倒・転落（成人）	※慣れない環境（物的・人的） ※長期ベッド上安静や加齢による筋力低下 ※麻痺、装具、補助具使用のための不安定な歩行状態 ※前庭機能障害や起立性低血圧によるめまい ※視神経の圧迫や外傷、眼疾患による視野狭窄、視力低下 ※抗がん薬治療や放射線療法の副作用で骨髄抑制をきたし、ヘモグロビンが低下した状態によるめまい、ふらつき ※糖尿病などの末梢神経障害による感覚、知覚鈍麻による歩行障害 ※薬物の影響によるふらつきや不安定な歩行 ※点滴、ドレーンや尿道留置カテーテルなどルート類による拘束感 ※脳疾患、低血糖や高血糖、脱水、肝性脳症、尿毒症などによる不穏や意識レベル低下 ※危険に対する認知力の低下 ※アルコールからの離脱によるせん妄状態 ※世話になりたくない思いから、無理に動いてしまうこと ※動きたい心理と実際の身体能力のずれ ※術後や緊急入院など、自分の置かれている状況が具体的にイメージできないこと

目標

- 日常生活を安全に送るための知識、行動が習得できる。
- 転倒や転落、外傷が予防でき安全に生活することができる。
- ドレーンやルート類を自己抜去しない。

▶観察計画

1．意識レベル、精神状態、理解力、認知力。
2．循環機能や呼吸機能の変動。
3．麻痺、運動障害の有無と程度、ADLの状態。
4．歩行状態と補助器具の使用状況。
5．視覚・聴覚・知覚の神経障害の有無と程度（眼鏡、補聴器の使用状況）。
6．めまい、眼振、ふらつき、気分不快の有無。
7．排泄パターン、頻尿・便秘・下痢の有無。
8．環境。
   - 入院前：住居環境、寝具など。
   - 入院後：ベッドの位置と高さ、柵の有無、ポータブルトイレの位置、床頭台の位置、ベッド周辺や廊下の危険物。
9．活動しやすい衣服、履物であるか。
10．検査データ：血小板、Hb、AST、ALT、BUN、Na、K、Cl、NH_3、血糖値、薬物の血中濃度。
11．脱水症状、出血傾向の有無。
12．疼痛の有無。
13．ドレーン、ルート類の状態（固定状態、部位）。
14．病状、治療の状況（★注意が必要な薬の分類と主な副作用 p.121参照）。
15．せん妄の原因となる因子（★せん妄の原因となる因子 p.356参照）。
16．薬物の使用状況と離脱症状の有無（振戦、異常発汗、発熱、嘔吐、痙攣、不安）。
17．羽ばたき振戦、痙攣発作の有無と状況。
18．ライフスタイル（ニーズ・価値観など）。

▶ケア計画

1．損傷や転倒を起こしやすい原因と患者の望む行動や生活環境を把握し、転倒予防チェックシート（★転倒予防チェックポイント p.120参照）を用いてアセスメントする。
2．ベッド周囲の環境調整をする。

- ベッドの高さは、ベッドに座り床に足底が着く高さにする。
- ベッド柵は患者の状態に応じて安全で使いやすい位置にする。
- 掛け布団などで手足が引っかからないように寝具を調整する。

3．入院前の患者の生活場所、寝具やトイレなどの環境や生活リズム、価値観に近づけるように支援する（★リロケーションダメージ p.360参照）。
- 認知機能に応じた床頭台やオーバーテーブル、ポータブルトイレや尿器などベッド周囲の環境を調整する。
- 入院前の習慣ができる限り安全に実施できるように環境を整える。
- できる限り日中、活動を増すことで、筋力アップや気分転換ができるようにかかわる。

4．初めての治療や検査、手術などで環境が変化する場合は、事前に自分が置かれる環境についてイメージができるように、使用する装具（松葉杖、眼帯）を用いた練習を一緒に行う。

5．履物は滑りにくく、つまずきにくい運動靴や活動しやすい衣服を勧める。

6．排泄時の援助。
- 排尿は患者の要求が切迫しないように時間間隔をみて早めに誘導する。
- 状態に応じ尿器やポータブルトイレをベッドサイドに準備する。
- ポータブルトイレが滑りやすい場合は、滑り止めマットを敷く。
- 夜間は適切な照度が保てているか確認し、調整する。
- 病室やトイレなどは目印やラインを引き、わかりやすいように表示する。

7．入浴、シャワー時の援助。
- 湯の温度を調節する。
- 状態に応じて滑り止めマット、シャワー椅子などを使用する。

8．歩行が不安定なときは付き添い、必要時車椅子などで移動する。

9．不眠で睡眠薬を服用する患者には、初回服用か、薬剤を変更していないかどうかを確認し、初回服用後は頻回に訪室する。

10．疼痛がある場合は、安楽な体位の工夫や鎮痛薬使用の検討など、適切な疼痛管理を行う。

11．痙攣発作や意識消失の可能性がある場合はヘッドギアを使用し、前駆症状やめまいのある場合は安静を促す。

12．脱水にならないよう水分摂取を促し、必要時医師に相談して補液や食事内容の検討を行う。

13．ドレーンや点滴ルート類で拘束されている患者には、動きやすいようにルート類を整理する。

● 不要なドレーン類がないかアセスメントし、除去できないか医師に相談する。
● 体動が激しいときは点滴ルートを延長するか、可能であればヘパリンロック・生食ロックを行う。
● 動きやすい点滴架台（５点キャスター）を使用する。

14. せん妄の予防を行う。
● 可能な限り、内服の種類を最小限にする（★ポリファーマシーp.122参照）
● 不眠がある場合は、日光を浴びたり活動を促すなど日中の過ごし方を工夫した上で、睡眠薬の使用を検討する。
● 医師や薬剤師と相談し、せん妄のリスクとなる薬剤（ベンゾジアゼピン系睡眠薬、抗不安薬など）の漸減や中止、他の薬剤への変更を検討する。

15. ナースコールを押さないで１人で移動する場合には、理由をアセスメントし、早期に危険行動を察知して転倒・転落を予防する。

▶教育計画

1．ベッド周囲など安全な環境で生活できる方法を説明する。
2．転倒を起こしやすい要因とその予防方法を説明する。
3．初めての治療や検査、手術などで環境が変化する場合は、事前に自分が置かれる環境について、具体的にイメージができ、セルフマネジメントできるように説明する。
4．家族には安全な環境の必要性を説明する。

■転倒予防チェックポイント

1．転倒歴　□あり（　　　　年間に　　　　回）
　　　　　□なし

2．転倒状況（「あり」の場合）：

3．転倒のリスク
　□身体機能のリスク大　□認知機能のリスク大　□環境リスク大

1）患者の要因・特徴

①歩き方→該当するものをチェック
□遅い　□歩幅が狭い　□足底全体で接地する　□膝が曲がっている
□手が振れない　□すり足歩行　□ちょこちょこ歩き
□下を見て歩く　□跛行

②身体の特徴→該当するものをチェック
□筋力低下　□関節可動域縮小　□平衡機能障害　□麻痺
□視覚障害　□聴覚障害　□起立性低血圧　□外反母趾　□痛み
□扁平足　□（りんご型）肥満　□円背　□不眠
□動作が緩慢　□しびれ　□ふらつき　□めまい

③疾患→該当するものをチェック
□パーキンソン病　□脳血管疾患　□筋骨格疾患　□白内障
□心疾患・呼吸器疾患　□脂質異常症

④服薬→該当するものをチェック
□睡眠薬　□降圧薬　□向精神薬　□鎮痛薬　□麻薬　□抗がん薬
□浣腸緩下薬　□ステロイド（長期・大量）　□糖尿病薬
□服薬数が多い・増加した

⑤認知・情動→該当するものをチェック
□認知症　□せん妄　□抑うつ　□転倒への無関心
□身体機能の過信

⑥転倒恐怖感　□あり　□なし

2）環境の要因・特徴

①つまずき・滑りの誘因の排除→問題があったところをチェック
□滑りやすい床　□敷居や段差　□不安定な家具　□通路の障害物
□不適切な照明　□絨毯のめくれ　□滑るラグマット

②アクセシビリティ（近づきやすさ、使いやすさ）の確保
→問題があったところをチェック
□手すり　□歩行補助具　□ナースコール　□照明スイッチ
□ベッドとトイレ（ポータブルトイレ）の位置

③運動を妨げる服装・装飾品の制限→問題があったところをチェック
□足にフィットしない履物　□履物をきちんと履かない　□滑る靴下
□メガネ（遠近両用メガネ）　□長いズボン・スカート

征矢野あや子：転倒予防の標準ケア計画．最新転倒・抑制防止ケア，照林社，東京，2002：17．より一部改変して引用

■注意が必要な薬の分類と主な副作用

編集　日本医療研究開発機構研究費「高齢者の多剤処方見直しのための医師・薬剤師連携ガイド作成に関する研究」研究班、日本老年薬学会、日本老年医学会

<table>
<tr><th>薬の分類</th><th colspan="2">薬の種類と対象</th><th>主な副作用</th></tr>
<tr><td>抗精神病薬</td><td colspan="2">認知症の人への抗精神病薬全般</td><td>手足のふるえ、歩行障害などの神経障害、認知機能の低下、脳血管障害</td></tr>
<tr><td rowspan="2">睡眠薬</td><td colspan="2">ベンゾジアゼピン系睡眠薬・抗不安薬</td><td>認知機能の低下、せん妄、転倒、骨折、運動機能の低下など</td></tr>
<tr><td colspan="2">非ベンゾジアゼピン系睡眠薬</td><td>転倒、骨折、その他ベンゾジアゼピン系と類似の副作用の可能性あり</td></tr>
<tr><td rowspan="2">抗うつ薬</td><td colspan="2">三環系抗うつ薬</td><td>認知機能低下、せん妄、便秘、口渇、めまい・立ちくらみ、排尿の障害</td></tr>
<tr><td colspan="2">消化管出血のある人へのSSRI薬</td><td>消化管出血の再発</td></tr>
<tr><td>スルピリド</td><td colspan="2">うつ病、胃潰瘍、十二指腸潰瘍へのスルピリド薬</td><td>手足の震え、歩行障害などのパーキンソン症状</td></tr>
<tr><td>抗パーキンソン病薬</td><td colspan="2">パーキンソン病治療薬（抗コリン薬）</td><td>認知症機能低下、せん妄、不活発、口渇、便秘、排尿の障害など</td></tr>
<tr><td>ステロイド</td><td colspan="2">慢性安定期のCOPD（慢性閉塞性肺疾患）への経口ステロイド薬</td><td>呼吸不全、消化性潰瘍</td></tr>
<tr><td rowspan="3">抗血栓薬（抗血小板薬、抗凝固薬）</td><td colspan="2">心房細動患者への抗血小板薬</td><td rowspan="3">潰瘍、消化管出血、脳出血</td></tr>
<tr><td colspan="2">上部消化管出血の既往がある患者へのアスピリン</td></tr>
<tr><td colspan="2">複数の抗血栓薬の併用療法</td></tr>
<tr><td rowspan="4">高血圧治療薬</td><td rowspan="2">利尿薬</td><td>ループ利尿薬</td><td>腎機能低下、立ちくらみ、転倒、悪心、嘔吐、けいれんなどの電解質異常</td></tr>
<tr><td>アルドステロン拮抗薬</td><td>脱力感、不整脈、しびれなどの高カリウム血症、頭痛、吐き気、下痢、便秘など</td></tr>
<tr><td colspan="2">気管支喘息、COPD（慢性閉塞性肺疾患）へのβ遮断薬</td><td>呼吸器疾患の悪化、喘息発作の誘発</td></tr>
<tr><td colspan="2">α遮断薬</td><td>立ちくらみ、転倒</td></tr>
<tr><td>抗アレルギー薬の第一世代H1受容体拮抗薬</td><td colspan="2">すべての第一世代H1受容体拮抗薬</td><td>認知機能低下、せん妄、口渇、便秘など</td></tr>
<tr><td>胃薬のH2受容体拮抗薬</td><td colspan="2">すべてのH2受容体拮抗薬</td><td>認知機能低下、せん妄など</td></tr>
<tr><td>制吐薬</td><td colspan="2">メトクロプラミドなどの制吐薬</td><td>ふらつき、ふるえなどパーキンソン症状</td></tr>
<tr><td>緩下薬</td><td colspan="2">腎機能低下への酸化マグネシウム薬</td><td>悪心、嘔吐、筋力の低下、呼吸不全などの高マグネシウム血症</td></tr>
<tr><td rowspan="3">経口糖尿病治療薬</td><td colspan="2">スルホニル尿素薬（SU薬）</td><td>低血糖</td></tr>
<tr><td colspan="2">ビグアナイド薬</td><td>低血糖、下痢など</td></tr>
<tr><td colspan="2">チアゾリジン薬</td><td>骨粗しょう症、骨折、心不全</td></tr>
</table>

薬の分類	薬の種類と対象	主な副作用
経口糖尿病治療薬	α-グルコシダーゼ阻害薬	下痢、便秘、ガス、おなかの張り
	SGLT2阻害薬	低血糖、脱水、尿路・性器感染症
インスリン	インスリン製剤	低血糖
過活動膀胱治療薬	オキシブチニン薬	排尿障害、口渇、便秘
	ムスカリン受容体拮抗薬	
痛み止め・解熱薬の非ステロイド性抗炎症薬（NSAIDs）	すべての非ステロイド性抗炎症薬（NSAIDs）	胃炎など消化管出血、腎機能の低下

「高齢者の安全な薬物治療ガイドライン2015」（日本老年医学会）の「特に慎重な投与を要する薬物のリスト」を元に作成

ワンポイントレクチャー

ポリファーマシー

多くの薬を服用することにより引き起こされる副作用などの有害事象をポリファーマシーという。高齢者では、処方される薬が６つ以上になると副作用を起こす人が増えると言われている。さらに、高齢者は多くの薬を使うと副作用が起こりやすいだけでなく、重症化しやすくなる。なかでも起こりやすい副作用は、ふらつき・転倒、物忘れである。特に、ふらつき・転倒は薬を５つ以上使用する高齢者の4割以上に起こると言われている。また、転倒による骨折をきっかけに寝たきりになったり、寝たきりが認知症の発症につながる可能性がある。その他、起こりやすい副作用には、うつ、せん妄、食欲低下、便秘、排尿障害などがある。

看護介入は患者の薬の種類や数が適正か、有害事象が出現していないかを把握し、生活の視点でアセスメントを行う。ポリファーマシーの場合は、薬剤師や医師などの多職種が連携した支援を行う。

基準看護計画〈身体損傷リスク状態：誤嚥／窒息〉

▶看護診断と要因

#[※]に関連した身体損傷リスク状態：誤嚥／窒息	※認知障害や乳幼児により食べ物の認知ができないため、異物でも口に入れてしまう状態 ※麻痺があることで咀嚼困難により食塊が麻痺側に残留する状態 ※手術操作や腫瘍の圧迫に起因する反回神経麻痺による嚥下反射の低下 ※食道狭窄による通過障害に伴う逆流 ※口腔・咽頭・食道の炎症による嚥下困難 ※脳血管障害や脳神経疾患、頭部外傷などによる意識レベルや嚥下機能の低下 ※気管切開カニューレ留置による嚥下困難 ※経管栄養中の不適切な体位やチューブの位置による逆流の危険性 ※義歯の不適合による咀嚼、嚥下困難 ※神経疾患や抗精神病薬などの薬物による嚥下機能の低下 ※口唇裂、口蓋裂による嚥下困難 ※染色体異常（ダウン症など）に伴う筋力低下や神経障害による嚥下困難 ※介護者の理解の不十分さ ※ヘルスリテラシー低下による情報獲得困難

目 標

- 誤嚥、窒息を起こさない。
- 誤嚥性肺炎を起こさない
- 誤嚥、窒息を起こさないようセルフマネジメント（食事内容、方法など）できる。

▶観察計画

1．バイタルサイン、意識レベル。
2．年齢、認知能力、理解力、ヘルスリテラシー。
3．口腔内の状態。
4．呼吸状態（副雑音、喘鳴、チアノーゼ、痰の性状、量）
5．摂食・嚥下動作状態（★摂食・嚥下の５段階 p.126参照）。
- 先行期（認知期）：意識レベル、認知機能。食べ物の認知・選択、

1回に口に入れる食べ物の量。

- 準備期：上肢の運動、巧緻性、開口障害の有無、口唇の動き（唾液の漏れ・食べこぼしの有無）、舌の動き。
- 口腔期：口腔内の状態、歯牙の状態、義歯は合っているか、咀嚼、経口摂取の能力、唾液分泌の状態、顎関節・咀嚼筋・舌の運動障害の有無。
- 咽頭期：飲み込みの時間、飲み込み方、食事中・食後のむせの有無、食事中や食後の咳き込みの有無、嗄声の有無（がらがら声になる）。
- 食道期：食事中・食後に喉や胸のつかえ感の有無。口腔、咽頭内の状態、鼻腔内への逆流の有無。
- その他：食事の好みの変化、食事時間の延長、体重減少、咳嗽、嘔吐反射・咽頭反射の有無と程度、食事時の体位、定頸の状態。

6．経鼻胃管の場合は固定状況、カテーテルが口腔内でとぐろを巻いていないか、胃内容物の性状と量、pH。
7．患者の周囲に危険因子となるものはないか、異食の有無。
8．舌麻痺や反回神経麻痺、食道狭窄の有無と程度。
9．嚥下や食事摂取に対する不安感の有無。
10．使用中の薬剤について。
11．反復唾液嚥下テストや改訂水飲みテスト、フードテストの結果。
- 反復唾液嚥下テストは、喉頭隆起・舌骨に指腹をあて（示指で舌骨を、中指で甲状軟骨を触知）、30秒間に何回嚥下運動が行えるか観察する方法。30秒間で3回未満は異常とされる。

12．検査データ：胸部X線、WBC、CRPなど。
13．ソーシャルサポート（情緒的、道具的、情報的、評価的）の活用状況。

▶ケア計画

1．摂取時は、食物が気管に流入しないように、患者にとって適切な安定した体位をとり、環境を整える。
2．嚥下しやすい形や固さの食事内容にする。
3．食物が飲み込みやすいように食前に口腔ケアを実施する（冷水のほうが嚥下反射の刺激につながる）。
4．摂食嚥下障害看護認定看護師やSTに相談し、強化したい機能に合わせた訓練方法を実施する。
5．嚥下機能を評価した上で、誤嚥のリスクがある場合は増粘剤を使用し、とろみをつける。
6．必要時、吸引の準備をしておく。

7. 水分でむせる場合は飲水、食事を中止し、嚥下状態をアセスメントする。
8. 顔面、舌の麻痺がある場合、健側に食物を入れるよう食事介助する。
9. 誤嚥を疑う場合は咳嗽を促したり、必要時吸引する。
10. 患者が頸部を押さえる窒息のサインを示すなど窒息を疑う場合は、人を呼び、用手で異物を取り除くか吸引やハイムリック法（★ハイムリック法 p.126参照）などで異物を除去する。
11. 経管栄養時、チューブが確実に挿入されているか、位置に変化がないか確認する。
12. 食事注入中、注入後30分～1時間はベッドアップ30～45度とし、逆流を予防する。
13. 食物を誤認する認知症患者の場合、口腔内に入れるリスクがあるため食物以外を置かない。
14. 頸部腫脹のある場合、緊急時の対応として窒息の可能性があるため、救急カートに経皮的気管穿刺針などを準備する。
15. 小児の場合は嘔吐しやすいので、食後には特に誤嚥防止のため右側臥位をとる。
16. 口唇裂、口蓋裂のある場合、大型で軟質の穴の大きな乳首を使用し、十分にげっぷをさせる。
17. 危険因子となるキャンディ、ナッツ類などを児の周囲に置かない。
18. 退院後に向けて栄養士による食事形態や調理方法、摂食嚥下障害看護認定看護師などによる誤嚥予防方法について患者・介護者が説明を受ける機会を作る。
19. セルフマネジメントが継続できるようにソーシャルサポートを紹介し調整する。
20. ヘルスリテラシーが低下している場合は、情報の獲得方法などを提案し、選択できるように支援する。

▶教育計画

1. ゆっくり少量ずつ摂取するように説明する。
2. 患者にとって適切な機能訓練、口腔ケア、安定した姿勢、食事環境、食事形態や調理法、食事介助方法、異常時の対応について説明する。
3. 先天性疾患などで、嚥下機能障害がある場合は上記に加え専用の乳首や哺乳瓶を紹介する。
4. 災害時に備えて、患者の嚥下機能に応じた嚥下食・栄養剤・補助具を備蓄しておくことを説明する。
5. 危険因子となるキャンディやナッツなど、また子どもは直径約

40mm以下の物は誤飲しやすいので周囲に置かないように説明する。

■嚥下障害の徴候

- 痰が増える
- 声が変わる
- むせる
- 咳が出る
- のどの違和感がある
- 食事内容が変わる
- 食べ方が変わる
- 食欲が落ちる
- 食事が遅くなる
- 体重が減る

■ハイムリック法

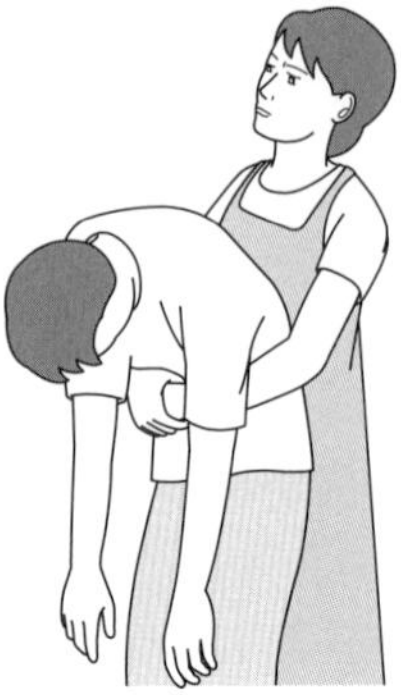

気道異物を除去する方法。片方の手のこぶしを心窩部に当て、もう一方の手でこぶしを握り、体を後ろから密着させ、素早く上・内側方向に向かって圧迫する。

■摂食・嚥下の５段階

①先行期（認知期）	食物を認識し、何をどれくらいどのように食べるかを決定する時期
②準備期（咀嚼期）	食物が口の中に取り込まれ、咀嚼されて咽頭に送り込みやすい食塊を形成するまでの時期
③口腔期	準備期で形成された食塊を咽頭に向けて口腔内を移送させる時期
④咽頭期	口腔内に引き続いて、咽頭から食道に食塊を移動させる時期
⑤食道期	食道の蠕動運動により食塊を胃に移送させる時期

①先行期（認知期）
食物を認知する

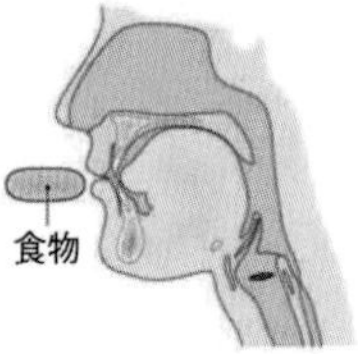

②準備期（咀嚼期）
食物を捕食し、咀嚼する

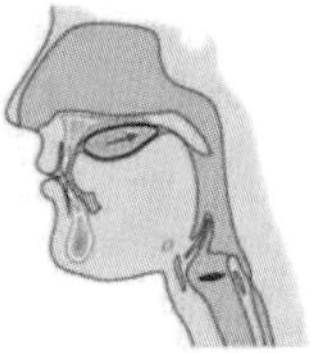

③口腔期（嚥下の第１期）
食塊を形成し、咽頭へ送り込む

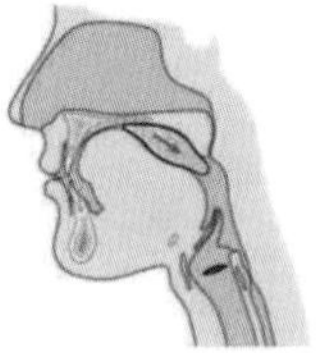

④咽頭期（嚥下の第２期）
食塊を嚥下し、食道へ送り込む

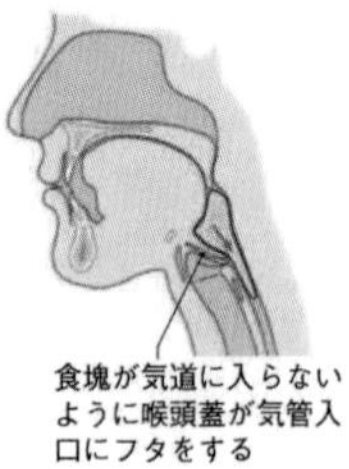

⑤食道期（嚥下の第３期）
食道の蠕動運動によって食塊を胃へ送り込む

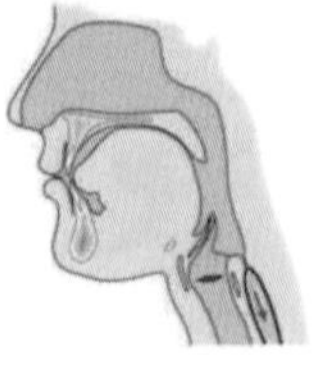

■リクライニングの角度による食塊の咽頭通過速度の違い

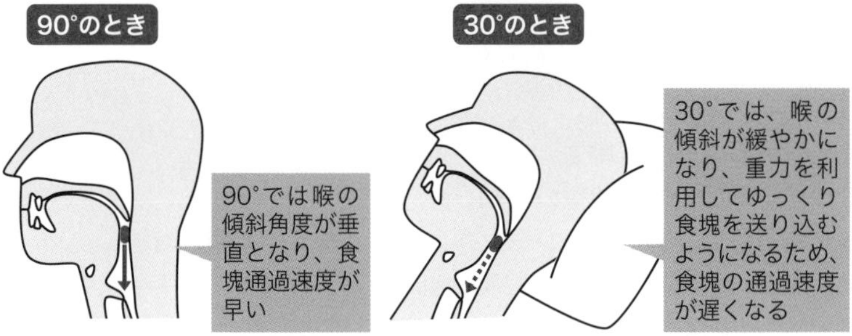

永田泉監修，波多野武人，平田雅彦編：やさしくわかる脳卒中．照林社，東京，2019：218．より引用

基準看護計画〈身体損傷リスク状態：身体損傷／転倒（小児）〉

▶看護診断と要因

#[※]に関連した身体損傷リスク状態：身体損傷／転倒（小児）	※防衛反応が未熟であることによる環境への適応困難 ※ギプス包帯、装具装着などによる不安定な歩行状態 ※てんかんや起立性低血圧などによる意識レベル低下や不安定な歩行状態 ※小脳失調によるふらつき ※術後や外傷による視野欠損や視力障害 ※抗がん薬治療や放射線療法の副作用で骨髄抑制をきたし、ヘモグロビンが低下した状態によるめまい、ふらつき ※ドレーン類や点滴ルート留置による拘束感や体動制限に伴うストレス ※入院による慣れない環境 ※病状回復に伴う活動拡大に対する危険予知能力が未熟 ※家族の安全に対する認識不足

目標

- 転倒や転落、外傷が予防でき安全に生活することができる。
- ドレーン類やルート類を自己抜去しない。

▶**観察計画**

1．成長発達段階や危険に対する防衛反応の程度。
2．患児の望む行動や生活環境。
3．病状・治療の状況。
4．意識レベル、理解力。
5．循環状態や呼吸状態の変動。
6．歩行状態、装具やドレーン類、点滴ルートの留置の有無。
7．ADLの自立度、障害の程度、運動障害の程度。
8．ベッド内および周囲の環境：ベッド内での寝具の積み重なりの程度、部屋の位置、床頭台、トイレなどの位置。
9．車椅子や松葉杖のサイズが、本人に合っているか。滑りやすい履物をはいていないか。
10．点滴ルート類。
 - ルートの長さ（活動しやすい長さか）。
 - 点滴台と持ち手の位置（動かしやすいか）。
 - 点滴ルートは整理されているか。
11．検査データ：血液データ（Hb、Ht、血小板数など）、視力や視野欠損の程度、脳波など。
12．患児の頭が柵に挟まれないようなサイズのベッド柵や防護柵が、必要な箇所に設置されているか。
13．家族の疲労状態（身体的・心理的）。

▶**ケア計画**

1．成長発達段階や治療、環境、危険に対する防衛反応の程度や患児の望む行動や生活環境から、身体損傷を起こしやすい原因をアセスメントする。
2．ケア時には、転倒・転落する危険性があることを念頭に置き、常に患児から目を離さないようにして実施する。
3．ベッド周囲や廊下の環境を調整する（部屋の位置を考慮し床頭台、オーバーテーブルなどを患児の手の届かない範囲に移動するなど）。
4．抗がん薬治療を受けた患児は、骨髄抑制によるふらつきから損傷を起こしやすいので、損傷予防のケアを行う。
 - ベッド上、ベッド周囲の危険物を除去する。
 - ベッド柵は厚みのあるスポンジや布で覆い、頭部の打撲を防ぐ。
5．眼帯を用いて術眼を保護する。
6．点滴について。
 - 点滴台は5点キャスターで架台が大きく軽いものを選び、高さを低くして、輸液ポンプの位置も低くする。
- 患児の動きを妨げないよう点滴ルートは長くする。
- 点滴ルートは輪ゴムをつけた洗濯ばさみで止め、動きやすくする。

7. ドレーンバッグなどは袋に入れ活動する。
8. 履物は滑りにくい運動靴を使用する。
9. パジャマのズボンはすそを引きずらないように折るか、半ズボンを着用する。
10. 車椅子や松葉杖使用時は、必要時見守る（初回使用時や、危険行動がある場合など）。また、サイズがあっていない場合は変更する。

▶教育計画

1. 家族には安全な環境の必要性を説明する。
2. ドレーンやルート類の必要性を説明する。
3. 手術後に、車椅子や眼帯を使用する患児には、手術前に実際に車椅子や眼帯を使用し、移動や歩行練習などをして危険性が理解できるように指導しておく。
4. 歩行状態に合わせ、歩行器、杖、車椅子の使用を指導する。
5. 片眼時は、遠近感がつかみにくいので確認してから行動するよう患児・家族に指導する。
6. 通園・通学時および幼稚園や学校での安全な生活ができるように、排泄や移動方法など、退院後の生活に合った方法を多職種とともに検討し、指導する。
7. ソーシャルサポートを活用できるように説明する（子どもに合った杖、車椅子など補助具の作成に対しての経済的支援の制度など）。

2

栄養—代謝パターン

栄養摂取消費バランス異常：必要量以下

基準看護計画〈栄養摂取消費バランス異常：必要量以下（成人）〉
基準看護計画〈栄養摂取消費バランス異常：必要量以下（小児）〉

皮膚統合性障害リスク状態

基準看護計画〈皮膚統合性障害リスク状態：成人〉
基準看護計画〈皮膚統合性障害リスク状態：小児〉
基準看護計画〈皮膚統合性障害：褥瘡リスク状態〉
基準看護計画〈皮膚統合性障害：ストーマ周囲の皮膚障害（コロストミー／ウロストミー）リスク状態〉

口腔粘膜障害

基準看護計画〈口腔粘膜障害〉

高体温／低体温

基準看護計画〈高体温〉
基準看護計画〈低体温：新生児・低出生体重児〉

栄養摂取消費バランス異常：必要量以下

＊「NANDA-I 看護診断 定義と分類2021-2023」では「栄養摂取バランス異常：必要量以下」

解 釈

「生命を維持する」という活動は、外界から必要な物質を取り込み、エネルギーを産生することによって維持されている。そして、エネルギー産生のために必要な物質の取り込みは、「食物を食べる」という人間の基本的な営みによって成り立っている。栄養摂取とは、生命と健康の維持、成長促進、臓器や組織の正常な機能の営み、エネルギー供給のために食物を摂取・消化し、これを利用する過程をいう。栄養摂取は、酸素摂取とともに生存に必須な基本的ニードである。

人間の活動を支えるために必要なエネルギー摂取量は、人それぞれによって異なり、個人の中でも変動がある。しかし、摂取したエネルギー量と消費量のバランスがとれていることが望ましい。

「栄養摂取消費バランス異常：必要量以下」とは、疾患による、悪心・嘔吐、腹痛、下痢などの２次的症状や、薬物療法による副作用、患者の嗜好や味覚と合わない治療食によって、食欲低下や精神的ストレスからくる食への積極的な興味の減退を起こし、「代謝上必要とされる栄養素の不適切な摂取や栄養摂取量の低下に関連して体重の減少をきたす危険性のある状態」をいう。

看護介入は、体重の変化、体格（BMI：body mass index）、年齢、栄養歴、活動量などから栄養アセスメントを行い、エネルギー摂取必要量を割り出すことが重要である。そして、必要量の食事が摂取できない原因（病態生理的な影響、環境要因、意欲などの心理的な要因）を分析し、少しでも食事摂取できるように患者の嗜好を取り入れたり、食事形態を変更したり、食欲が増進するように気分転換を図ることなどの援助が重要である。

▶〈栄養摂取消費バランス異常：必要量以下〉診断指標（筆者らによる）

《数値指標》

□理想体重より10〜20%以上少ない体重

□エネルギー消費量とエネルギー摂取量の差

□十分な食物摂取でも体重が減少する

□TP、Alb、CRP、Hb、肝・腎機能、血清トランスサイレチン（脱水、大量輸液などの影響を考慮する）

□血清トランスフェリン値または鉄結合能の低下

□上腕周囲長、上腕三頭筋皮下脂肪厚、上腕中央部筋周囲長が標準値の60%未満

《身体的指標》
- □味覚の変調の訴え
- □食物摂取し始めた直後の満腹感の出現
- □1日推奨食物摂取量より少ない不十分な食物摂取の訴え
- □嚥下や咀嚼に必要な筋肉の筋力低下
- □口唇・頬粘膜・舌・歯肉などの口内炎や口角炎による疼痛
- □腹部疝痛（蠕動に伴う周期的な腹痛）
- □腹痛
- □消化吸収障害による脂肪便
- □腸蠕動音の亢進
- □下痢
- □食物の不足
- □乳児の大泉門陥没
- □義歯の不適合
- □治療関連（手術・下顎ワイヤー固定・薬物治療（抗がん薬治療）・放射線療法・口腔外科再建術）

《心理的指標》
- □抑うつ感と食欲の減退
- □集中力の低下
- □摂食に対する嫌悪
- □食物に興味を示さない
- □食物を摂取できないという思い込み
- □思い違い
- □情報の不足
- □誤った情報提供

《社会的指標》
- □高齢者
- □独居

《悪化時の指標》
- □蒼白な粘膜
- □毛細血管の脆弱性
- □筋緊張の低下
- □多すぎる脱毛
- □浮腫

▶よく使用する事例

- 何らかの原因で食欲の低下をきたしている栄養状態が不良な患者。
- 薬物治療（抗がん薬治療など）や放射線療法の副作用による悪心や嘔吐のために食事摂取できない患者。
- ストレスのために食欲低下のある患者。
- 神経性食思不振症で食事摂取できない患者。
- 消化管の狭窄など食物の通過障害のある患者。
- 胃切除術後で分割食を摂取中でダンピング症状や低血糖のために必要量の食事摂取ができない患者。
- 口腔機能低下、口腔内の損傷のために食事摂取が困難な患者。
- 重症悪阻のため経口摂取量が減少している患者。

▶効果があった事例

- 抗がん薬治療で悪心や倦怠感により食欲が低下している患者に対して、栄養士と協働し、本人の嗜好を踏まえてめん類や冷たい食べ物などの食事の工夫や、制吐薬の有効な使用方法を考慮したことで摂取量が増加した。

- 開口障害の患者に対して、食事の形態を食べやすいように軟らかくしたり、細かくしたことで摂取量が増加した。

▶使用上の注意点

- 基準看護計画は発達段階を踏まえて「成人」「小児」に分類している。
- 終末期で必要なエネルギーを輸液で補給し、満足感を満たすために食事摂取している患者に、「栄養摂取消費バランス異常：必要量以下」を用いるかどうかで迷う場合がある。食事摂取のニーズが高く、少しでも食べられるように援助ができる場合には、この看護診断を用いて対応する。

基準看護計画〈栄養摂取消費バランス異常：必要量以下(成人)〉

▶看護診断と要因

#[※]に関連した栄養摂取消費バランス異常：必要量以下(成人)	※治療に伴う悪心・嘔吐、倦怠感、発熱、食欲低下、味覚異常、口腔内の炎症 ※腸蠕動低下に伴う腹満感 ※疾患による咀嚼、嚥下困難や通過障害 ※持続する高熱による食欲低下 ※重症悪阻による摂取量不足 ※開口障害、咀嚼困難（義歯不適合、欠損や障害のある歯） ※疾患による代謝障害に伴う摂取量不足 ※気管切開や気管カニューレ挿入による嚥下障害 ※手術操作やリンパ節転移による反回神経麻痺に伴う嚥下障害 ※胃切除術後による消化機能低下 ※舌、頭部、頸部、胸部への放射線照射に起因する粘膜の炎症や潰瘍形成による口腔、咽頭、食道の痛み ※精神的ストレス、不安による食欲低下 ※高齢者や独居による食事確保が困難 ※ソーシャルサポートの不足 ※ヘルスリテラシー低下に伴う情報獲得困難

目標

- 　　月　　日までに体重が（　　）kgまで増加する。
- 口腔内の障害が改善し、食事摂取量が増加する。
- 不快な刺激が最小限になり、食事がおいしく食べられる。
- 不安、ストレスが減少し、食欲が増進する。
- エネルギー消費量に見合ったエネルギー摂取量を維持することができる。

▶観察計画

1. バイタルサイン、意識レベル。
2. 食事摂取量、食欲、内容、嗜好の有無。
3. 悪心や嘔吐の有無、嘔吐の回数、吐物の性状と量。
4. 脱水症状の有無と程度：口渇、口唇、皮膚の乾燥状態、尿量減少、倦怠感、脱力感。
5. 体重測定値（平常時体重・体重減少率・標準体重などとの比較）、BMIの変化、筋・皮下脂肪厚（★筋・皮下脂肪厚の測定方法 p.139参照）。
6. フレイル（体重減少、筋力低下、疲労感、歩行速度、身体活動）の程度（★フレイルとは p.138参照）
7. 必要なカロリーと摂取カロリーとのバランス。
8. 十分なカロリーの摂取が困難な状態（治療の副作用、感染、胃切除術後、悪阻など）。
9. 嚥下困難の有無（脳血管障害・神経筋障害・筋萎縮性側索硬化症・筋ジストロフィー・脳性麻痺・パーキンソン病など）。
10. 栄養吸収障害の有無（クローン病・潰瘍性大腸炎・壊死性腸炎・乳糖不耐症）。
11. 摂食中枢の障害による食欲減退（脳腫瘍や脳梗塞による視床下部外側野の病態）。
12. 疼痛の程度：嚥下時、口腔内。
13. 舌の腫脹や動きの状態、開口障害の有無と程度、歯の状態、義歯不適合の有無、歯肉の状態。
14. 口腔内の状態：口内炎、舌苔の有無、唾液の粘稠度。
15. 咀嚼・嚥下の程度。
16. 嚥下障害による随伴症状の有無と程度：むせる、咳、嚥下時痛、誤嚥、悪心、嘔吐、つかえ感、食物残留感。
17. 排便状態、腹部膨満の状態。
18. 検査データ：TP、Alb、血清トランスサイレチン、血清トランスフェリン、電解質（亜鉛など）、血糖値、尿中ケトン、CRP、WBC、X線（★栄養評価のための生化学検査データ p.138参照）。
19. 浮腫の有無。
20. 睡眠状態。
21. 基礎代謝率の低下症状：低体温、徐脈。
22. 神経性食思不振症の場合は食事中や食後の表情、言動。
23. 摂食動作。
24. 食事時間、食事環境。
25. 適切な食事形態、食の嗜好。
26. 生活状況、経済状況。
27. 認知（理解および受け止め）、ヘルスリテラシー。
28. ソーシャルサポート（情緒的、道具的、情報的、評価的）の活用状況。

▶ケア計画

1. 食事摂取困難の原因をアセスメントする。
2. 食事の工夫。
   - 患者の嗜好や体調に応じて食事内容や環境を調整する。
   - 1回の食事量、食事回数、時間の調整、食事内容（固さなど）、食事場所、食器を工夫する。
   - 顔面や舌の麻痺がある場合は、健側に食物を入れて咀嚼してもらう。
   - 誤嚥しやすいときは、液状から半固形物（ゼリー、プリン、ヨーグルトなど）に変更したり、増粘剤を混ぜ、とろみをつける。
3. 摂取量が少ないときには、少量でもカロリー・蛋白質の高い食品を試してみる。
4. 悪心や嘔吐時には、冷たく、臭気の少ない食品を選び、制吐薬を効果的に使用する。
5. 食事前に含嗽や口腔ケアを行うことで、口腔周囲筋のストレッチ、清涼感による食欲の増進、味覚の高まり、唾液の分泌増加を促し、食欲につながるようにする。
6. 食べることが苦痛にならないように気分転換を図り、環境を整え、精神的支持や励ましを行う（家族にも協力を得る）。
7. 患者にとって適切で安定した姿勢を工夫する。
8. 摂食・嚥下が障害されているときは、適切な補助具を使用する。
9. 誤嚥・窒息を起こすおそれのある食物（餅、海苔など）は避け、ぱさつく食物（パン、お菓子など）は小さくするなど工夫する。
10. 体重測定（　　回/週、　　時）を行う。

11. 気管カニューレがある場合は、カフを抜き、カフ圧がかかることによる嚥下困難を防ぐ。食前と食後に吸引する。
12. 点滴時には指示された輸液の管理をする。
13. 排便コントロールをする。
14. 栄養摂取困難が予測される場合には専門家（栄養サポートチーム）に相談する。
15. 患者・家族のニーズや暮らしに応じてソーシャルサポートを紹介し、調整する。
16. ヘルスリテラシーが低下している場合は、情報の獲得方法などを提案し、選択できるように支援する。

▶教育計画

1. 食事摂取時は、リラックスして、あせらず自分のペースでゆっくり飲み込むように説明する。
2. 嗜好を取り入れ、高エネルギー、高蛋白、消化のよい物を差し入れしてもらうように家族に説明する。
3. 十分な水分と栄養が必要であることを説明する。
4. 食欲がないときや食事摂取困難な状況である場合は、看護師に伝えてもらい、食事内容や食事形態を栄養士と相談して変更が可能であることを説明する。
5. 食事前の口腔ケアや冷却刺激による間接訓練を行い、口腔マッサージすることで食事が食べやすくなることを説明する。
6. 抗がん薬治療などの継続に必要なエネルギー摂取量を説明する。
7. 在宅で食事が摂りにくい場合には医療者に相談するように説明する。
8. 災害時の対応。
   - 準備しておくもの：食べることのできる食品・栄養剤・水分・薬。
   - 携帯するもの：高エネルギー食品・おくすり手帳。
   - 避難所での過ごし方：スタッフに栄養不良を伝える。体調不良時には我慢せずに受診する。
9. 治療によって食欲低下や嘔気を起こす場合、パンフレットなどの視覚的教材を用いて予防や対処方法を説明する。

ワンポイントレクチャー

栄養評価のための生化学検査データ

指標	半減期	低栄養基準
・血清アルブミン	17〜23日	3.5g/dL未満
・トランスサイレチン	2〜3日	17mg/dL未満
・トランスフェリン	7〜10日	200mg/dL未満
・レチノール結合蛋白	0.5日	3.0mg/dL未満
・血清総蛋白コレステロール		150mg/dL未満
・総リンパ球数		1500/μL以下

■アルブミンで評価することの問題点

・半減期が長いため治療介入してもすぐに上昇しない。
・外傷、手術、感染などにより栄養状態と関係なく急激に低下する。
・肝硬変、心不全、腎不全、ネフローゼなどでも低下する。
・ADL低下を伴う高齢者では栄養状態がよくても低値なことがある。

■TTR：トランスサイレチン

・肝臓でつくられ、甲状腺ホルモンを運搬している。
・半減期は2日。アルブミンよりも反応が早いため、栄養療法の効果判定の指標となる。
・CRPと相関するため、炎症が高いと上がらない。

日本静脈経腸栄養学会編：静脈経腸栄養ガイドライン-第3版．照林社，東京，2013．より引用

■フレイルとは

●「加齢とともに心身の活力（運動機能や認知機能等）が低下し、複数の慢性疾患の併存などの影響もあり、生活機能が障害され、心身の脆弱性が出現した状態であるが、一方で適切な介入・支援により、生活機能の維持向上が可能な状態像」とされている。

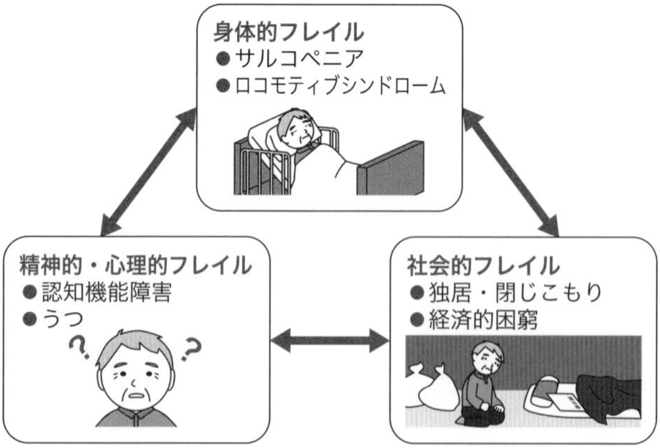

八島妙子編，老年介護ぜんぶガイド，照林社，2022，p54-55

■筋・皮下脂肪厚の測定方法

上腕周囲長(arm circumference：AC)の測定

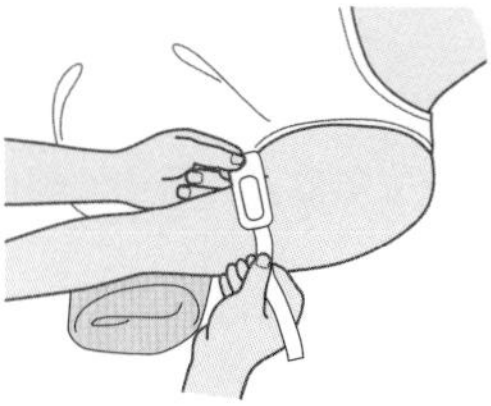

肩先から肘頭の中間部を測定する。肘の下にタオルなどを入れて腕を浮かせ、インサーテープを通して少しだけ絞め、皮膚が戻るのに合わせてテープを自然に緩めた位置で目盛りを読む

上腕三頭筋皮下脂肪厚(triceps skinfold：TSF)の測定

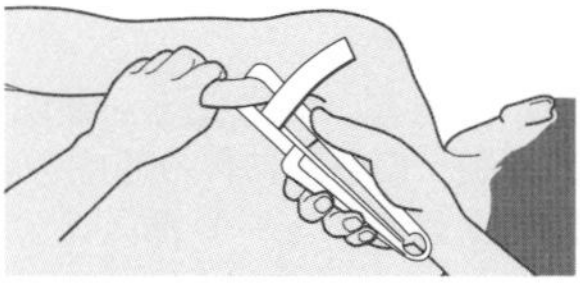

肩先から肘頭の中間部の肘方向1cm下の皮膚をつまみ上げる。キャリパーをつまみ上げた脂肪層の中点のマークに垂直に当て、圧力線が一直線になるまで挟み、目盛りは2mmの近似値まで読む

ふくらはぎ周囲長の測定

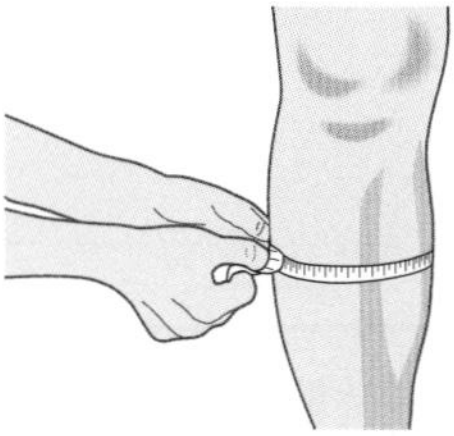

31cm未満を低栄養のおそれあり、褥瘡のリスクもありと判定する

■日本人の身体計測基準値

標準値	AC	cm	TSF	cm	AMC	cm
男性	27.23	±2.98	11.36	±5.42	23.67	±2.76
女性	25.28	±3.05	16.07	±7.21	20.25	±2.56

平均値　±SD（標準偏差）
上腕筋囲長(cm)＝上腕周囲長(cm)－π x 上腕三頭筋部皮下脂肪厚(cm)
π=3.14
AMC：arm muscle circumference（上腕筋囲長）
日本人の新身体計測基準値（JARD2001）より引用

基準看護計画〈栄養摂取消費バランス異常：必要量以下(小児)〉

▶看護診断と要因

#[※]に関連した栄養摂取消費バランス異常：必要量以下(小児)	※感染による持続する高熱、悪心、嘔吐に伴う食欲低下 ※頻回な咳き込みによる嘔吐 ※腸蠕動亢進による腹痛に伴う食欲低下 ※抗がん薬治療、放射線療法の副作用による悪心・嘔吐、倦怠感、発熱、食欲低下、口腔粘膜の損傷と味覚障害 ※疾患（手足口病、おたふくかぜなど）による口内炎や開口障害 ※神経麻痺、脳障害、筋力低下、頸部リンパ節腫脹、口蓋裂、口唇裂に伴う咀嚼や嚥下困難 ※気管切開や気管カニューレ挿入による嚥下障害 ※活動制限による食欲の低下 ※嗜好に合わない治療食 ※精神的ストレス、不安による食欲低下 ※ソーシャルサポートの不足

目 標

- 食事摂取量や哺乳量が増え（　　mL／日）、体重が増える（目標体重：　　kg）。
- おいしく、自分の好みの物が食べられる。

▶観察計画

1．バイタルサイン。
2．水分や食事摂取状態、内容、量と哺乳量。
3．悪心、嘔吐の有無、嘔吐回数、吐物の性状と量（咳嗽反射との関連の有無）（★小児は成人と比べて嘔吐しやすい p.142参照）。
4．水分出納（尿量、性状）、脱水症状（大泉門の陥没の有無と程度、皮膚の状態、口唇・口腔内の乾燥）。
5．体重の変化。
   - カウプ指数、ローレル指数、肥満度（★カウプ指数、ローレル指数、肥満度について p.143参照）。
6．必要カロリーと摂取カロリーのバランス。

7．十分なカロリーの摂取が困難な状態（がん、感染、外傷、早産児、消化管奇形など）。
8．咀嚼・嚥下困難の程度（早産児、口唇口蓋裂、脳血管障害、脳性麻痺、ダウン症など）。
9．栄養吸収障害の有無（乳糖不耐症、潰瘍性大腸炎など）。
10．疼痛の程度：嚥下時、口腔内。
11．舌の腫脹や開口障害の有無と程度。
12．口腔粘膜の状態：口内炎や舌苔の有無、唾液の粘稠度、歯肉の状態など。
13．腹部症状：腸蠕動の状態、腹部膨満、緊満の有無、便の性状。
14．検査データ：TP、Alb、血清トランスフェリン、電解質（亜鉛など）、WBC、CRP、尿の性状（比重、ケトンの有無）。
15．食事時の姿勢：体幹の安定性、頸部の角度など。
16．好みの食品や食事。食べやすい形態。
17．ソーシャルサポート（情緒的、道具的、情報的、評価的）の活用状況。

▶ケア計画

1．食事摂取困難の原因をアセスメントする。
2．嘔吐時は好みの温度の含漱水によるうがいを勧める。
3．患児の好みで消化のよい食物を頻回に（5～6回/日）、少量ずつ勧める。
4．指示された輸液を管理する。
5．嚥下や咀嚼困難、むせがあるときは、患児にとって適切で安定した姿勢で誤嚥に注意しながら形態を考慮し、食事、ミルクを勧める（吸引の準備をする）。
6．経口摂取が困難なときは、医師の指示により経管栄養の管理をする。
7．食事が食べられたときは、ともに喜び、励ます。
8．口腔粘膜が損傷している場合は、口腔内を清潔に保つ。痛みがある場合は表面麻酔薬入りの含嗽水を口に含み吐き出すように勧める。
9．味覚変化がある場合は、味がしっかりした好物を取り入れる。
10．口唇裂や口蓋裂の児に対しては専用の乳首などを用いて哺乳を行う。
11．哺乳後、排気不十分な場合：排気があるまで寝かせない、誤嚥防止のため体位は胃内容物が通過しやすい右側臥位をとる。
12．児の好む食器や他患児と一緒に食堂で食べるなど、食事時の環境を変える。

13. 栄養士と連携して、児の好みの食事を取り入れたり、盛り付けを工夫したりする。
14. 患児や家族のニーズや暮らしに応じてソーシャルサポートを紹介し、調整する。

▶教育計画

1. 患児・家族に脱水状態になる危険性を説明し、場合によっては必要水分量を輸液で補う必要性があることを説明する。
2. 患児・家族に、食欲はなくても、水分（常温程度の電解質補給飲料、番茶、リンゴジュースなど）を摂取することを説明する。
3. 家族に、児の水分摂取量を把握することを説明する。
4. 家族に、哺乳方法や哺乳後の排気の必要性を説明する。
5. 患児・家族に口腔ケアや治療食の摂取の必要性について説明し、児が納得して取り組めるようにする。

ワンポイントレクチャー

小児は成人と比べて嘔吐しやすい

■胃の形状と特徴

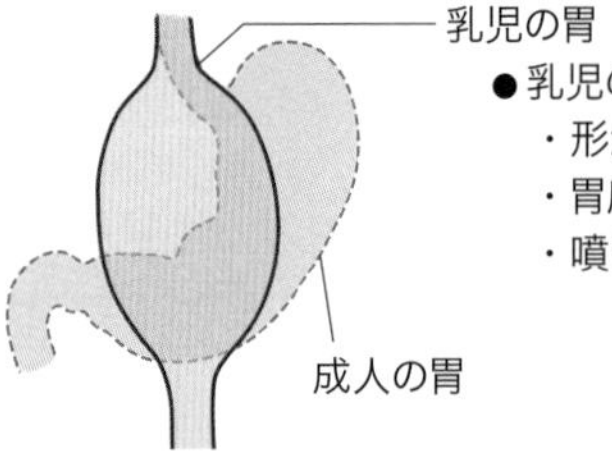

●乳児の胃の特徴
- 形が球形状
- 胃底の形成不全
- 噴門括約筋（食道胃結合部）の発育不全

中野綾美編：ナーシング・グラフィカ 小児看護学①小児の発達と看護．メディカ出版，大阪，2015：85．より引用

■カウプ指数、ローレル指数、肥満度について

	定義	計算式	判定基準
カウプ (Kaup)指数	乳幼児期の子どもの発育状態の判断を行うもの	体重(g)／身長(cm)^2 ×10	22以上　太りすぎ 19〜22　太りぎみ 15〜19　標準 13〜15　やせ気味 13未満　やせすぎ
ローレル (Rohrer)指数	学童期以降の子どもの発育状態の判断を行うもの	体重(kg)／身長(cm)^3 ×10^7	160以上　肥満 145付近　正常 100以下　やせ
肥満度（%）	幼児、学童の子どもの肥満の判定を行うもの	実測体重ー標準体重（身長相当）／ 標準体重(身長相当) ×100	幼児期の子どもの場合 15%以上を肥満 学童期の子どもの場合 20〜30%　軽度肥満 30〜50%　中等度肥満 50%以上　高度肥満

皮膚統合性障害リスク状態

【NANDA-Iの定義】表皮と真皮の両方またはどちらか一方に変化が起こりやすく、健康を損なうおそれのある状態

解釈

皮膚は、大きく分けて表皮（身体内部を守る第一の防御線）、真皮（創傷治癒の中心）、皮下組織（クッションおよび体温調節機能）の３つの層からなる。皮膚は、全身の表面を覆う大きな器官であり、紫外線、熱、寒冷など外敵からの防御機構の最前線として新陳代謝を活発にくり返し、細菌やウイルスなどの病原体が体内に侵入することを防いでいる。その他に温度調節、触覚・温度・圧力・疼痛などの知覚、汗や皮脂の分泌などの重要な働きをしている。

皮膚損傷の要因として機械的損傷（圧迫・ずれ・摩擦・粘着材の着脱）、化学的損傷（便や尿・消化液や創傷からの滲出液・創傷ケアに使用する化学製品）、感染、アレルギー、薬物治療、放射線治療、加齢などがある。これらの要因により皮膚に皮疹や水疱が発生し、さらに炎症、びらん化、潰瘍化することで皮膚は障害される。この保護的防御機能が破綻した状態を「皮膚統合性障害」といい、皮膚の潰瘍あるいは剥脱につながる危険因子がある場合は「皮膚統合性障害リスク状態」という。

看護介入は、骨突出、浮腫、関節拘縮、栄養状態などをアセスメントする。皮膚が障害されるリスクのある場合は、シーツなどのしわ、身体のずれなどの機械的刺激や化学的刺激の緩和および除去、皮膚局所の清潔保持などの予防的スキンケアを行い、皮膚の生理機能を良好に維持する、あるいは向上させることが最も重要である。皮膚が障害された場合は、皮膚の状態をスキンアセスメントで評価し、皮膚を障害する要因を除去する。そして、感染防止、肉芽形成の促進、上皮形成の促進など創傷の治癒過程を踏まえ、常に皮膚の状態とケアの有効性を客観的にアセスメントしながら適切な材料の使用やケアを行うことが重要である。

■ **皮膚の構造**

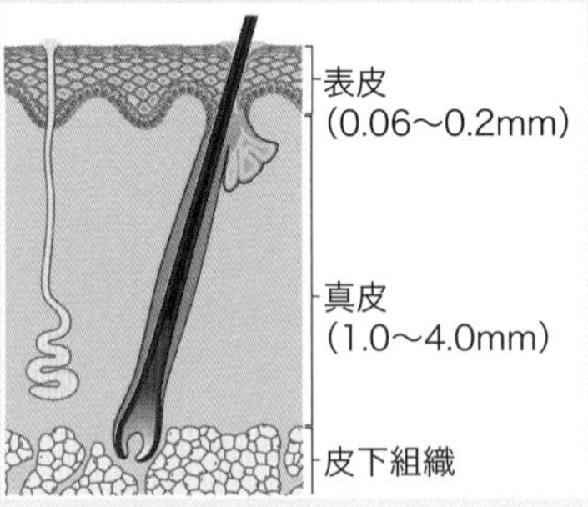

▶〈皮膚統合性障害〉診断指標（筆者らによる）

□皮膚表面の破綻（表皮）
□皮膚の層列の破綻（真皮）
□潰瘍などの身体構造への侵襲

▶〈皮膚統合性障害リスク状態〉危険因子（筆者らによる）

《外的因子》

□排泄物
□分泌物
□湿潤
□乾燥
□体動不能
□免疫機能が未完成な新生児や免疫機能が低下した高齢者
□機械的因子（例：圧迫、圧力、摩擦、ずれ力）
□物理的因子(例：紫外線、寒冷)
□化学物質(例：皮膚消毒剤など)
□薬物治療（例：点滴の薬物が血管外に漏れること）
□放射線照射
□高室温
□低室温
□湿度
□成人：ブレーデンスケール18点未満
□長時間硬い表面上の不動状態(意識消失後など)
□介護者の知識不足

《内的因子》

□骨の突出
□色素沈着の変化
□皮膚緊張度の低下
□発達因子（例：水痘など）
□栄養状態のアンバランス（例：肥満、るいそう）
□循環障害
□代謝状態の変調
□感覚障害（例：脊髄損傷、糖尿病性神経障害や末梢血管障害）
□免疫因子（例：アトピー性皮膚炎・SLEなど）
□高体温
□低体温
□薬物治療（例：抗がん薬治療、ステロイドなど）
□心因性因子（例：蕁麻疹）
□意識レベルや認知機能の低下

▶よく使用する事例

- 便・尿失禁がありおむつを着用し、たえず皮膚が湿潤している患者。
- ギプスや牽引、安静など治療に伴う骨突出やずれ・摩擦により褥瘡形成のリスクがある患者。
- 意識障害や麻痺により自力で体位変換ができない患者。
- 手術による長時間同一体位や循環障害により皮膚障害のリスクがある患者。

- 放射線治療中で皮膚に発赤・乾燥・色素沈着・水疱・びらんを起こす可能性がある患者。
- 加齢に伴う皮膚の乾燥や菲薄化、皮膚弾力性の低下のある栄養状態不良な高齢患者。
- 低出生体重児や皮膚が脆弱な患児。
- 皮膚疾患（アトピー性皮膚炎など）により瘙痒感が強く、掻爬したことで悪化しやすい患者。
- 低蛋白血症による浮腫や循環障害によって皮膚が脆弱になっている患児・患者。
- リンパ浮腫を起こし皮膚が脆弱化している患者。
- 糖尿病や閉塞性動脈硬化症による末梢循環障害のある患者。
- ストーマ周辺の便の付着やストーマ装具の刺激により発赤、びらんなど皮膚障害を起こす可能性のある患者。
- 外来にて抗がん薬治療や放射線療法を継続する予定で皮膚障害の発現が予測される患者。

▶効果があった事例

- 尿・便失禁のある患者に対して、陰部洗浄、撥水性保護・保湿クリーム、撥水性ジェル、非アルコール性被膜剤を使用し、排泄物が皮膚に付着するのを避けることで皮膚障害が起きなかった。
- 放射線照射部にできた炎症に対して、柔らかい衣服を着用し摩擦を避け、皮膚を保護することで皮膚炎の悪化を防ぐことができた。
- 低蛋白による浮腫や皮膚が脆弱な患者、骨突出のある患者に対して、皮膚を障害する要因をOHスケールやブレーデンスケールでアセスメントし原因を取り除いたこと、背抜きや体位変換を定期的に行うことで圧迫・摩擦・ずれを予防し、あらかじめ除圧目的でウレタンマット、圧切り替え型エアマットレスを使用することで褥瘡の予防ができた。
- 褥瘡形成のリスク患者に対して、早期に専門家（褥瘡対策チーム）にコンサルトして適切なケアを実施し予防できた。
- 絆創膏によるかぶれがある患者に対して、刺激の少ない絆創膏の使用や皮膚保護剤・粘着剥離剤を塗布して絆創膏を貼ったり、定期的に経鼻胃管や尿道カテーテル留置の固定部位を変えたりすることで機械的刺激を予防できた。
- 在宅支援チームと連携し、適切な褥瘡予防用具の貸与や訪問看護を受けることで褥瘡の発生や再発を予防することができた。

▶使用上の注意点

- 基準看護計画は、症状と発達段階を踏まえて「皮膚統合性障害リスク状態（成人、小児）」「褥瘡リスク状態」「ストーマ周囲の皮膚障害（コロストミー／ウロストミー）リスク状態」に分類している。
- 「皮膚統合性障害リスク状態」と「感染リスク状態」で迷う場合がある。何らかの危険因子があり患者の防御機構が弱体化し、白血病・免疫力低下の患者で皮膚に感染徴候がある場合は、「感染リスク状態」を用いて病原体の侵入を少なくし感染に対する抵抗力を強めることに焦点を当て対応する。
- 足・爪白癬のある患者は、感染予防に焦点をあて、「感染リスク状態」を用いて対応する。

■創傷の治癒過程

<table>
<tr><th>①炎症期</th><th>②増殖期</th><th>③成熟期</th></tr>
<tr>
<td>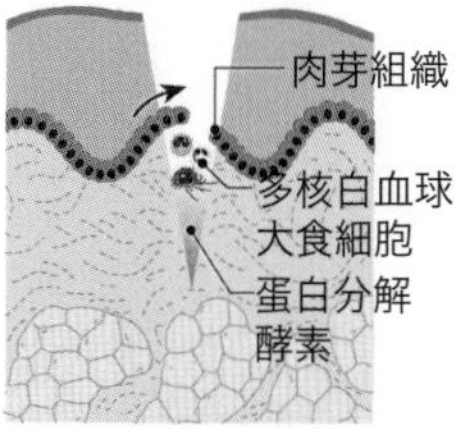
</td>
<td>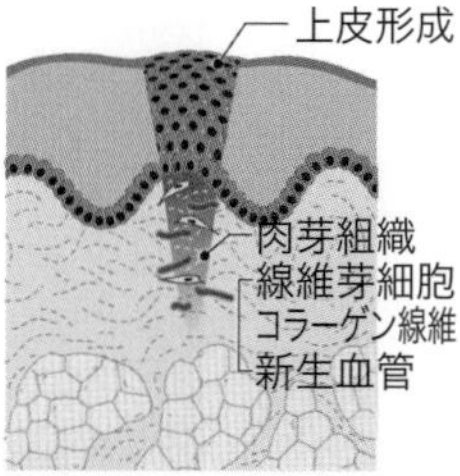
</td>
<td>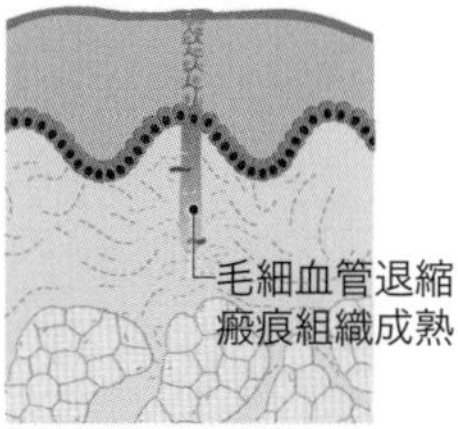
</td>
</tr>
<tr>
<td>血管壁の収縮、血小板、フィブリンなどの働きで止血がされる。創内に多核白血球、大食細胞、リンパ球、蛋白分解酵素などを含んだ滲出液が貯留する</td>
<td>創内に肉芽組織（線維芽細胞の増殖、コラーゲン線維の産生、新生血管の形成）ができる</td>
<td>瘢痕組織（コラーゲン線維の変化成熟）が収縮する。毛細血管の退縮により発赤が消失する</td>
</tr>
</table>

ワンポイント
レクチャー

「スキン－テア」

「スキン－テア」とは「皮膚裂傷」のことで、「摩擦・ずれによって皮膚が裂けて生じる真皮深層までの損傷（部分創損傷）」をいう。具体的には、テープ剥離のときに一緒に皮膚が剥がれた、ベッド柵に当たって皮膚が裂けた、車椅子などの移動介助時にフレームに擦れて皮膚が裂けた、転倒によって皮膚が裂けたなど、脆弱な皮膚にみられる皮膚損傷で、特に高齢者の四肢に多く見られる。

【スキン－テアを起こした場合の対応のポイント】
- 皮弁が残っている場合、創を覆うことにより創治癒が促進されるため、可能な限り皮弁を元の位置に戻す。
- ドレッシング材貼付後、剥がすときに皮弁がめくれないように、剥離の方向を矢印で記載しておく。

■ **ドレッシング材を剥がす方向を示した例**

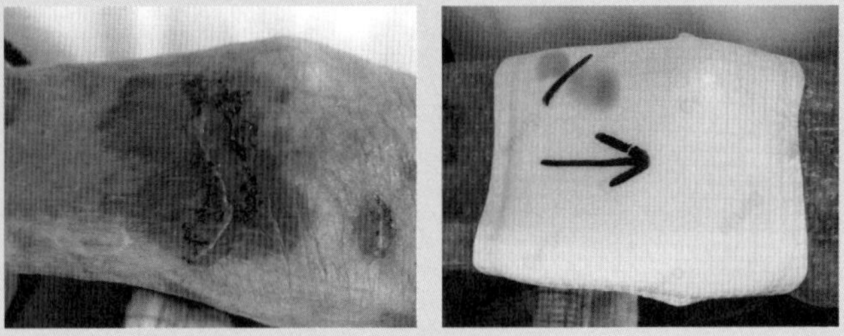

溝上祐子：褥瘡・創傷のドレッシング材・外用薬の選び方と使い方　第２版，照林社，東京，2021より引用

基準看護計画〈皮膚統合性障害リスク状態：成人〉

▶看護診断と要因

#[※]に関連した皮膚統合性障害リスク状態：成人

※便や尿汚染による化学的刺激や湿潤環境
※ギプスや牽引、安静などの治療に伴う体動制限や体位によるずれや摩擦
※放射線照射部の皮膚の発赤、乾燥または湿潤した落屑、浮腫、色素沈着の可能性
※加齢や治療による乾燥や菲薄化した皮膚
※アレルゲンによる皮膚の発赤、浮腫、水疱などのアレルギー反応
※浮腫などによる皮膚の弾力性の低下
※糖尿病による末梢循環・神経障害
※閉塞性動脈硬化症による循環障害
※瘙痒感による過剰な掻爬
※長時間の高温、低温刺激
※絆創膏などによる機械的刺激
※抗がん薬治療による皮膚障害や、ステロイドによる皮膚の脆弱化
※医療関連機器の使用による皮膚への圧迫
※高齢者で身体機能低下や経済的困窮による清潔が保てない
※介護者の皮膚ケアについての理解の不十分さ
※ヘルスリテラシー低下に伴う情報獲得困難

目標

- 皮膚を正常に保つことができ、皮膚障害が起きない。
- 皮膚障害予防のためのセルフマネジメントができる。

▶観察計画

1. バイタルサイン。
2. 皮膚の状態：発赤、腫脹、びらん、水疱、潰瘍、丘疹、落屑、乾燥、湿潤、浸軟（★皮膚色の変化 p.153参照、★生理的要因による皮膚の特徴 p.154参照）。
3. 循環障害の有無：冷感、浮腫、チアノーゼ。
4. 検査データ：TP、Alb、WBC、CRP、T-Bil、BUN、IgE、アレルゲン同定試験結果。
5. 食事摂取量。

6. 栄養状態、骨の突出や拘縮の状態。
7. 随伴症状の有無（疼痛、瘙痒感、熱感）。
8. 滲出液の有無、臭気、色調。
9. 衣服の素材の種類、使用している絆創膏の種類。
10. 便の性状、排泄状況。
11. 身体、活動、治療状況。
12. 医療関連機器の適切な固定と使用状況。
13. 感染の有無。
14. 過去のアレルギー反応の有無。
15. 放射線皮膚炎の有無（★皮膚反応の分割照射のおよそのしきい線量と出現時期 p.157参照）。
   - 放射線照射部位とその背面の状況（発赤、瘙痒感、脱毛、疼痛の有無）。
16. 薬物治療による副作用の有無（★抗がん薬治療に伴う皮膚障害 p.158参照）。
   - 抗がん薬：ざ瘡様皮疹、脂漏性皮膚炎、皮膚乾燥・亀裂、爪周囲炎。
   - ステロイド：皮膚の脆弱化、易感染（特に真菌）。
17. 皮膚障害予防に対するセルフマネジメント状況。
18. 疾患や治療に対する患者・家族の認知（理解および受け止め）、ヘルスリテラシー。
19. 生活状況や経済状況。
20. ソーシャルサポート（情緒的、道具的、情報的、評価的）の活用状況。

▶ケア計画

1. 皮膚の状態を観察しスキンアセスメントで評価し、皮膚障害の原因を除去する。
2. 圧迫、ずれや摩擦のリスクをアセスメントする（ブレーデンスケール、OHスケール）（★ブレーデンスケール p.155参照、OHスケール p.157参照）。
   - 骨突出がある場合は、半透過性フィルムドレッシング材を使用し、摩擦やずれを予防する。
   - 骨突出があり、自力体位変換できない場合は、患者の状態に合わせて体圧分散マットレスを使用する。
   - ポジショニング（2時間ごと30度側臥位での体位変換や30度背上げ）を行い、体圧分散マットなど使用の場合は状況に応じて変更する。

- ギャッジアップ、車椅子乗車時のずれと摩擦を除去する。
- 皮膚保護のため保湿剤やドレッシング材を使用し保護する。

3. 便や尿などの化学的物質の付着がある場合には、擦らないように清拭や陰部洗浄を行う（★pHに関連した洗浄剤の選択 p.153参照）。
   - 排泄物によるかぶれがみられる場合には、撥水性クリーム・オイルなどを塗布し、排泄物の直接的な刺激を防ぐ。
4. 絆創膏の固定は同一部位を避ける。
   - 高齢者や脆弱化している皮膚には、剥離刺激を低減するために皮膚被膜剤や粘着剥離剤などを使用し、ドレッシング材や絆創膏を剥がすときは、片方の手で皮膚を押しながら愛護的に行う。
5. 浮腫のある四肢はリンパ管が十分に機能しないため、弱酸性無香料ローションなどを塗布し、保湿・保護する。
6. 皮膚障害を起こしやすい部位の清拭は愛護的にていねいに行う。
7. ビリルビン、胆汁酸、尿毒素の蓄積などにより、瘙痒感の強いときや皮膚乾燥時には、保湿クリームやオイル、軟膏を塗布する。
8. 氷枕やあんかを使用する場合は長時間同一部位に使用せず、皮膚に直接あたらないようにし、低温熱傷を予防する。
9. 糖尿病などの末梢神経障害があり、皮膚障害を自覚できない患者には早期発見のためのフットケアを毎日、計画的に行う。
10. 下肢静脈血栓症用の弾性ストッキングを使用している場合には、正しく装着されているか確認する。
11. 酸素マスクストラップ、気管カニューレ固定具、NPPV用マスク、胃瘻固定板などを用いる患者に対して、正しいサイズの機器を選択し、皮膚損傷の危険性が高い部位に創傷被覆材を用いる。
    - 固定位置を毎日変更したり持ち上げ固定するなどの対応を行い、医療関連機器による圧迫創傷を予防する。
12. セルフケアの習得状況（治療と皮膚障害との関連性を理解して予防行動がとれているか）を確認する。
13. ヘルスリテラシーが低下している場合は、情報の獲得方法などを提案し、選択できるように支援する。
14. 患者や家族のニーズや暮らしに応じて社会資源やソーシャルサポートを紹介し、調整する。

▶教育計画

1. 身体の清潔（入浴や清拭など）の必要性を説明する。
   - 皮膚は十分に洗い流し、すぐに保湿クリームなどを塗り乾燥予防に努める。

2．放射線療法、抗がん薬治療による皮膚障害のケアに準じてセルフマネジメントできるように説明する。

● 放射線療法

・放射線照射後に局所の冷罨法を行ったり、消炎軟膏を塗布し、再度照射するときには除去する。

・照射部位の背面も注意して観察を行いケアを実施する。

・照射部位を擦ったりせず、マーキングを消さないように押さえて拭くようにする。

・下着や衣類は肌触りのよい綿などの製品を着用する。

● 抗がん薬治療

・にきび様、ざ瘡、爪障害などの症状が出現したときには医療従事者に伝える。

・皮膚は保湿することが大切であり、パンフレットに沿って使用量を用いる。皮膚は清潔にしてから塗布する（★皮膚のケアに使用する薬の塗り方 p.159参照）。

・できるだけ毎晩シャワーを行い皮膚の清潔を保ち、寝る前に軟膏類を塗るのが効果的である。

・抗がん薬の影響により紫外線を吸収しやすくなっているので日焼け止めを塗ったり、長袖や帽子を着用する。

3．皮膚の瘙痒感があるときには、爪で皮膚を損傷しないよう掻かずに手のひらで軽くたたくように説明する。

4．下肢の循環障害や神経障害がある場合は、皮膚損傷しやすいので皮膚の清潔を保ち、靴下などの着用と打撲に注意するよう説明する。

5．皮膚の異常（疼痛、発赤など）を自覚したらすぐに知らせるように説明する。

■皮膚色の変化

皮膚の色	機序	主な原因
青	還元ヘモグロビンの増加	心疾患（うっ血性心不全、ファロー四徴症など）、肺疾患（肺気腫、肺線維症、結核など）、不安や寒冷環境、メトヘモグロビン血症
蒼白	メラニンの減少	白斑、白皮症、癜風
	血流の低下	失神、ショック
	酸化ヘモグロビンの減少	貧血
赤	血流の増加、炎症	発熱、興奮、高血圧、赤痢、アルコール摂取、局所的な炎症、血管拡張
桜桃色	一酸化炭素ヘモグロビンの増加	一酸化炭素中毒
黄色	黄疸（ビリルビンの増加、胸膜が黄色く見える）	肝胆道系疾患、膵がん、溶血性貧血
	カロチン血症（胸膜は黄色く見えない）	黄色果物や黄色野菜からのカロチン摂取増加
褐色	メラニンの増加	アジソン病、ヘモクロマトーシス、がん悪液質、日光への曝露、妊娠（黒皮症）

植木純，宮脇美保子監修・編集：ポケット版 看護に生かすフィジカルアセスメント．照林社，東京，2007：89．より引用、一部改変

■pHに関連した洗浄剤の選択

<table>
<tr><th>アルカリ性</th><th>水道水：pH7.0</th><th colspan="2">酸性</th></tr>
<tr><td>皮下組織：pH7.4</td><td>真皮：pH6.0</td><td colspan="2">表皮：pH5.0（酸外套）</td></tr>
<tr><td>膵液：pH8.0</td><td>汗：pH5.7～6.5
尿：pH6.5(4.5～8.0)
便：pH 5.5～8.0
唾液：pH6.8</td><td colspan="2">胃液：pH 1.0～2.0</td></tr>
<tr><td>一般的な固形石けん
pH9.3～10
硬い泡立ち</td><td>市販の弱酸性石けん
pH6.9～7.1</td><td>敏感肌・乾燥肌用
保湿洗浄料pH6.1</td><td>薬用
全身洗浄料pH5.0
弱い泡立ち</td></tr>
<tr><td colspan="4">洗浄力が強い・感染しやすい部位に適している⇔ドライスキンに適している・洗浄力が弱い</td></tr>
</table>

■生理的要因による皮膚の特徴

生理的要因	特徴
汗	700～900mL/日排泄され表皮を弱酸性に保ち細菌の繁殖を抑える。放置するとアルカリ性になり、角質細胞を溶かし肌が荒れる
皮脂膜	皮脂と汗が混ざった弱酸性でアルカリ中和能を発揮（酸外套）し、有毒物質の侵入を防ぎ抗菌作用を発揮する
皮脂	新生児期は皮脂の分泌が増加し新生児ざ瘡・脂漏性湿疹が増加する 皮脂は長時間放置すると過酸化脂質となり、皮膚炎の原因となる 生後6か月からは皮脂の分泌は低下する 青年期には尋常性ざ瘡、老年期には皮脂欠乏性湿疹がみられる
尿失禁	※排尿による湿度の上昇・オムツによる密閉性で高温・多湿となり、臀部は浸軟し、バリア機能が低下、皮膚の酸外套が破綻し細菌が侵入しやすくなる。皮膚真菌症を起こしやすい
下痢便	消化酵素を含み腸内細菌が多量に存在し、感染を起こしやすい ※尿失禁と同じ
膵液	アルカリ性で消化酵素を高濃度に含み組織のびらんを起こしやすい
しわ（老徴）	老化により、表皮の萎縮性変化、真皮と皮下組織の膠原線維・弾力線維の量的質的機能低下が起こり、皮溝が起こる 摩擦により皮膚が剪断（スキン-テア）しやすくなる
ドライスキン（老化・アトピー性皮膚炎・注：放射線療法でも）	皮脂が減少しアルカリ性に傾くため、角質細胞が脆く、皮膚の保湿が保たれず、皮膚は損傷しやすい 頭皮では落屑としてみられる場合もある

■ブレーデンスケール

患者氏名：評価者氏名：評価年月日：

知覚の認知 圧迫による不快感に対して適切に反応できる能力	1．全く知覚なし 痛みに対する反応（うめく、避ける、つかむ等）なし。この反応は、意識レベルの低下や鎮静による。あるいは、体のおおよそ全体にわたり痛覚の障害がある	2．重度の障害あり 痛みにのみ反応する。不快感を伝えるときには、うめくことや身の置き場なく動くことしかできない。あるいは、知覚障害があり、体の1/2以上にわたり痛みや不快感の感じ方が完全ではない	3．軽度の障害あり 呼びかけに反応する。しかし、不快感や体位変換のニードを伝えることが、いつもできるとは限らない。あるいは、いくぶん知覚障害があり、四肢の1、2本において痛みや不快感の感じ方が完全ではない部位がある	4．障害なし 呼びかけに反応する。知覚欠損はなく、痛みや不快感を訴えることができる
湿潤 皮膚が湿潤にさらされる程度	1．常に湿っている 皮膚は汗や尿などのために、ほとんどいつも湿っている。患者を移動したり、体位変換するごとに湿気が認められる	2．たいてい湿っている 皮膚はいつもではないが、しばしば湿っている。各勤務時間中に少なくとも1回は寝衣寝具を交換しなければならない	3．時々湿っている 皮膚は時々湿っている。定期的な交換以外に、1日1回程度、寝衣寝具を追加して交換する必要がある	4．めったに湿っていない 皮膚は通常乾燥している。定期的に寝衣寝具を交換すればよい
活動性 行動の範囲	1．臥床 寝たきりの状態である	2．座位可能 ほとんど、または全く歩けない。自力で体重を支えられなかったり、椅子や車椅子に座るときは、介助が必要であったりする	3．時々歩行可能 介助の有無にかかわらず、日中時々歩くが、非常に短い距離に限られる。各勤務時間中にほとんどの時間を床上で過ごす	4．歩行可能 起きている間は少なくとも1日2回は部屋の外を歩く。そして少なくとも2時間に1回は室内を歩く
可動性 体位を変えたり整えたりできる能力	1．全く体動なし 介助なしでは、体幹または四肢を少しも動かさない	2．非常に限られる 時々体幹または四肢を少し動かす。しかし、しばしば自力で動かしたり、または有効な（圧迫を除去するような）体動はしない	3．やや限られる 少しの動きではあるが、しばしば自力で体幹または四肢を動かす	4．自由に体動する 介助なしで頻回にかつ適切な（体位を変えるような）体動をする

栄養状態 普段の食事摂取状況	1．不良 決して全量摂取しない。めったに出された食事の1/3以上を食べない。蛋白質･乳製品は1日2皿（カップ）分以下の摂取である。水分摂取が不足している。消化態栄養剤（半消化態、経腸栄養剤）の補充はない。あるいは、絶食であったり、透明な流動食（お茶、ジュース等）なら摂取したりする。または、末梢点滴を5日間以上続けている	2．やや不良 めったに全量摂取しない。普段は出された食事の約1/2しか食べない。蛋白質･乳製品は1日3皿（カップ）分の摂取である。時々消化態栄養剤（半消化態、経腸栄養剤）を摂取することもある。あるいは、流動食や経管栄養を受けているが、その量は1日必要摂取量以下である	3．良好 たいていは1日3回以上食事をし、1食につき半分以上は食べる。蛋白質･乳製品を1日4皿（カップ）分摂取する。時々食事を拒否することもあるが、すすめれば通常補食する。あるいは、栄養的におおよそ整った経管栄養や高カロリー輸液を受けている	4．非常に良好 毎食おおよそ食べる。通常は蛋白質･乳製品を1日4皿（カップ）分以上摂取する。時々間食（おやつ）を食べる。補食する必要はない
摩擦とずれ	1．問題あり 移動のためには、中等度から最大限の介助を要する。シーツでこすれず体を動かすことは不可能である。しばしば床上や椅子の上でずり落ち、全面介助で何度も元の位置に戻すことが必要となる。痙攣、拘縮、振戦は持続的に摩擦を引き起こす	2．潜在的に問題あり 弱々しく動く。または最小限の介助が必要である。移動時皮膚は、ある程度シーツや椅子、抑制帯、補助具等にこすれている可能性がある。たいがいの時間は、椅子や床上で比較的よい体位を保つことができる	3．問題なし 自力で椅子や床上を動き、移動中十分に体を支える筋力を備えている。いつでも、椅子や床上でよい体位を保つことができる	

Total

■OHスケール（全患者版）

危険要因		点数
自力体位変換能力	できる どちらでもない できない	0点 1.5点 3点
病的骨突出（仙骨部）	なし 軽度・中等度 高度	0点 1.5点 3点
浮腫	なし あり	0点 3点
関節拘縮	なし あり	0点 1点

■OHスコアのレベル分けと褥瘡発生確率

		点数	褥瘡発生確率
偶発性褥瘡	危険要因なし	0点	ー
起因性褥瘡	軽度レベル	1～3点	約25％以下
	中等度レベル	4～6点	約26～65％
	高度レベル	7～10点	約66％以上

■皮膚反応の分割照射時のおよそのしきい線量と出現時期

反応	分割照射（2Gy/日）	
	しきい線量（Gy）	発症時期
脱毛	～20	～18日
発赤	20～40	12～17日
色素沈着	～45	
乾性落屑	～45	30～70日
一過性湿性落屑	45～50	30～50日
非一過性湿性落屑	＞60	30～50日
毛細血管拡張	45～50	6月～数年
壊死	＞60	数月～数年

Archambeau JO：Relative radiation sensitivity of the integumentary system dose response of the epidermal, microvascular, and dermal populations. Lett J, Altman K, eds. Advances in radiation biology Vol.12. Academic Press, US, 1987：147-203. より引用

■放射線皮膚炎の評価

評価	CTCAE（JCOG版）
Grade1	わずかな紅斑や乾性落屑
Grade2	中等度から高度の紅斑 まだらな湿性落屑 ただしほとんどが皺や襞に限局している 中等度の浮腫
Grade3	皺や襞以外の部位の湿性落屑 軽度の外傷や摩擦により出血する
Grade4	生命を脅かす 皮膚全層の壊死や潰瘍 病変部より自然に出血する 皮膚移植を要する
Grade5	死亡

■抗がん薬治療（EGFR阻害薬）に伴う皮膚障害

皮膚障害	状態	ケアの特徴
ざ瘡様皮疹 脂漏性皮膚炎	EGFR阻害薬により生じる角栓形成に伴う毛包の炎症	・皮膚症状は治療効果と相関することを説明しておく ・多めの水でよく泡立て、肌をこすらないようにやさしく洗浄する ・水分を拭き取るときは、清潔なタオルでやさしくこすらずに水分を拭き取る ・保湿剤は、洗顔・入浴後10分以内（まだ皮膚が湿っている間）に、スタンプ法で塗布する ・症状出現時の軟膏について説明しておく ・保湿剤から治療薬への塗布する順番を説明する
手足症候群	抗がん薬治療中にみられる、手掌・足底発赤知覚不全症候群	・皮膚の保湿を行い、手足の清潔を保ち感染を予防する ・直射日光を避ける ・物理的刺激を避ける。長時間の歩行を避け、きつくない靴下や軟らかい靴を使用する ・重症度により休薬と減量が必要となる
皮膚乾燥 亀裂	EGFR阻害薬により生じる角質菲薄化による水分保持低下を起因とする皮膚乾燥	・ざ瘡様皮疹に準じたスキンケア方法を行う ・保湿を行う
爪囲炎	EGFR阻害薬により生じる爪母細胞の分化異常	・ざ瘡様皮疹に準じたスキンケア方法を行う ・爪が割れないように保湿剤を十分に塗布する ・爪を保護するためにベースコートなどを使用する ・サンダルは避け、指先を圧迫しない靴をはく ・爪はスクエアオフカットを推奨する
色素沈着	紫外線などから肌を守るメラニン色素が、肌の一部に過剰に沈着した状態	・あらかじめ起こりうる副作用として説明しておく ・皮膚の保護（清潔・保湿）を行い物理的刺激を避ける ・日光を避ける。外出時には帽子や手袋、日傘などで防護する。日焼け止めクリームを塗るなど

勝俣範之，菅野かおり編：がん治療薬まるわかりBOOK．照林社，東京，2022：445－455．を元に作成

■皮膚障害を起こす抗がん薬

殺細胞性抗がん薬	フルオロウラシル、テガフール・ウラシル、TS-1、カペシタビン、メトトレキサート、ドキソルビシン、ドセタキセル、パクリタキセル、シクロホスファミド、ダカルバジン、シスプラチン
分子標的薬	セツキシマブ、パニツムマブ、ゲフィチニブ、エルロチニブ、イマチニブ、ダサチニブ、ニロチニブ、ソラフェニブ、スニチニブ、ラパチニブ

ワンポイントレクチャー

皮膚のケアに使用する薬（軟膏）の塗り方

- 皮膚と指を清潔にしてから使用する。
- 副腎皮質ホルモン剤は健康な皮膚に塗ると新たな皮膚障害を起こすことがあるため、塗るときは「擦らず」に症状のある部位にピンポイントでスタンプを押すように「ポンポン」と皮膚の上に乗せるように使用する。
- 保湿剤は「人差し指の第１関節までの量」が両方の手のひらに塗ることのできる量である。
  ※この量を「１」としたとき
  顔と首「2.5」、両腕「3」、体幹（前部）「7」、体幹（後部）「7」、両脚「6」、両足「2」

基準看護計画〈皮膚統合性障害リスク状態：小児〉

▶看護診断と要因

#[※]に関連した皮膚統合性障害（リスク状態）：小児	※活発な新陳代謝による発汗 ※低出生体重児や皮膚脆弱な患児 ※便や尿汚染による化学的刺激や湿潤環境 ※抗がん薬、放射線療法による皮膚障害 ※心不全があり、哺乳や運動による負荷に伴う発汗 ※急性胃腸炎などの頻回の下痢による臀部や陰部の化学的刺激 ※点滴ルート、ギプス、シーネ、同一体位による圧迫や牽引のずれに伴う機械的刺激 ※気管切開孔や胃瘻挿入部などの圧迫による機械的刺激 ※乳幼児で瘙痒感に対して無防備に掻爬すること ※羞恥心に伴う不十分な陰部ケア ※アレルゲンによる皮膚の発赤・浮腫・水疱などのアレルギー反応 ※ヘルスリテラシー低下に伴う情報獲得困難

目標

- 皮膚を正常に保つことができ、皮膚障害が起きない。

▶観察計画

1．バイタルサイン、意識レベル。
2．皮膚の状態と機能（★皮膚色の変化 p.153参照、★生理的要因による皮膚の特徴 p.154参照）。
 ●末梢循環、チアノーゼ、浮腫の状態。
 ●発赤、湿疹の有無、瘙痒感の有無。
 ●皮膚温、弾力、乾燥、湿潤、発汗の程度。
3．点滴ルートやシーネによる圧迫の有無、絆創膏の使用状況。
4．モニター類やあんかなどによる低温熱傷、潰瘍形成の有無。
5．気管カニューレなどやギプスによる圧迫の有無と皮膚の状態。
6．抗がん薬治療や放射線療法による副作用の有無。
7．便、尿の性状と回数。
8．身体、活動、治療状況。
9．食事量、哺乳量。
10．検査データ：TP、Alb、WBC、T-Bil、アレルゲン同定検査結果など。
11．患児・家族の認知（理解および受け止め）、ヘルスリテラシー。
12．生活状況や経済状況、親の養育力。
13．ソーシャルサポート（情緒的、道具的、情報的、評価的）の活用状況。

▶ケア計画

1．皮膚の状態を観察し、皮膚が障害されるリスクがある場合は、スキンアセスメントで評価する。
2．皮膚障害の原因はすぐに除去し、清潔を保つ。
3．陰部、臀部、頸部、腋窩などが湿潤している場合は、洗浄、清拭し、必要時軟膏を塗布する（★pHに関連した洗浄剤の選択 p.153参照、★皮膚のケアに使用する薬の塗り方 p.159参照）。
 ●陰部・臀部の汚染には洗浄したり、撥水性のクリームや撥水性オイル、非アルコール性皮膜剤を使用し、排泄物の直接的な刺激を防ぐ。
4．皮膚密着部は、ドレッシング材などをはさみ、保護し乾燥をさせる。
5．ライン類が直接皮膚にあたらないよう保護する。
6．低温熱傷、潰瘍形成予防（モニター類は装着部位を定期的に変更、あんかは身体から離す）。
7．栄養の高い食事摂取ができるように援助する。
8．循環促進のため、マッサージや保温に努める。皮膚発赤があればマッサージは禁止する。
9．瘙痒感があれば冷やす。

10. 必要時、小児用体圧分散マットレスなどを使用する。
11. シーツのしわを伸ばし、ベッド上の整理整頓を行う。
12. 必要時、最低２時間ごとの体位変換を行う。
13. 牽引時や装具による機械的刺激があれば減圧する。
14. 絆創膏を長期間使用するときは、皮膚保護剤を塗付するかドレッシング材を貼用する。
15. 患児や家族のニーズや暮らしに応じてソーシャルサポートを紹介し、調整する。
16. ヘルスリテラシーが低下している場合は、情報の獲得方法などを提案し、選択できるように支援する。

▶教育計画

1. 特に乳児や幼児前期は新陳代謝が活発であること、おむつをしていることでむれやすく、かぶれなどの皮膚障害を起こしやすいので、分泌物（鼻汁、唾液、便、尿）による汚染時はできるだけ早く取り除くよう説明する。この際、皮膚や粘膜を強く擦らないよう説明する。
2. 患児、親（養育者）へ放射線療法、抗がん薬治療による皮膚障害のケアに準じてセルフマネジメントできるように説明する（★抗がん薬治療に伴う皮膚障害 p.158参照）
3. 発達年齢に応じて、清潔の必要性についてわかりやすく説明し、家族にも説明する。

基準看護計画〈皮膚統合性障害：褥瘡リスク状態〉

▶看護診断と要因

#[※]に関連した皮膚統合性障害：褥瘡リスク状態	※発汗や便・尿失禁などによる局所の湿潤や汚染に伴う皮膚の浸軟 ※床上安静や身体可動性の低下・神経障害に伴う長時間同一部位の組織への圧迫、摩擦やずれ ※ベッドのギャッジアップ、車椅子乗車などによる摩擦やずれ ※低蛋白血症による浮腫や組織循環の減少に伴う皮膚の脆弱化 ※栄養障害に伴う脱水、るいそうなど保護的防御機能の低下 ※加齢による皮膚の乾燥や菲薄化した皮膚のバリア機能低下 ※ステロイドなどによる免疫力低下に伴う創傷治癒遷延 ※機械的刺激（ドレーン類やギプスなどの医療関連機器による圧迫） ※在宅療養中の介護者の不適切な管理 ※ソーシャルサポートの不足 ※ヘルスリテラシー低下に伴う情報獲得困難

目 標

- 皮膚を正常に保つことができ、褥瘡ができない。
- 患者・家族が褥瘡対策について理解し、予防に努めることができる。

▶観察計画

1．バイタルサイン、意識レベル。
2．年齢、性別、疾患や治療内容、体重、体重の変化、栄養状態（食事摂取状況、摂取エネルギー等）。
3．全身の状態：BMI、筋・皮下脂肪厚（★筋・皮下脂肪厚の測定方法 p.139参照）、骨の突出、関節拘縮（骨どうしの圧迫）、円背、ADL、IADL、消化器症状など。
4．全身の皮膚の状態：浮腫、チアノーゼ、発赤、剥離、びらん、腫脹。
- 乾燥、湿潤、発汗、皮膚温、たるみ・はり・クッション性（★褥瘡の深さ分類 p.166参照）。

5．発赤がある場合は持続性か一時性か判別する（指押し法やガラス板圧診法で発赤部を3秒間圧迫し、圧迫した部位の皮膚の色が白く変化するかどうかみる）。
6．知覚神経障害や麻痺などの身体可動性の低下による自重の状態。
7．機械的刺激の有無：圧迫、摩擦、ずれ、絆創膏などの着脱（★褥瘡発生の機序を知って褥瘡を防ぐ p.165参照）。
8．化学的刺激の有無：便や尿、消化液、創部からの滲出液、ドレッシング材。
9．便・尿失禁の状態。
10．疼痛、瘙痒感、感染の有無。
11．ガーゼの汚染状態、皮膚の湿潤の程度、浸軟の有無。
12．検査データ：TP、Alb、WBC、CRP、Hb。
13．体圧分散用具の使用状況。
14．病気の治療についての認知（理解および受け止め）、ヘルスリテラシー。
15．ソーシャルサポート（情緒的、道具的、情報的、評価的）の活用状況。
16．介護者の指導内容の理解と実施状況。

▶ケア計画

1．褥瘡形成の疑いがある場合は、褥瘡発生リスクアセスメントツール（DESIGN-R® 2020など）などで客観的に評価し、褥瘡予防をするために適切なケアを行う（★褥瘡発生の機序を知って褥瘡を防ぐ p.165参照）。
- ベッド上と車椅子での圧迫とずれ力の排除を行う。
- 創傷の程度や治癒過程に合ったスキンケアやドレッシング材・医療関連機器を使用する。
- 創傷の程度や治癒過程、身体可動性の状態に合わせ、体位変換を行い、体圧分散用具を使用する。
- 創傷の改善がみられない場合や難治性の褥瘡の場合は、早期にケアや栄養状態について専門家にコンサルテーションする。

2．ポジショニングを最低2時間ごとに行う。
- 体位変換時は身体を浮かし、摩擦やずれを予防し、体位変換後は背抜きを行う。
- 適切な体位保持のために、効果的にポジショニングピローを使用する。
- シーツや衣類のしわを伸ばす。
- ベッドをギャッジアップするときは、身体のずれや摩擦を予防するため、膝関節部の床板を屈曲させてから頭側を上げる。
3．体圧や活動に合わせて、効果的に体圧分散用具を使用する。
4．身体の清潔を保つとともに、皮膚の観察を毎日行う。
5．尿失禁が続く場合は失禁パターンを判断し、失禁が起こる前に排尿誘導を行い、長時間排泄物が皮膚にあたらないようにする。
6．便失禁（下痢）が続く場合は排便コントロールを行い、皮膚保護剤（撥水性クリームなど）を使用する。
7．褥瘡のリスクが高いと判定された場合には、速やかに専門家（褥瘡対策チーム）に相談する。
8．栄養が必要摂取量以下の場合には、高カロリー・高蛋白が摂取できるように援助する。
9．皮膚が感染を起こしている場合は清潔に保ち、感染拡大を予防する。
10．関節拘縮などの予防のために計画的にリハビリテーションを行う。
11．ヘルスリテラシーが低下している場合は、情報の獲得方法などを提案し、選択できるように支援する。
12．患者・家族のニーズや暮らしに応じてソーシャルサポートを紹介し、調整する。

▶教育計画

1．褥瘡が起こりやすい原因を患者や家族に伝え、スキンケア、体位変換などのケア内容を説明する。
2．患者・家族に褥瘡部位により避けたい体位を考慮した体位変換スケジュール表を渡し、終わったらチェックを行い、ケア提供者で共有できるようにする（在宅）。
3．疼痛、しびれや痒みの部位、性質、程度（主観的情報）を知らせるように説明する。
4．食欲が低下した場合には少量でも高カロリー・高蛋白の物が摂取できる方法を家族に説明する（在宅）。
5．家族に褥瘡を予防するために褥瘡予防用クッションや体圧分散マットレスなどを紹介し、貸与手続き方法を説明する（在宅）。
6．適度に運動することの必要性を説明する。

ワンポイントレクチャー

褥瘡発生の機序を知って褥瘡を防ぐ

■褥瘡発生のメカニズムって？

身体に加わった外力は骨と皮膚表層の間の軟部組織の血流を低下、あるいは停止させる。この状況が一定時間持続されると組織は不可逆的な阻血性障害に陥り褥瘡となる。200mmHg以上の持続的圧迫が２時間以上加わると皮膚には壊死が生じる。看護の領域で２時間ごとの体位変換が強調されてきた理由はここにある。

■褥瘡発生の原因って？

ヒトがベッドに臥床すると、人体の重力に対し、ベッドからの応力が人体にかかる。応力とは反発力であり、圧縮応力、せん断応力、引っ張り応力の３つがある。応力×時間×頻度の複合された力が血流に障害を与え、褥瘡発生の原因となる。したがって、褥瘡予防には、体圧分散による除圧のみでなく、応力がもたらす「ずれ」についても考慮する必要がある。

■摩擦・ずれのメカニズムって？

ギャッジアップするごとに身体は足下へずれ落ちる。身体の表面側は、寝具による摩擦係数の上昇に伴い表面はずれずに、内部はずれを引き起こす。シーツやバスタオル、おむつなどの重ね敷きや、ベッドの挙上角度が増すごとに摩擦係数は上昇し、ずれを大きくする。
骨突出部のマッサージは、摩擦と皮膚組織にずれを生じさせるため褥瘡発生の原因となる。

■虚血再灌流障害ってなに？

虚血による壊死だけではなく途絶した血流が再開通したときにも活性酸素の発生や白血球の動態変化、それに続く種々のサイトカイン放出などの有害現象で組織が障害を受ける。この虚血再灌流障害の過程も褥瘡発生に関与することが検証されている。

■圧迫ー時間と壊死の関係[1]

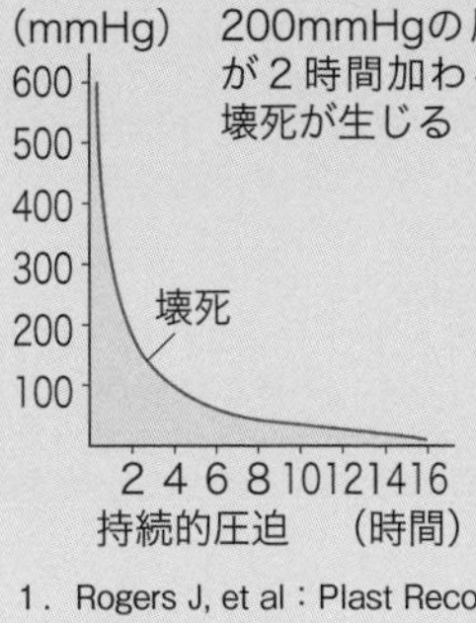

■血流障害を起こす３つの応力[2]

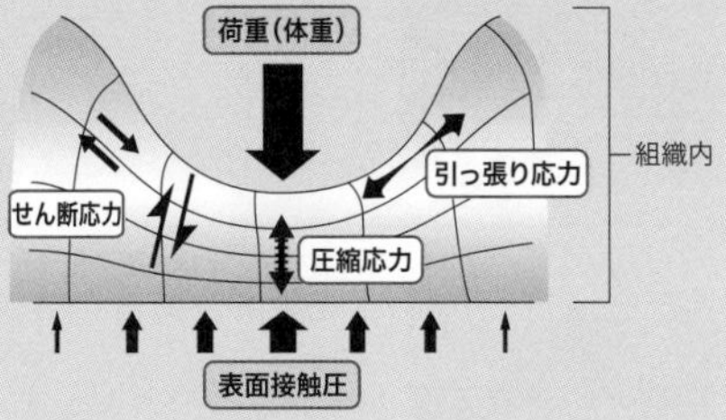

1．Rogers J, et al：Plast Reconstr Surg, 1975；56：419-422．による
2．高橋誠：生体工学から見た減圧, 除圧ー褥瘡予防マットレスの体圧分散ー．STOMA 1999；9：1-4．を参考に作成

■褥瘡の深さ分類

	DESIGN-R®2020 深さ分類	NPUAP分類（2007改訂版）
	d0 皮膚損傷・発赤なし	
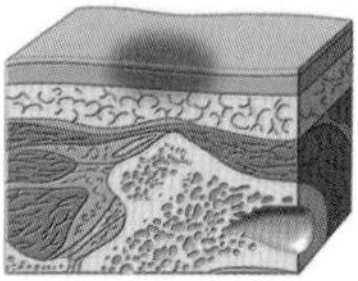	d1 持続する発赤	ステージⅠ 通常骨突出部位に限局する消退しない発赤を伴う、損傷のない皮膚。暗色部位の明白な消退は起こらず、その色は周囲の皮膚と異なることがある
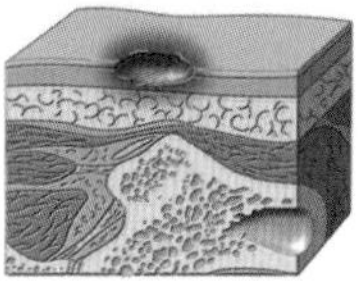	d2 真皮までの損傷	ステージⅡ スラフを伴わない、赤色または薄赤色の創底をもつ、浅い開放潰瘍として現れる真皮の部分欠損。破れていないまたは開放した/破裂した血清で満たされた水疱として現れることがある
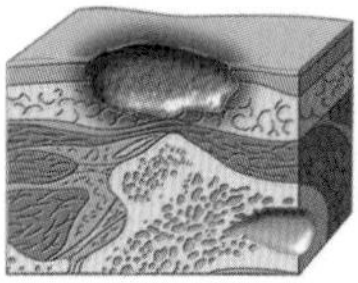	D3 皮下組織までの損傷	ステージⅢ 全層組織欠損。皮下脂肪は確認できるが、骨、腱、筋肉は露出していないことがある。スラフが存在することがあるが、組織欠損の深度がわからなくなるほどではない。ポケットや瘻孔が存在することがある
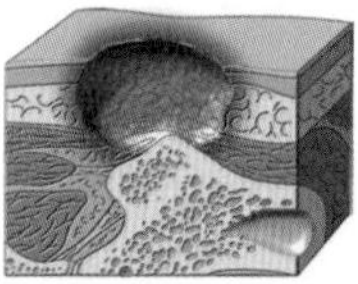	D4 皮下組織を超える損傷	ステージⅣ 骨、腱、筋肉の露出を伴う全層組織欠損。黄色または黒色壊死が創底に存在することがある。ポケットや瘻孔を伴うことが多い
	D5 関節腔・体腔に至る損傷	
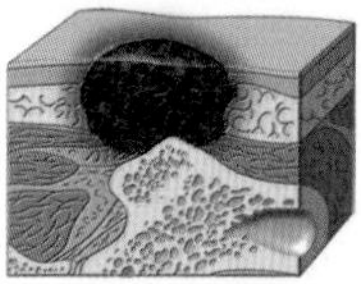	DU 壊死組織で覆われ深さ判定が不能	判定不能 創底で、潰瘍の底面がスラフ（黄色、黄褐色、灰色または茶色）および/またはエスカー（黄褐色、茶色、または黒色）で覆われている全層組織欠損
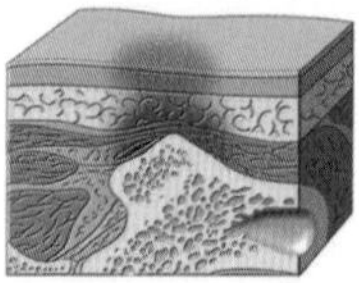	DDTI 深部損傷褥瘡（DTI）疑い	DTI疑い 圧力および/またはせん断力によって生じる皮下軟部組織の損傷に起因する、限局性の紫または栗色の皮膚変色、または血疱

日本褥瘡学会編：褥瘡予防・管理ガイドライン．照林社，東京，2009；21．より改変して引用

DESIGN-R®2020　褥瘡経過評価用

						月日	/	/	/	/	/	/
Depth*1　深さ　創内の一番深い部分で評価し、改善に伴い創底が浅くなった場合、これと相応の深さとして評価する												
d	0	皮膚損傷・発赤なし	D	3	皮下組織までの損傷							
				4	皮下組織を超える損傷							
	1	持続する発赤		5	関節腔、体腔に至る損傷							
				DTI	深部損傷褥瘡（DTI）疑い*2							
	2	真皮までの損傷		U	壊死組織で覆われ深さの判定が不能							
Exudate　滲出液												
e	0	なし	E	6	多量：1日2回以上のドレッシング交換を要する							
	1	少量：毎日のドレッシング交換を要しない										
	3	中等量：1日1回のドレッシング交換を要する										
Size　大きさ　皮膚損傷範囲を測定：［長径（cm）×短径*3（cm）］*4												
s	0	皮膚損傷なし	S	15	100以上							
	3	4未満										
	6	4以上　16未満										
	8	16以上　36未満										
	9	36以上　64未満										
	12	64以上　100未満										
Inflammation/Infection　炎症/感染												
i	0	局所の炎症徴候なし	I	3C*5	臨界的定着疑い（創面にぬめりがあり、滲出液が多い。肉芽があれば、浮腫性で脆弱など）							
	2	局所の炎症徴候あり（創周囲の発赤・腫脹・熱感・疼痛）		3*5	局所の明らかな感染徴候あり（炎症徴候、膿、悪臭など）							
				9	全身的影響あり（発熱など）							
Granulation　肉芽組織												
g	0	創が治癒した場合、創の浅い場合、深部損傷褥瘡（DTI）疑いの場合	G	4	良性肉芽が創面の10%以上50%未満を占める							
	1	良性肉芽が創面の90%以上を占める		5	良性肉芽が創面の10%未満を占める							
	3	良性肉芽が創面の50%以上90%未満を占める		6	良性肉芽が全く形成されていない							
Necrotic tissue　壊死組織　混在している場合は全体的に多い病態をもって評価する												
n	0	壊死組織なし	N	3	柔らかい壊死組織あり							
				6	硬く厚い密着した壊死組織あり							
Pocket　ポケット　毎回同じ体位で、ポケット全周（潰瘍面も含め）［長径（cm）×短径*3（cm）］から潰瘍の大きさを差し引いたもの												
p	0	ポケットなし	P	6	4未満							
				9	4以上16未満							
				12	16以上36未満							
				24	36以上							
部位［仙骨部、坐骨部、大転子部、踵骨部、その他（　　　　　）］						合計*1						

http://jspu.org/medical/designer/docs/design-r2020.pdf

＊1　深さ（Depth：d/D）の点数は合計には加えない
＊2　深部損傷褥瘡（DTI）疑いは、視診・触診、補助データ（発生経緯、血液検査、画像診断等）から判断する
＊3　“短径”とは“長径と直交する最大径”である
＊4　持続する発赤の場合も皮膚損傷に準じて評価する
＊5　「3C」あるいは「3」のいずれかを記載する。いずれの場合も点数は3点とする

基準看護計画〈皮膚統合性障害：ストーマ周囲の皮膚障害（コロストミー／ウロストミー）リスク状態〉

▶看護診断と要因

#[※]に関連した皮膚統合性障害：ストーマ周囲の皮膚障害	※不適切なストーマ装具（大きさ、種類） ※装具の着脱や洗浄、皮膚保護剤の物理的刺激 ※排泄物や腸液漏出の付着による化学的刺激 ※ウロストミーでpH７以上の尿（アルカリ尿）が持続する刺激 ※ストーマ周辺の不適切な保清 ※介護者の理解の不十分さ

目標

- （　　月　　日）までにストーマ周囲の皮膚障害が改善する。

▶観察計画

1. バイタルサイン。
2. 年齢、性別、体重、体重の変化、BMI、栄養摂取量、水分摂取量。
3. 病状、治療の内容（術式、抗がん薬治療）、経過、副作用の有無と程度、ADL、IADLなど。特に薬物療法によるストーマへの影響（★薬物療法によるストーマへの影響 p.170参照）。
4. ストーマと周辺の皮膚の状態（発赤、びらん、表皮剥離、色素沈着、痛み）、合併症（ヘルニア、狭窄など）。
   - ストーマ近接部、皮膚保護剤貼付部、皮膚保護剤貼付部外周部に分けて観察する。
5. 尿（性状、pH、量）、便（性状、量）と面板の状態（種類、装着状態、漏れの状態）。
6. 保清の仕方、交換状況、手技、知識の程度。
7. 疾患や治療によるストーマへの影響についての認知（理解および受け止め）。
8. 検査データ：TP、Alb、血清トランスサイレチン、腎機能、WBC、CRP、腹部X線など。
9. ソーシャルサポート（情緒的、道具的、情報的、評価的）の活用状況。
10. 介護者の指導内容の理解と実施状況。

▶ケア計画

1．ストーマ周囲の皮膚障害の原因をアセスメントツール（★ストーマ周囲皮膚の観察部位 p.170参照）で評価する。
2．腹部やストーマの特徴（ストーマの形態や高さ、腹部の形、しわなど）をアセスメントし、適切な装具を選択する。
3．皮膚状態、交換方法を記録に残し、次回の交換に役立てる。
4．装具交換時は、皮膚保護剤の溶け具合を観察し、次回の交換日を決める。
5．面板を剥がすときは粘着剥離剤を使用し、皮膚を押さえながら剥がす。
6．ストーマ周囲のスキンケアを行う。
- 洗浄、拭き取り用洗浄剤を使用し排泄物などの除去に努める。

7．蓄尿袋の接続状態に注意する。
- 連結チューブの屈曲、過伸展、コネクター不良。

8．排便のコントロールを図る。
9．高カロリー・高蛋白の食事や水分摂取を勧める。
10．ストーマ造設を受容できるように精神的援助をする。
11．患者のニーズや暮らしに応じてソーシャルサポートを紹介し、調整する。

▶教育計画

1．ストーマ周囲の皮膚を定期的に観察するよう説明する。
2．排泄物からの漏れが続く場合には、ストーマの形と装具が適していない可能性があるため、早期に皮膚・排泄ケア認定看護師などに相談するよう説明する。
3．ストーマケアの方法について説明する。
- 排泄物が漏れないケア。
  - ・装具は完全に皮膚を乾燥させてから貼付。
  - ・排泄物はストーマ袋３分の１以内で廃棄。
- 皮膚障害を起こさないケア。
  - ・面板は皮膚を押さえながら愛護的に除去。
  - ・抗がん薬などの代謝産物を含む排泄物が皮膚に付着しないように、装具交換時は周囲の皮膚をしっかり洗浄。

■ストーマ周囲皮膚の観察部位（ABCD-Stoma®より）

ABCD-Stoma®は、ストーマ周囲皮膚障害の重症度評価スケールで、ストーマ周囲皮膚をA（Adjacent：近接部）、B（Barrier：皮膚保護剤部）、C（Circumscribing：皮膚保護剤外部）の3部位に分け、部位ごとに皮膚障害の程度を評価する。紅斑は1点、びらんは2点、水疱・膿疱は3点、潰瘍・組織増大は15点。

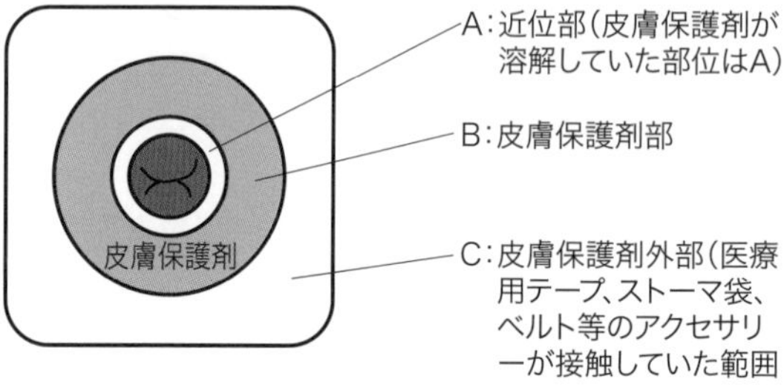

■薬物療法によるストーマへの影響

影響の現れるところ	症状
ストーマ粘膜	●易出血性、粘膜からの出血
ストーマ周囲皮膚	●薬剤による皮膚ターンオーバーの延長による乾燥、色素沈着 ●分子標的薬による皮疹、全身乾燥、菲薄化 ●排泄物の漏れに伴う皮膚障害
セルフケア	●倦怠感によるケア意欲の低下 ●手足症候群による痛み ●爪囲炎による手の巧緻性の低下

佐々木常雄監修，下山達・三浦里織編：がん薬物療法看護ベスト・プラクティス．照林社，東京，2020：167．より引用

口腔粘膜障害

＊「NANDA-I 看護診断 定義と分類2021-2023」では「口腔粘膜統合性障害」

解釈

口腔は、食物の咀嚼・嚥下、会話、呼吸など人が生命を維持し生活するための大切な機能を持っている。しかし、口腔粘膜に障害があると食への楽しみを奪われたり、外形が変化することなどで、人としての基本的なニーズを満たすことができなくなる。

口腔は、口唇、口蓋、舌、頬、歯牙、歯肉などから形成され、口腔の内面は口腔粘膜で覆われている。口腔粘膜には小唾液腺が付属し、唾液の分泌には、消化作用、食物軟化、粘膜の保護、口腔内の湿潤作用、清浄作用、水分の代謝を調節する作用がある。唾液分泌が減少すると粘膜の抵抗力が減弱し、さらに口腔粘膜を傷つけると感染を起こすなど、経口摂取が困難となり栄養状態に影響を及ぼす。

「口腔粘膜障害」とは、頭頸部への放射線療法、抗がん薬治療の副作用による口腔粘膜障害、ステロイドや免疫抑制薬などによる免疫力の低下、絶食に伴う唾液分泌の減少による自浄作用の低下、経口挿管や意識障害などで口腔内の清潔が保持できないことから、口腔粘膜が破綻している状態をいう。

看護介入は、口腔粘膜の状態を観察し、口腔アセスメントシートなどで評価する。唾液の分泌低下や口腔が乾燥している場合は、含嗽・歯磨き、人工唾液を使用するなど口腔内の清浄や湿潤を保ち、口腔乾燥や粘膜炎を予防する。口内炎や粘膜炎を発症している場合は、刺激の少ない食事の摂取を勧める、刺激が少ないブラッシング方法の指導、消炎薬、局所麻酔薬入りの含嗽や口腔湿潤剤などで痛みを和らげるなど口腔内の状態に合わせた適切なケアを行うことが重要である。

▶〈口腔粘膜障害〉診断指標（筆者らによる）

《口腔状態指標》

- □口腔の疼痛
- □口腔の不快感
- □味覚障害
- □口腔内病変
- □口内炎
- □口腔内潰瘍
- □出血
- □充血
- □浮腫
- □剥離
- □粘膜の露出
- □粘膜の蒼白
- □腫瘤がある（例：血管腫）
- □小結節
- □丘疹

□小水疱
□海綿状の斑点
□口臭
□口内乾燥症
□病原体への曝露
□化膿性の排液、および滲出液
□白い凝乳様の滲出液
□舌苔
□地図状舌
□萎縮して平坦な舌
□歯肉過形成
□蒼白な歯肉
□歯肉が退縮
□４mmより深い歯肉窩
□白い斑点／プラーク
□口唇炎

《口腔機能指標》
□会話が困難
□摂食困難
□嚥下困難

《疾患・治療的状況の指標》
□口唇裂・口蓋裂
□放射線療法（頭頸部）
□抗がん薬治療
□免疫抑制薬
□絶食
□気管挿管
□経鼻胃管留置
□口腔手術
□義歯
□口呼吸

▶よく使用する事例

- 抗がん薬治療の副作用による口腔粘膜炎や潰瘍を形成した患者、または形成するおそれのある患者。
- 頭頸部への放射線の副作用による唾液分泌の減少（唾液腺機能障害）により口腔乾燥や口腔粘膜炎を起こす可能性のある患者。
- 意識レベルの低下や運動機能障害があり十分に口腔ケアが行えない患者。
- 悪心・嘔吐があり十分に口腔ケアが行えない患者。
- 義歯の管理が自分でできない患者。
- 絶食や経管栄養・胃瘻などにより経口摂取が困難なことから、唾液の分泌量の減少により自浄作用の低下がみられ、口腔内の清潔が保てない患者。
- 経口挿管、バイトブロック、胃管などの機械的刺激や十分な口腔ケアが実施できないことから口腔内の炎症や潰瘍を形成しやすい患者。
- 口腔内の手術や下顎骨骨折で顎間固定中のため、口腔ケアが十分できず、清潔が保てない患者。

▶効果があった事例

- 抗がん薬治療や放射線療法を受ける患者に口腔内の観察をしたり、口腔湿潤剤を前もって使用することで口腔粘膜の損傷を予防できた。

- 放射線療法の照射前後にクライオセラピー（冷却療法）を行うことで口腔粘膜の損傷を予防できた。
- 口腔粘膜炎には、創傷被覆保護材、鎮痛薬入りの含嗽水を使用し痛みを和らげることができ、口内炎が改善した。
- 口腔乾燥には唾液の分泌を促すためにガムを噛む、レモン水を飲むことを勧めたり、適切な口腔湿潤剤や人工唾液などを使用することで粘膜の乾燥を予防でき、口内炎が改善した。
- 経口挿管チューブ、バイトブロック、胃管などのある患者に対し、口腔内粘膜の状態をアセスメントし、粘膜を損傷しない専用スポンジブラシなどやマウスウォッシュを使用した口腔ケアをすることで、ケア内容の統一が図れ、口腔粘膜障害の悪化を予防できた。
- 口腔内の手術や下顎骨骨折で顎間固定中など口腔ケアが十分に行えない患者には、早期に医師と協働しながら定期的に洗浄を行ったことで、口腔粘膜障害の悪化を予防できた。

▶使用上の注意点

- 口腔内に損傷がある場合に、「口腔粘膜障害」と「感染リスク状態」で迷う場合がある。外科的侵襲による創傷や骨髄抑制に伴う易感染状態の場合は「感染リスク状態」を用いて対応する。
- 口腔粘膜の損傷のため激しい疼痛があり、患者にとって痛みが強い場合は「安楽障害：疼痛」を用いて対応する。

基準看護計画〈口腔粘膜障害〉

▶看護診断と要因

#[※]に関連した口腔粘膜障害	※抗がん薬治療や頭頸部放射線照射による唾液分泌の減少や粘膜障害に伴う口腔内の自浄作用の低下や口腔粘膜炎 ※ステロイドや免疫抑制薬の長期使用による免疫力の低下 ※口呼吸、絶飲食、胃管挿入による口腔内の自浄作用の低下 ※悪心・嘔吐、倦怠感などの身体的苦痛により口腔ケアが十分にできない状態 ※挿管チューブ（経口）などによる機械的刺激 ※経口挿管や顎間固定などの口腔内異物により口腔ケアが十分にできない状態 ※意識障害による開口障害や誤嚥のリスクが高く、口腔ケアが十分にできない状態 ※上肢機能障害などに伴う巧緻性の低下により口腔ケアができない状態 ※不適切な口腔衛生習慣 ※ヘルスリテラシー低下に伴う情報獲得困難 ※家族の口腔ケアについての理解の不十分さ

目標

- 口腔内の清潔を保つことができる。
- 口腔ケアの必要性が理解でき、実施できる。
- 唾液の分泌が増加し、口腔乾燥が軽減し、口腔粘膜障害が起こらない。
- （　　月　　日）までに口腔粘膜障害が改善する。
- 口腔ケアに対してセルフマネジメントできる。

▶観察計画

1. バイタルサイン。
2. 口腔粘膜の状態、唾液の分泌の有無・程度、乾燥の程度、舌苔や潰瘍の有無、部位、程度。
3. 粘膜や歯肉からの出血、腫脹、痛みの有無、灼熱感、咬合異常の有無、開口の程度。
4. 食事摂取状況：絶飲食の有無、食欲低下の有無、食事形態、食事摂取量、水分摂取量、嚥下時痛の有無。
5. 味覚障害の有無、唾液分泌の有無。

6．歯や義歯の状態。
7．全身状態（意識レベル）、機能障害の有無と程度、ADL、IADLの程度。
8．悪心・嘔吐、全身倦怠感の有無。
9．治療前の口腔衛生習慣、口腔ケアの必要性についての知識と口腔ケアの実施状況。
10．鎮痛薬の使用状況と効果。
11．治療の内容（抗がん薬治療、放射線療法など）、経過、副作用の有無と程度。
12．機械的刺激（挿管チューブなど）の有無。
13．ステロイド、免疫抑制薬、ビスホスホネート製剤の使用の有無。
14．検査データ：WBC、血小板数、CRP、TP、Alb、口腔内の真菌（カンジダ）。
15．がんなどの病気や治療についての認知（理解および受け止め）、ヘルスリテラシー。
16．生活状況や経済状況。
17．口腔ケアに対するセルフマネジメント状況。
18．口腔ケアのセルフマネジメントが困難な場合の支援状況。
19．家族の口腔ケアに対する理解と実施状況。
20．ソーシャルサポート（情緒的、道具的、情報的、評価的）の活用状況。

▶ケア計画

1．口腔内の状態を、ペンライトを用いて観察し、口腔アセスメントシート（★ORAL HEALTH ASSESSMENT TOOL 日本語版（OHAT-J）p.178参照）などで評価を行い、適切な口腔ケアを実施する。
- これまでの生活習慣を考慮し、実施可能な方法を提案する。
- 悪化した場合は、口腔アセスメントシートなどで再評価し、適切な口腔ケアに変更する。

2．口腔ケアを実施する（★口腔ケアに必要な物品 p.178参照）。
- 1日（　　）回、起床時、食後、眠前。
- 口腔内の状態に応じた道具を選択する。
- 歯の汚れや歯垢の除去をするためにブラッシングを実施する。
- 含嗽ができない場合は、スポンジブラシや口腔ウェットティッシュで口腔内を清拭する。
- 口腔内乾燥がある場合。

・唾液の分泌を促すためにガムを噛む、レモン水を飲むことを勧める。
・口腔マッサージ、唾液腺マッサージの実施（★口腔マッサージ p.179参照、★唾液腺マッサージ p.179参照）。
・適切な含嗽剤や人工唾液剤を使用する。
・保湿効果のある洗口液や口腔湿潤剤を使用する。
・口腔内の乾燥が強い場合は口腔湿潤剤を塗布し、粘膜を保護してから行う。

● 口腔粘膜の疼痛がある場合。
・早期に適切な鎮痛薬（例：局所麻酔薬入りの含嗽剤）を使用する。
・疼痛の緩和が確認できたら、状態に応じた口腔ケアを実施する。

3．食後には義歯の洗浄、就寝時には義歯をはずし洗浄する。
4．食事は刺激のない食べやすい形態に変更し、少しでも摂取できるように援助する。
5．白血病の告知後など患者が危機的な心理状態にある場合は、看護師が意図的に介助を行う。
6．倦怠感など苦痛が強いときには口腔ケアを介助する。
7．粘膜障害などで咽頭痛があり飲み込みができない場合は、唾液が吐き出せるように環境の調整や適宜吸引を行い誤嚥を予防する。
8．開口障害のある患者には機能や理解力に合わせた口腔ケアを行う。拒否的な場合は声かけを行いながら、顔面マッサージなどリラクゼーションを施行してから実施する。
9．麻痺がある場合は健側から行い、ギャッジアップができない場合は健側を下にした側臥位で行う。
10．気管挿管中。

● 口腔ケアの前に指示のカフ圧になっているかカフ圧計で確認し、低い場合は追加する。
● 褥瘡性潰瘍がないか観察を行い、チューブが粘膜と接触しないよう固定する。
● 湿らせたスポンジブラシなどでの清拭や保湿ジェルの塗布で保湿に努める。
● 口腔ケア時は誤嚥予防の体位（頭部を挙上させ、頭部挙上が不可能な場合は側臥位もしくは患者の頭部を横に向ける）にし、ブラッシング、洗浄、吸引をする。

11．終末期にある患者は唾液の分泌が減少し自浄作用が低下するため、十分に保湿する。
12．ヘルスリテラシーが低下している場合は、情報の獲得方法などを提案し、選択できるように支援する。
13. 患者・家族のニーズや暮らしに応じてソーシャルサポートを紹介し、調整する。

▶教育計画

1. 口腔粘膜障害の原因と危険性、および予防方法に関して患者と家族に説明する。
2. 口腔ケアの必要性と方法について、これまでの生活習慣や患者・家族の理解の程度、心理状態に応じた方法を説明する。
3. 治療上、口腔粘膜障害が予想されるときには、ケア方法をあらかじめ説明する。
   - 治療前より口腔湿潤剤を使用し、乾燥を予防する。
4. 口腔内を清潔に保つことの重要性や口腔内の状態に合わせた方法や器具を説明する。
5. 口腔内を観察する方法を説明する（鏡を用いるなど）。
6. 疼痛があるときは我慢せず、鎮痛薬を使用することを説明する。
7. 疼痛があるときは、適切な口腔ケアや含嗽を行うことを説明する。
8. 義歯の洗浄の必要性や、適切な義歯を使用することを説明する。
9. 顔面浮腫時には口腔粘膜を噛む可能性があるため、咀嚼時気をつけることを説明する。
10. 柑橘系、塩分、熱い物、辛い物など刺激のあるものを避けることを説明する。
11. 出現する可能性のある口腔粘膜障害と症状について説明し、異常があればすぐに医療者に伝える、あるいは受診することを説明する。

■ORAL HEALTH ASSESSMENT TOOL 日本語版（OHAT-J）

（Chalmers JM et al., 2005を日本語訳）

ID：	氏名：		評価日：　　　／　　　／	
項目	0＝健全	1＝やや不良	2＝病的	スコア
口唇	正常、湿潤、ピンク	乾燥、ひび割れ、口角の発赤	腫脹や腫瘤、赤色斑、白色斑、潰瘍性出血、口角からの出血、潰瘍	
舌	正常、湿潤、ピンク	不整、亀裂、発赤、舌苔付着	赤色斑、白色斑、潰瘍、腫脹	
歯肉・粘膜	正常、湿潤、ピンク	乾燥、光沢、粗造、発赤 部分的な（1-6歯分）腫脹 義歯下の一部潰瘍	腫脹、出血（7歯分以上） 歯の動揺、潰瘍 白色斑、発赤、圧痛	
唾液	湿潤 漿液性	乾燥、べたつく粘膜、少量の唾液 口渇感若干あり	赤く干からびた状態 唾液はほぼなし、粘性の高い唾液 口渇感あり	
残存歯 □有 □無	歯・歯根のう蝕または破折なし	3本以下の う蝕、歯の破折、残根、咬耗	4本以上のう蝕、歯の破折、残根、非常に強い咬耗 義歯使用無しで3本以下の残存歯	
義歯 □有 □無	正常 義歯、人工歯の破折なし 普通に装着できる状態	1部位の義歯、人工歯の破折 毎日1-2時間の装着のみ可能	2部位以上の義歯、人工歯の破折 義歯紛失、義歯不適のため未装着 義歯接着剤が必要	
口腔清掃	口腔清掃状態良好 食渣、歯石、プラークなし	1-2部位に食渣、歯石、プラークあり 若干口臭あり	多くの部位に食渣、歯石、プラークあり 強い口臭あり	
歯痛	疼痛を示す言動的、身体的な兆候なし	疼痛を示す言動的な兆候あり： 顔を引きつらせる、口唇を噛む 食事しない、攻撃的になる	疼痛を示す身体的な兆候あり： 頬、歯肉の腫脹、歯の破折、潰瘍、歯肉下膿瘍。言動的な徴候もあり	
歯科受診（　要　・　不要　）	再評価予定日　　　／　　　／			合計

松尾浩一郎，中川量晴：口腔アセスメントシートOral Health Assessment Tool日本語版（OHAT-J）の作成と信頼性，妥当性の検討．障害者歯科 2016；37：1-7．より引用

■口腔ケアに必要な物品

1）歯ブラシ

●歯が残っている場合、市販の歯ブラシを使って磨く

2）スポンジブラシ

●多くの種類がある

●主に粘膜の清掃やマッサージに用いる

3）すすぎ用・洗浄用コップ

●コップを2個用意し、「洗浄（汚水）用」「きれいな水用」と分けて使用する

●「洗浄用」に氷などを入れ、洗口剤を使用すると、口腔内刺激になり爽快感を得られる

4）吸引器

●口腔ケア中、唾液や痰の貯留があれば吸引する

5）口腔湿潤剤

●口腔ケア後に薄く伸ばして、口腔粘膜を保護する

●口腔ケア前に塗布しておくと、汚れが落ちやすい場合がある

●治療前より塗布することで、乾燥を予防する

6）くるリーナブラシ

●口腔内の痰や唾液をうまくからめ取る

●金属の部分がしなるので、口腔内をマッサージすることもできる

7）歯間ブラシ・デンタルフロス

●歯と歯の隙間に入り込んだ汚れ（痰や唾液の付着物）を清掃

●出血傾向のある患者には注意が必要

8）洗口液

●汚れが付着しているときや、乾燥しているときに利用するとよい

9）パルスオキシメータ

●特に呼吸状態が安定していない患者に口腔ケアを施行する場合は、酸素飽和度をチェックしながら施行する

10）口腔用ウェットティッシュ

●指に巻きつけ、汚染物を咽頭へ送らないようにするため口腔内の奥から手前に向かって拭き取る

●実施後は口腔内の保湿を行う

11）その他：開口保持器具

●開口困難がある場合、一度しっかりと開口させ、維持するために使用する場合がある

※口腔ケア物品は湿ったままだと細菌が増殖するため使用したらきれいに洗い、必ずブラシやスポンジの部分を上にして乾燥させる。

■口腔マッサージ

a．口唇のマッサージ

指で唇をとがらせる　指で唇を引っ張る

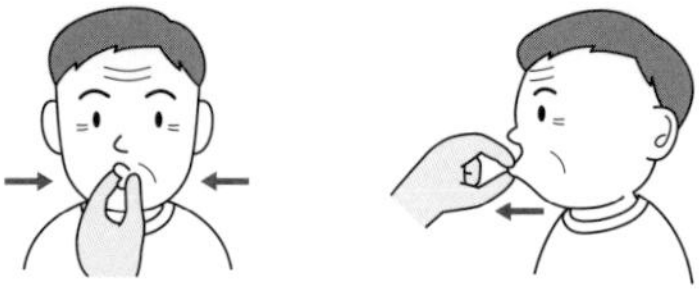

c．頬のマッサージ

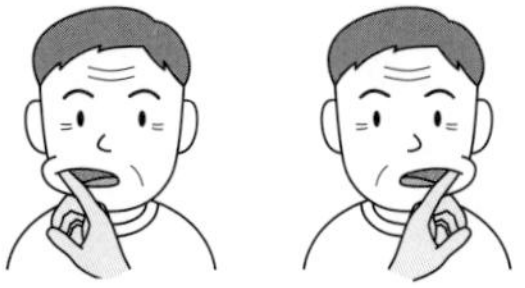

指で頬を引っ張り膨らませる

b．舌のマッサージ

舌をつかんだまま、左右に動かす

舌を指先で軽くつかんで引っ張る

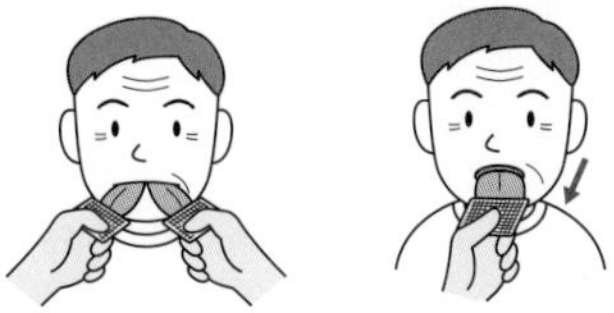

舌を動かすときは、舌の先を直接持つと滑りやすいため、ガーゼなどでくるんで持つとよい

■唾液腺マッサージ

a．耳下腺へのマッサージ

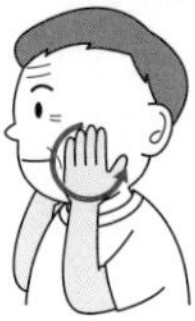

人差し指から小指までの４本の指を頬に当て、上の奥歯の辺りを後ろから前に向かって回す

c．舌下腺へのマッサージ

両手の親指を揃えて、顎の真下から舌を突き上げるように、ゆっくりグーと押す

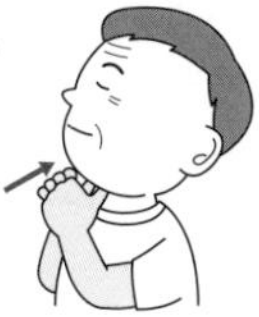

b．顎下腺へのマッサージ

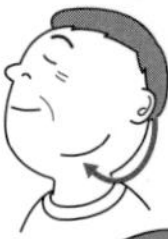

顎の線の内側あたり

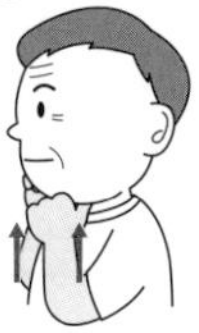

親指を顎の骨の内側の軟らかい部分に当て、耳の下から顎の下まで８か所くらい順番に押す

高体温／低体温

【高体温 NANDA-Iの定義】体温調節障害により、深部体温が日内の正常範囲を上回っている状態

【低体温 NANDA-Iの定義】生後28日を超える人で、深部体温が日内の正常範囲を下回っている状態

解釈

「人間は恒温動物であり、外部環境の温度にかかわらず、内部の温度を維持することができる。体組織や細胞は比較的狭い体温の範囲で最もよく機能できる。体表面や皮膚体温は、外部環境や肉体運動によって大きく変化する。このような変化にもかかわらず、体内の温度は熱性疾患に罹患しなければ比較的一定に維持される。身体の器官が最適の機能を果たすためには正常範囲の体温が維持されなければならない」[1]。

正常体温は、腋窩で36～37.5℃で、測定方法や年齢、個人によって異なり、活動レベルや外気温によって左右される。

低体温は、外的要因による傷害のために著しい熱産生の減少や熱放散の増加が起こり、深部体温（直腸温、膀胱温など）が正常範囲以下に低下している状態であり、長時間放置すると、死に至る危険な状態にもなる。

高体温は、熱の放散と産生のバランスがくずれ、体温が異常に高くなった場合のこと、またはその危険性が高い状態である。

看護介入は、体温の変調をきたしている原因をアセスメントし、環境温度の調節や衣服、掛け物などの調節、冷却、保温などをして、患者が体温を正常範囲に保てるように援助する。温罨法を行う場合、低温熱傷に気をつける必要がある。

▶〈高体温〉診断指標（筆者らによる）

□正常範囲以上に体温が上昇
□紅潮した皮膚
□触ると温かい
□頻脈
□頻呼吸
□痙攣発作
□嗜眠傾向
□昏睡
□異常な姿勢

▶〈低体温〉診断指標（筆者らによる）

□正常範囲以下に低下した深部体温
□皮膚の冷感
□爪床のチアノーゼ
□低酸素状態
□低血糖
□蒼白
□立毛反射（鳥肌）
□悪寒戦慄
□毛細血管再充満時間の遅延[2]
□徐脈や不整脈

1．ルース・F．クレイブン，コンスタンス・J．ハーンリー著，藤村龍子，中木高夫監訳：基礎看護科学．医学書院，東京，1996：376．より引用

▶よく使用する事例

- 低出生体重児で体温調節が困難で、クベース収容中である患児。
- 腫瘍や感染による発熱を繰り返している患者。
- 外気温の高い日に室温調節をせず､水分もとらず､熱中症になる患者。
- 脳神経障害により、体温調節中枢に障害をきたしている患者。
- 体温調節機能が低下している高齢者。

▶効果があった事例

- クベース収容中の児に対して、クベース内の環境調節などのケアの充実を図ることで、望ましい体温を維持することができた。
- 発熱している患者に対して、体表に近い動脈を冷罨法したことで解熱することができた。

▶使用上の注意点

- 感染による発熱が持続する場合は、「潜在的合併症：敗血症（MOFを含む）」を用いて対応する。
- 発熱に伴う苦痛が強い場合は、「安楽障害」を用いて対応する。

■典型的な発熱の経過

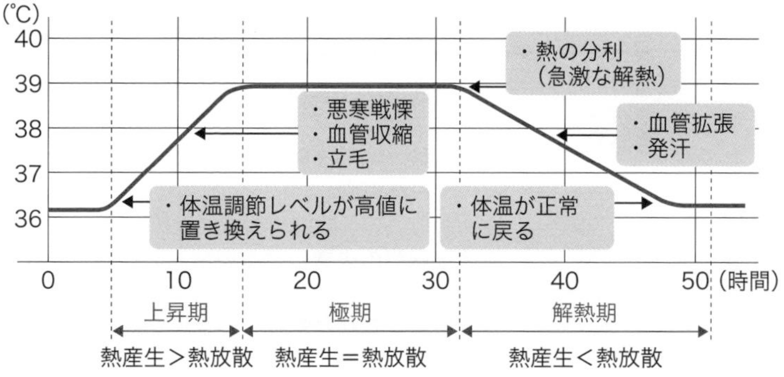

2．毛細血管再充満時間とは、指爪を指で５秒間圧迫し、開放後に色調が回復するのに要する時間。２秒以上かかる場合、ショック、脱水、末梢性血管疾患、低体温症などの可能性がある。

■熱型

	稽留熱	弛張熱	間欠熱	波状熱
熱型	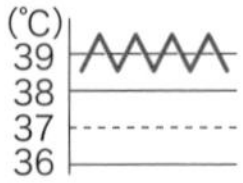	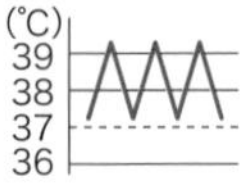	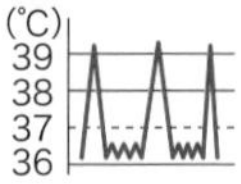	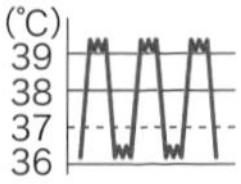
定義	日内変動が1℃以内の高熱が持続する	日内変動が1℃以上で、37℃以下にならない	日内変動が1℃以上で、37℃以下になる時期がある	有熱期と無熱期を交互に繰り返す
疾患	重症肺炎、粟粒結核、腸チフスの極期、髄膜炎	敗血症、多くのウイルス性感染症、化膿性疾患、悪性腫瘍、膠原病	マラリア、胆道感染症	ブルセラ症、マラリア、ホジキンリンパ腫、胆道閉鎖症、多発性神経炎、脊髄障害

異常な発熱パターンを示す疾患・状態：感染症、がん、アレルギー反応、ホルモン異常（褐色細胞腫や甲状腺機能亢進症など）、自己免疫疾患（関節リウマチなど）、熱中症、薬剤（麻酔薬、抗精神病薬など）、脳外傷、脳腫瘍。

基準看護計画〈高体温〉

▶看護診断と要因

#[※]に関連した高体温	※急激な水分喪失による脱水 ※感染症状による体温の上昇 ※免疫薬（グロブリン製剤など）の副作用 ※悪性腫瘍による組織崩壊に伴う発熱物質の放出 ※脳障害、神経障害による視床下部の体温調節中枢への影響 ※高齢による体温調節機能の低下 ※体温調節の未熟による環境への適応ができない ※不適切な衣服の着用によるうつ熱

目標

- 解熱し、正常体温を維持する。
- 発熱に伴う体力の消耗を最小限にすることができる。

▶観察計画

1．バイタルサイン、意識レベル。
2．体温の変動（★熱型 p.182参照）や末梢循環の状態。皮膚の温かさと湿潤の程度。
3．随伴症状の有無。
- 悪寒時：戦慄、皮膚蒼白、四肢冷感。
- 発熱時：顔面紅潮、発汗、血圧低下、心拍数や脈拍数の増加、呼吸数の増加、食欲不振、倦怠感、疼痛（頭痛、関節痛など）、口渇、尿量減少（濃縮尿）、動悸、息切れ。

4．敗血症症状の有無（★敗血症性ショックのメカニズム p.533参照、★敗血症性ショックの経過 p.534参照）。
5．活気や機嫌の程度、食欲や哺乳力の状態。
6．検査データ：WBC、CRP、Hb、アミラーゼ、電解質、肝機能、各種細菌検査、胸部X線、尿ケトン、尿比重。
7．水分バランスと大泉門の陥没の有無。
8．解熱薬投与後の循環動態の変動。
9．呼吸器症状の有無：咳嗽、喀痰、咽頭痛、胸痛。
10．消化器症状の有無：腹痛、下痢、悪心・嘔吐、便秘。
11．脳神経症状の有無：頭痛、意識障害、髄膜刺激症状。
12．腫瘍熱の有無。
13．感染徴候：各チューブの刺入部の状態（発赤・滲出液・出血・疼痛・臭気）、ドレーンからの排液の性状・量。
14．治療の内容と副作用。
15．生活環境：室温、湿度、風通し、衣服、清掃、感染源、直射日光などの不快刺激。

▶ケア計画

1．原因をアセスメント（感染、腫瘍熱、中枢性）する（★発熱とうつ熱の違い p.184参照）。
2．安静の保持、安楽な体位の工夫をする。
3．室温の調節と衣類、掛け物の調節を行う。
4．発熱時、速やかに冷罨法を行い、指示により解熱薬を与薬する（発熱が予想される場合は、事前にケアを行う）。
5．皮膚の湿潤や発汗時は、速やかに清拭、寝衣交換し、皮膚の清潔や乾燥を図る。
6．含嗽や湿ガーゼでの清拭、保湿ジェルを塗布し口腔内の保湿を図る（意識が低下している場合は、誤嚥に注意する）。

7．水分摂取を促し、指示の補液の管理を行う。
8．体表面に近い動脈（総頸動脈、腋窩動脈、大腿動脈など）の冷罨法や冷却シートを貼付する（★冷罨法① p.185参照）。
- 幼児は体動により冷罨法が適切にできないので工夫する（★冷罨法② p.185参照）。

▶教育計画

1．患者・家族に適切な体温調節の方法について説明する（★発熱とうつ熱の違い p.184参照）。
2．発熱が持続しているときは、脱水になりやすいため水分補給の必要性を説明する。
3．発汗が多いときには、清潔の必要性について説明する。

ワンポイントレクチャー

発熱とうつ熱の違い

		発熱	うつ熱
原因		感染症などの 疾患	外的環境因子 ・高温多湿無風環境（炎天下、室温が高く密閉された室内など） ・衣服の着込みすぎ、寝具の掛けすぎなど
体温調節機構	中枢深部体温	高体温	高体温
	産熱機構	亢進	抑制
	放熱機構	抑制	促進
治療・看護		原疾患の治療	・室温を下げ、涼しく風通しをよくする、涼しい環境へ移動する ・寝具・衣類（靴下も含む）を少なくする、通気性のよい素材の下着・衣服にする

■冷罨法①

体表に近い動脈を選択する

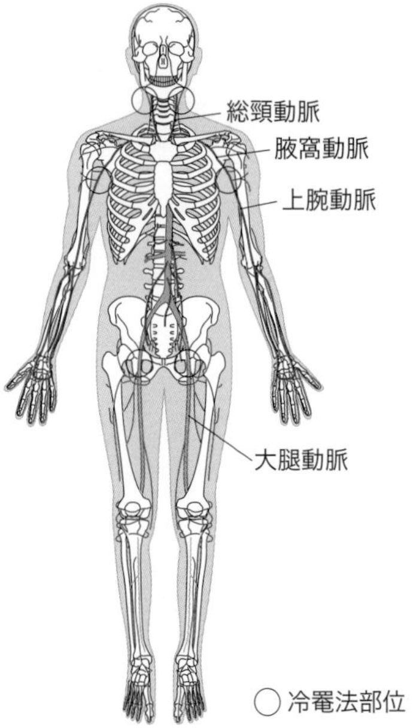

■冷罨法②

静かに寝ていることが難しい幼児への冷罨法

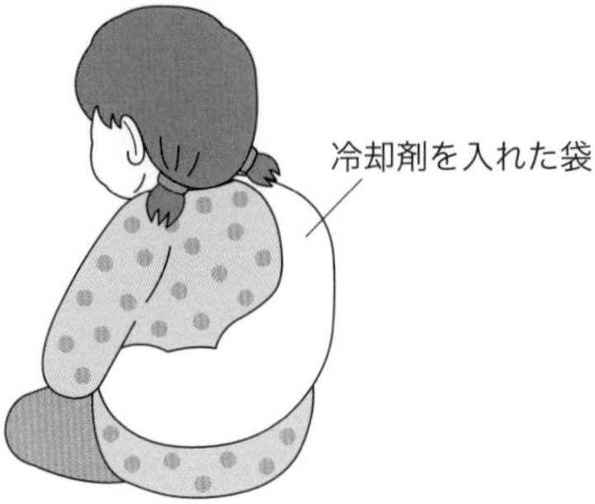

■保育器内初期設定温度のめやす

在胎期間(週数)	24	25	26	27	28	29	30	31	32	33	34	35	36
保育器内温度(℃)	36.7	36.2	36	35.5	35	34.5	34.5	34	34	33.5	33.5	33	32

宇藤裕子他：NICUにおける皮膚ケア．日本新生児看護学会誌 2009；15(1)：28．より引用

基準看護計画〈低体温：新生児・低出生体重児〉

▶看護診断と要因

#[※]に関連した低体温：新生児・低出生体重児	※早産児、低出生体重児であり体温調節機能が未熟であること ※体重に比べ体表面積が大きく熱放散しやすいことによる体温の変動 ※脳障害、神経障害による視床下部の体温調節中枢への影響

目標

- 体温を正常範囲内に維持できる（　　～　　℃）。

▶観察計画

1．バイタルサイン。
2．活気や機嫌の程度、食欲や哺乳欲求、哺乳力の状態。
3．皮膚温、皮膚感覚：熱い、暖かい、冷たい、湿潤、乾燥。皮膚色。
4．腹部状態：排便状態、腹部膨満の有無、腸蠕動の有無、腹壁色、消化状況。
5．体重と日齢、月齢。出生体重と在胎期間。
- 低出生体重児（★保育器内初期設定温度のめやす p.185参照）。

6．低体温の徴候：啼泣が少なく活気がない・顔色不良・無呼吸発作・徐脈。
7．環境温度：室温・湿度、クベース内、インファントウォーマー、コット。
8．水分バランスと大泉門の状態。
9．検査データ：血液ガス、電解質、Ht、血糖値など。

▶ケア計画

1．原因をアセスメントする。
2．目標の体温が維持できるように、クベース・インファントウォーマーなどの環境温度の管理を行う（温度：　　℃）（湿度：　　%）。
3．低体温時は温罨法を行う。
- 足元や体の左右に、体に接触させないで温枕を置く（熱傷に注意）。

4．手袋や靴下を着用し保温する。

5．必要時、ラップフィルムや綿包帯、ネル布などで保温し、体温を維持する。
6．指示内の水分バランスを維持する。
7．処置時にはインファントウォーマーを使用する。
8．熱の喪失経路（輻射・蒸散・伝導・対流）の遮断（★熱喪失の４つの重要な経路 p.187参照）。
- 寒い季節は窓際に寝かせない。
- 汗をかいたら早急に拭き取り着替える。
- 衣類はあらかじめ温めておく。
- 空調などの風が直接あたる場所に寝かせない。

▶教育計画

1．家族に適切な体温調節の必要性を説明する。
2．家族に体温調整の方法を説明する。
- 体温の低下や手足が冷たいときに掛け物・帽子・靴下などで調節する。

■熱喪失の４つの重要な経路

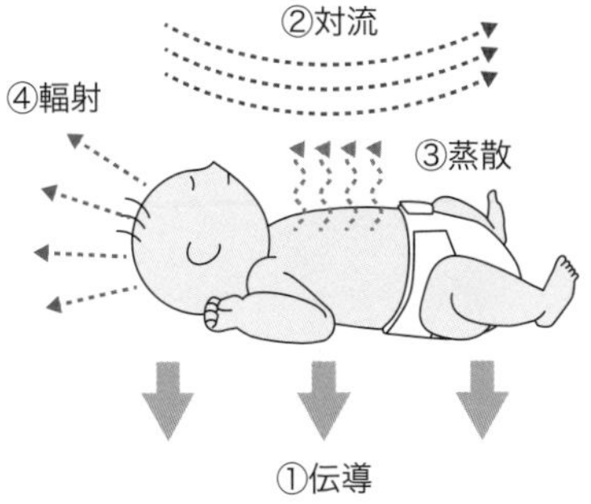

①伝導：体に接している物質に直接体温を奪われる。
②対流：体の周りの空気の動きによって熱が奪われる。
③蒸散：体から蒸発する水分によって気化熱が奪われる。
④輻射：温度を持つ物質からは電磁波（赤外線など）の形で熱が放散している。

津田兼之介：出生後の体温調節の特徴．with NEO 2022年秋季増刊　2022；451：22-27.

3

排泄パターン

便　秘

基準看護計画〈便秘：成人〉
基準看護計画〈便秘：小児〉

下　痢

基準看護計画〈下痢：成人〉
基準看護計画〈下痢：小児〉

排尿障害／尿失禁

基準看護計画〈尿失禁〉
基準看護計画〈排尿障害〉

便秘

【NANDA-Iの定義】便の排出が低頻度または困難な状態

解釈

排泄とは、外界から栄養素や酸素を取り入れた後、不要になった代謝産物や有害物質を体外に排出する生理的な反応で、人間の生体としてのホメオスタシス（恒常性）を保ち、生きていくうえで欠くことのできない行為である。排泄が障害されると、生理的に変調をきたし、時には生命の危険を及ぼすこともある。また、排泄行動は羞恥心を伴い、プライバシーの問題として他人にはみせない生活行動の１つであるため、落ち着いた環境が必要であり、精神活動が微妙に関連している。

排便は、食事や睡眠、運動とともに人間の生理的欲求である。経口摂取された食物は、消化管を通過しながら、主に小腸で消化吸収されるが、残りは大腸で水分の90%と電解質の吸収が行われ、半固形状態となり、便として肛門から排出される。

「便秘」とは、通常の排泄回数が減り、排便困難や不完全な便の排出や、非常に硬く乾燥した便の排出を伴う状態[1]である。便秘は腹部膨満感、食欲不振などの苦痛症状が出現するのみならず、ショック症状や大量の硬い便が停留して腸閉塞を起こしやすい。さらに、便秘による努責が原因で生命への影響が高い脳出血や心筋梗塞を発症し、重篤化する場合もある。

看護介入は、排便習慣は個人差が大きく、患者がいう「便秘」という言葉が意味する内容もさまざまであるため、排便行動に影響を及ぼす疾患（消化器系、神経系、内分泌系など）や治療（手術や放射線療法、抗がん薬治療など）、薬物、通常の排便行動、食事の種類、量、時間、飲水、運動、ストレス、生活環境、排便環境などについて主観的情報と客観的情報を統合してアセスメントする。そして、便秘を予防するための健康教育を行うことや、寄与因子を減らしたり、取り除くことなどの援助をしていくことが重要である。

▶〈便秘〉診断指標（筆者らによる）

□硬い便・兎糞状便
□排便回数の減少
□排便量の減少
□残便感
□排便不能（週３回未満）
□排便パターンの変化（排便に時間がかかったり、普段の排便パターンとは異なる）

1．T.ヘザー・ハードマン，上鶴重美原書編集，日本看護診断学会監訳，上鶴重美訳：NANDA-I 看護診断 定義と分類2015-2017 原書第10版．医学書院，東京，2015．より引用

- □腸音の減弱
- □腹部膨隆
- □直腸の充満感
- □直腸の圧迫感
- □ひどい鼓腸（消化管内に多量なガスの貯留）
- □腹鳴
- □腸音の亢進
- □腹腔内圧の上昇
- □排便時のいきみ
- □排便時にいきめない
- □排便に伴う疼痛
- □鮮紅色の血液が混在した便
- □腹部に便塊を触知
- □腹痛
- □腹部腫瘤の触知
- □直腸内の腫瘤の触知
- □直腸内の軟らかいペースト状の便の存在
- □水様便の漏出
- □浣腸や摘便など排便を促す処置が必要
- □消化不良
- □食欲不振
- □悪心・嘔吐
- □腹部濁音の打診と腹水の貯留

▶よく使用する事例

- ●病室内で排泄することに対して、周囲への気兼ねから、排便を我慢してしまう患者。
- ●入院により排便環境が変化し、便秘に傾きやすい患者。
- ●入院や治療により、運動量が低下することで腸蠕動が低下し、便秘に傾きやすい患者。
- ●抗がん薬治療や放射線療法により食欲低下があり、食事や水分の摂取が不十分で便秘に傾きやすい患者。
- ●脊髄損傷や脳血管障害、直腸や子宮などの手術の影響により、膀胱直腸障害がある患者。
- ●何度も開腹手術を受けたことにより、癒着性イレウスを起こしやすい患者。
- ●腫瘍の増大、腹水により腸管が圧迫され腸蠕動運動が低下している患者。
- ●癌性疼痛で麻薬の使用に伴う副作用によって腸蠕動運動が低下している患者。
- ●動脈瘤、切迫流・早産などで、努責を禁じられている患者や、呼吸困難があり、十分に努責ができない患者。
- ●食事に関して十分な知識を持っていないことから、偏った食事の摂り方をしている患者（水分摂取不足、食物繊維摂取不足、ダイエットなど）。
- ●腎不全、心不全、開心術後の水分制限や強制利尿に伴い、体液量が不足している患者。

- 抗精神病薬、抗うつ薬、抗コリン薬を服用しており、副作用により消化管の動きが抑制され便秘を起こしやすい患者。

▶効果があった事例

- 治療の影響で便秘のリスクがある患者に可視化して理解できるように結腸の絵を用いて、便秘になる仕組みと便秘の症状の説明を行ったことで、排便のコントロールができるようになった。
- 病室内で排泄する患者には、排便前後に消臭剤を用いることや、便器内にティッシュペーパーを厚めに敷いたりすることで周囲への気兼ねが軽減し、安心して排便ができるようになった。
- 便秘が予測される抗がん薬を投与された患者に早期からの緩下薬投与、起床時の水分摂取、腹部マッサージなどで排便がみられるようになった。
- 脳血管障害患者に対して、車椅子で定期的にトイレ誘導を行ったことや水分摂取を促してスムーズに排便がみられるようになった。

▶使用上の注意点

- 基準看護計画では、よく使用する「便秘」「下痢」について、発達段階を踏まえて「成人」「小児」に分類している。
- 「便秘」と「急性疼痛・慢性疼痛」で迷う場合がある。疼痛による不十分な努責から便秘を起こしている場合は、「安楽障害：急性疼痛」および「慢性疼痛」を用いて介入する。
- 「便秘」と「感染リスク状態」で迷う場合がある。抗がん薬治療後の骨髄抑制がある患児で便秘から肛門裂傷を起こし、肛門周囲膿瘍のリスクが高い場合は、「感染リスク状態」を用いて感染を起こさないように介入する。

排便のメカニズム

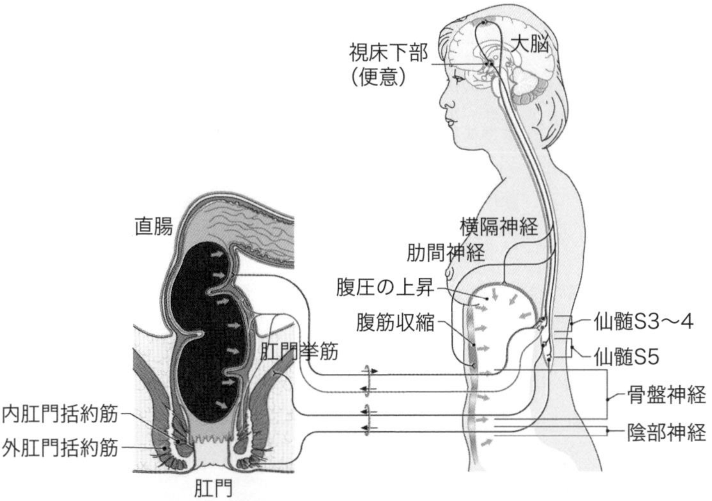

糞便は下行結腸からS状結腸にあり、蠕動運動や糞便自体の重みによって移動し、直腸へ送られる

↓

糞便によって直腸壁が伸展し、直腸内圧が40〜50mmHg以上になると、直腸壁の骨盤神経が刺激される

↓

直腸筋の収縮と内肛門括約筋の弛緩が起こる

刺激は第3〜第4仙髄の脊椎肛門中枢から脊椎神経をへて大脳中枢に至り、便意が生じる

↓

便意は脊椎神経、第2〜第3仙髄の脊椎肛門中枢から陰部神経に伝わり、肛門挙筋を収縮させ、外肛門括約筋を弛緩させる

↓

意図的に行う横隔膜の吸気性停止によって、腹圧を高める

↓

排便

■健康な排便状態

生来の肛門の場合	・一定の時間間隔で便意をもよおす ・便意をもよおした後、排便しようとするとスムーズに排便ができる ・糞便の形状と硬さは、半固形軟便である ・排便の前・中・後に疼痛（鋭い痛み）がない ・排便後に残便感がない、すっきり感がある
人工肛門の場合	・（ある程度）一定の時間間隔で排便がある ・糞便の形状と硬さは、半固形軟便である ・排便の前・中・後に疼痛がない ・排便後に腹部不快感がない

大島弓子他：アクティブナーシング　排泄の援助．講談社，東京，2004：50-51．より引用

■糞便の形成過程

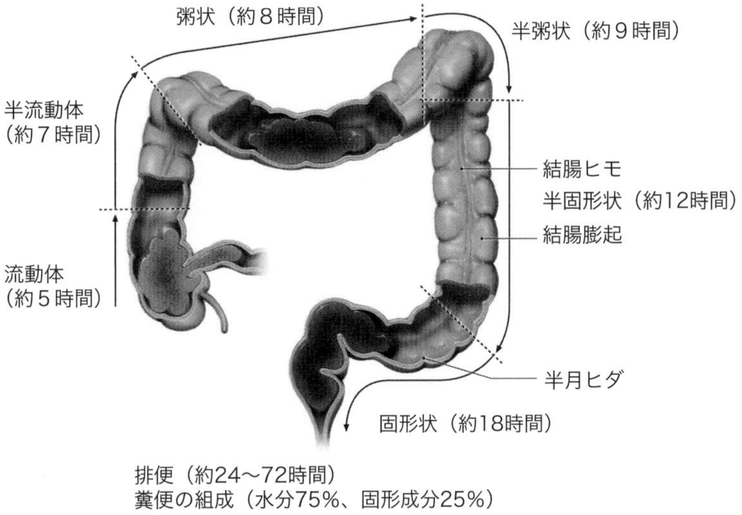

基準看護計画〈便秘：成人〉

▶看護診断と要因

#[※]に関連した便秘：成人	※疾患や治療による不十分な腹圧 ※病室での排泄に対する羞恥心 ※水分制限や強制利尿に伴う体液量の不足 ※薬の副作用による腸蠕動運動の低下 ※低酸素状態に続発する腸蠕動運動の低下 ※治療、手術後の安静による運動不足に伴う腸蠕動運動の低下 ※麻酔の影響による腸蠕動運動の低下 ※ストーマ狭窄による排便困難 ※腫瘍増大や腹水貯留による腸管圧迫 ※術中の腸管操作から腸管癒着や浮腫を起こし腸蠕動運動の低下があること ※脊髄損傷による骨盤神経障害があること ※偏った食事摂取や食事量の減少による食物繊維および水分摂取不足 ※入院による運動不足やストレスに伴う腸蠕動運動の低下 ※加齢に伴う腸蠕動運動の低下 ※排便徴候に気づく能力の欠如（躁うつ、妄想、認知症など） ※便意を催したときに排便環境が整っていないこと ※患者・介護者の理解の不十分さ

目標

- 腸蠕動があり、排ガスがある。
- 規則正しくスムーズに排便があり、残便感がなく「すっきり出た」感覚がある。
- 排便パターンが通常に戻る。
- （　　）日に1回排便がある。
- 排便コントロールの必要性を理解しセルフマネジメント（食事療法、運動療法、緩下薬の使用など）ができる。

▶観察計画

1．バイタルサイン：腹腔内圧の上昇に伴う血圧の変動。
- 高血圧の既往の有無。
- 抗凝固薬服用の有無。

2．排便の状態（★便秘の種類 p.198参照）：回数、量、性状、間隔、努責の有無、残便感、疼痛の有無、排ガスの有無、出血の有無。
3．腹部症状：腸蠕動音、腹満、悪心・嘔吐の有無。
4．排泄環境の状態、排泄方法、排泄手段（ベッド上、ポータブルトイレ）。
5．入院前の排泄行動。
6．食事の嗜好、食習慣、水分摂取の程度（★善玉菌を増やす食物 p.202参照）。
7．運動量、活動性の低下の有無。
8．既往歴（脳神経筋疾患、消化器疾患など）。
9．疾患治療内容：術式、麻酔時間、放射線照射部位、照射量、抗がん薬治療などの認知（理解および受け止め）。
10．麻薬など便秘に影響する使用薬物の有無。
11．ストレスや不安内容、睡眠状態。
12．ストーマの状態（狭窄など）。
13．検査データ：腹部X線、腹部超音波、消化管内視鏡、末梢血検査。
14．服薬している下剤の内容（★機能性便秘に対する主な治療薬 p.201参照）。
15．排便コントロールに対するセルフマネジメントの状況。
16．便秘のセルフマネジメントが困難な場合の支援状況。

▶ケア計画

1．便秘の原因をアセスメントする。
2．便秘のリスクがある治療を行う場合は治療前より教育を行う。
3．起床時にコップ1杯の冷水や温水を勧める。
4．水分摂取を促す（1日　　mL：水分制限がない場合は2000mLを目標とする）。
5．制限がなければ食物繊維を多く含む食事に変更する。
6．腹部マッサージ、腹部温罨法、腰背部温罨法（★便秘時の温罨法貼用部位 p.199参照）を行う。
7．術後は早期から体位変換し、可能な範囲で早期離床を図る。
8．指示により早期に緩下薬の与薬や大腸刺激性坐薬の使用、浣腸、摘便（★摘便の適応 p.199参照、★摘便方法 p.200参照）などで調整を図る。
9. ガス抜きやストーマ拡張のため、ネラトンカテーテルや指によるブジーを行う。
10. 室内での排泄時は、排便前後で消臭剤を使用したり、便器やポータブルトイレにティッシュを厚めに敷くなどで音への配慮を行うなど環境を調整し、排泄が安心して行えるようにする。
11. 十分な腹圧をかけられるように体位の工夫や疼痛コントロールを行う。
12. 日常的な排泄行動に近い状態に整える。
13. 定期的に車椅子などでトイレ誘導を行う。
14. 精神的動揺があればリラックスできるよう援助し、ストレスの軽減に努める。
15. 排便痛があれば潤滑油を使用し、疼痛を緩和する。

▶教育計画

1. 本人や介護者へ便秘の予防や解消方法について説明する（★プロバイオティクスを含む整腸薬 p.203参照）。
   - バランスのとれた食事、食物繊維を多く含む食品を摂取すること。ただし、痙攣性便秘の場合は高残渣食を避ける。
   - 目標の水分を摂ること。
   - 定期的に排便を試み、排便を習慣化すること（決まった時間にトイレに行くこと）。
   - 排便パターンや緩下薬の効果を把握するために排便日記（便の回数、性状、緩下薬の内服状況など）を書く。
   - 緩下薬の正しい服用方法。
   - 排便を我慢しないようにすること。
   - 排便を促すための腹部マッサージ、温罨法。
   - 適度な運動（1日約10～15分の運動で腸の血流は良くなる）。
   - 規則正しい生活の重要性。
   - 便の性状の観察ポイント。
   - 正しい浣腸の方法。
2. 排便コントロールがつかなくなった場合は、ショックやイレウスなど二次障害が起こらないよう医療機関を受診するよう説明する。
3. 便意を催したときにすぐに排便できるよう、使用できる社会資源やソーシャルサポート（福祉用具や訪問看護など）を説明する。

■便秘の種類

分類				原因
機能性便秘	弛緩性便秘	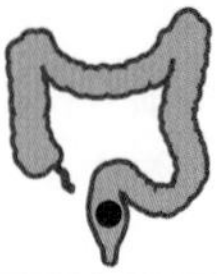	●硬い便 ●大腸の運動と緊張の低下による便輸送の遅延や、大腸内の水分過吸収が原因	●食事量・食物繊維の摂取不足
				●運動不足
				●加齢・経産婦・臥床者
	けいれん性便秘	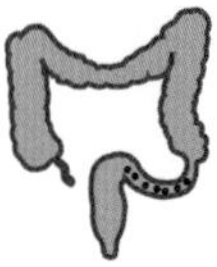	●兎糞状の硬い便 ●副交感神経の過緊張による直腸のけいれん性収縮（狭窄）が原因	●精神的ストレス ●過敏性大腸症候群
	直腸性便秘	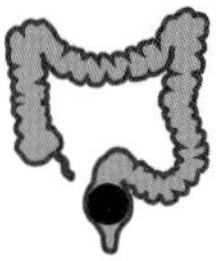	●太くて硬い便 ●便意があっても排便のがまんを繰り返すことが原因	●下剤・浣腸の乱用 ●便秘の抑制：多忙、環境の変化、プライバシーの欠如、疼痛、不規則な生活
器質性便秘		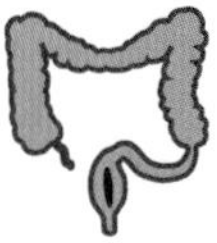	●鉛筆状の細い便 ●大腸の壁がむくむ「むくみ腸」 ●大腸がんや大腸の癒着などによる大腸の狭窄・閉塞が原因	●大腸がん・直腸がん・子宮筋腫などの腫瘍 ●クローン病・潰瘍性大腸炎などの炎症疾患 ●開腹術後の腸管癒着
				●ヒルシュスプルング病（先天性巨大結腸症）
				●S状結腸過長症
				●代謝性障害（脱水・全身衰弱）
症候性便秘				●脊髄損傷 ●脊髄腫瘍 ●脳血管疾患
				●甲状腺機能低下症
				●糖尿病
				●強皮症
薬剤性便秘				●抗コリン薬 ●抗うつ薬 ●抗パーキンソン病薬 ●抗けいれん薬 ●制酸薬 ●カルシウム製剤
				●麻酔薬
				●モルヒネ

■便秘時の温罨法貼用部位

第４腰椎〜第５腰椎中心に２つ折りタオルをあてて温湿布をする。
第３〜第４腰椎のあたりに排便中枢があり、その部位を温めると、腸蠕動が促進する。

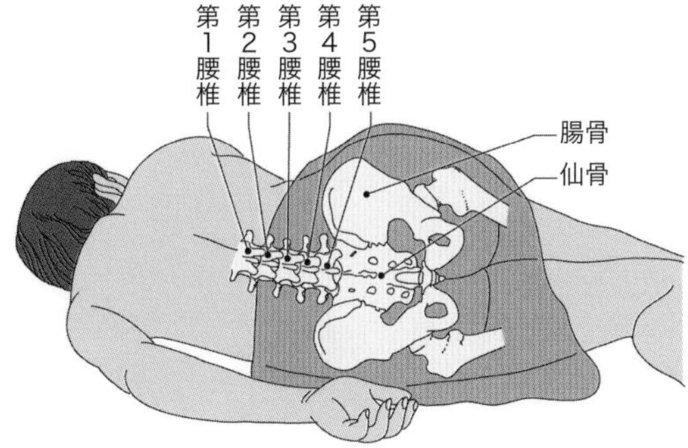

■摘便の適応

直腸性便秘

直腸性便秘とは、便が直腸までは降りてきていても、そこから排出できないために起こる便秘のこと。摘便をすることで、便の排出を促す。

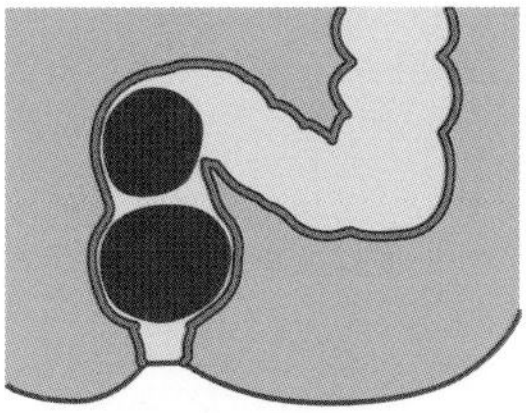

嵌入《かんにゅう》便

嵌入便は、直腸の便がうまく排出できない状態が続くと、その便が直腸内で硬く栓のようになり便秘になる状態。糞便塞栓ともいう。その固く栓となっていた便を取り除くことで、便の排出を促す。

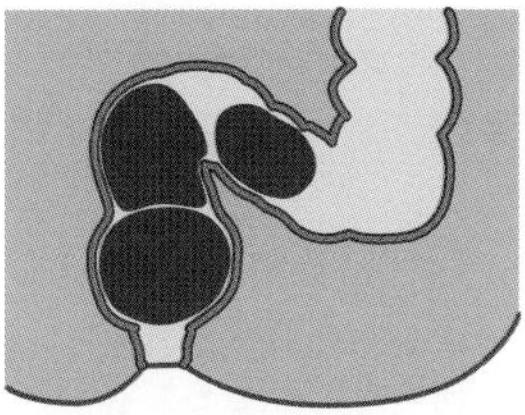

Point　嵌入便と溢流性便失禁について

嵌入便があるために排便がない、または少ない場合、便秘に対する処置として刺激性の下剤を投与されることがある。大腸の蠕動運動に問題がなければ下痢になり、直腸内の嵌入便は停滞したまま、下痢便が直腸と嵌入便の隙間をつたって肛門から漏れ出す溢流性便失禁を起こす。

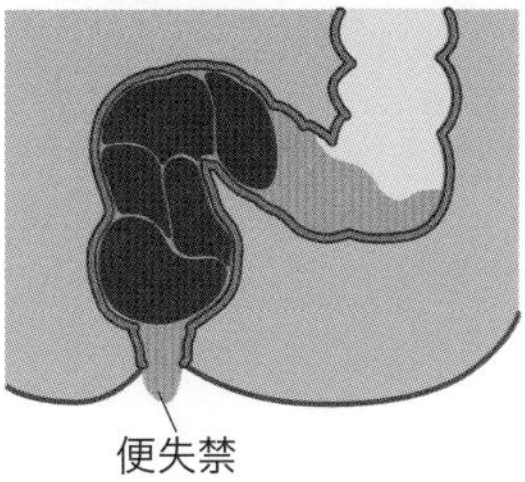

鎮目美代子，他監修：ひと目でわかる スーパービジュアル看護技術．成美堂出版，東京，2015：232-236．より引用

■摘便方法

①便の性状、位置を確認する

便と直腸粘膜周囲に間隙をつくるように指を回し、便の性状、直腸との位置関係を確認する

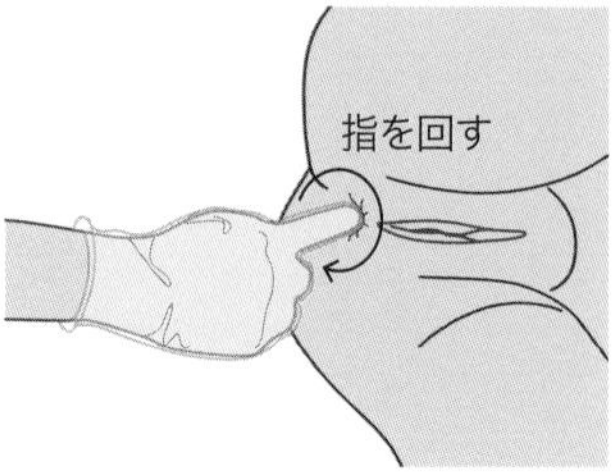

②便を誘導し排出させる

示指の手掌側を直腸後面（仙骨尾骨側）に向け、尾骨側に肛門を広げ、示指でゆっくりと円を描くように回転させながら便を誘導する。その際、患者がいきめる場合はいきんでもらい、便を排出させる

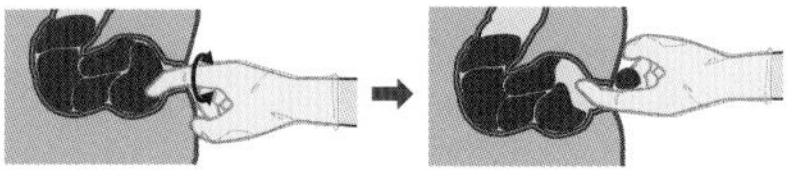

コツ　便に指を沿わせて
硬い便は、便に指を沿わせながら、排出しやすい向きに変えたり、小さくほぐしたりして排出させる。軟らかい便は、指の腹に乗せて排出させる

アドバイス
患者さんがいきめないときは左下腹部（下行直腸からS状結腸にかけて）を押して排便を促す

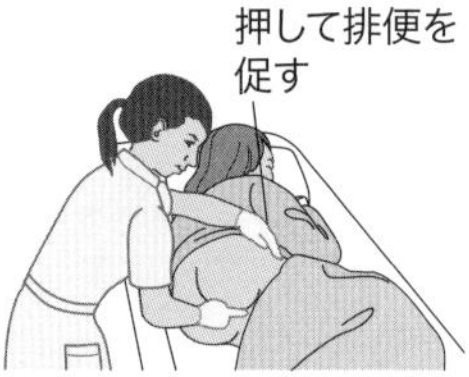

③摘便を終了する

- 直腸内に便がないことを確認し、指を抜く
- 肛門部をトイレットペーパーなどで軽くおさえる
- 終了したことを伝え、肛門周囲を洗浄する

Point　肛門部をおさえる理由は？
長時間の刺激を受けると肛門括約筋が一時的に弛緩した状態となる。そのため、肛門管の粘膜下組織が内部へ戻るように軽くおさえることが必要。

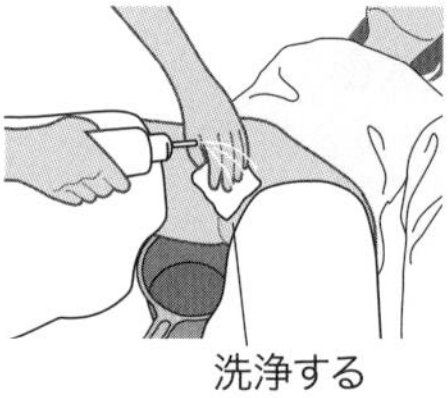

鎮目美代子，他監修：ひと目でわかる スーパービジュアル看護技術．成美堂出版，東京，2015：232-236．より引用

■機能性便秘に対する主な治療薬

分類	一般名	主な商品名	薬の効くメカニズム	主な副作用
浸透圧性下剤	酸化マグネシウム（略称：カマ、カマグ）	マグラックス	腸管内で水分再吸収を抑制し、便を膨脹・軟化させる	重篤な腎・心疾患では高マグネシウム血症、不整脈など ガラクトース血症は禁忌 アレルギー反応
	ラクツロース	ラグノスNFゼリー		
	（合剤）マクロゴール400・塩化ナトリウム・炭酸水素ナトリウム・塩化カリウム	モビコールLD/HD		
上皮機能変容薬（クロライドイオン分泌刺激薬）	ルビプロストン	アミティーザ	小腸上皮のクロライドチャネルに作用し、腸管内の水分分泌を増加させ便を軟らかくする	悪心・下痢 注：妊婦は禁忌（ルビプロストン）
	リナクロチド	リンゼス		
刺激性下剤	センノシド	プルゼニド	大腸粘膜およびアウエルバッハ神経叢に作用し、大腸蠕動運動を亢進させ水分吸収を抑制する	耐性、習慣性の問題あり。長期常用により必要量が増える。頓用で使用することが望ましい 腹痛、悪心・嘔吐
	（合剤）センナ・センナ実	アローゼン		
	ピコスルファートナトリウム水和物	ラキソベロン		
膨張性下剤	ポリカルボフィルカルシウム	コロネル、ポリフル	水分を吸収し膨潤、ゲル化し便の水分バランスを調整。過敏性腸症候群などで用いられる	術後イレウス、高カルシウム血症、腎結石
消化管運動改善薬	モサプリドクエン酸塩水和物	ガスモチン	5-HT4受容体刺激による消化管運動機能改善薬	便秘は適用外、肝腫瘍
胆汁酸トランスポーター阻害薬	エロビキシバット水和物	グーフィス	回腸末端での胆汁酸の再吸収を阻害し、大腸の蠕動運動を亢進させる	腹痛、下痢

井上智子，窪田哲朗：緊急度・重症度からみた症状別看護過程＋病態関連図 第4版．医学書院，東京，2023：808．より引用

■腸内細菌叢の働き

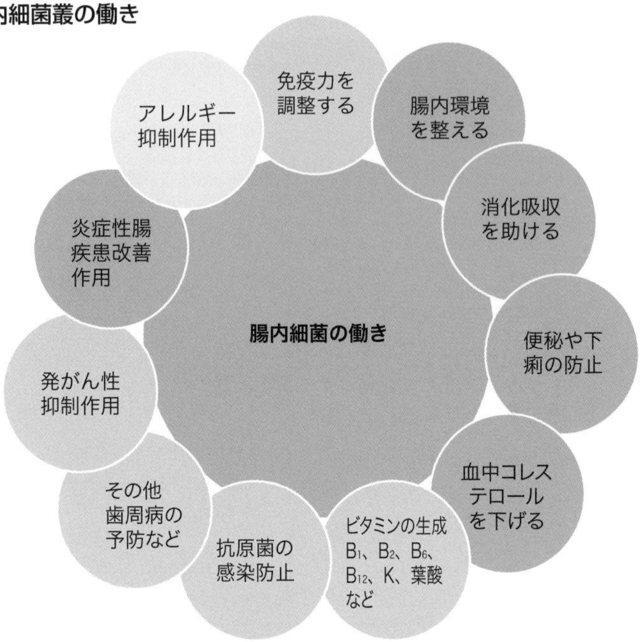

西村かおる：ナースが感じる排便ケアの疑問⑤腸内細菌を整えるケアについて．泌尿器ケア2013；18（1）：28．より引用

■善玉菌を増やす食物：プロバイオティクス、プレバイオティクス、シンバイオティクス

	定義	種類	例
プロバイオティクス	宿主の健康とその健康増進に有益な効果をもたらす微生物細胞調製剤または微生物細胞の構成物	整腸剤	次頁表参照
		乳酸菌食品	動物性乳酸菌食品 ヨーグルト、チーズ 植物性乳酸菌食品 納豆、みそ、漬け物など
プレバイオティクス	大腸内の特定の細菌の増殖および活性を選択的に変化させることにより、宿主に有利な影響を与え、宿主の健康を改善する難消化性食品成分	難治性糖質類	食物繊維 オリゴ糖
シンバイオティクス	プロバイオティクス、プレバイオティクスが混合された構成物	発酵食品＋難消化性食品	納豆 オリゴ糖入りヨーグルト

西村かおる：ナースが感じる排便ケアの疑問⑤腸内細菌を整えるケアについて．泌尿器ケア 2013；18（1）：29．より引用

■プロバイオティクスを含む整腸薬

種類	作用	例
ビフィズス菌	腸内で増殖し、フローラを正常化させ、ビフィズス菌によって生産される酸によりpHを低下させ、有害菌の繁殖を抑える	ビオフェルミン® ラックビー®
合剤	ビフィズス菌とラクトミンが繁殖し、ビフィズス菌は乳酸と酢酸、ラクトミンは乳酸を生成、フローラの正常化を図る	ビオスミン®
カゼイ菌	フローラの正常化、外来菌の抑制、腸内運動の亢進を図る	ビオラクチス®
酪酸菌	有害菌の発育を抑制、ビフィズス菌の発育促進、化学療法時に整腸作用を有する	ミヤBM®
ラクトミン	フローラの正常化を図る	アタバニン®
合剤	酪酸菌と乳酸菌の配合で増殖性が増す	ビオスリー®

西村かおる：ナースが感じる排便ケアの疑問⑤腸内細菌を整えるケアについて．泌尿器ケア 2013；18（1）：29．より引用

基準看護計画〈便秘：小児〉

▶看護診断と要因

#[※]に関連した 便秘：小児	※薬の副作用による口腔粘膜の変調や、味覚の変化に伴う食事量の減少 ※偏った食習慣や食事・水分量の減少による食物繊維および水分摂取不足 ※神経節細胞欠落による腸蠕動運動の欠如 ※加熱食で生野菜、果物など繊維質食品の摂取不足 ※治療による活動制限に伴う腸蠕動運動の低下 ※心不全の治療による水分制限や強制利尿に伴う体液量の不足 ※排便時に疼痛があり排便を我慢すること ※鎖肛根治術後の新肛門部、吻合部の狭窄 ※ストーマ造設後のストーマの狭窄 ※乳幼児で腹筋力が弱いことや疾患による腹筋力の低下に伴う不十分な努責 ※排泄に関する羞恥心や排泄環境の違いで、いつも通りの排泄ができないこと ※排便コントロールに対する理解不足 ※ヘルスリテラシー低下に伴う情報獲得困難

目標

- 腸蠕動があり、排ガスがある。
- 規則正しくスムーズに排便があり、残便感がなく「すっきり出た」感覚がある。
- (　　) 日に1回排便がある。
- 排便パターンが通常に戻る。

▶観察計画

1. バイタルサイン、意識状態。
2. 排便状態：回数、量、性状、間隔、努責の有無、疼痛の有無、程度、出血の有無（★便秘の種類 p.198参照）。
3. 食事、水分摂取状態、摂取内容、哺乳量、哺乳状況。
4. 口腔粘膜の状態と味覚の変化。
5. 治療状況と薬物の副作用の有無、服薬している下剤の種類（★機能性便秘に対する主な治療薬 p.201参照）。
6. ストレス、緊張の有無。
7. 腹部症状：腸蠕動音、腹部膨満、悪心・嘔吐の有無、腹痛・腰痛の有無。
8. 排泄環境の状態、排泄方法（ベッド上、おまる、ポータブルトイレ）。
9. 哺乳の指示があれば哺乳量と哺乳後の排気の有無と状態。
10. 肛門やストーマなどの狭窄の程度（ヘガール、指ブジー）。
    - ブジー挿入時の状態（疼痛、出血の有無）。
11. 検査データ：腹部X線、腹部超音波、消化管内視鏡、末梢血検査など。
12. 活動の程度。
13. 現在の安静度・活動状況と、児の好みの排便時の体位が一致しているか。
14. 心機能と呼吸機能の状態。
15. 家庭でのこれまでの食習慣、排泄習慣・排泄環境。
16. 患者・家族の認知（理解および受け止め）、ヘルスリテラシー。

▶ケア計画

1. 便秘の原因についてアセスメントする。
2. 起床時にコップ1杯の冷水や温水を飲むように勧める。
3. 水分補給（目標水分量1日　　mL）。
4. 口腔ケアを実施し、口腔内を清潔に保ち、経口摂取しやすいようにする。
5．嗜好品や濃い味を工夫し、食事への意欲を増すようにする。
6．腹部マッサージを行う。
7．「熱い」など、言葉で表現できる子どもには熱傷に注意し腰背部へ温罨法を実施する。
8．腹圧や努責のかけやすい体位を工夫する（おまる使用や洋式トイレ使用など）。
9．食物繊維を多く含んだ食事内容を工夫する。
10．可能な範囲で体動を促す。
11．抗がん薬治療の副作用の便秘を予防するために、治療前に確実に下剤の服用ができるよう工夫をする（アイスクリームに混ぜるなど）。
12．肛門やストーマ拡張のため、医師指示のヘガール・ネラトンカテーテル・指を使用しブジーを実施する。
13．指示により緩下薬の与薬、大腸刺激性坐薬、浣腸、摘便、ネラトンカテーテルや指によるブジーを行う。
14．哺乳前に、肛門刺激かネラトンカテーテルでガス抜きをし、哺乳後も十分排気をさせる。
15．排便時に疼痛があれば、指示により表面麻酔薬入りのゼリーを使用し、疼痛緩和を図る。
16．ストレスが軽減できるように日常生活に遊びを取り入れる。
17．排便時消臭剤を使用したり、ポータブルトイレにティッシュを厚めに敷くなどで音への配慮を行うなどの環境調整をし、排泄が安心して行えるようにする。
18．ヘルスリテラシーが低下している場合は、情報の獲得方法などを提案し、選択できるように支援する。

▶教育計画

1．便秘の予防や解消方法について患児および家族に説明する。
- バランスのとれた食事、繊維の多い食品を摂取すること。
- 目標の水分を摂ること。
- 決まった時間にトイレに行くこと。
- 排便を我慢しないこと。
- 排便を促すための腹部マッサージや綿棒刺激の方法。
- 必要時、ブジーおよび浣腸方法についても説明する。
- おなかの便の動きについて、プレパレーションを実施する。

下痢

【NANDA-Iの定義】１日あたり３回以上の、軟便または液状便の排出

解釈

排泄とは、外界から栄養素や酸素を取り入れた後、不要になった代謝産物や有害物質を体外に排出する生理的な反応で、人間の生体としてのホメオスタシス（恒常性）を保ち、生きていくうえで欠くことのできない行為である。この排泄が障害されると、生理的に変調をきたし、時には生命の危険を及ぼすこともある。また、排泄行動は羞恥心を伴い、プライバシーの問題として他人にはみせない生活行動の１つであるため、落ち着いた環境が必要であり、精神活動が微妙に関連している。

「下痢」とは、液状または液状に近い無形便を排泄する状態をいう。下痢が長期に及ぶと脱水を起こしたり、電解質異常や栄養障害をきたすこともある。また、アルカリ傾向のある下痢便が頻回に排出すると、皮膚はアルカリ性に傾き、皮膚障害を起こすこともある。

看護介入は、下痢の原因となる疾患（過敏性腸症候群、炎症、感染など）や治療（手術や放射線療法、抗がん薬治療など）、薬物、食事の種類、量、ストレス、生活環境、排便環境などについてアセスメントする。疾患によっては、下痢による脱水防止や栄養摂取方法についての教育を行うことや、排泄物が直接皮膚に付着しないように予防的なスキンケアを行うことが必要である。また、患者の心情をくみ、排泄物を早期に片づけ、臭いや音への配慮を行い、プライバシーを十分に保護しながら援助することが重要である。

▶〈下痢〉診断指標（筆者らによる）

- □少なくとも１日に３回以上の軟らかい液状の便を排出
- □腸音の亢進
- □便意切迫感
- □裏急後重（渋り腹）
- □腹痛
- □激しい腹痛
- □腸疝痛
- □下痢症状に伴う脱水

▶よく使用する事例

- 潰瘍性大腸炎、腸管ベーチェット病、クローン病などの吸収不良もしくは炎症症状から下痢が持続している患者。
- 経管栄養が開始になり、栄養剤の種類や注入速度、温度によって下痢を起こしている患者。

- 腸切除のために消化吸収能力が低下している患者。
- 腸感染症により下痢が持続している患者。
- 下痢を起こすリスクのある薬剤（副交感神経刺激薬、下痢や粘膜障害のリスクがある抗がん薬など）を使用している患者。

▶効果があった事例

- 経管栄養中で、下痢を起こしている患者に対して栄養剤の変更や注入方法を工夫することで下痢が改善した。
- クローン病患者に食事内容やゆっくり咀嚼して腸に負担をかけないことなどの教育を行い、下痢が改善した。

▶使用上の注意点

- 基準看護計画では、発達段階を踏まえて「成人」「小児」に分類している。
- 長期間下痢が続き、体液、電解質、栄養の不均衡がみられる場合は、「栄養摂取消費バランス異常」「潜在的合併症：電解質異常」も合わせて用いて対応する。
- 長期間下痢が続き、皮膚の保護的防御機能が障害されている場合は、「皮膚統合性障害リスク状態」も合わせて用いて介入する。

■ブリストル便性状スケール

1. コロコロ便	硬くてコロコロのウサギの糞状の排便困難な便	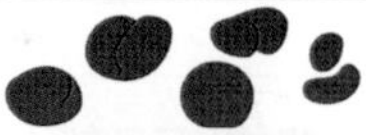
2. 硬い便	ソーセージ状の硬い便	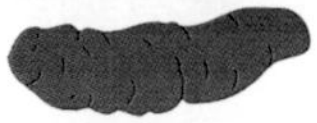
3. やや硬い便	表面にひび割れのあるソーセージ状の便	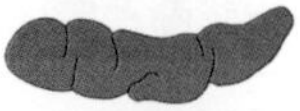
4. 普通便	表面がなめらかで軟らかいソーセージ状、あるいは蛇状のようなとぐろを巻いた便	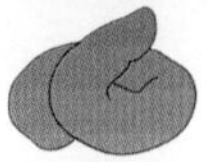
5. やや軟らかい便	水分が多く、やや軟らかい便	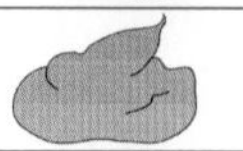
6. 泥状便	境界がほぐれて、ふにゃふにゃの不定形の小片便、泥のような便	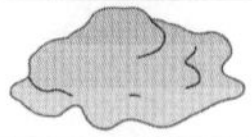
7. 水様便	水様で、固形物を含まない液体状の便	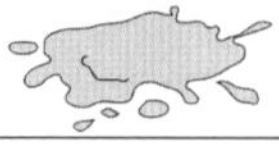

■下痢時のホットライン対応アルゴリズム

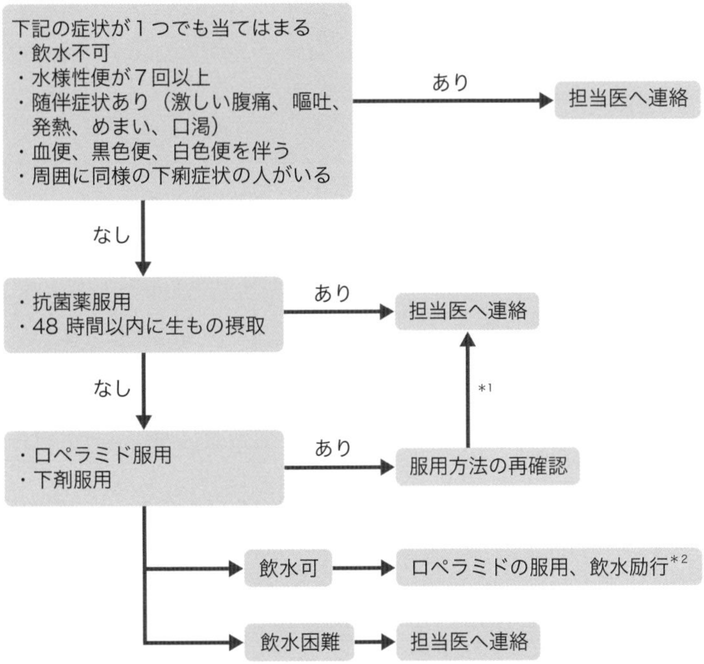

＊1：ロペラミドの服用が適正であり、下剤を服用していない場合
＊2：軽快しなければ再度連絡するよう推奨

基準看護計画〈下痢：成人〉

▶看護診断と要因

#[※]に関連した下痢：成人	※大腸粘膜の炎症、大腸の細菌感染による腸粘膜の水分吸収障害、腸液分泌亢進 ※環境の変化により生じるストレスに伴う大腸や小腸の蠕動運動の亢進 ※腸管切除による水分吸収能力の低下 ※抗がん薬治療、放射線療法による腸内細菌叢の変化に伴う消化吸収不良 ※経管栄養による消化吸収不良 ※薬物の副作用による腸蠕動、粘液分泌の亢進 ※不適切な緩下薬の服用 ※患者・介護者の理解の不十分さ

目標

- 便性が改善し、下痢の回数が減少する。
- 下痢や下痢に伴う身体症状が軽減し、日常生活を行うことができる。
- 下痢に対してセルフマネジメント（服薬、食事療法、運動療法など）ができる。

▶観察計画

1．バイタルサイン（脱水や感染に伴う発熱、循環血液量低下に伴う血圧低下・頻脈の有無）、SpO_2、意識レベル。
2．排便の状態（★ブリストル便性状スケール p.207参照、★下痢便の特徴と原因疾患 p.213参照）：回数、性状、色、臭気、量、出血、粘液の有無など。
3．下痢の発症時間、持続時間。
4．腹部症状：腹痛、腹部膨満、悪心・嘔吐、腸蠕動音。
5．食習慣（回数、内容、不衛生な食事の管理方法）、水分摂取状態、歯牙の状態。
6．摂取した食事の内容。
7．水分出納、体重の変化。
8．脱水症状：尿量の減少、口渇、皮膚粘膜の乾燥。
9．検査データ：腹部X線、CT、内視鏡、電解質、TP、Alb、Hb、WBC、CRP、細菌検査、便潜血反応。
10．肛門周囲の皮膚状態（発赤、びらん）。
11．経管栄養の種類、注入速度、温度、濃度、量。
12．これまでの治療歴、現在の治療状況と薬剤の副作用の有無、認知（理解および受け止め）。
13．緩下薬の内服状況。
14．生活リズム、活動状況。
15．心理状態、ストレスの有無。
16．海外渡航歴。
17．使用している物品（軟便パッド）。
18．下痢に対するセルフマネジメントの状況。
19．下痢のセルフマネジメントが困難な場合の支援状況。

▶ケア計画

1．下痢の原因をアセスメントする（★下痢時のホットライン対応アルゴリズム p.208参照）。

2．下痢のリスクがある治療を行う場合は治療前より教育を行う。
3．腹部温罨法を行う。
4．指示により止瀉薬や鎮痛薬を使用する。
5．食事内容を工夫する（牛乳を温めたり、低脂肪食に変更したり、形態を変える）。
6．歯牙の状態にあった食物を選択する。
7．水分摂取を促す。
8．輸液を管理する。
9．宿便がある場合は取り除く。
10．保温や安静に努める。
11．経管栄養は腹部の状態を観察し、適した温度、速度で注入する。
- 下痢が持続する場合は、経管栄養剤の種類の変更も検討する。

12．訴えを傾聴し、精神的ストレスを軽減するように努める。
13．環境を整える（室温、消臭剤の使用、換気、手洗い用具の準備、トイレに近い部屋など）。
14．ベッドサイドにポータブルトイレを設置し、排便後はすぐ片づける。
15．排便後は肛門周囲を清潔にし、皮膚保護剤などを塗布する。皮膚障害のある場合は、指示の軟膏を使用する。
16．伝染性疾患の場合は院内のマニュアルに沿って対応する。

▶教育計画

1．便の性状が変化したら伝えるよう説明する。
2．下痢の予防や解消方法について説明する。
- 食事は消化のよい物をよく噛んで、ゆっくり食べること。
- 過剰な刺激物、乳製品、繊維の多い食品、冷たい食物、発酵しやすい食品は避けること。
- 食後30分は安静にすること。
- リラクゼーションの方法。
- 電気あんかや腹巻きなどによる保温の方法。
- 止瀉薬の服用方法。
- 感染予防の方法（手洗い、食物の取り扱い）。

3．尿が濃い黄色のときや口が渇いてしゃべりにくいときは、水分摂取量を増やすよう説明する。
4．1日に3回以上の下痢が続く場合は、脱水や肛門周囲の皮膚障害など二次障害が起こらないよう医療機関を受診するよう説明する。
5．災害時の対応

● 1か月分の薬の備蓄（内服や皮膚保護剤など）
●脱水にならないように水分や経口補水液の粉末などを準備する。

基準看護計画〈下痢：小児〉

▶看護診断と要因

#[※]に関連した下痢：小児	※細菌感染やウイルス感染による腸粘膜の水分吸収障害、腸液分泌亢進 ※術操作の影響による肛門括約筋の弛緩、収縮 ※腸管の疾患や喪失に伴う吸収不良 ※抗がん薬治療、放射線療法による腸内細菌叢の変化に伴う消化吸収不良 ※薬物の副作用による腸蠕動、粘液分泌の亢進 ※経管栄養に伴う消化吸収不良 ※食物アレルギーのある食品の摂取 ※ヘルスリテラシー低下に伴う情報獲得困難

目標

●便性が改善し、下痢の回数が減る。
●排便コントロールの必要性を理解し家族と一緒にセルフマネジメント(食事療法、服薬など)できる。

▶観察計画

1．バイタルサイン（発熱、頻脈、血圧低下)、意識レベル。
2．疾患の病状、治療状況と副作用。
3．便の性状（色、血液・粘液・膿の混入の有無、臭気)、量、回数。発症時間、持続時間（★下痢便の特徴と原因疾患 p.213参照)。
4．食事、水分摂取状態：食事内容、摂取量、これまでの食事習慣。水分摂取状況。授乳の量や回数。離乳食の食事内容、摂取量。
5．経管栄養の種類、濃度、量、温度、注入速度。
6．肛門周囲の皮膚状態：発赤、びらんの程度。
7．脱水症状：尿量減少、口渇、皮膚粘膜の乾燥、大泉門の陥没（★身体の水分量 p.214参照、★必要水分量と排泄量 p.214参照)。
8．随伴症状：発熱、胃痛、腹痛、嘔吐、腹部膨満、腸蠕動音の亢進。機嫌不良や啼泣。
9．検査データ：尿中ケトン体、尿比重、腹部X線、Hb、WBC、CRP、

電解質、TP、Alb、細菌検査、便潜血反応。
10. 電解質異常の有無：痙攣、興奮、振戦、意識障害、不整脈。
11. 水分出納、体重の変化。
12. ストレス、緊張の有無。
13. 生活の場（家庭や保育園など）における流行性疾患や下痢症状の発生の有無。
14. 患児・家族の認知（理解および受け止め）、ヘルスリテラシー。
15. 下痢に対するセルフマネジメント。
16. 下痢のセルフマネジメントが困難な場合の支援状況。

▶ケア計画

1. 下痢の原因をアセスメントする。
2. 必要時、温罨法を行う。
3. 食事内容を工夫する。
    - 乳製品、揚げ物と香辛料の多い食品、生鮮食品と果物などを控え、番茶、電解質補給飲料などの水分摂取を徐々に行う。
    - ミルクは希釈し量も徐々に増やしていく。
    - 半固形、固形物を徐々に加えていく。
4. 排尿時のケトン体チェックは陰性になるまで行う。
5. 経管栄養の際は適した温度で、腸蠕動を亢進させないように、通常よりもゆっくり注入する。
6. 食事開始により下痢が悪化する場合は、医師に報告する。
7. 輸液管理を行う（水分出納バランス不良時は医師に報告する）。
8. 指示により止瀉薬、整腸薬の与薬を行う。
9. 抗がん薬開始前に下痢のリスクがある場合は皮膚トラブルが生じないように、早期から皮膚保護剤を塗布するなどの対処を行う。
10. 肛門周囲発赤時には、微温湯で洗浄して皮膚保護剤を塗布する。
11. 排便時は速やかにおむつ交換を実施する。
12. 伝染性疾患の疑いがある場合は、便を速やかに処理し、院内のマニュアルに沿って対応する。家庭では、他の家族に伝染しないように手袋を着用し、おむつはビニール袋に入れ、汚染した床などは次亜塩素酸ナトリウム系の消毒液を浸したもので拭き、石鹸でしっかり手洗いをする。
13. 下痢で体調が悪い場合は、安静、保温に努める。
14. ヘルスリテラシーが低下している場合は、情報の獲得方法などを提案し、選択できるように支援する。

▶教育計画

1．便の性状が変化したら伝えるように患児・家族に説明する。
2．下痢の予防や改善方法について、患児の家族に説明する。
- 水分摂取の必要性。
- 消化のよい食物をよく噛んで、ゆっくり食べること。
- 刺激物、乳製品、繊維の多い食品、冷たい食物、発酵しやすい食品は避けること。
- 腹巻などによる保温の方法。
- 止痢薬の服用方法。
- 感染予防の方法（手洗い、含嗽、食物の保存、取り扱いなど）。

3．尿量や尿回数が少ないときは、脱水を予防するためにジュースなど味のあるものを少量ずつ頻回に飲ませ、水分摂取量を増やすように説明する。
4．1日に3回以上の下痢が続く場合は、脱水などの二次障害が起こらないように医療機関を受診するよう説明する。
5．災害時の対応：脱水にならないように水分や経口補水液の粉末などを準備する。

■下痢便の特徴と原因疾患

色調	緑色	・母乳栄養児の緑色便：生理的 ・灰色がかった緑褐色で悪臭がある場合：宿便傾向 ・緑色の水様粘液便：病原性大腸菌
	灰白色	・先天性胆道閉鎖症
	淡黄白色～淡々黄白色の水様便	・悪臭がある場合、ロタウイルスによる乳児嘔吐下痢症の可能性
	タール様	・血液の嚥下 ・上部消化管からの出血 ・下痢便＋血便：伝染性疾患の可能性
	鮮血便	・下部消化管からの出血
	いちごゼリー状	・腸重積症
性状	顆粒便	・消化不良 ・正常便でもみられる
	粘液便	・消化不良 ・赤痢などの細菌性下痢
	膿粘血便	・赤痢

■身体の水分量（体重比）

	新生児	生後３か月	生後１年～成人
全体水分量（%）	80	70	60
細胞外液（間質液、血漿）	40	30	20
細胞内液	40	40	40

■必要水分量と排泄量

	必要水分量（mL/kg/日）	不感蒸泄量（mL/kg/日）	尿量（mL/kg/日）
乳児	150	50～60	80～90
幼児	100	40	50
学童	80	30	40
成人	50	20	30

中野綾美編：ナーシング・グラフィカ　小児看護学①小児の発達と看護．メディカ出版，大阪，2023：88．表2.2-3，表2.2-4．より引用

排尿障害／尿失禁

【NANDA-Iの定義】尿を排泄する機能の障害

解釈

排泄とは、外界から栄養素や酸素を取り入れた後、不要になった代謝産物や有害物質を体外に排出する生理的な反応で、人間の生体としてのホメオスタシス（恒常性）を保ち、生きていくうえで欠くことのできない行為である。この排泄が障害されると、生理的に変調をきたし、時には生命の危険を及ぼすこともある。また、排泄行動は羞恥心を伴い、プライバシーの問題として他人にはみせない生活行動の１つであるため、落ち着いた環境が必要であり、精神活動が微妙に関連している。

尿は腎臓で生成され、血液中に取り込まれた水分と老廃物が糸球体で濾過される。その量は15L/日であるが、水分や必要なアミノ酸、糖などは再吸収され、実際に尿として排泄される量は１～1.5L/日である。

排尿障害とは、上述のように、「尿を排泄する機能の障害」[1]と定義され、頻尿や尿失禁、過活動膀胱のように、膀胱に十分な尿を溜めることができない状態（蓄尿障害）、排尿困難や尿閉のように膀胱に溜まった尿を出せない状態（排出障害）に分類される。

「尿失禁」とは自分の意思に関係なく尿が漏れてしまう状態であり、腹圧性尿失禁、溢流性尿失禁、切迫性尿失禁、反射性尿失禁、機能性尿失禁などに分類される（p.218参照）。さらに尿失禁によって清潔が保持できないことや、自尊心など心理的社会的側面に大きく影響を及ぼす。

看護介入は、患者との関係を築き、プライバシーに配慮しながら、排尿障害を起こしている原因（排尿行動の影響、疾患および治療、薬物、加齢、生活環境、排尿環境など）をアセスメントし、その原因を軽減できるように排尿環境を整えたり、尿路感染症の予防や骨盤底筋訓練などの健康教育を行うことが重要である。

▶〈排尿障害〉診断指標（筆者らによる）

□排尿痛
□頻尿
□遅延性排尿
□尿失禁
□夜間頻尿
□尿閉
□尿意切迫感

1．T.ヘザー・ハードマン，上鶴重美，カミラ・タカオ・ロペス原書編集，上鶴重美訳：NANDA-I 看護診断 定義と分類2021-2023 原書第12版．医学書院，東京，2021：221．より引用

▶〈尿失禁〉診断指標（一部掲載）（筆者らによる）

□排尿筋や骨盤底筋の低下により咳嗽などでも突然尿が少量漏れる（腹圧性尿失禁）
□残尿量増加により膀胱が拡張し尿が漏れ出る（溢流性尿失禁）
□切迫した尿意と同時に尿が漏れる、トイレに間に合わない（切迫性尿失禁）
□尿意がなく、膀胱に尿が溜まると自分の意思に関係なく尿が漏れる（反射性尿失禁）
□運動機能障害や認知機能低下のためにトイレで排尿ができない（機能性尿失禁）

▶よく使用する事例

- 術後の麻酔の影響、臥床安静による腹圧の低下、環境の変化によりベッド上排泄ができないことや疼痛により尿閉がある患者。
- 脊髄疾患により大脳への神経伝達が遮断され尿意がなく、ある程度膀胱内に尿が溜まると反射的に失禁してしまう患者。
- 放射線性膀胱炎などで頻尿、排尿困難をきたしている患者。
- 直腸や子宮の手術で、下腹神経叢膀胱枝切断により尿閉をきたしている患者。
- 排尿機能は正常であるが、麻痺があるために自分で排尿動作ができないことや、認知症により尿意が伝えられず、間に合わずに失禁してしまう患者。
- 加齢や多産などにより骨盤底筋群の筋力低下が原因で咳、くしゃみ、笑うなどの腹圧上昇時に尿失禁のある患者。

▶効果があった事例

- 失禁が多い患者に対して、排尿パターンを把握し、その時間に合わせた排尿を促すことで失禁の回数が減少した。
- 下腹部や骨盤の手術後の患者に対して、骨盤底筋訓練を行うことで尿道括約筋を強めることができ、尿意がわかるようになり、尿失禁回数が減少した。

▶使用上の注意点

- 尿失禁は主に５つに分類されているため、基準看護計画は統合して作成した。

■排尿のメカニズム

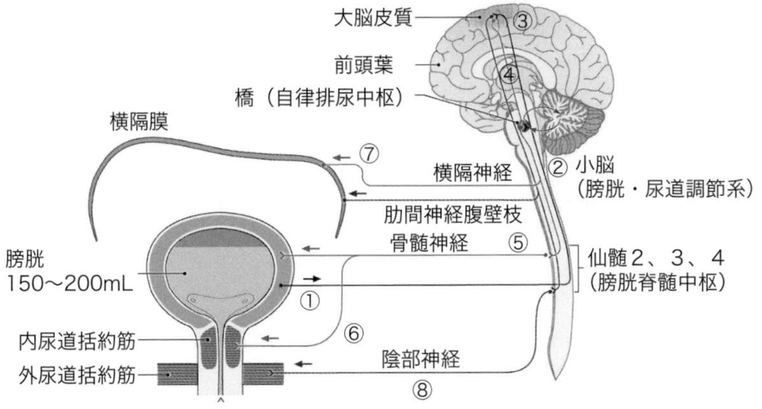

①膀胱内に尿が溜まり（150〜200mLを超えると）膀胱内圧が上昇し仙髄２、３、４（膀胱脊髄中枢）に伝わる
②橋の自律排尿中枢を介して大脳前頭葉（大脳皮質）に伝わる
③大脳皮質の抑制がなくなり、自律排尿中枢（橋）に排尿の指令を出す
④小脳の膀胱・尿道調節系に排尿の指令を出す
⑤骨盤神経により排尿筋が収縮する
⑥骨盤神経により内尿道括約筋は弛緩する
⑦前頭葉→横隔神経・肋間神経腹壁枝により腹圧をかける
⑧陰部神経によって外尿道括約筋は弛緩し排尿する

■ 尿失禁の分類

分類	特徴	原因	膀胱尿道の異常
腹圧性尿失禁	・運動、笑い、咳で腹圧が上昇すると起こる突然の尿漏れ ・主に中年以降の女性	・加齢 ・出産 ・骨盤底筋群の低下 ・尿道括約筋の低下	・尿道緊張性の低下
溢流性尿失禁	・膀胱内の尿が溢れ出して漏れる ・残尿感、排尿困難を伴う ・腹圧を上昇させる動作がなくても失禁する	・骨盤内手術 ・糖尿病 ・前立腺肥大症 ・神経因性膀胱 ・薬剤	・尿道の閉鎖・狭窄 ・膀胱の収縮力の低下
切迫性尿失禁	・制御しきれない強い尿意と同時に漏れる	・脊椎・脳の手術 ・前立腺肥大症 ・膀胱結石 ・膀胱炎・前立腺炎 ・過活動膀胱	・膀胱の無抑制の収縮
反射性尿失禁	・尿意がなく、ある程度の尿が溜まると漏れる	・腰髄以上の脊髄疾患 ・脊髄損傷・腫瘍 ・脊柱管狭窄症	・膀胱の無抑制の収縮 ・尿道の不随意の弛緩
完全尿失禁	・膀胱に尿を溜めることができずダラダラと漏れる	・先天奇形 ・外傷　・手術損傷	・尿道の損傷
機能性尿失禁	・排尿したくてもトイレまですばやく到達できないため、失禁してしまう	・認知症 ・関節疾患 ・コミュニケーション問題	・膀胱・尿道の排尿機構は正常

基準看護計画〈尿失禁〉

▶看護診断と要因

#[※]に関連した尿失禁	※加齢や運動機能障害のため、排尿動作が緩慢であること ※手術や疾患による膀胱容量の減少と尿道括約筋弛緩 ※疾患や治療による炎症に伴う尿意の喪失 ※神経因性膀胱による尿意の消失 ※脳、脊髄疾患により、排泄信号の消失や排泄信号を認識する能力の障害 ※膀胱粘膜の器質的変化による膀胱の知覚過敏 ※慣れない環境に伴う精神的ストレス ※情緒障害や注意力の低下 ※全身麻酔または脊椎麻酔による膀胱排尿筋、膀胱括約筋の機能低下 ※排尿しようとする動機の欠如

目標

- 尿意がわかる。
- 尿意を伝えることができる。
- 排尿パターンがわかり、早めにトイレに行くことができる。
- 排尿パターンがわかることで尿失禁が減少する。
- 尿失禁に対してセルフマネジメントできる。

▶観察計画

1. バイタルサイン。
2. 排尿の状態：回数、性状、尿量、尿失禁の有無、排尿間隔、尿線、尿意と膀胱充満感の有無、残尿と残尿感、下腹部の膨満感（★尿失禁の分類 p.218参照、★排尿状態の観察 p.224参照）。
3. 疾患・治療の状況・術式、認知（理解および受け止め）。
4. 飲水、食事摂取量、嗜好（アルコール、カフェインなど）。
5. 意識レベル、心理状態。
6. 排尿動作：座位・立位バランス・手技動作・腹圧の程度（★排尿動作の評価 p.225参照）。
7. 尿意を感じたときの患者の表情や動作など。
8. ストレスの程度。

9．発熱の有無と検査データ：WBC、CRP、尿細菌検査、膀胱部X線。
10．排尿障害についての認知（理解および受け止め）。
11．麻酔の影響や安静度。
12．環境（これまでの排尿設備、和式・洋式・ポータブルトイレ使用の有無）。
13．陰部や臀部の皮膚状況。
14．使用している物品（パッドやおむつなど）。
15．睡眠状況。
16．尿道留置カテーテルの留置期間。
17．排便状況。
18．社会活動への参加状況。
19．尿失禁に対するセルフマネジメントの状況。
20．尿失禁のセルフマネジメントが困難な場合の支援状況。

▶ケア計画

1．排尿状態についてアセスメントする。
2．排尿パターンに沿って排尿を促す。
（　　時）（　　時）（　　時）（　　時）（　　時）。
3．排尿環境を整える。
- 必要時、ベッドサイドにポータブルトイレや尿器を設置する。
- 必要時、トイレまでの順路に目印をつける。
- 可能であれば、病床の交換などトイレまでの距離が近くなるようにする。

4．衣服は着脱が容易にでき、排泄しやすい物を選択する。
5．昼間に水分を摂り、就寝前の水分摂取を控えるよう促す。
6．水分摂取を控えているために排尿量が少ないときには飲水を促す。
7．内服薬を確実に与薬する。
8．失禁をしても疾患や治療からくるものであることを説明し、悲観しないような声かけをし、受容的態度で接する。
9．排尿パターン、排尿動作などの排尿状態に応じたパットやおむつを選択する。
10．失禁時には速やかにパッド・下着を交換し、陰部や臀部の清潔を図り、皮膚保護剤を塗布する。

▶教育計画

1．尿意の有無にもかかわらず、定期的な排尿行動の必要性を説明する。
2．尿失禁の持続に伴う水分の制限に対して、尿路感染や脱水予防のために水分摂取の必要性を説明する。

3．清潔保持の方法について説明する（パッド・下着が汚染した場合、そのままにせず交換すること）。

4．高齢者には、尿失禁は避けられない加齢現象ではないことを強調する。

5．腹圧性尿失禁の場合には、骨盤底筋訓練の必要性について説明する（★骨盤底筋訓練 p.221参照）。

- 骨盤底筋の緩みによる尿道括約筋の低下を改善する方法。
- 腸内に宿便があると骨盤底筋が弛緩する原因となるため便秘の予防方法。

■骨盤底筋訓練

基本編

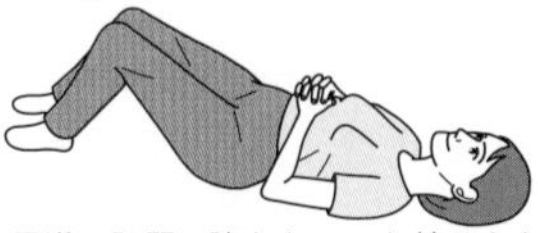

1．尿道、肛門、膣をキュッと締めたり、緩めたりし、これを2～3回繰り返す（オナラを我慢する感じ、途中で尿を止める感じで強くギュッと締める）

2．次は、ゆっくりキュウッと締め、3秒間静止し、その後ゆっくりと緩める。これを2～3回繰り返す（ギュッと速く強い締め方とキュウッと長く収縮を続ける締め方の併用）

3．引き締める時間を少しずつ延ばす

4．最初は5分くらいから開始し、20分程度まで増やす

応用編

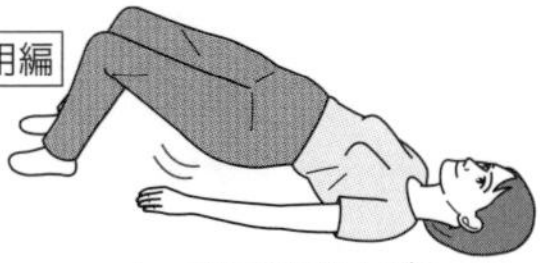

1．お尻を持ち上げる

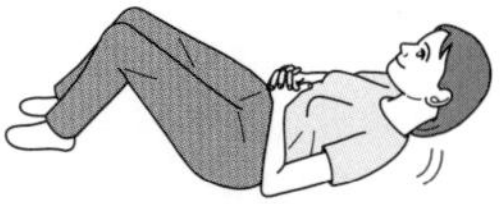

2．足を開き膝を立て、上半身を起こす

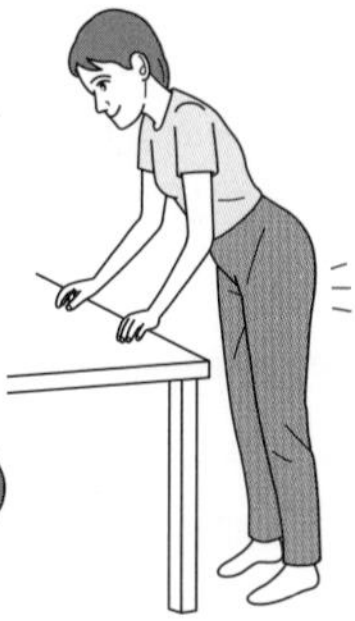

3．足を肩幅に開き、机に手をつく

基本編をこのような1、2、3の姿勢で繰り返す

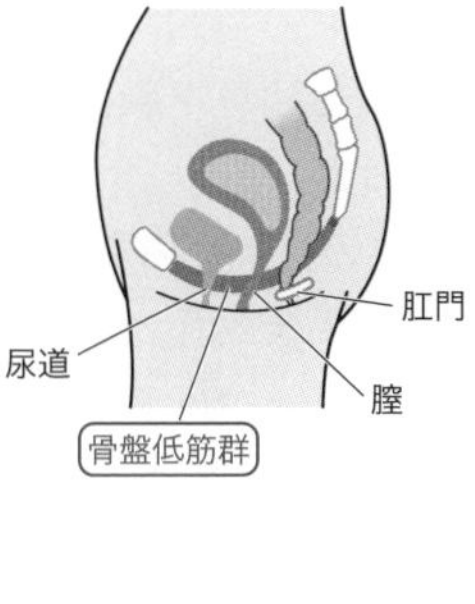

骨盤底筋は骨盤の底にハンモック状に広がっている筋肉群で、膀胱、子宮、直腸などの骨盤内にある臓器を支えています。

基準看護計画〈排尿障害〉

▶看護診断と要因

#[※]に関連した排尿障害	※膀胱括約筋の弛緩 ※手術侵襲による骨盤神経・陰部神経損傷・膀胱括約筋への影響に伴う尿意の喪失 ※排泄行動の変化、尿失禁に伴う羞恥心 ※前立腺肥大による尿道狭窄 ※術後の麻酔の影響、床上安静による腹圧の低下 ※慣れない環境に伴う精神的ストレス

目 標

- その人にあった排尿パターンが確立できる（残尿が50mL以下になる）。
- 排尿障害に対してのセルフマネジメント（水分管理・服薬・清潔保持など）ができる。

▶観察計画

1. 入院前後の排尿パターン。
2. 既往歴、病状の認知（理解および受け止め）。
3. 排尿の状態：回数、時間、1回尿量、排尿時痛、残尿感、排尿困難（★排尿状態の観察 p.224参照）。
4. 疾患・治療の状況・術式。
5. 麻酔の影響や安静度。
6. 飲水量、食事内容。
7. 尿意の感じ方：尿意の有無、下腹部痛、下腹部の重い感じ、下腹部膨満感、排尿を我慢できるかどうか。
8. 残尿感と残尿測定の結果、尿失禁の有無、陰部、臀部の皮膚の状態。
9. 排尿動作：座位・立位バランス・手技動作・腹圧の程度（★排尿動作の評価 p.225参照）。
10. 発熱の有無と検査データ（WBC、CRP、尿細菌検査、X線、腹部超音波）。
11. 排泄環境（これまでの排尿設備、和式・洋式・ポータブルトイレ使用の有無）。
12. 睡眠状況。
13. ストレスの有無。
14. 社会活動への参加状況。

15. 排尿障害に対するセルフマネジメントの状況。
16. 排尿障害のセルフマネジメントが困難な場合の支援状況。

▶ケア計画

1. 排尿パターン障害についてアセスメントする。
2. 排尿パターンの確立。
   - ゆったりとした気分で排尿するよう環境の調整。
   - 排尿しやすい体位の工夫。
   - 尿意があっても我慢ができるか確認し、膀胱内に尿が溜まるように働きかける。
   - 定期的に排尿を促しトイレに誘導する。
   - 尿量を確保するために、飲水量を決め、定期的に促す(1日　　mL)。
   - 患者の生活に合った水分量と排尿パターンに近づける。
3. 排尿がなければ間欠導尿、または排尿後残尿を測定し、記録に残す。残尿が多い場合は導尿の回数を増やす。
4. 排尿時痛がある場合は必要時鎮痛薬を使用する。

▶教育計画

1. 患者に合った排尿パターン確立の必要性と方法について説明する。
   - 体位の工夫について。
   - 排尿が我慢できる場合は、膀胱内に尿が溜まるように待つこと。
   - 飲水の方法と量。
2. 排尿パターンを把握するために、排尿日記（尿回数、夜間尿の有無・回数、水分量）をつけることを説明する。
3. 下腹部や骨盤の手術など排尿障害が予測される場合には、術後の様子がイメージできるように、術前に排尿障害とその対処方法を説明する。

■ 排尿状態の観察

	正常	異常	異常の原因／疾患
機能	正常な膀胱内の尿の貯留と尿意尿の完全な排泄	尿閉（膀胱に尿が貯留しているが排泄されない）	前立腺肥大症、神経因性膀胱、下部尿路腫瘍、尿路結石、薬剤
		残尿（尿排泄後に膀胱内に尿が残留している）	脳・脊髄障害（中枢性神経障害）、前立腺肥大症
量	1000～1500mL/日	無尿（100mL/日以下）	尿意喪失、蓄尿機能の不全
		乏尿（500mL/日以下）	水分摂取量不足、水分喪失増加、腎血流量減少
		多尿（2500mL/日以上）	水分摂取量増加、水分排泄減少、腎機能低下
回数	5～6回/日	頻尿（10回/日以上）	膀胱炎、前立腺肥大、神経因性膀胱、多尿、心因性
比重	1.015～1.025	高比重（1.030以上）	糖尿病、発熱、下痢、嘔吐、心不全、ネフローゼ症候群
		低比重（1.010以下）	尿崩症、多量の水分摂取、腎疾患、利尿薬
pH	4.8～7.5	アルカリ尿（7.4以上）	呼吸性・代謝性アルカローシス、尿路感染、アルカリ性薬物や食品の摂取
		酸性尿（4.5以下）	呼吸性・代謝性アシドーシス、発熱、酸性の薬品、運動後
色調	淡黄色	水様透明	希釈尿：尿崩症、萎縮腎、糖尿病
		褐色尿	濃縮尿：脱水症、高熱時
		赤褐色	腎炎、結石症、尿路感染症、がん、出血性素因、特発性腎出血、溶血性貧血
		黄色	ビリルビン尿：肝炎、肝硬変、胆道閉塞
		乳白色	尿路感染症、転移がん、フィラリア症

ワンポイントレクチャー

排尿動作の評価

動作	正常な状態	正常にできる条件
尿意を感じる	・100〜200mL程度で尿意を感じる ・尿意を感じてから1時間程度がまんできる ・睡眠中も尿意を感じて覚醒する	・膀胱に尿が溜まる ・膀胱に尿が溜まったことが脊髄神経を介して大脳に伝わる ・大脳で尿意を判断する
トイレの認識	・トイレの位置がわかる ・尿器、便器の使い方がわかる	・トイレ、尿器、便器がわかる場所にある、見える ・トイレ、尿器、便器と判断できる
トイレまでの移動	・移動の目的がわかる ・起き上がれる ・座位保持ができる ・立位がとれる ・歩行ができるあるいは車椅子などで移動できる	・移動する意思がある ・筋力がある ・関節の拘縮がない ・バランスが保てる ・移動できる心肺機能がある ・起立性低血圧を起こさない ・痛みがない
衣類の着脱	・ズボンやスカートをおろせる ・下着が汚れないようおろせる ・衣類を元通りに直せる	・衣類の着脱方法を認識している ・手指が動き、ボタンなどの操作ができる ・腰を上げたり下ろしたりできる
便器や尿器の準備と使用	・便器・尿器の位置が確認できる ・便座のふたを開けるなどの動作がわかりできる ・排尿に必要な体位をとることができる	・見える、または見る以外の方法で認識できる ・判断力がある ・手指の巧緻性など必要な動作ができる
排尿する	・日中4〜8回、夜間0〜2回 ・1回に200〜500mLの排尿 ・10〜30秒以内の排尿時間 ・痛みや残尿感がない ・出そうと思えば力を入れなくても出せる	・蓄尿時膀胱は弛緩、尿道は収縮し、排尿時はその逆ができる ・神経の正常な伝達
後始末をする	・尿道を拭く ・排泄物を流す ・手を洗う	・後始末の必要性、方法がわかる ・手指が動く ・見える、またはその他の方法で確認できる

西村かおる：ケースで納得！排尿障害のケア．ウロ・ナーシング夏季増刊．メディカ出版，大阪，2003：10．より一部改変

4

活動―運動パターン

成長発達遅延

基準看護計画〈成長発達遅延：乳児期（～1歳まで)〉
基準看護計画〈成長発達遅延：幼児期（1～3歳)〉
基準看護計画〈成長発達遅延：幼児期（3～6歳)〉
基準看護計画〈成長発達遅延：学童期〉
基準看護計画〈成長発達遅延：思春期〉

活動耐性低下

基準看護計画〈活動耐性低下〉

気分転換活動参加減少

基準看護計画〈気分転換活動不足〉

身体可動性障害

基準看護計画〈身体可動性障害：急性期〉
基準看護計画〈身体可動性障害：回復期〉

人工換気離脱困難反応

基準看護計画〈人工換気離脱困難反応〉

非効果的気道浄化

基準看護計画〈非効果的気道浄化：成人〉
基準看護計画〈非効果的気道浄化：小児〉

非効果的呼吸パターン

基準看護計画〈非効果的呼吸パターン〉

セルフケア不足

基準看護計画〈セルフケア不足：摂食／入浴／更衣／排泄〉

成長発達遅延

＊「NANDA-I 看護診断 定義と分類2021-2023」では「小児発達遅延」

解釈

子どもは成長・発達し続ける存在であり、成長と発達とは相互に関連し合いながら進行していくものである。成長とは身長や体重に代表されるような形態的な変化を量として示し、発達とは全身運動、微細運動、言語機能など、機能の巧みさや能力の増加を質の変化として示す。発達は社会的なかかわりによって生じる認知的・心理的・精神的・情緒的な成長・変化などという意味合いを含んでいる。また、発達には個人差があり、同じ月齢であっても子どもによって身体的成長、心理・社会的発達のレベルはさまざまである。そのほとんどは子どもの個性といえるもので、子どもの生活全体を見渡し、判断していく必要がある。

「成長発達遅延」とは、「同年齢集団の基準域から逸脱している状態」[1]で、これは「体重・身長等の形態や運動・感情・言語などの機能レベルが、一般的水準をはずれていること」[2]をいう。

看護介入は、子どもの成長発達はさまざまな影響を受けており、その子なりの成長発達課題が獲得でき、残された機能を最大限に生かすことが大切である。アセスメントツールを使用し、子どもの発達段階を機能領域全般にわたりアセスメントする。そして、その原因を取り除いて、子どもの意思表示や意思決定を尊重しながら、その子なりの成長・発達ができるよう家族とパートナーシップを形成し、保健・医療・福祉（保育士、MSWら）・教育（教員、養護教諭）などの専門家と連携をとりながら質の高い生活ができるように支援することが重要である。

▶〈成長発達遅延〉診断指標（筆者らによる）

《身体的指標》

□身体的成長の変調

□乳児：不眠、睡眠パターンの中断

□同一年齢集団では標準的なスキル（運動機能・言語機能）の遂行遅延・遂行困難

□脱力感

《心理的指標》

□摂食困難

□イライラ

□否定的気分

□喜怒哀楽の表現が乏しい

□アイコンタクト・愛着行動の不

1．リンダ・J. カルペニート＝モイエ著，新藤幸恵監訳：看護診断ハンドブック第10版．医学書院，東京，2014．より引用

2．江川隆子，他：コンパクト新版これなら使える看護診断　厳選NANDA-Ⅰ看護診断ラベル83．医学書院，東京，2015：292．より引用

足

《社会的指標》

□年齢に相応のセルフケア活動を遂行できない

□摂食行動・排泄行動の退行

□刺激不足による活動参加困難

□年齢に相応のセルフコントロール活動を遂行できない

□虐待に未対応

□家族因子（不安・サポート不足・過度のストレスなど）

▶よく使用する事例

- 生後早期からやNICU入室やクベース収容による隔離のため母子分離がある患児。
- 入院や隔離により同世代の児との交流が少なく友人との関係が希薄な患児。
- 長期間の治療により苦痛体験があったため、発達が退行している患児。
- 家族の成長発達に関する知識が不十分なため、適切なかかわりが受けられない患児。
- 疾患や障害により発達遅延のある患児。

▶効果があった事例

- 入院によって学習の遅れがある患児に対して、院内学級に通えるように支援したことで、原籍校への復帰がスムーズにできた。
- 乳児や幼児で治療によって発達が遅れてしまった患児に対して、身体的側面や心理社会的側面から発達を促進できるようにアセスメントツールを用いてアセスメントし、発達が促進できる項目に焦点をあてながら介入したことで、発達の遅れがほとんどみられず退院できた。
- 蘇生後に脳障害のある患児に話しかけたり、絵本の読み聞かせや音楽を聞かせるなど、積極的にかかわったことで発語がみられるようになった。
- ２歳半の患児に、手洗いなどの感染対策について絵本などを用いてプレパレーションを実施したことで、セルフケアを習得でき成長発達へつながった。

▶使用上の注意点

- 臨床で活用しやすいように「成長」「発達」を統合して作成した。
- 基準看護計画は発達段階を踏まえて「乳児期」「幼児期」「学童期」「思春期」に分類している。
- この診断の焦点は小児期および思春期までとし、発達課題を達成できずにいる成人に対しては、原因をアセスメントして「自尊感情状況的低下」などを用いて対応する。

基準看護計画〈成長発達遅延：乳児期（～1歳まで）〉

▶看護診断と要因

#[※]に関連した成長発達遅延：乳児期（～1歳まで）	※生後早期からの母子分離による刺激の不足および欠如 ※クベース収容、免疫力低下や感染による隔離に伴う刺激不足 ※栄養摂取不良による体重増加の停滞による体力不足 ※長期間の治療による活動制限、苦痛の体験 ※早産やダウン症などに伴う低緊張による不良姿勢 ※脳神経障害による発達課題達成能力の障害 ※口唇口蓋裂などの奇形による言語能力の獲得遅延 ※親（養育者）が子どもの障害を受け入れられないことによる不適切な育児行動 ※親（養育者）のヘルスリテラシー低下に伴う情報獲得困難

目標

- 首がすわる。
- 寝返りができる。
- お座りができる。
- ハイハイができる。
- つかまり立ちができる（1人で伝い歩きができる）。
- 必要な栄養摂取ができ、体重が標準体重となる。
- あやすと笑う。
- 人の区別がつく（人見知りをする）。
- 簡単な欲求（空腹、おむつの不快など）を知らせる。
- 簡単な遊び（いないいないばあ、手遊びなど）を楽しむ。
- 喜怒哀楽の表現、特に喜びなどの快の感情表現が増える。
- 親（養育者）から愛情を受けて、笑顔をみせる。

▶観察計画

1. 児の子どもの順位、きょうだいの障害児の有無。

2．成長発達の程度（身体的側面と心理社会的側面）（★子どもの成長発達の経過 p.233参照、★エリクソンによる人間性の発達段階 p.244参照）。
- 正しいポジショニング。
  - ・良肢位保持（皮膚の摩擦や関節のねじれの有無）。

3．身体症状（医療的ケアの内容など）の有無と程度。
4．哺乳・食事摂取状況。
5．身体的・情緒的反応：表情、活気、目の輝き、他者や事物への関心度、泣き方、指しゃぶり、退行など。
6．母子関係：声かけの有無、スキンシップの程度、母の表情と児の表情。
7．親（養育者）の疾患や病状、治療状況の認知（理解および受け止め）。
8．児の育児環境や、親（養育者）の育児行動。
9．健診や受診状況、異常に気づいたときの対処方法。
10．検査データ：循環器系、呼吸器系、神経系、消化器系、泌尿器系、内分泌系の障害の程度。
11．家族の対応能力（★家族像を形成するための情報収集の内容 p.407参照）。
- 構造的側面：家族構成と同居別居の有無、家族成員の年齢・健康状態、生活習慣、経済状況。
- 機能的側面：家族内の情緒的関係、コミュニケーション、キーパーソン、家族の価値・信念。

12．家族の発達課題（★核家族の発達段階と基本的発達課題 p.401参照）。
13．親（養育者）の子育てでの成功体験、失敗体験。
14．これまでのできごと（ストレス）への家族の対処方法。
15．親（養育者）を含めた家族などのソーシャルサポート（情緒的、道具的、情報的、評価的）の活用状況。
16．親（養育者）のヘルスリテラシー。

▶ケア計画

1．児の発達段階を踏まえて、病気や心理状態を考慮してかかわる。
2．発達が障害されている要因をアセスメントツールで評価する。
3．身体的・情緒的反応を多面的にアセスメント・計画立案・実施・評価を繰り返しながら看護介入を行う。
4．新生児期から痛みを予防・最少にしながらケアを行う。
- 処置はまとめて行う。

- 処置時には医師と看護師が協力し、痛みを緩和しながら行う（ポジショニング、なでる、ホールディング、おしゃぶりなど）。

5．多様な玩具を用いて刺激を行う（音感、色覚を刺激するもの）。
6．成長発達を促進するために病状や嗜好などの個別性に合わせた遊びが提供できるように多職種（保育士等）に相談する。
7．発達の程度に合わせたポジショニングを行う。
8．クベース収容時、家族の面会があれば許可範囲内で、スキンシップをしてもらう（タッチングや抱っこ）。
9．親（養育者）がケアに参加し、スキンシップが図れるように配慮する。
10．頻回に乳児を抱いて笑顔でゆったりと話しかける。
11．授乳中は腕に抱き、ゆっくりと授乳させる。
12．遊びながらかかわりを持つ。
13．児の発達に合わせて赤ちゃん体操を親（養育者）と一緒に行う。
- 体操の内容（　　　　　　）。
- 回数（　　　　）。
- 施行時は家族（養育者）と一緒に行う。

14．食事摂取方法を工夫する（哺乳方法・適切な乳首の選択や離乳食の内容など）。
15．発達の程度を発達表で定期的にチェックする（時期：　　　　　）。
16．母子分離時のケア。
- 母の面会時は心理状態を踏まえてかかわり、面会に来られたことをねぎらう。
- 母の気持ちを踏まえて、母ができること（搾乳、タッチングなど）を伝え、愛着行動を促す。
- 児の発達状況を面会時に伝える（交換ノートに記載する）。
- 母子の状態や様子を、産科・小児病棟看護師間でコミュニケーションをとり連携する。
- 児や家族のニーズや暮らしに応じてソーシャルサポートを紹介し、調整する。

17．ヘルスリテラシーが低下している場合は、情報の獲得方法などを提案し、選択できるように支援する。

▶教育計画

1．児の精神面での発達、および母の母性確立において、スキンシップが有効であることを説明する。
2．発達には個人差があるため、児に合った育児方法が重要であることを説明する。

3．赤ちゃん体操の実施方法を必要時説明する。
4．親（養育者）に、栄養摂取の必要性と児に合ったその方法、成長発達を促すかかわり方について説明する。
5．親（養育者）が不安なく育児ができるように、居住地の育児に関する相談窓口を利用するように説明する。

■子どもの成長発達の経過

発達＼年齢		出生時		1歳	2歳	3歳	4歳	5歳	6歳	7歳
身長	男 女	49.0cm 48.5cm		1.5倍			2倍強			
体重	男 女	3.0kg 2.95kg	3～4か月 （2倍）	3倍	4倍		5倍			
頭囲		33cm	頭囲＝胸囲	その後 胸囲＞頭囲						
胸囲		32cm								
精神発達		←感覚運動期→ （吸う、つかむ、泣くなど感覚や運動によって学習が起こる）			←前操作的段階→ （経験と行為についての考えが確立。言語の獲得、可逆的思考はできない）					
運動発達	粗大 微細		頸定　座位 物をつかむ	独歩 小さい球をつかむ	走る	円を描く	十字を描く			
基本的生活習慣			離乳食	便意を伝える	手洗い		歯磨き	トイレ始末も可	服の着脱	

桑野タイ子、本間昭子編：新看護観察のキーポイントシリーズ 小児Ⅰ．中央法規出版，東京，2011：32．より改変して引用

基準看護計画〈成長発達遅延：幼児期（1～3歳）〉

▶看護診断と要因

#[※]に関連した成長発達遅延：幼児期（1～3歳）	※入院や隔離により同年代の児との交流が少なく、仲間集団でのかかわりの不足 ※病状や治療による活動制限 ※脳神経障害による発達課題達成能力の障害 ※手術や長期間の治療による苦痛の体験 ※親（養育者）の不適切な育児行動による愛情不足

目標

- 粗大運動ができる（大股で歩く、ボールをける、片足立ち、走るなど）。
- 微細運動ができる（なぐり書き、円を描く、人を描く、積み木を積むなど）。
- 自分で食べることができる。
- 便意や尿意を知らせることができる。
- 脱衣が自分でできる。
- 友達と遊べる。
- 自分の物と他人の物の区別がつく。
- 意思表示ができる。

▶観察計画

1. 児の子どもの順位、きょうだいの障害児の有無。
2. 発達の程度（身体的、知的、心理・社会的）（★エリクソンによる人間性の発達段階 p.244参照）。
3. 親（養育者）の病状や治療の認知（理解および受け止め）。
4. 身体症状（医療的ケアの内容など）の有無と程度。
5. 第1反抗期、2～3歳ころのかんしゃくの有無。
6. 遊びの内容（好きな遊び、好きなキャラクター）。
7. 友達との遊びの様子。
8. 入院前の生活習慣、生活リズム、遊びの様子、きょうだいとの関係性。
9. 嗜癖の有無（愛玩具の有無）。
10. 睡眠状態、食事摂取状態、排泄状態。
11. 児の育児環境や母子関係、親（養育者）および家族の育児行動。
    - 主な保育者（昼、夜）と信頼する家族は誰か。
12. 親（養育者）の、疾患や病状、治療状況の理解の程度。
13. 健診や受診状況、異常に気づいたときの対処方法。
14. 検査データ：循環器系、呼吸器系、神経系、消化器系、泌尿器系、内分泌系の障害の程度。
15. 家族の対応能力（★家族像を形成するための情報収集の内容 p.407参照）。
    - 構造的側面：家族構成と同居別居の有無、家族成員の年齢・健康状態、生活習慣、経済状況。
    - 機能的側面：家族内の情緒的関係、コミュニケーション、キーパーソン、家族の価値観や社会性。
16. 家族の発達課題（★核家族の発達段階と基本的発達課題 p.401参

照）。
17. 親や養育者の子育てでの成功体験、失敗体験。
18. これまでのできごと（ストレス）への家族の対処方法。
19. 親（養育者）とその他家族のサポート状況。
20. 親（養育者）を含めた家族などのソーシャルサポート（情緒的、道具的、情報的、評価的）の活用状況。

▶ケア計画

1．患児の発達段階を踏まえて、病気や心理状態を考慮してかかわる。
2．発達が障害されている要因をアセスメントツールで評価する。
3．身体症状がある場合は、早期に苦痛を取り除くケアを行う。
4．おんぶ、だっこ、歌を歌う、本の読み聞かせ、バギー散歩などで生活に変化を持たせる。
5．処置や検査時は、ディストラクション、年齢や理解力に応じてプレパレーションを行う。
6．親子のスキンシップが持てるように配慮する。
7．児がやりたいことは危険がないようにできるかぎりさせる。
8．食事について。
- デイルームで友達と楽しく食事ができるような雰囲気をつくる。
- 児にスプーン、フォーク、箸を持たせ、1人で食べさせる。
- 汚れてもいいようにシーツを敷き、こぼしても叱らず、上手にできたときは褒める。

9．トイレトレーニングについて。
- 無理をせず、気長にトレーニングする。
- 昼間、パンツで過ごす。
- 昼夜、パンツで過ごす。
- 失敗しても叱らず、上手にできたときは褒める。

10. 入浴時、自分で衣服が脱げるように声をかける。
11. 遊びの工夫をする（創造性、情緒、運動発達、音感などを育むもの）。
- 好きな遊びや運動ができるように環境を整備する。

12. 遊んだ後の片づけを通して、整理整頓の習慣を身につけさせる。
13. 読み聞かせ、言葉かけ、散歩などによる自然観察を通し、言葉の発達を促す。
14. 発達の程度を発達表で定期的にチェックする（時期：　　　　）。
15. 親（養育者）と育児について話し合いを持ち、家族と医療者が同じ目標で発達を促す。
16. 児や家族のニーズや暮らしに応じてソーシャルサポートを紹介し、

調整する。

▶教育計画

1．児ができることには手出しせず、見守ることの必要性を親（養育者）や家族に説明する。
2．児に接するときは児の目の高さで接し、よい点は褒め、悪い点はきちんと叱ることの大切さを親（養育者）や家族に説明する。
3．親（養育者）が不安なく育児ができるように、居住地の育児に関する相談窓口を利用するように説明する。

基準看護計画〈成長発達遅延：幼児期（3～6歳）〉

▶看護診断と要因

#[※]に関連した成長発達遅延：幼児期（3～6歳）	※入院や隔離により、同年代の児との交流が少なく、仲間集団でのかかわりの不足 ※病状や治療による活動制限 ※脳神経障害による発達課題達成障害 ※手術や長期間の治療による苦痛体験 ※親（養育者）の愛情不足による情緒の不安定 ※親（養育者）の喪失（死別・離婚） ※親（養育者）の不適切な育児行動

目標

- 納得して検査や治療を受けることができる。
- 多くの疑問が出てくる（なぜ？　どのように？　何が？）。
- 基本的生活習慣が獲得できる。
- 他の子どもに関心を示して、友だちと遊べる。

▶観察計画

1．児の子どもの順位、きょうだいの障害児の有無。
2．発達の程度（身体的、知的、心理・社会的）（★子どもの成長発達の経過 p.233参照、★エリクソンによる人間性の発達段階 p.244参照）。
3．患児・親（養育者）の病状や治療の認知（理解および受け止め）。
4．病状や治療状況に伴う手洗いなどの生活習慣や生活リズムの変化。
5．身体症状（医療的ケアの内容など）の有無と程度。
6．遊びの内容（好きな遊び、まんがのキャラクター）。

7．幼稚園、保育園での集団生活での適応状態。
8．友達との交流の様子。
9．睡眠状態、食事摂取状態、排泄状態。
10．嗜癖の有無（愛玩具の有無）。
11．親（養育者）の疾患や病状、治療計画の理解の程度。
12．育児環境と母子関係、親（養育者）の育児行動。
●主な保育者（昼、夜）と信頼する家族は誰か。
13．健診や受診状況、異常に気づいたときの対処方法。
14．検査データ：循環器系、呼吸器系、神経系、消化器系、泌尿器系、内分泌系の障害の程度。
15．家族の対応能力（★家族像を形成するための情報収集の内容 p.407参照）。
●構造的側面：家族構成と同居別居の有無、家族成員の年齢・健康状態、生活習慣、経済状況。
●機能的側面：家族内の情緒的関係、コミュニケーション、キーパーソン、家族の価値観や社会性。
16．家族の発達課題（★核家族の発達段階と基本的発達課題 p.401参照）。
17．親や養育者の子育てでの成功体験、失敗体験。
18．これまでのできごと（ストレス）への家族の対処方法。
19．親（養育者）を含めた家族などのソーシャルサポート（情緒的、道具的、情報的、評価的）の活用状況。

▶ケア計画

1．児の発達段階を踏まえて、病気や心理状態を考慮してかかわる。
2．発達が障害されている要因・原因をアセスメントツールで評価する。
3．身体症状がある場合は、早期に苦痛を取り除くケアを行う。
4．自分でできることはやらせ、できるまで待つ姿勢で接する。
5．規則正しい生活を送れるように援助する（就寝と起床時間は守らせる）。
6．生活習慣の自立ができるように働きかける。
●ハミガキ、洗顔、食前の手洗いとうがい、更衣、整髪。
●食事中の態度。
●挨拶。
7．児のよい点や我慢したとき、頑張ったときはそのつど褒め、ごほうびシールなど用いて、自己効力感を高めるかかわりをする。
8．遊びの工夫をする（創造性、情緒、運動発達、音感などを育むもの）。
●集中して遊べるように配慮する。

- 他の子どもとさまざまな玩具（模型・人形・本・音の出る玩具・三輪車など）を使って遊ぶ機会を頻回に与える。
- 自分で遊びの内容を決めるなど自己決定ができる機会を多くつくる（自律性・自発性を育む）。

9．遊んだ後の片づけを通して、整理整頓の習慣を身につける。

10．親（養育者）と子育てについて話し合いを持ち、家族と医療者が同じ目標で発達を促していく。

11．処置やケアの前には説明し、児に心の準備ができるようにプレパレーションを行い、児が納得して行えるよう配慮する。

12．児や家族のニーズや暮らしに応じてソーシャルサポートを紹介し、調整する。

▶教育計画

1．児の目の高さで接し、よい点は褒め、悪い点は理由を理解できるように説明し、きちんと叱ることを親（養育者）や家族に説明する。

2．親（養育者）も、児を１人の人間として尊重する（軽口や冗談で子どもの心に傷を与えない）ようにかかわることの重要性を説明する。

3．親（養育者）が不安なく育児ができるように、居住地の育児に関する相談窓口を利用するように説明する。

■プレパレーション

プレパレーションとは、病院で子どもがきっと直面するだろうと思われる医療行為によって引き起こされるさまざまな心理的な混乱に対し、説明や配慮をすることにより、その悪影響が最小限になるように工夫し、その子なりに乗り越えていけるように子どもの対処能力を引き出すかかわりをすることである。

〈参考〉
DVDの一部（手術を受ける子どもに外来通院中に渡し、自宅で子どもと家族が一緒に見て、予習をすることで心の準備をして入院することができる）

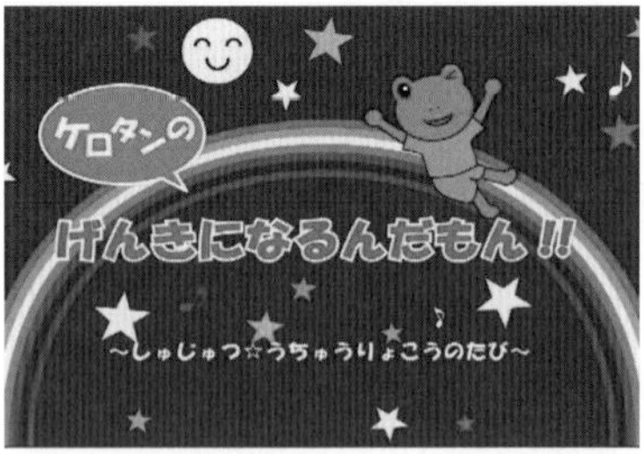

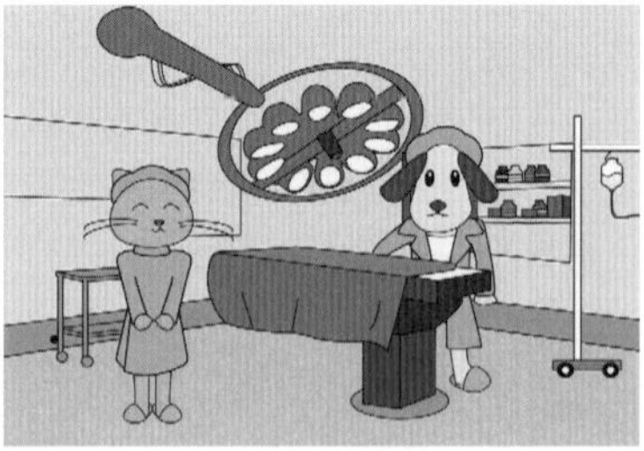

島根大学医学部看護学科と島根大学医学部附属病院で作成

基準看護計画〈成長発達遅延：学童期〉

▶看護診断と要因

#[※]に関連した成長発達遅延：学童期	※入院による学業の中断 ※入院や隔離により同年代の児との交流が少なく、仲間集団でのかかわり不足 ※長期間の治療による苦痛の経験 ※脳神経障害による発達課題達成能力の障害 ※生育歴において愛情が不足したまま成長していること ※家族の生活習慣の影響 ※親（養育者）の過干渉

目標

- 入院中も規則正しい生活を送ることができる。
- 学校や院内学級へ楽しく通うことができる。
- 友達と仲よく遊ぶことができる。
- 発達に応じたセルフケア行動がとれる。
- 親（養育者）の管理から、子どもが自分でセルフケアできるように移行できる。

▶観察計画

1．児の子どもの順位、きょうだいの障害児の有無。
2．親（養育者）、家族や、きょうだい、友達、同室児との関係。
3．患児・親（養育者）の病状や治療の認知（理解および受け止め）。
4．病状や治療状況に伴う手洗いなどの生活習慣や生活リズムの変化。
5．身体症状（医療的ケアの内容など）の有無と程度。
6．発達の程度（★エリクソンによる人間性の発達段階 p.244参照）
- 中間反抗期の有無（6～8歳ごろの自分のわがままや欲求が満たされないため親を口汚くののしる）。

7．入院時の院内学級や原籍校での学校生活、登校拒否の有無、学校での友人関係。
8．好きな遊びや勉強、得意とすること。
9．食事摂取、睡眠状態。
10．入院生活への適応状況。
11．入院中の他の児との交流の状況。
12．院内学級での様子、入院中の勉強状態。

13. セルフケア能力（できること、できないこと）。
14. 起床、就寝、歯磨き、食事などの基本的生活習慣の習得状況。
15. 患児が病気や治療をどのように理解し受け止めているか。
16. 育児環境と、親（養育者）の育児行動。
17. 親（養育者）の疾患、病状、治療状況の理解の程度。
18. 異常に気づいたときの児および家族（養育者）の対処方法。
19. 検査データ：循環器系、呼吸器系、神経系、消化器系、泌尿器系、内分泌系の障害の程度。
20. 家族の対応能力（★家族像を形成するための情報収集の内容p.407参照）。
  - 構造的側面：家族構成と同居別居の有無、家族成員の年齢・健康状態、生活習慣、経済状況。
  - 機能的側面：家族内の情緒的関係、コミュニケーション、キーパーソン、家族の価値観や社会性。
21. 家族の発達課題（★核家族の発達段階と基本的発達課題 p.401参照）。
22. 親（養育者）の子育てでの成功体験、失敗体験。
23. これまでのできごと（ストレス）への家族の対処方法。
24. 親（養育者）を含めた家族などのソーシャルサポート（情緒的、道具的、情報的、評価的）の活用状況。

▶ケア計画

1. 児の発達段階を踏まえて、病気や心理状態を考慮してかかわる。
2. 発達が障害されている要因をアセスメントツールで評価する。
3. 身体症状がある場合は、早期に苦痛を取り除くケアを行う。
4. 児に親（養育者）と話し合いを持つことを勧める。
5. 家族や養育者、医師、看護師、教師（原籍校、院内学級）とで合同カンファレンスを持ち、同じ目標で成長発達を支援する。
6. 児のよい点や得意なことは褒め、自尊感情が高まるように接する。
7. 日課表を自主的に作成できるように働きかけ、規則正しい生活習慣が維持できるよう援助する。
8. 発達に応じて感染行動や医療的ケア（自己導尿や自己注射など）をセルフケアできるように援助する。
9. 遊びを通して同年齢の児と交流させる。
10. 病棟行事では役割を持って行動できるように支援する。
11. 学校と連絡をとり、仲間との交流が保てるよう援助する。
12. 院内学級への通級について。

- ベッド上生活と学校生活の区別をつけ、気持ちを切り替えるために普段着で通級させる。
- 開始時間に遅れないように準備をさせる。
- 宿題があればできるように支援する。

13. 体調の変化などについて院内学級教員と連絡を取り合う。
14. 親（養育者）と育児に対する考え方、問題について話し合う（家族カンファレンス）。
15. 親（養育者）に子どもができることを伝えてわかってもらう。
16. 趣味や興味のあることができるように支援する。
17. 処置や検査時はプレパレーションを実施するなど、子どもの年齢にふさわしいコミュニケーションの仕方で説明して準備をさせ、主体的に治療を受けることができるように援助する。
18. 児のニーズや暮らしに応じてソーシャルサポートを紹介し、調整する。

▶教育計画

1. 社会、仲間との交流の必要性について説明する。
2. 学習の必要性について説明する。
3. 親（養育者）に子どもの成長を見守ることの重要性について説明する。

基準看護計画〈成長発達遅延：思春期〉

▶看護診断と要因

#[※]に関連した成長発達遅延：思春期	※入院による学業の中断 ※長期入院により友人関係が希薄なこと ※疾患の進行や隔離に伴う社会的孤立 ※将来に対する不安 ※治療や、第二次性徴に伴うボディイメージの変化 ※目標となるモデル像の欠如 ※生育歴において愛情が不足したまま成長していること ※不適切な生活習慣 ※子どもが親に依存的であること

目標

- 治療や第二次性徴によるボディイメージの変化を受け入れることができる。
- 睡眠、食事、休養などの規則正しい生活習慣を身につけることができる。
- 自分に必要なセルフケアが実践でき、自分の目標をみつけることができる。
- 院内学級や自己学習で必要な学業を継続することができる。
- 自分のしたいことをみつけることができる。
- 仲間との交流が持て、仲間意識を持つことができる。

▶観察計画

1．児の子どもの順位、きょうだいの障害児の有無。
2．親（養育者）、家族、友達、学校、社会との関係。
3．患児・親（養育者）の病状や治療の認知（理解および受け止め）。
4．病状や治療状況に伴う生活習慣や生活リズムの変化、セルフケア（できること、できないこと）。
5．身体症状の有無と程度。
6．第二次性徴の出現の有無、体型の変化とその受け止め方。
7．自立性（★エリクソンによる人間性の発達段階 p.244参照）、自己の価値感、自分の将来への展望の発見のための探索や活動の状態。
8．尊敬する人がいるか。
9．好きな勉強、遊び、本や得意なことがあるか。
10．食事摂取状況、睡眠状況。
11．入院生活の適応状況。
12．患児が病気や治療をどのように理解し受け止めているか。
13．親（養育者）の子育てについての方針と疾患や病状、治療方針の理解の程度。
14．院内学級での様子（中学生）。
15．自己学習の様子（中学生・高校生）。
16．検査データ：循環器系、呼吸器系、神経系、消化器系、泌尿器系、内分泌系の障害の程度。
17．家族の対応能力（★家族像を形成するための情報収集の内容 p.407参照）。
- 構造的側面：家族構成と同居別居の有無、家族成員の年齢・健康状態、生活習慣、経済状況。
- 機能的側面：家族内の情緒的関係、コミュニケーション、キーパーソン、家族の価値観や社会性。

18．家族の発達課題（★核家族の発達段階と基本的発達課題 p.401参照）。

19. 親（養育者）の子育てでの成功体験、失敗体験。
20. これまでのできごと（ストレス）への家族の対処方法。
21. 親（養育者）を含めた家族などのソーシャルサポート（情緒的、道具的、情報的、評価的）の活用状況。

▶ケア計画

1. 児の発達段階を踏まえて、病気や心理状態を考慮してかかわる。
2. 発達が障害されている要因をアセスメントツールで評価する。
3. 身体症状がある場合は、早期に苦痛を取り除くケアを行う。
4. 病棟の同年代の児と相互作用の時間（交流の場）を提供する。
5. 友人、知人との交流が途絶えないよう、電話、面会、メールなどを勧める。
6. 児の業績やよい点・得意なことは褒め、自尊感情が高まるように接する。
7. 児のプライバシーを尊重する。
8. 児の感情の表出については、発達段階を踏まえて受け止める。
9. 児の第二次性徴の変化に対し肯定的な言葉かけをし、身体の変化を喜ばしいものとして受け入れられるように支援する。
10. 家族、医師、看護師、教師（原籍校や院内学級）とで合同カンファレンスを持ち、同じ目標で成長発達を支援する。
11. 年代に応じた接し方をし、一人前として対応する。
12. 役割を与え、達成感が得られるように支援する。
    - 病棟で行っている仕事を手伝ってもらう。
    - 病棟行事の企画、運営を任せる。
13. 院内学級への通級について（中学生）。
    - 服装は活動しやすい服装にする。
    - 遅刻や休む場合は、可能な限り、自分で院内学級へ行き先生に理由を述べ、許可を得るように働きかける（できない場合は看護師が連絡する）。
14. 高校生には進級できるように学校と連携しながら学習支援を行う。
15. 自己学習について（中学生・高校生）。
    - 学習ができるように環境を整備する。
    - 時間を決め、カンファレンスルームでの学習を勧める。
16. 親（養育者）と話し合いの場を設け、子育てや入院中、退院後の課題について話し合い、親としての役割が果たせるように支援する。
17. 児のニーズや暮らしに応じてソーシャルサポートを紹介し、調整する。

▶教育計画

1．社会、仲間との交流の必要性について説明する。
2．親（養育者）に、思春期の特徴、発達課題を理解したうえで、接するように説明する。

ワンポイントレクチャー

エリクソンによる人間性の発達段階

エリクソンは、人間の一生を８段階に区分している。人間は、それぞれに発達課題と心理社会的危機、重要な対人関係、心理社会的様式が設定されている。これらの発達課題を克服することによって他者との相互作用を機能することができるようになり、成長につながる。

例えば、以下のようなことである。

- 学童期のライフタスクは、勤勉感と劣等感の克服である。学童期では、今までの家庭内での世界から行動範囲は広がり、学校での教員や友人関係を通して勤勉感や劣等感を経験し、それに取り組んでいくことで社会的な適格感を獲得し、社会性を育んでいく。

〈死〉

		〈ポジティブな面〉	〈人間の強さ〉	〈ネガティブな面〉
老年期	第VIII段階	統合性	英知	絶望
壮年期	第VII段階	生殖性	世話（ケア）	停滞
成人初期	第VI段階	親密性	愛の能力	孤立
青年期	第V段階	アイデンティティの確立	忠誠心	役割の拡散
学童期	第IV段階	勤勉感	適格意識	劣等感
幼児期	第III段階	主導性（積極性）	目的意識	罪悪感
幼児初期	第II段階	自律感	意思力	恥・疑惑
乳児期	第I段階	基本的信頼	希望	基本的不信

〈誕生〉

ライフタスク

- 各発達段階の危機が〈対〉で示されている
- 克服によって〈同一化〉が図られ、できない場合に次の段階での成長・発達に歪みが生じるとされる

岡堂哲雄 他：患者ケアの臨床心理　人間発達学的アプローチ．医学書院，東京，1978：37より引用

活動耐性低下

【NANDA-Iの定義】必要な、あるいは希望する日常生活を完了するには、持久力が不十分な状態

解釈

活動とは、「積極的に生き生きと行動するさま」と定義され、「人々が生活・健康・幸福を維持するために、始めたり行ったりする広範囲の身体の動きを意味している」[1]。身体活動を続けるためには、酸素の需要と供給のバランスがとれなければならない。活動には、呼吸や循環器系による酸素、栄養素の供給や筋での酸素利用、そして全身の生理機能が関与している。

「活動耐性低下」とは、活動により増加した酸素の需要に耐えられるだけの生理的許容量が低下した状態、つまり患者が必要とする、またはやりたいと望む毎日の活動に耐えたり続けたりすることができない生理的あるいは心理的エネルギーが不足した状態をいう。

看護介入は、患者が動きたくても活動に耐えられない原因をアセスメントし、その原因を除去あるいは予防したり、活動しても許容範囲内の呼吸、脈拍、血圧の状態が維持できるよう、活動レベルに応じて、段階的に活動のレベルを上げるように援助することが重要である。

▶〈活動耐性低下〉診断指標（筆者らによる）

□活動に対する生理的反応の変調

《呼吸》

・労作時の呼吸困難、息切れ、過度の呼吸数増加または低下

《脈拍》

・脈拍の減弱、低下、過度の増加

・リズムの変化

《血圧》

・活動に対する血圧の異常な反応

・活動によって上昇しない

□不整脈や伝導異常を示す心電図所見

□虚血性変化を示す心電図所見

□倦怠感の訴え

□脱力感

□活動に対する不安

▶よく使用する事例

●貧血により組織への酸素供給量が低下しているため、十分活動ができない患者。

●心疾患のため、心拍出量の低下から肺うっ血状態となり、酸素化能が

1．ルース・F・クレイブン，コンスタンス・J・ハーンリー著，藤村龍子，中木高夫監訳：基礎看護科学．医学書院，東京，1996：337．より引用

低下している患者。

- COPDのため気管支の狭小化や肺胞の破壊により労作時の呼吸困難があり、活動を拡大できない患者。
- 喘息患者で気管支痙攣によりガス交換ができず呼吸困難がある患者。
- 長期にわたる床上安静により、心肺機能低下をきたしている患者。

▶効果があった事例

- 貧血がある患者に対して、貧血の改善傾向に合わせ、呼吸や循環の観察をしながら、患者の望む活動をさせたり、ケアを行うことで、患者なりの耐性ができ、活動が可能となった。
- 虚血性心疾患の患者に対して、呼吸困難感や胸部症状、バイタルサインの変動を観察し、段階的にリハビリテーションを実施したことで再発作を起こすことなく活動のレベルを上げることができた。
- COPDの患者に対して効果的な呼吸法として口すぼめ呼吸やストレッチなどを行うことで徐々に離床を図り、ADLの拡大ができた。
- 大動脈解離の保存療法の患者に対して、血圧コントロールを図りながら離床プログラムに沿ってリハビリを進め、ADLの低下がなく退院できた。

▶使用上の注意点

- 心疾患や呼吸器疾患の急性期は「活動耐性低下」を用いず、活動によって現れる心臓の反応をモニタリングし、心拍出量の減少を予防するために「潜在的合併症：心不全・肺水腫／心拍出量減少p.486」を用いて対応する。
- 「活動耐性低下」と「セルフケア不足」で迷う場合がある。呼吸、循環が安定し、リハビリ期に入った場合で、食事・排泄などの行為が自分で行える能力を高めるような援助が必要な場合には、「セルフケア不足」を用いて対応する。

基準看護計画〈活動耐性低下〉

▶看護診断と要因

#[※]に関連した活動耐性低下	※貧血による組織への酸素供給量の減少 ※先天性肺疾患などによる、肺血流量減少に伴う不十分な酸素化 ※分泌物の増加や気管支収縮、肺の線維化などによる不十分な酸素化 ※虚血性心疾患、動脈解離治療後などの労作時の不快感 ※心不全による肺うっ血に伴うガス交換の障害 ※循環血液量減少による倦怠感や脱力感 ※労作に伴う代謝率の過剰な上昇に続発する酸素需給不均衡 ※腹水貯留による横隔膜挙上に伴う呼吸面積の減少 ※胸水貯留による呼吸面積の減少 ※長期臥床あるいは運動量低下による心肺機能の低下 ※持続する発熱や不眠による全身倦怠感 ※活動によって呼吸困難や胸部症状などが増強することへの不安

目 標

- 活動耐性を低下させる原因や予防方法がわかる。
- 許可された範囲内の活動（例：ベッドサイドで排泄）をしても呼吸、血圧、脈拍が指示範囲内での状態を維持することができる。
- 体調に応じて希望する活動ができる。

▶観察計画

1．活動前（安静時）の状態。
- バイタルサインと自覚症状の程度。
- 低酸素・心負荷に伴う随伴症状の有無。
  - ・呼吸困難、浮腫、咳嗽、痰、胸部不快、胸痛、動悸、倦怠感、チアノーゼ、冷感、乏尿。
- 心不全症状の有無（★左心不全と右心不全 p.489、490参照、★頸静脈怒張の見方 p.490参照）。

2．病状や治療の内容、リハビリプログラム。

3．水分出納バランス（経口水分量、輸液量、尿量、排液量など）。
4．乳児の場合は大泉門の状態。
5．体重の増減。
6．薬剤の使用状況と反応。
7．薬剤の血中濃度、副作用（ジギタリス中毒など）。
8．疾患および症状についての認知（理解および受け止め）。
9．活動に対する意欲、不安感、恐怖。
10．睡眠状態。
11．許可された活動中・活動後のバイタルサインと自覚症状の変化（★ICUでの早期離床と早期からの積極的な運動の中止基準 p.251参照）。
- 頻呼吸、努力呼吸、SpO_2低下、喘鳴、チアノーゼの有無。
- 血圧の変動、脈拍（心拍数）の変動、不整脈の有無。
- 顔色不良、末梢の冷感、めまいの有無。
- 心筋虚血症状：胸痛、胸部不快感の有無、心電図の変化（不整脈・ST変化など）。

12．酸素療法（在宅酸素・CPAP、ASV、HFNCなど）の使用状況。
13．検査データ：RBC、Ht、Hb、電解質、腎機能、肝機能、TP、Alb、血糖値、動脈血液ガス分析、胸部X線（★CTR p.490参照、肺水腫、胸水の有無）。
14．食事摂取状況、食事制限や飲水制限が守られているか。
15．指示された安静度が守られているか。ADLの状態。
16．増悪因子の有無：水分・塩分の過剰摂取、感染、疲労、ストレス、基礎疾患の悪化。
17．家庭での生活環境、生活場所。
18．家族のサポート状況。
19．患者会、社会資源（介護認定・福祉用具など）の利用状況。
20．ソーシャルサポート（情緒的、道具的、情報的、評価的）の活用状況。

▶ケア計画

1．活動耐性を低下させている原因をアセスメントする。
2．発熱、胸部症状、呼吸困難などの苦痛を早期に取り除くようにケアを行う。
3．リハビリテーションの目標を患者や理学療法士と共有し、段階的に進める。
4．運動の頻度、持続時間、運動の強度（運動中に体にかける負担度）

を患者の状態に合わせて徐々に段階的に進める（例：寝返り－座位－立位－歩行）。

5．ADLが拡大できるように患者とともに計画を立てる。

●運動に伴う、バイタルサイン、呼吸・循環状態、自覚症状の変化を日々モニタリング・アセスメントし、医師やPTと連携しながら段階的に進めていく。

・運動に耐えられると判断したら、次の段階に進む。

・活動中、活動後の状況により、活動量や内容の妥当性を評価する。

・活動と活動の間隔を十分とり、休息の時間を設ける。

・心電図などでモニタリングし、自覚症状の出現や異常波形出現時は12誘導心電図をとり、医師に報告する。

6．適切な呼吸法および呼吸訓練ができるように、一緒に行いながら指導する。

7．励まし、進歩を認めながら進める。

8．夜間睡眠が得られるよう援助する（環境の調整、指示により睡眠薬の与薬など）。

9．患者の意欲が出るように家族からの励ましなどの協力を得る。

10．緊急時の対応ができるよう酸素・救急カートなどの準備をしておく。

11．患者や家族のニーズや暮らしに応じてソーシャルサポートを紹介し、調整する。

▶教育計画

1．活動耐性が低下していることや、その要因について正しく認識できるよう説明する。

2．活動耐性強化方法について説明する（★呼吸法の指導 p.250参照）。

●計画的に呼吸訓練をすることで、活動耐性が増すこと（今は苦しいけれど、訓練により耐性ができ、やりたい活動ができること）。

●許容範囲内の活動を継続していくことの必要性。

●適切な咳嗽方法や呼吸方法。

●活動のためのエネルギー節約方法。

●睡眠や栄養バランスの必要性。

3．症状出現時には無理せず休息をとることの必要性を説明する。

4．活動時に、いつもと違う症状があれば伝えてもらうように説明する。

ワンポイントレクチャー

呼吸法の指導

1．口すぼめ呼吸

- 鼻から息を吸い、「プ」と発音するときの口の形をつくり、口を閉じながらゆっくりと息を吐き出す。

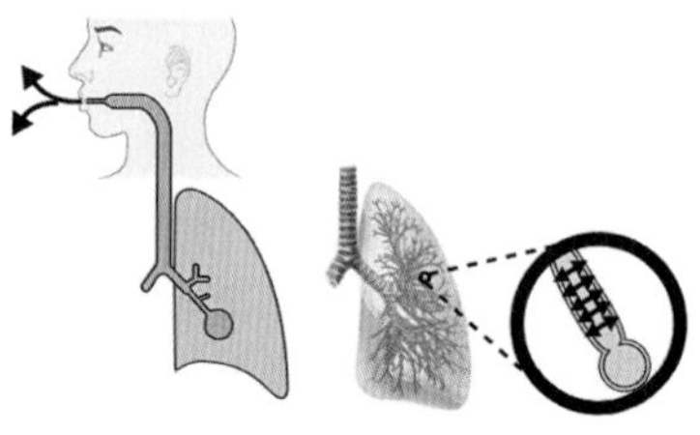

口をすぼめて息を吐くことにより気管支など空気の通り道の圧力が増して膨らむので息が吐きやすくなる

2．横隔膜呼吸

- 看護師の手を患者の下肋部上縁の上腹部におき、そのままの状態で息を吸わせる。
- 吸気時には、肩の力を抜き、鼻から息を吸い込み、看護師の手と反対に胃を押し上げるようにする。１～２秒間息を止め、肺を拡張させて息を吐き出す。
- 呼気時には、下肋部にわずかに力を入れながら、口からゆっくり息を吐き出す。
- 看護師とともに数回、呼吸練習を行い、次には患者自身で下肋部に自分の手をおき、練習を行わせる。

■呼吸法

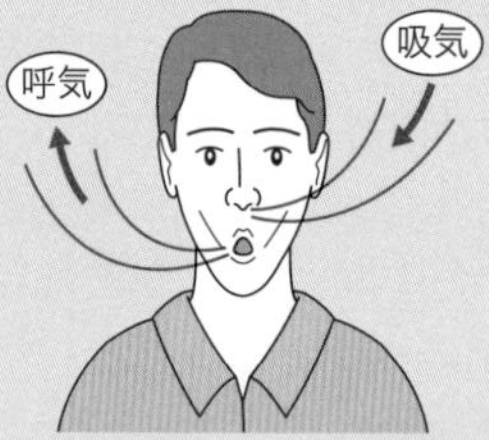

鼻から息を吸い、すぼめた口からゆっくり息を吐く。

口すぼめ呼吸

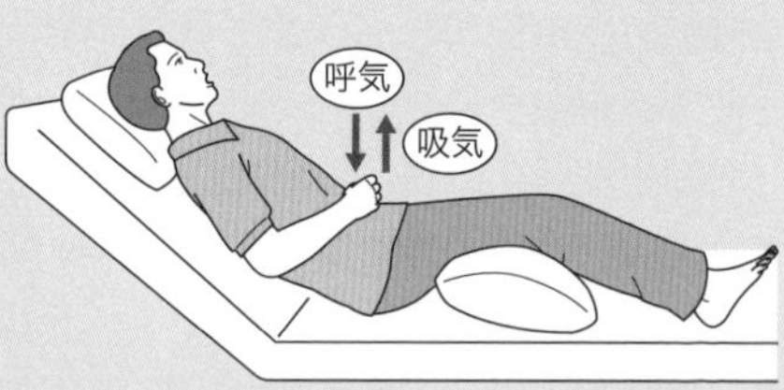

横隔膜呼吸

■ICUでの早期離床と早期からの積極的な運動の中止基準

カテゴリー	項目・指標	判定基準地あるいは状態	備考
全体像神経系	反応 表情 意識 不穏 四肢の随意性 姿勢調節	明らかな反応不良状態の出現 苦悶表情・顔面蒼白・チアノーゼの出現 軽度以上の意識障害の出現 危険行動の出現 四肢脱力の出現 急速な介助量の増大 姿勢保持不能状態の出現 転倒	呼びかけに対して傾眠、混迷の状態
自覚症状	呼吸困難 疲労感	突然の呼吸困難の訴え 努力呼吸の出現 耐えがたい疲労感 患者が中止を希望 苦痛の訴え	気胸、肺血栓塞栓症 修正 Borg Scale 5～8
呼吸器系	呼吸数 SpO_2 呼吸パターン 人工呼吸器	＜5/minまたは＞40/min ＜88% 突然の吸気あるいは呼気努力の出現 不同調 バッキング	一過性の場合は除く 聴診など気道閉塞の所見もあわせて評価
循環器系	HR（心拍数） 心電図所見 血圧	運動開始後の心拍数減少や徐脈の出現＜40/minまたは＞130/min 新たに生じた調律異常 心筋虚血の疑い 収縮期血圧＞180mmHg 収縮期または拡張期血圧の20%低下 平均動脈圧＜65mmHgまたは＞110mmHg	一過性の場合は除く
デバイス	人工気道の状態 経鼻胃チューブ 中心静脈カテーテル 胸腔ドレーン 創部ドレーン 膀胱カテーテル	抜去の危険性（あるいは抜去）	
その他	患者の拒否 中止の訴え 活動性出血の示唆 術創の状態	ドレーン排液の性状 創部離開のリスク	

介入の完全中止あるいは、いったん中止して経過を観察、再開するかは患者の状態から検討、判断する。

日本集中治療医学会 早期リハビリテーション検討委員会 ガイドライン 集中治療における早期リハビリテーション～根拠に基づくエキスパートコンセンサス～ 日集中医誌 2017；24：255-303．より引用

気分転換活動参加減少

【NANDA-Iの定義】レクリエーションやレジャー活動からの刺激、またそのような活動への関心や参加が減少した状態

解 釈

気分転換には２つの意味がある。『１つは「変化」や「そらすこと」で、注意の焦点を変えて、いろいろな方向に向けるということである。もう１つは「慰み」「楽しみ」ということで、自由な立場で自らの意思で選択した活動によりくつろぐということである』[1]。

気分転換活動とは、「娯楽の要素を持っており、個人の楽しみや満足のために、余暇時間に行われる活動」[2]とされている。入院が長期に及んだり、治療のために活動が制限されると、人との交流が減少し、狭い環境で単調な生活となりやすく、普段の活動パターンが維持できずにストレスが蓄積する。

「気分転換活動参加減少」とは、上述のように、「レクリエーションやレジャー活動からの刺激、またそのような活動への関心や参加が減少した状態」[3]をいう。気分転換には、その人にとっての意味や目的、価値があるので、その人の行動パターンや表情、訴えから判断する。

看護介入は、活動レベル、年齢、身体的・心理的障害の程度などをアセスメントし、患者が許可された範囲内で意思やニーズを取り入れた気分転換活動が行えるように援助することが重要である。

▶〈気分転換活動不足〉診断指標（筆者らによる）

- □退屈（暇でやることがないなど）
- □気分の変化
- □状況への不満
- □感情鈍麻
- □いつも行っている活動が現在の場所ではできない
- □体調の悪化
- □環境の変化

1．石川稔生，他監訳：クリニカルナーシング１　看護診断．医学書院，東京，1991：139．より引用
2．ベティ・J. アクレー，ゲイル・B. ラドウィック著，中木高夫監訳：看護診断ガイド．照林社，東京，1995：195．より引用
3．T.ヘザー・ハードマン，上鶴重美，カミラ・タカオ・ロペス原書編集，上鶴重美訳：NANDA-I 看護診断 定義と分類2021-2023 原書第12版．医学書院，東京，2021：154．より引用

▶よく使用する事例

- 入院が長期にわたり退屈し意欲が乏しい患者。
- 易感染状態のためクリーンルーム入室中で個室隔離により刺激が少なく、室外での気分転換ができない患者。
- 治療上（手術後、牽引など）、床上安静を強いられている患者。
- ドレーン類挿入、人工呼吸器装着、点滴などで自由に遊ぶことができない患児。
- 人との交流が苦手で、自分で気分転換ができない患者。

▶効果があった事例

- 入院が長期になり退屈に思っている患者に対して、趣味などが生かせるような援助をしたことで、気分転換が図れ、闘病意欲が増してきた。
- 牽引などで床上安静が必要な患児に対して、発達段階の特徴をとらえた遊びや環境の調整を行ったことで、気分転換が図れ、ストレスが軽減し、笑顔がみられるようになった。
- 人との交流が苦手な患者に対して、レクリエーションなどの活動を取り入れたことで、他者との交流ができ、気分転換が図れた。

▶使用上の注意点

- 「気分転換活動参加減少」と「社会的相互作用障害」とで迷う場合がある。治療や個室隔離などによって気分転換が十分に図れない場合は「気分転換活動参加減少」を用る。対人関係がうまく保てないことが障壁となり、余暇活動ができない場合は、「社会的相互作用障害」を用いて対応する。

基準看護計画〈気分転換活動不足〉

▶看護診断と要因

#[※]に関連した 気分転換活動不足	※治療、安静による食事制限や行動制限 ※ME機器装着やドレーン類留置、牽引などによる体動制限に伴う拘束感 ※長期入院およびベッド上の単調な生活 ※日常の生活あるいは興味の持てる活動を実施する能力の喪失 ※伝染性疾患や免疫力低下に伴う隔離 ※人との交流が持てないこと ※安静の必要性を理解できないため、活動制限によるストレスがあること ※長期入院による適切な玩具、友達との交流不足に伴う遊びへの興味の低下 ※在宅療養中で外出できない高齢者

目標

- 自分が満足できる気分転換活動を行うことができる。
- 人との交流が持て、気分転換ができる。
- 児に合った遊びができ、機嫌がよくなる。

▶観察計画

1. 表情（喜怒哀楽）、言動、精神状態、睡眠状態。
2. 安静や隔離の必要性の理解度。
3. 入院前の趣味、習慣、生活リズム。
4. 余暇活動に対する認識および価値観（好きなこと・得意なことなど）。
5. 家族や友人・支援者の面会状況。
6. サポート体制。
7. 周囲への関心の程度。
8. 入院の必要性と疾患についての認知（理解および受け止め）。
9. 運動障害の程度・安静期間。
10. 機嫌の良否、活気の有無。
11. 入院中の１日の過ごし方。
12. 気分転換活動による興奮や不眠などの好ましくない反応。
13. ソーシャルサポート（情緒的、道具的、情報的、評価的）の活用状況。

▶ケア計画

1．患者が満足する気分転換活動を患者とともに考える。
2．ラジオ、テレビ、新聞、本、好きなゲームなどを勧める。
3．椅子に座り、ゆったりと話し相手になる時間をつくる。
4．気分転換活動ができる体位の工夫や環境調整をする。
5．感情（不安やイライラ）を表現しやすい雰囲気をつくる。
6．家族や友人・支援者の面会を勧め、面会時間を考慮する。
7．個人の趣味や興味のあることを活動範囲内で計画する。
8．病状に応じて散歩や外出を計画する。
9．音楽やアロマ、ストレッチ、呼吸法などのリラクゼーションを取り入れる。
10．不眠時、環境の調整や睡眠薬を投与する。
11．患者と一緒に日課の検討を行い、患者と決めた日課についてはできるだけ行動をともにし、できたときには自己肯定感を高める声かけをする。
12．患者からもちかけられる計画や活動は、可能な範囲でできるだけ実現できるようにマネジメントする。
13．1日をふりかえり自分の気持ちに気づき気分転換が図れるように、日記を書くよう勧める。
14．気分転換活動の効果を評価し内容を検討する。
15．在宅で療養生活を送る高齢者に対して、デイサービスの利用によりレクリエーションが行えることや仲間ができることなどを情報提供する。

〈小児〉

1．安静度を考慮し、年齢、発達段階に応じた遊びを工夫する。
2．お気に入りの玩具をそばに置き、1人で遊べるようにする。
3．家族の協力を得て音楽をかけたり、トランプ、ゲーム、ごっこ遊びなど寝たままでもできる遊びを工夫する。
4．体動制限のある患児には他の子どもとベッドサイドで一緒に遊べるように配慮する。
5．生活にリズムをつけ、変化を楽しめるようにする。
6．安静度が病棟内フリーの場合、デイルームの使用や他の子どもと接触できるようにする（ただし呼吸器感染症を合併していないことを確認する）。
7．医師の許可があれば1日1回ベッドや車椅子などでの散歩やテレビ鑑賞を計画する。
8．患児のニーズや暮らしに応じてソーシャルサポートを紹介し、調整する。

▶教育計画

1．安静や隔離の必要性を説明する。
2．我慢せず、苦痛やイライラ感を言うよう説明する。
3．したいことややりたい遊びがあればいつでも言うよう説明する。
4．在宅療養中の患者や家族に気分転換のためにデイサービスなどを利用することの利点について説明する。

身体可動性障害

【NANDA-Iの定義】胴体あるいは１つ以上の四肢の、意図的な自力運動に限界のある状態

解釈

運動とは、ある目的のために、人に働きかけたり、活動したりすることである。「運動」という言葉を使う場合には、身体を鍛える、訓練するなど上達やレベルアップのために活動することを意味する。人が「自由に動けるということは、重力に抗して姿勢バランスをとり、関節を動かして、運動の協調性を保ちながら立ったり、歩いたりすることである」[1]。運動は、筋への適切な刺激となり筋力が保たれている。筋力は、安静臥床により１～２％/日で筋力低下が起こることが知られている。[2]

「身体可動性障害」とは「自力での意図的な身体運動や四肢運動に限界のある状態」をいう[3]。

看護介入は、筋力の程度、麻痺などの運動障害の程度、臥床状態と期間、薬物の影響、運動機能の変化、運動能力をアセスメントする。そして、患者の全身状態、精神状態に合わせて、日常生活行動に至るまでの段階の筋力アップや関節運動などの運動機能の上達を目的とし、早期に筋力低下の防止を開始するよう援助をしていくことが重要である。

急性期は、関節拘縮予防のため他動的なリハビリテーションにより良肢位の保持や関節可動域訓練を中心に行う。回復期では、全身状態が安定したうえで筋力の補強やベッドサイドでの端座位、車椅子への移乗、歩行訓練というように日常生活行動が行えるための移動手段を拡大できるよう援助していくことが重要である。

▶〈身体可動性障害〉診断指標（筆者らによる）

《運動能力指標》

□体位変換が困難

□歩行の変化（例：ふらつきや跛行、など）

□姿勢の不安定さ

□ぎこちない動き

□運動誘発性の振戦

□鈍くなった動き

□まとまりのない動き

《器質的指標》

□安静の指示

□薬剤の影響

1．江本愛子，他：活動と休息．講談社，東京，2004：50．より引用
2．美津島隆：廃用症候群の病態とリハビリテーション．国立大学リハビリテーション療法士学術大会誌，35：4-7，2014
3．T.ヘザー・ハードマン，上鶴重美原書編集，日本看護診断学会監訳，上鶴重美訳：NANDA-I 看護診断 定義と分類2015-2017 原書第10版．医学書院，東京，2015：217．より引用

□関節可動域（ROM）の低下
□粗大運動技能の低下
□微細運動技能の低下
□反応時間の遅れ
□身体持久力の不足

《認知能力指標》

□運動能力に障害がないのに動きたがらない

▶よく使用する事例

- 脳血管障害の麻痺や長期臥床で筋力低下があり、回復期でリハビリテーションが必要な患者。
- 整形外科的に筋肉や関節、骨に障害がある場合や麻痺を生じている患者。
- 外傷、手術の影響により関節可動域が狭く、運動が困難な患者。
- 手術後の安静により、筋力低下をきたしている患者。
- 隔離により行動範囲が制限され、筋力低下をきたしている患者。
- 意識レベル低下や持続鎮静中のため、自力で体動ができない患者。

▶効果があった事例

- 術後に筋力低下が予測される患者に対して、術前からリハビリテーションの重要性を説明し、術後早期にリハビリを開始したことで関節拘縮・筋力低下が予防でき、元の状態で退院ができた。
- 意識レベルが低下している患者に計画的に自動・他動運動をすることで関節の拘縮予防が図れた。
- 無菌室入室中で活動制限がある患者にプログラムに沿って運動を行ったことで、筋力の低下が予防でき、無菌室から出たときにADLの障害がほとんどみられなかった。

▶使用上の注意点

- 基準看護計画は、健康レベルに応じて「急性期」と「回復期」に分類している。
- 「身体可動性障害」と「セルフケア不足」のいずれかで迷う場合がある。「身体可動性障害」は、筋力の維持や増強のためにベッド上での運動機能の向上を目的としているのに対して、「セルフケア不足」は、ADLの自立や向上を目指している患者に用いて対応する。離床を進めていく段階で「身体可動性障害」から「セルフケア不足」に看護問題を切り替える。
- 身体の運動制限は、「セルフケア不足」や「身体損傷リスク状態」など他の看護診断の原因となることが多い。

基準看護計画〈身体可動性障害：急性期〉

▶看護診断と要因

#[※]に関連した身体可動性障害：急性期	※持続鎮静薬使用による体動制限 ※治療（ギプス固定、人工呼吸器装着、ドレーン類挿入など）による安静保持が必要なことに伴う筋力低下 ※外科的侵襲の疼痛による活動低下 ※意識障害による体動困難 ※不全麻痺による運動機能障害

目標

- 関節の拘縮を起こさず筋力が維持できる。

▶観察計画

1．バイタルサイン。
2．意識レベル。
3．病状・経過、治療による体動制限の程度、ADLの状況。
4．大腿四頭筋、上腕二頭筋、三角筋、背筋などの筋力の程度（★主な筋力の評価法 p.261参照、★徒手筋力判定基準：MMT p.261参照）。
5．関節可動域、関節の拘縮・変形の有無と程度（★片麻痺の際に拘縮を起こしやすい関節と姿勢 p.262参照）。
6．運動麻痺の有無、部位、程度。
7．痛みの程度、部位。薬剤の使用やペインコントロール状況。
8．持続鎮静などの薬剤の使用の有無。
9．良肢位が保持されているか（★基本肢位と良肢位 p.260参照）。
10．睡眠、倦怠感、栄養摂取状況。
11．病状認識、精神状態、せん妄の有無。
12．リハビリテーションに対する意欲。
13．検査データ：CT、MRI、X線、末梢血液。

▶ケア計画

1．身体の可動ができない原因をアセスメントする。
2．良肢位を保持する（★よい姿勢と悪い姿勢 p.262参照）。

3．運動しやすいように環境（ルート類などの整理整頓）の調整を行う。
4．下肢外旋位予防に努める（砂嚢、小枕使用）（★よい姿勢と悪い姿勢 p.262参照）。
- 腓骨小頭にあたらないように注意する。
- 踵に褥瘡ができないように除圧を図る。

5．手にはボールなどを握らせる。
6．安静中であっても、可能な限りの他動・自動運動を行う。
7．積極的に鎮痛薬を使用し疼痛コントロールを図る。
8．意識状態や病状、治療内容に応じた運動プログラムを医師や理学療法士・作業療法士に相談し計画し、早期に運動を開始し離床を進める（バイタルサインに注意する）。
9．小児は、楽しみながら運動ができるように発達段階に応じた遊びを取り入れる。運動ができた場合は褒める（がんばり表などにシールを貼る）。

▶教育計画

1．急性期でも早期に他動運動・自動運動をすることの必要性を説明する。
2．安静中であっても安静の指示範囲内で自動運動（大腿四頭筋セッティング運動など）を行うことの必要性を説明する。
3．継続して行うことの重要性を説明する。

■基本肢位と良肢位

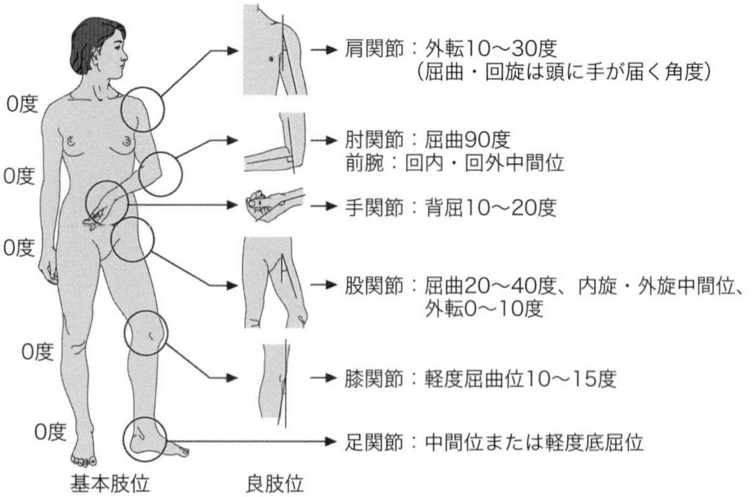

主な筋力の評価法

上腕三頭筋	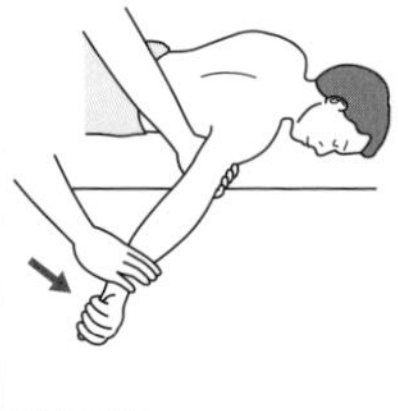 肘伸展位	上腕二頭筋	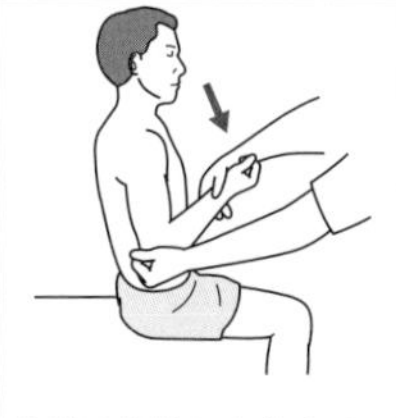 上腕は体幹に密着させる	股関節外転筋	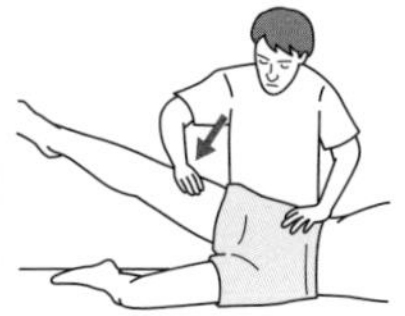 骨盤を固定する
股関節内転筋	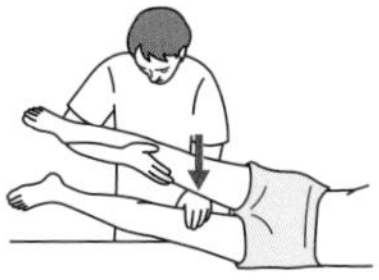 上方の足を支えて下方の足を持ち上げてもらう	大腿四頭筋	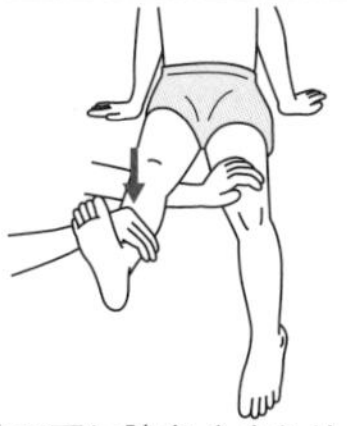 膝の下に腕をくぐらせ、膝関節を伸展位に固定する	下腿三頭筋	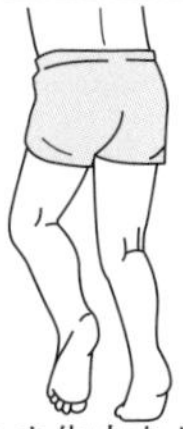 片足つま先立ちしてもらう。5回以上できればgrade 5
腸腰筋	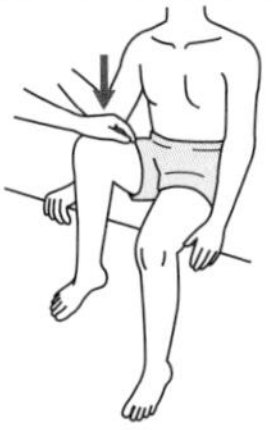 座位で45度以上、挙上しない	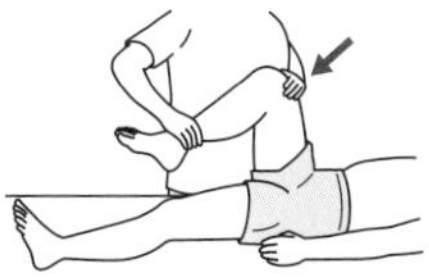 臥床患者に行う場合		内外側ハムストリング	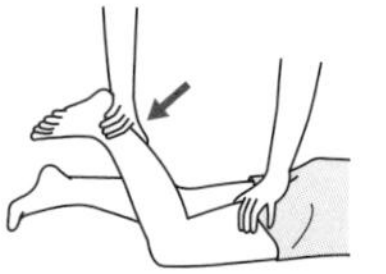 腹臥位で股関節を固定し、内側と外側をそれぞれ検査する

➡徒手的に抵抗を加える方向。

徒手筋力判定基準（manual muscle test : MMT）

表示法		意味
5	Normal（N）	強い抵抗を加えても全可動域まで動く
4	Good（G）	いくらか抵抗を加えてもなお全可動域まで動く
3	Fair（F）	抵抗を加えなければ、重力に打ちかって全可動域まで動く
2	Poor（P）	重力による抵抗が加わらない肢位では、全可動域までの運動ができる
1	Trace（T）	関節は動かないが、筋の収縮が認められる
0	Zero（活動なし）	筋の収縮も全く認められない

■片麻痺の際に拘縮を起こしやすい関節と姿勢

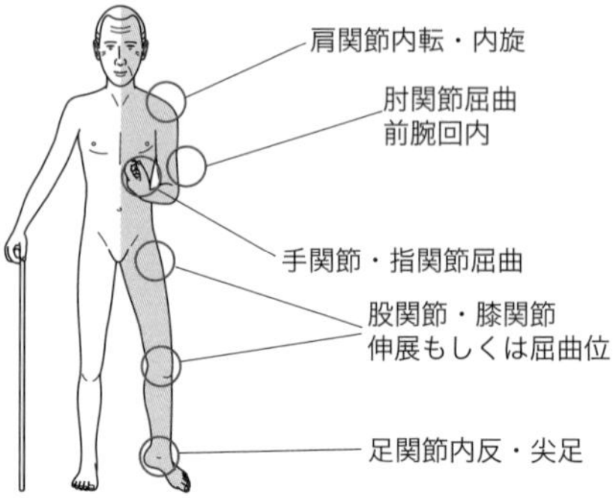

■よい姿勢と悪い姿勢

よい姿勢

尖足にならないようにフットボードなどを当てる
踵を浮かせる
手にタオルを巻いたものを握らせる
肘の下に枕を入れる
外旋しないように麻痺した側の大腿部外側とふくらはぎに砂嚢を置く

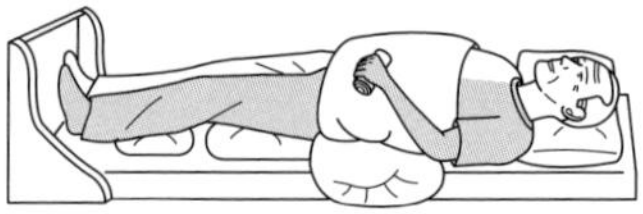

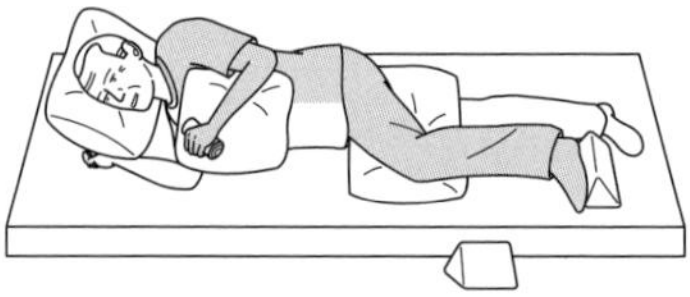

股関節・膝関節を適度に屈曲させる
下側の腓骨小骨頭部の除圧をする

悪い姿勢

股を開いた形で足が外側にねじれる
手が親指を握り込んだ形になってしまう

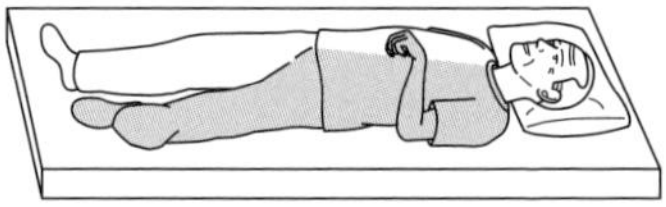

つま先が足の裏のほうに曲がってしまう
(尖足)

基準看護計画〈身体可動性障害：回復期〉

▶看護診断と要因

#[※]に関連した身体可動性障害：回復期	※活動制限による運動不足（無菌室などの個室隔離、点滴、留置カテーテルなどによる行動制限） ※がん性疼痛、術後疼痛に伴う体動制限 ※長期臥床による筋力低下 ※不全麻痺による運動機能障害 ※低栄養、不眠、発熱に伴う全身倦怠感 ※離床に対する不安 ※神経圧迫および骨折に伴う運動・知覚障害 ※抑うつ状態による活動低下 ※装具、牽引による運動制限

目標

- 機能訓練に積極的に取り組むことができる。
- 運動プログラムに沿って計画的に目標の運動（例：歩行が松葉杖で100m）ができる。

▶観察計画

1. バイタルサイン。
2. 意識レベル、認知能力、理解力、ヘルスリテラシー。
3. 病状や治療内容とその影響。
4. 運動麻痺の程度や知覚障害の有無。
5. 痛みの部位と程度。
6. 現在のADL・IADL（★手段的日常生活活動（IADL）尺度 p.266参照）の程度、活動状態（杖、歩行器などの使用状況）。
7. 睡眠状態、表情。
8. 倦怠感、食事摂取状態。
9. フレイル（体重減少、筋力低下、疲労感、歩行速度、身体活動）の程度（★フレイルとは p.138参照）。
10. 疾患や症状、治療についての認知（理解および受け止め）。
11. 外旋位、尖足位、腓骨神経麻痺の有無。
12. 大腿四頭筋、上腕二頭筋、三角筋、背筋などの筋力の程度（★徒手筋力判定基準：MMT p.261参照）。

13. 関節可動域、関節の拘縮・変形の有無と程度。
14. 運動計画の実施状況。
15. 運動制限によるストレスの有無。
16. 離床、自立へ向けての患者の意欲の程度。
17. 検査データ：CT、MRI、X線、末梢血液（TP、Alb、WBC、CRPなど）。
18. 患者や家族の家庭での過ごし方（日課、余暇活動、交通手段、価値観など）の把握。
19. ソーシャルサポート（情緒的、道具的、情報的、評価的）の活用状況。

▶ケア計画

1. 身体の可動ができない原因をアセスメントする。
2. 病状やADL、IADLに合わせて運動プログラムを医師や理学療法士・作業療法士に相談し計画し、実施、評価する（★Barthelインデックス p.265参照、★手段的日常生活活動（IADL）尺度 p.266参照）。
3. 良肢位、安楽な体位を保持する。
4. 動きやすいようにルート類の整理や環境の調整をする。
5. 訓練中はそばで励まし、進歩を褒めて意欲が高まるようなかかわりを行う。
6. 痛みが強いときは事前に鎮痛薬を使用して運動を行う。
7. 装具による機械的刺激がある場合はタオルやスポンジなどを用いて、装具があたらないように皮膚を保護する。
8. 精神状態を考慮し、無理をしない計画を立てる。
9. 小児は、楽しみながら運動ができるように発達段階に応じた遊びを取り入れる。運動ができた場合は褒める（がんばり表などにシールを貼る）。
10. 医師・理学療法士・作業療法士と連携をとり、病棟でも行える訓練は継続していく。
11. 患者や家族のニーズや暮らしに応じてソーシャルサポートを紹介し、調整する。

▶教育計画

1. 自動・他動運動の必要性を説明する。
2. 装具、器具の使用方法を説明する。
3. 点滴やルート類を持って移動する方法を説明する。
4. 必要に応じて車椅子、歩行器の操作方法を説明する。

5．家族の面会時はスキンシップをかねながら、運動や遊びを一緒にしてもらえるように説明する。

■ADL機能的評価：Barthelインデックス

食事	10：自立、自助具などの装着可。標準的時間内に食べ終える 5：部分介助（たとえば、おかずを切って細かくしてもらう） 0：全介助
車椅子からベッドへの移乗	15：自立、車椅子のブレーキやフットレストの操作も含む（歩行自立も含む） 10：軽度の部分介助または監視を要す 5：座ることは可能であるが、ほぼ全介助 0：全介助または不可能
整容	5：自立（洗面、整髪、歯磨き、髭剃り） 0：部分介助または全介助
トイレ動作	10：自立、衣服の操作、後始末を含む。ポータブル便器などを使用している場合はその洗浄も含む 5：部分介助。体を支える、衣服・後始末に介助を要する 0：全介助または不可能
入浴	5：自立 0：部分介助または全介助
歩行	15：45m以上歩行。補装具(車椅子、歩行器は除く)の使用の有無は問わない 10：45m以上の介助歩行。歩行器使用を含む 5：歩行不能の場合、車椅子にて45m以上の操作可能 0：上記以外
階段昇降	10：自立（手すりや杖を使用してもよい） 5：介助または監視を要する 0：不能
着替え	10：自立。靴、ファスナー、装具の着脱を含む 0：上記以外
排便コントロール	10：失禁なし。浣腸、坐薬の取扱いも可能 5：時に失禁あり。浣腸、坐薬の取り扱いに介助を要する者も含む 0：上記以外
排尿コントロール	10：失禁なし。尿器の取り扱いも可能 5：時に失禁あり。尿器の取り扱いに介助を要する者も含む 0：上記以外

判定	100点	60点	40点	0点
	全自立	部分自立	大部分介助	全介助

車椅子使用者の全自立は歩行と階段を評価しないので80点。

Barthelインデックスは、自立度を評価するためのツールとして世界共通で使用されている。

■手段的日常生活活動（IADL）尺度

項目
A　電話を使用する能力 1．自分から電話をかける（電話帳を調べたり、ダイアル番号を回すなど） 2．2,3のよく知っている番号をかける 3．電話に出るが自分からかけることはない 4．全く電話を使用しない
B　買い物 1．すべての買い物は自分で行う 2．少額の買い物は自分で行える 3．買い物に行くときはいつも付き添いが必要 4．全く買い物はできない
C　食事の準備 1．適切な食事を自分で計画し準備し給仕する 2．材料が供与されれば適切な食事を準備する 3．準備された食事を温めて給仕する、あるいは食事を準備するが適切な食事内容を維持しない 4．食事の準備と給仕をしてもらう必要がある
D　家事 1．家事を一人でこなす、あるいは時に手助けを要する（例：重労働など） 2．皿洗いやベッドの支度などの日常的仕事はできる 3．簡単な日常的仕事はできるが、妥当な清潔さの基準を保てない 4．全ての家事に手助けを必要とする 5．全ての家事にかかわらない
E　洗濯 1．自分の洗濯は完全に行う 2．ソックス、靴下のゆすぎなど簡単な洗濯をする 3．全て他人にしてもらわなければならない
F　移送の形式 1．自分で公的機関を利用して旅行したり自家用車を運転する 2．タクシーを利用して旅行するが、その他の公的輸送機関は利用しない 3．付き添いがいたり皆と一緒なら公的輸送機関で旅行する 4．付き添いか皆と一緒で、タクシーか自家用車に限り旅行する 5．まったく旅行しない
G　自分の服薬管理 1．正しいときに正しい量の薬を飲むことに責任が持てる 2．あらかじめ薬が分けて準備されていれば飲むことができる 3．自分の薬を管理できない
H 財産取り扱い能力 1．経済的問題を自分で管理して（予算、小切手書き、掛金支払い、銀行へ行く）一連の収入を得て、維持する。 2．日々の小銭は管理するが、預金や大金などでは手助けを必要とする 3．金銭の取り扱いができない

人工換気離脱困難反応

【NANDA-Iの定義】レベルを下げた人工呼吸器の換気補助に適応できず、ウィーニングが中断し長期化している状態

解釈

ウイーニング（weaning）とは動物の「乳離れ」を意味する言葉で、人工呼吸器から離脱する過程のことをいう。

人工呼吸器管理が長期に及ぶと、呼吸筋の萎縮、人工呼吸器への依存、また気管挿管患者では声帯の機能不全などの合併症を起こす危険性が高くなる。そのためになるべく早期にウイーニングを開始することが望ましい。

「人工換気離脱困難反応」とは、人工呼吸器による機械的換気補助のレベルを低下させることに適応できず、ウイーニングプロセス（人工換気離脱過程）が順調に進まず中断したり、長引かせている状態をいう。

看護介入は、①呼吸中枢の働きの異常、②呼吸仕事量負荷の過剰、③神経筋疾患、栄養失調状態による呼吸筋の耐久性の低下、④ウイーニングについての知識不足や離脱に対しての恐怖や不安、無力感など、人工呼吸器のウイーニングが困難な原因をアセスメントする。そして人工呼吸器への依存が強いことも多いため、患者の呼吸苦への不安を軽減しながら患者とともに計画を立案する。さらに呼吸機能が回復するように、呼吸リハビリテーションを行い、早期にウイーニングできるように援助していくことが重要である。

▶〈人工換気離脱困難反応〉診断指標（筆者らによる）

【軽度】

《呼吸パターン指標》

□呼吸数が基準値（その人にとって基本的な値）より軽度に増加

□呼吸不快感

《低酸素状態指標》

□落ち着きがない（ソワソワ）

□倦怠感、熱感

《精神状態指標》

□今以上の酸素の必要感

□機械故障に対するおそれ

□呼吸への精神集中の増大

【中等度】

《呼吸パターン指標》

□呼吸数が基準値よりも多く増加（5回/分以下の増加）

□呼吸補助筋の軽度使用

□聴診時の空気流入音の減弱

□呼吸のための協調運動ができない

《循環状態指標》

□血圧が基準値よりも軽度に上昇（20mmHg未満の増加）

□心拍数が基準値よりも軽度に増加（20回/分未満の増加）

《低酸素状態指標》
□皮膚の色の異常（例：蒼白い、浅黒い、チアノーゼ）
□発汗
□恐怖の顔貌（カッと目を見開いた顔つき）
□不安感
□説明や指導に反応できない
□活動をすることによる呼吸困難感への強い警戒心

【重度】
《呼吸パターン指標》
□肺副雑音
□気道内分泌物による異常音の聴取
□呼吸数が基準値より著明に増加する
□浅い呼吸
□あえぐような呼吸
□呼吸補助筋の最大使用
□奇異腹式呼吸（シーソー呼吸）
□人工呼吸器と同調しない呼吸

《循環状態指標》
□血圧が基準値より高く上昇(20mmHg以上の増加)
□心拍数が基準値より多く増加(20回/分以上の増加)

《低酸素状態指標》
□皮膚の色の異常（例：蒼白い、浅黒い、チアノーゼ）
□動脈血ガスが基準値よりも低下
□興奮
□大量の発汗
□意識レベルの低下

▶よく使用する事例

- 呼吸困難について恐怖感があり、人工呼吸器に依存して離脱が困難な患者。
- ウイーニングの度重なる困難が生じた患者。

▶効果があった事例

- 呼吸困難感を経験したウイーニング困難な患者に対して、死の恐怖に対する精神的援助をしながら呼吸筋のトレーニングなどを行うことで、ウイーニングが進んだ。
- 呼吸機能低下や体力低下のある患者に対して経管栄養量の増加を行い、呼吸筋トレーニングなどのリハビリを計画的に行うことでウイーニングが進んだ。

▶使用上の注意点

- 脳幹部の障害や呼吸筋の障害により、長期間、人工呼吸器を装着している患者で自発呼吸の回復が望めない場合は、必要に応じて「非効果的気道浄化」と「潜在的合併症：低酸素症」を用いて合併症の予防や症状に応じた診断名で対応する。

基準看護計画〈人工換気離脱困難反応〉

▶看護診断と要因

#[※]に関連した人工換気離脱困難反応	※人工呼吸器からのウイーニングに対する恐怖 ※栄養不足による体力低下 ※発熱、不眠による体力消耗 ※ウイーニング過程についての不十分な知識 ※呼吸補助筋の筋力低下 ※脳障害による呼吸抑制に伴う不十分な自発呼吸

目 標

- 恐怖や不安が軽減し段階的なウイーニング目標が達成できる（SpO_2が____%になる）。
- 次のウイーニングの試みに対して肯定的な態度を示す。
- 人工呼吸器からウイーニングができる。

▶観察計画

1．ウイーニング前の全身状態
- 呼吸状態：呼吸回数、呼吸促拍の有無、自発呼吸・努力呼吸の有無、肺音の左右差、副雑音、安静時分時換気量、SpO_2。
- 検査データ：胸部X線、血液ガス（PaO_2、$PaCO_2$、SaO_2、pH、HCO_3^-、BE）、RBC、WBC、Ht、Hb、CRP、血糖値、腎機能、電解質など、細菌検査（喀痰など）。
- 感染の有無：呼吸器感染の有無、気道分泌物の量と性状。
- 睡眠状態：不穏、興奮状態、苦痛の有無。
- 栄養状態：摂取栄養量、摂取方法、TP、Alb、トランスサイレチン、トランスフェリチン、レチノール結合蛋白、BEE、体重推移。

2．人工呼吸器の設定。
- 換気モード（補助/調節換気〈A/C〉、同期式間欠的強制換気〈SIMV〉、圧支持換気〈PSV〉、持続的気道陽圧〈CPAP〉など）（★主な人工呼吸器の換気モード p.274参照、★ウイーニングの流れ：換気モード p.273参照）。
- 設定：酸素濃度（F_iO_2）、1回換気量、最高気道内圧、換気回数、吸気時間（I：E比）、吸気流量、吸気圧、PS、PEEP、トリガー、呼吸回数など（★人工呼吸器設定の主な用語 p.275参照）。

- アラームの種類（★アラームの種類と原因 p.276参照）。
- 気管チューブのタイプ（カフの有無）・サイズ、カフ圧、固定位置、固定状況。

3．ウイーニング中の人工呼吸器の実測値と全身状態。

- 人工呼吸器。
  - ・SIMV：呼吸回数、吸気時間、吸気流量、1回換気量、気道内圧、呼気感度、PEEP、自発呼吸の同調性。
  - ・PSV・CPAP：呼吸回数、呼吸パターン、分時換気量、気道内圧、PEEP、自発呼吸と換気パターンが同調しているか。
- 全身状態。
  - ・主観的訴え：呼吸苦の有無（新生児は啼泣の有無）。
  - ・呼吸補助筋（胸鎖乳突筋、斜角筋、僧帽筋など）疲労の有無：呼吸数の増加、奇異性呼吸の有無、浅速呼吸係数、心拍数、血圧の変化、SpO_2、検査データ（血液ガス）。
  - ・低酸素血症の有無：血圧と脈拍の変動、貧血の有無、チアノーゼ、四肢冷感の有無、顔色、表情、発汗の有無、機嫌の良否、イライラ感の有無、活気の有無。
  - ・CO_2ナルコーシス：頻呼吸、呼吸困難、顔面紅潮、頻脈、高血圧、チアノーゼ、精神症状、意識レベルの低下。
  - ・循環動態：静脈還流低下に伴う右心不全徴候（血圧、尿量、全身の浮腫）、心電図モニター。

4．ウイーニング過程の患者の反応：緊張感、死などの不安の有無、患者の理解度。

5．ソーシャルサポート（情緒的、道具的、情報的、評価的）の活用状況。

▶ケア計画

1．ウイーニング開始時の準備。（★人工呼吸器離脱プロトコル p.272参照、★人工呼吸器離脱プロトコルSBT基準 p.273参照）。

- ウイーニングに耐えられるかどうか、患者の全身状態をアセスメントする。
- 自覚症状とアラームの関連をアセスメントする（★アラームの種類と原因 p.276参照）。
- 自分で呼吸できることを十分に説明する。
- 超音波ネブライザー吸入、呼吸リハビリテーションを行い、痰を十分に吸引してからウイーニングを試みる。
- 呼吸がしやすい安楽な体位を工夫する。
  - ・腹部の状態を整える（小児の場合は空気の飲み込みが多いため胃

管から空気を吸引する)。

2. 不安や恐怖の軽減のため、リラクゼーションや本人の好むことを行い、気分転換を図る(テレビ、読書、家族の面会など)。
3. ウイーニングへの不安や恐怖の強いときは共感的態度で接し、そばにいて静かに話しタッチングをする。
4. 患者と取り決めた方法でコミュニケーション(筆談、指文字、文字盤、単語カードなど)を行う。手術など計画的な人工呼吸器管理の場合は事前にコミュニケーション方法を決めておく。
5. 気管チューブが体動で抜けないよう固定を工夫する。
6. 抜管のリスクを避けるため体位変換は2人以上で行う。特に小児は、気管チューブにカフがないため注意する。
7. 抜管のリスクもあるため、必要物品を準備しておく。
8. 鎮静薬、鎮痛薬投与のスケジュールをウイーニングのスケジュールと調整する。
9. 患者に合ったリハビリテーションについてプログラムを立てて計画的に実施する。
10. 疲労が強まる前に定期的に休息時間をとる。
11. 睡眠を妨げないように不必要な吸引を避ける。
12. 睡眠リズムをつけるため必要時睡眠薬、精神安定薬を使用する。
13. 発熱時には酸素消費量を減らすために、指示の解熱薬などを使用する。
14. 酸素消費量を最小限とするために、エネルギーを消費しないよう適切な体温調節を行う。
15. 人工呼吸器関連肺炎を予防するために患者を仰臥位で管理しない。
    - 口腔ケアを徹底して行う(★口腔粘膜障害 p.171参照)。
16. 栄養管理を患者の代謝状態を考慮しながら、栄養士と連携し行う。
    - 経管栄養の場合:下痢や腸管粘膜の萎縮予防、腸内細菌叢を整えるためにグルタミンやオリゴ糖の投与を相談。
17. 無理なく排便できるように、食事調整、腹部マッサージを行い、指示により浣腸や緩下薬を与薬する。
18. 呼吸困難を訴えたときは無理強いせず、ウイーニングを中断して失敗したという思いを持たせない。
19. ウイーニングが順調に進まない場合は、身体・心理的な情報からアセスメントし要因を明らかにし、次のウイーニング計画に役立てる。
20. 呼吸状態が安定しているときは、洗髪や手足浴などを積極的に行う。
21. 患者が望む活動を安全安楽に行えるように支援する。
22. 患者や家族のニーズに応じてソーシャルサポートを紹介し、調整する。

▶教育計画

1．ウイーニングの必要性と具体的な計画をわかりやすく説明する。
- 計画的な人工呼吸器管理の場合：術前に術後の状態とウイーニング計画。
- 急な人工呼吸器管理の場合：鏡やイラストを用いて患者の現状とウイーニング計画。

2．計画的な人工呼吸器管理の場合、コミュニケーション方法を事前に教育する。

3．ウイーニング中の患者に対して、家族支援の必要性について家族に説明する。

■人工呼吸器離脱プロトコル

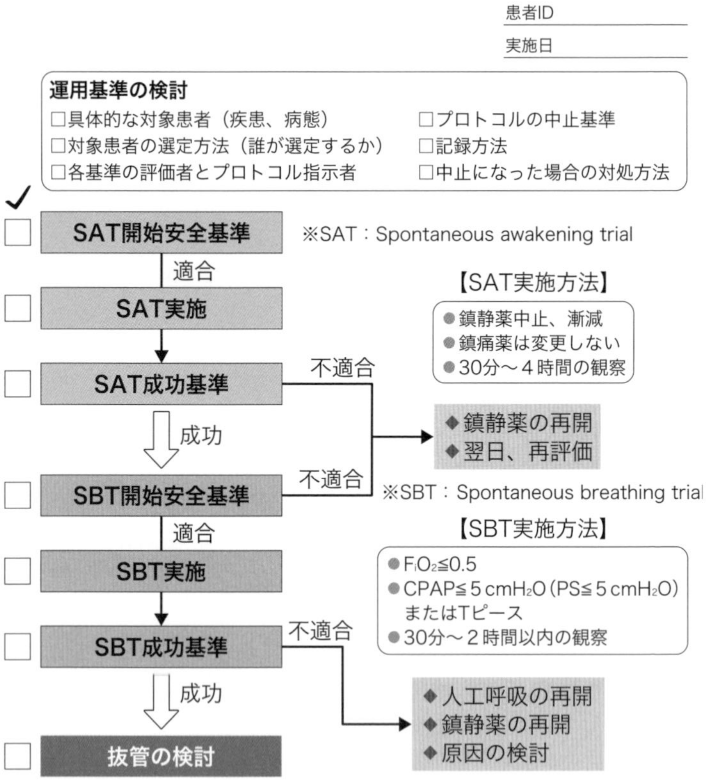

SAT：Spontaneous Awakening Trial（自発覚醒トライアル）
日中に鎮静薬を中止または減量し、自発的に覚醒が得られるか評価する試験。
SBT：Spontaneous Breathing Trial（自発呼吸トライアル）
人工呼吸による補助がない状態に患者が耐えられるかどうか確認するための試験。

日本集中治療医学会，日本呼吸療法学会，日本クリティカルケア看護学会３学会合同人工呼吸器離脱ワーキンググループ：人工呼吸器離脱に関する３学会合同プロトコル．より引用
https://www.jsicm.org/pdf/kokyuki_ridatsu1503a.pdf（2024/2/24アクセス）

■人工呼吸器離脱プロトコルSBT基準

SBT開始安全基準①～⑤をすべてクリアした場合「SBT実施可能」	
①酸素化が十分である	□ F_IO_2≦0.5かつPEEP≦8 cmH_2OのもとでSpO_2>90%
②血行動態が安定している	□ 急性の心筋虚血、重篤な不整脈がない □ 心拍数≦140bpm □ 昇圧薬の使用について少量は許容する（DOA≦5 μg/kg/min、DOB≦5 μg/kg/min、NAD≦0.05 μg/kg/min）
③十分な吸気努力がある	□ 1回換気量>5 mL/kg □ 分時換気量<15L/分 □ Rapid shallow breathing index（1分間の呼吸回数/1回換気量［L］）<105回/min/L □ 呼吸性アシドーシスがない（pH>7.25）
④異常呼吸パターンを認めない	□ 呼吸補助筋の過剰な使用がない □ シーソー呼吸（奇異性呼吸）がない
⑤全身状態が安定している	□ 発熱がない □ 重篤な電解質異常を認めない □ 重篤な貧血を認めない □ 重篤な体液過剰を認めない

SBT成功基準
□ 呼吸数<30回/分 □ 開始前と比べて明らかな低下がない（たとえばSpO_2≧94%、PaO_2≧70mmHg） □ 心拍数<140bpm、新たな不整脈や心筋虚血の徴候を認めない □ 過度の血圧上昇を認めない
以下の呼吸促迫の徴候を認めない（SBT前の状態と比較する） 呼吸補助筋の過剰な使用がない シーソー呼吸（奇異性呼吸）がない 冷汗 重度の呼吸困難感、不安感、不穏状態

（人工呼吸器離脱のための標準テキストを参考に作成）

道又元裕　今はこうする×私はこうしている ICUケア．南江堂，東京，2021：32　より引用

■ウイーニングの流れ：換気モード

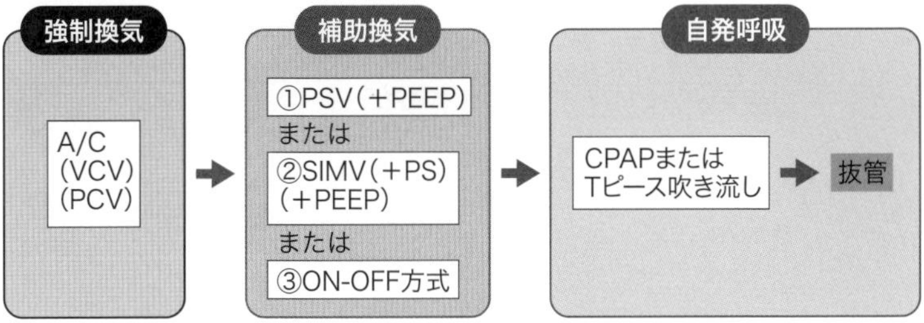

■主な人工呼吸器の換気モード

A/C（補助/調節換気）	●A/Cは、強制換気として、VCで設定した「量」あるいはPCで設定した「圧」で換気を行うモードである ●A/Cでは、設定した呼吸回数により調節換気の時間（タイムサイクル）が決定される ●タイムサイクル範囲内に患者の自発呼吸がない場合は、強制換気が調節換気として行われる ●タイムサイクル範囲内に自発呼吸を認めた場合は、吸気に同期して、強制換気が補助換気として開始される	A/C（VC-A/CMVの場合） 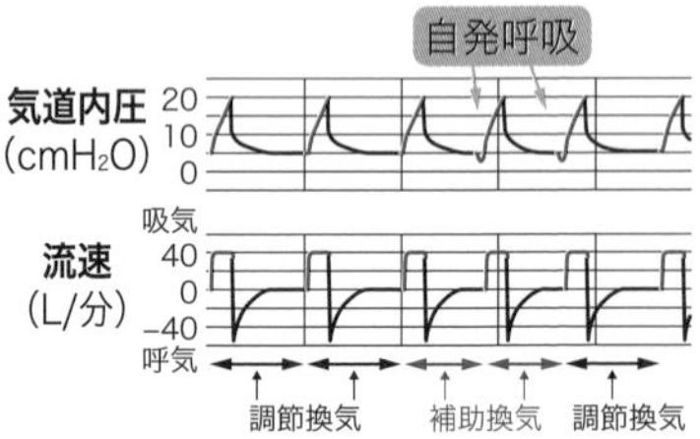
SIMV（同期式間欠的強制換気）	●SIMVは、A/Cと同様に、設定した呼吸回数によってタイムサイクルが定められ、最低強制換気回数が保証されるモードである ●タイムサイクル内のトリガーウィンドウ内での自発呼吸に対しては、同期して補助換気を行う ●タイムサイクル内のトリガーウィンドウ外での自発呼吸に対しては、同期して設定した加圧によって補助するPSV[*1]が働く ●PSVの代わりに、VSV[*2]やVTPS[*3]などのPSV様式で、設定した換気量を保証する機能を選択できる機種もある	SIMV（VC-SIMV）モード 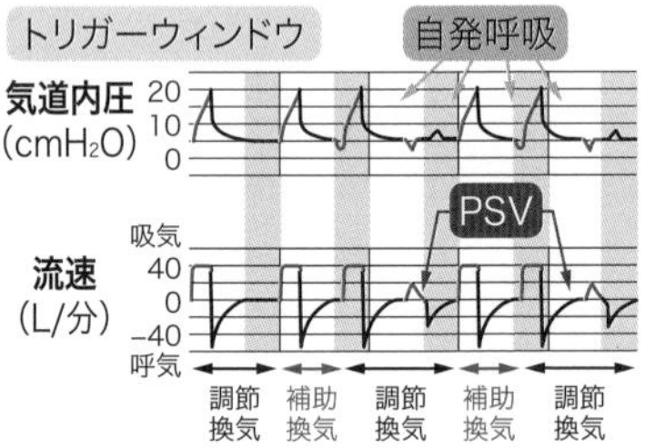
SPONTまたはCPAP（自発換気）	●SPONTは、患者の自発呼吸に同調して開始と終了が決定し、換気の量や流速も患者によって決定される ●純粋なCPAPでは設定圧力を維持するように働く（PS＝0cm）。ただし、PSを設定して加圧することにより、吸気仕事を軽減して換気量も増やす	SPONTモード 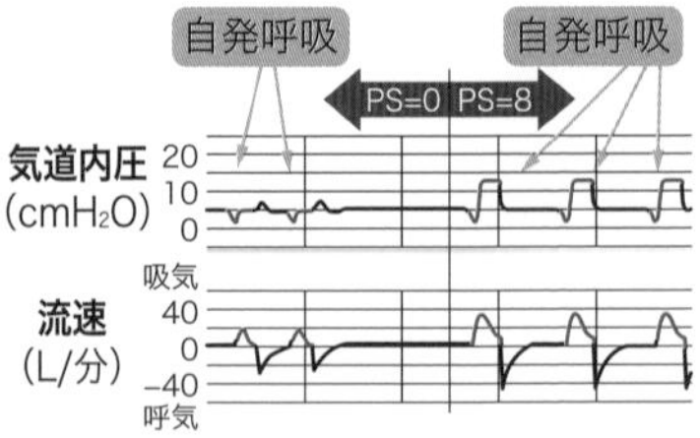

＊1：PSV（pressure support ventilation）：プレッシャーサポート。

＊2：VSV（volume support ventilation）：ボリュームサポート。患者が息を吸ったときに補助する。人工呼吸器からのウイーニングまたは患者が息を十分に吸えない場合に適している。

＊3：VTPS（volume target pressure support）：ボリュームターゲットプレッシャーサポート。1回換気量を規定しながら患者にとって最も低い気道内圧になるように吸気圧を自動調節して、気道内圧を常に低いレベルにすることができる。

関正宏：モードと付加機能．道又元裕編，新 人工呼吸ケアのすべてがわかる本．照林社，東京，2014：8-9．を参考に作成

■人工呼吸器設定の主な用語

1回換気量 設定1回換気量 タイダルボリューム	tidal volume （V_T、TV）	人工呼吸器から供給される1回分の換気量。単位はmL 1回換気量＝6～10mL×体重（kg）
換気回数 設定換気回数 レート	Frequency（f） respiratory rate （RR） rate	人工呼吸器から供給される1分間あたりの機械換気の回数。単位は回/分またはbpm
酸素濃度 吸入酸素濃度 供給酸素濃度 F_IO_2 O_2%	oxygen concentration	患者に供給されるガス中の酸素濃度。単位は% F_IO_2表記では%を用いず、小数点を付けて0.XXのように表す 例）F_IO_2 0.35＝吸入酸素濃度35%となる
PEEP PEEPレベル PEEP/CPAP	PEEP、PEEP/CPAP	機械換気のある換気モードで、呼気相の気道内圧を陽圧に保つこと。このときの陽圧をpositive end expiratory pressure（呼気終末陽圧）といい、単位はcmH_2O
吸気時間 吸気相時間	inspiratory time	患者へのガス供給（吸気）時間。単位は秒 EIP（end inspiratory pause：吸気終末休止）時間も含める
呼気時間 呼気相時間	expiratory time	吸気＋呼気を1サイクルとしたとき、その時間より吸気時間を除いた時間（吸気時間以外は呼気時間となる）。単位は秒。ただし、SIMVモードなどでは、この呼気時間の間に自発呼吸を行うことができる
吸気呼気時間比 呼吸相比 吸気：呼気 I/E比	I：E ratio	吸気時間と呼気時間の比率。一般に吸気時間を1として、1：XXと表す 例）吸気時間＝0.5秒、呼気時間＝1.5秒のとき、吸気：呼気＝1：3
上限圧 過剰圧 最大吸気圧 吸気圧リミット 最高気道内圧	peak inspiratory pressure（PIP）	人工呼吸中気道内にかかる最も高い圧。単位はcmH_2OまたはkPa
感度 トリガー感度 トリガー圧 トリガーレベル	sensitivity trigger pressure	ASSIST、SIMV、CPAPにおいて、機械換気または自発呼吸のためのガス供給を開始する患者の吸気努力レベル。気道内圧の下がる程度、すなわち圧力（cmH_2O）で表すのが一般的だが、フローの変化でとらえるものもある（このとき、単位はL/秒）
呼吸回数	breath rate	1分間あたりの自発呼吸の回数。単位は回/分 1分間あたりの機械換気の回数は換気回数という
分時換気量 毎分換気量	minute volume （V_E、MV）	1分間の換気量。1回換気量×呼吸回数

■アラームの種類と原因

	アラームの種類	原因
致命的アラーム	最低分時換気量	●呼気換気量が設定値に満たない ●自発呼吸量の低下 ●自発呼吸検出（トリガー）設定不良 ●呼吸回路のガス漏れ
	最低気道内圧	●呼吸回路の亀裂や破損 ●ウォータートラップ接続不良 ●各接続部からのガス漏れ
	無呼吸	●患者の自発呼吸が設定した経過時間以上消失した
	低電圧	●停電 ●電源コード外れ
合併症予防アラーム	最高気道内圧	●バッキング ●ファイティング ●呼吸回路のねじれや閉塞 ●挿管チューブの折れ曲がりや閉塞 ●分泌物の貯留
	最高分時換気量	●呼気換気量増加 ●自発呼吸検出（トリガー）設定不良
	頻呼吸	●痛み、不安 ●自発呼吸検出（トリガー）設定不良
本体異常	酸素濃度異常	●酸素濃度センサーの不良・劣化 ●供給ガス圧力の確認
	フローセンサー異常	●フローセンサーの不良 ●多量の結露
	供給ガス圧異常	●医療ガス（酸素・圧縮空気）の供給圧低下 ●配管設備のアウトレットへのホースアセンブリの接続不良、接続部からの漏れなど
	本体異常	●本体の故障など
加温加湿器	温度センサー	●呼吸回路内の結露 ●温度センサー（プローブ）の断線 ●温度センサー（プローブ）接続不良 ●ヒーターワイヤーの接続不良
	空焚き	●加湿チャンバー内の滅菌精製水の不足 ●自動給水の場合、滅菌精製水ボトルの残量不足

野口裕幸：アラームの原因と対処方法は？. 道又元裕編, 新 人工呼吸ケアのすべてがわかる本. 照林社, 東京, 2014：37. より引用

非効果的気道浄化

【NANDA-Iの定義】きれいな気道を確保するために、分泌物または閉塞物を気道から取り除く力が低下した状態

解釈

気道を清浄にするメカニズムには、粘液の産生、線毛の機能、咳嗽反射、嚥下がある。気道浄化のメカニズムを障害する因子には、脱水や炎症による粘液の産生障害、喫煙、ウイルス性疾患、刺激性のガス吸入による線毛運動の障害、胸部外傷や衰弱、筋萎縮性側索硬化症（ALS）などの筋神経系の疾患による咳嗽力の低下がある。

清浄な気道を維持するための線毛運動や咳嗽反射が低下していることから気管支腺からの分泌物が増加し、分泌物または閉塞物を効果的に取り除けない状態を「非効果的気道浄化」という。痰（分泌物）の貯留によって気道が狭くなることで苦痛を伴う違和感、呼吸困難感の誘因となり、さらには窒息のリスクとなる。貯留した場所によっては無気肺や、ウイルス、細菌などが混じっていれば肺炎などの感染症を引き起こす可能性がある[1]。

看護介入は、気道内の分泌物を取り除き、気道を清浄にするためのメカニズムを障害する因子をアセスメントする。その因子を軽減または除去するために、疼痛など苦痛の軽減に努めたり、呼吸リハビリテーションの指導を行い、効果的に痰が喀出でき、安楽な呼吸ができるように援助することが重要である。

▶〈非効果的気道浄化〉診断指標（筆者らによる）

《不適切な気道浄化指標》
□呼吸副雑音
□呼吸音の減弱
□咳嗽の消失
□効果のない咳嗽
□大量の喀痰

《呼吸状態指標》
□呼吸困難
□呼吸数の変化
□呼吸パターンの変化
□起座呼吸
□チアノーゼ
□落ち着きがない（ソワソワ）
□発声困難

《環境》
□煙の吸入
□受動喫煙
□喫煙

《気道閉塞》
□気道のれん縮
□慢性閉塞性肺疾患
□肺胞内の滲出液

1．道又元裕：気管吸引・排痰法．南江堂，東京，2012：11．より引用

□過剰な粘液
□気道内の異物
□気管支壁の過形成
□人工気道の存在
□貯留した分泌物

《生理的》
□アレルギー性の気道
□気管支喘息
□感染
□神経筋疾患

▶よく使用する事例

- 術後や安静中で体動制限があり、痰が貯留しやすい患者。
- 疼痛により、効果的な咳嗽ができない患者。
- 全身麻酔の影響で咳嗽力が低下している患者。
- 長期喫煙歴があり、線毛機能が低下している患者。
- 食道がん術後や腫瘍による反回神経麻痺に伴い効果的な咳嗽ができない患者。
- 嚥下障害があり誤嚥しやすい患者。
- 気道粘膜、線毛系の未発達による分泌物の停滞や咳嗽力の弱い小児。
- 喘息で気管支に痰が貯留している患者。
- 脱水や加湿不足により痰が粘稠となり去痰困難のある患者。
- 意識レベルの低下や鎮静薬使用により咳嗽力が低下している患者。

▶効果があった事例

- 意識レベルが低下している患者に、ネブライザーや呼吸リハビリテーションを計画的に実施することで、肺合併症を予防することができた。
- 術後など疼痛が強く、痰喀出困難な患者に、肺理学療法の前に鎮痛薬を使用し、有効な咳嗽を促すことで、気道内の浄化を図ることができた。
- 気管挿管中や長期臥床によって肺に無気肺がある患者の場合、無気肺の部位によって、体位ドレナージの工夫を行うことで、無気肺が改善できた。
- 長期喫煙歴があり全身麻酔による手術を受ける患者で術前より咳嗽の仕方、呼吸法を指導することで効果的な咳嗽ができ、無気肺など肺合併症が予防できた。

▶使用上の注意点

- 基準看護計画は、発達段階をふまえて「成人」「小児」に分類している。
- 神経疾患や呼吸障害患者で低酸素症があり、気道浄化の図れない場合は、「非効果的呼吸パターン」と「非効果的気道浄化」の両方を用いて対応する。

■気道クリアランスのメカニズム

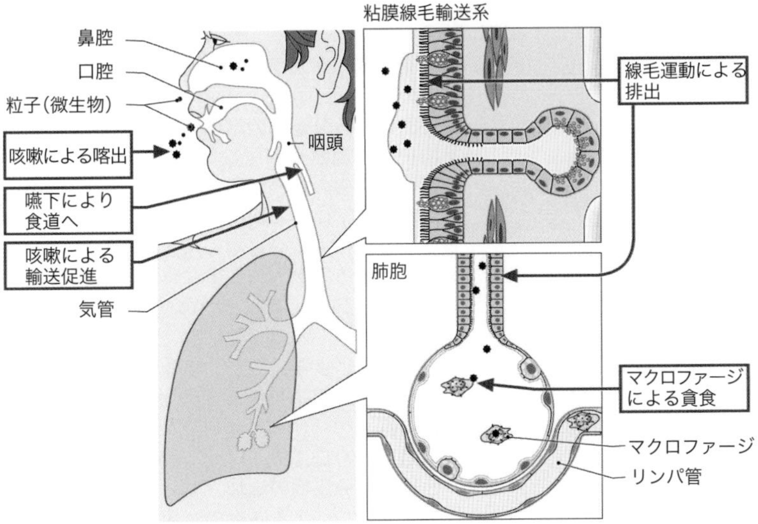

基準看護計画〈非効果的気道浄化：成人〉

▶看護診断と要因

#[※]に関連した非効果的気道浄化：成人	※手術侵襲による気道内分泌物の増加や咳嗽反射の低下 ※炎症による分泌物の増加 ※持続する発熱や利尿剤などによる体液量の不足に伴う痰の粘稠性の増加 ※湿度の低下による痰の粘稠性の増加 ※肺うっ血による分泌物の産生増加 ※創痛による咳嗽力の低下に伴う痰喀出困難 ※体力の消耗による咳嗽力の低下に伴う痰喀出困難 ※意識障害による自力での痰喀出困難 ※喫煙による気道粘膜線毛運動の低下に伴う痰の貯留 ※誤嚥により口腔内分泌物が気管へ流れ込むことに伴う分泌物の増加 ※カニューレによる咳嗽の誘発分泌物の増加 ※治療上、安静が必要なため、体動制限があり、積極的な肺理学療法ができないこと ※反回神経麻痺により効果的な咳嗽ができないこと ※長期臥床による背面への重力に伴う分泌物の貯留

目標

- 気道の分泌物が除去でき、無気肺など呼吸器合併症を起こさず安楽な呼吸ができる。
- 去痰困難の原因を理解し、セルフマネジメントができる。

▶観察計画

1．バイタルサイン。
2．呼吸状態：呼吸数、呼吸困難、呼吸音と左右差、副雑音、喘鳴、咳嗽、異常呼吸の有無、胸郭の動き、SpO_2（★酸素解離曲線 p.478参照）。
3．呼吸器疾患の有無と程度。
4．治療内容、ADL、麻痺の有無。

5．低酸素血症による症状の有無。
- 血圧と脈拍の変動。
- チアノーゼ、四肢冷感の有無、顔色。
- イライラ感の有無。
- 活気の有無。

6．分泌物の性状と量、咳嗽の程度、痰の喀出状態。
7．嚥下機能の状態：唾液の飲み込み状態、嚥下機能、むせの有無、反回神経麻痺の有無。
8．熱型と呼吸器感染徴候の有無。
9．意識レベル。
10．検査データ：胸部X線、血液ガス（PaO_2、$PaCO_2$、SaO_2、pH、HCO_3^-、BE)、CRP、WBC、細菌検査（喀痰）。
11．栄養状態（摂取栄養量、摂取方法、TP、Alb、トランスサイレチン、トランスフェリン、レチノール結合蛋白、BEE、体重推移)。
12．喀痰の細菌検査と抗菌薬との関連。
13．咳嗽力の程度。
- 睡眠状態、精神状態。
- 疼痛の有無、程度。
- 意識状態。
- 体力の低下・衰弱の有無。

14．加湿の状態。
- 人工鼻使用の有無（★気道を加湿する理由 p.284参照)。
- 酸素投与方法、量（★酸素流量と吸入酸素濃度の関係 p.479参照)。
  - ・人工呼吸器：加湿器の温度。
  - ・フェイスマスク、経鼻カニューレ：流量、加湿びんの滅菌水の量。
- 人工鼻使用の有無。
- 室内の環境（温度、湿度)。
- 脱水症状：尿量､水分出納､皮膚の乾燥、口腔・鼻腔粘膜の乾燥状態。

15．気管カニューレの種類、交換日、カフ圧（★p.36、気管切開／人工呼吸器管理、観察計画８参照)。
16．気管内吸引による呼吸、循環動態の変動。
17．人工呼吸器の設定と実測値：気道内圧の上昇、１回換気量低下の有無。
18．喫煙歴と量、禁煙期間、アレルギーの既往歴。
19．去痰困難に対するセルフマネジメント状況。
20．去痰困難時のセルフマネジメント支援状況（★排痰援助のアルゴリズム p.285参照)。

▶ケア計画

1．気道の分泌物が除去できない原因をアセスメントする。
2．疼痛がある場合は指示の鎮痛薬を使用し、喀痰の喀出を行う。
3．肺理学療法を行う。

●超音波ネブライザー（★気道の構造 p.286参照、★吸入療法の種類 p.287参照）。
・薬液（　　　　）、噴霧量（　　　）、時間（　　分）。
・回数（　　時）（　　時）（　　時）（　　時）（　　時）。

●スクイージング（タッピングは禁止）。
・目的：呼気の流速を高め痰の移動促進と肺胞虚脱予防のため。
・禁忌：肋骨骨折、胸部の手術創、フレイルチェスト（胸郭動揺）、肺胞出血、胸腔ドレーン非挿入下の気胸の患者。静脈還流が容易に変化するため循環動態が不安定な場合は注意が必要。

●体位変換：肺音に応じて体位ドレナージを行う（★体位ドレナージによる痰喀出法 p.288参照）。人工呼吸器装着中の患者はVAP予防のため30度ベッドアップし、仰臥位は行わない。
a．右側（　　時間）。
b．左側（　　時間）。
c．ファーラー位、仰臥位（　　時間）。
d．シムス位（　　時間）。
e．腹臥位（　　時間）。
体位変換の順序（例：c→a→d→e）。

●有効な咳嗽ができるように体位を工夫する。
●口腔内が乾燥している場合は、口腔内を潤す。
●肺理学療法後、必ず呼吸音を聴取し、肺音に応じて効果を確認する。

4．去痰困難時は、口（口腔にある分泌物）・鼻（鼻腔から咽頭にある分泌物）吸引、気管内（気道分泌物）吸引を行う。

●患者に吸引の必要性を説明する。
●末梢での異常呼吸音聴取時は体位ドレナージや肺理学療法を取り入れ、気管分岐部まで移動させてから吸引を行う。
●低酸素症、肺胞虚脱、気道粘膜の損傷を防ぐため10秒以上吸引せずインターバルをおく。
●吸引によりSpO_2が低下し、呼吸状態が回復しない場合は、早期に医師に報告、指示のもとに対応する。

5．室内は十分換気を行い、必要時加湿を行う。

●気管切開の患者には人工鼻（★気道を加湿する理由 p.284参照）を使用する。

- 必要時、加湿のために超音波ネブライザーを行う。

6．指示により酸素療法の管理を行う。
7．人工呼吸器の管理を行う。
8．気管カニューレの管理を行う。
9．無気肺予防のため、体位変換を定期的に行う。
   - 回数（　　時）（　　時）（　　時）（　　時）（　　時）。
10．リラクゼーションや精神面への援助を行う。
   - 不安や恐怖の強いときは共感的態度で静かにそばにいて、ゆっくり話しタッチングを行う。
   - ストレスの緩和や呼吸補助筋のマッサージ、ストレッチによるリラクゼーションを行う。
11．誤嚥を防止する（体位の工夫、健側より食物と水分を摂取、食物の形態の工夫）。

▶教育計画

1．去痰困難の原因について説明する。
2．痰を軟らかくして喀出しやすくするため、十分な含嗽、水分摂取をするよう説明する。
3．肺理学療法の必要性を説明する。
   - 加湿の重要性。
   - 十分な咳。
   - 事前のネブライザーの使用。
   - 呼吸法（口すぼめ呼吸、横隔膜呼吸、★呼吸法の指導 p.250参照）。
   - 吸引の必要性。
4．十分に咳嗽をし、痰を喀出するよう説明する（創に手をあてた咳嗽法、鎮痛薬の使用）。
5．呼吸練習の必要性を説明する。
6．禁煙指導を行う。
7．嚥下困難がある場合は、食物形態や飲み込む方法について説明する。

ワンポイントレクチャー

気道を加湿する理由

吸入した空気（吸気）は、上気道を通過する際に気道粘膜によって加温・加湿され、気道分岐部に到達したときには、ほぼ37℃、湿度100%になる。吐く息（呼気）は熱を持ち、水分（水蒸気）が含まれている（ほぼ32℃、湿度100%）。人工呼吸器回路によって換気空気は、上気道を通過しないために加湿が必要となる。

■吸気・呼気の温度と湿度

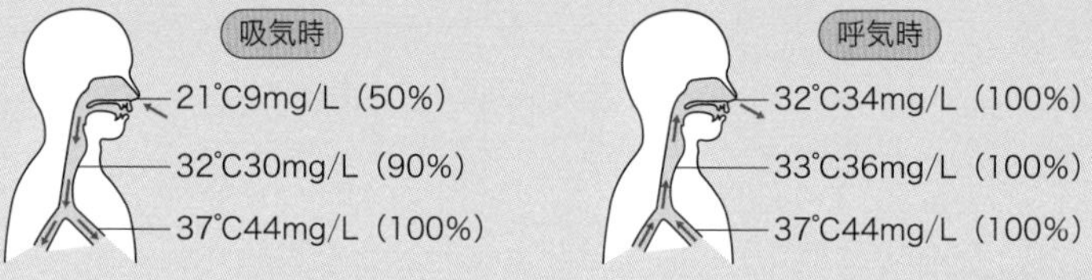

人工呼吸中に吸入気の加温加湿を行うには、加熱型の加温加湿器と人工鼻が用いられる。

■人工鼻

人工鼻は、繊維紙やスポンジなどのフィルターでできている。呼気が人工鼻を通過する時に呼気中の熱や水蒸気をフィルター内に取り込み貯える。人工鼻が内部に貯えていた熱と水蒸気を放出することで吸気と一緒に熱と水蒸気が気道に入る。

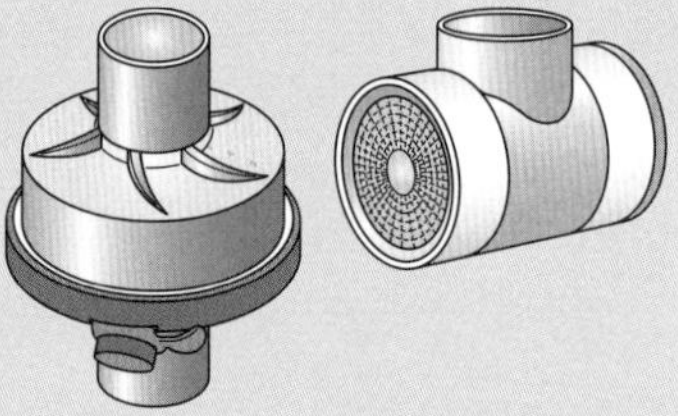

■人工鼻の使用禁忌

・大量の気道分泌がある患者
・粘稠度の高い痰を喀出する患者
・血性の気道分泌物のある患者
・持続的ネブライザーを使用している患者

■排痰援助のアルゴリズム

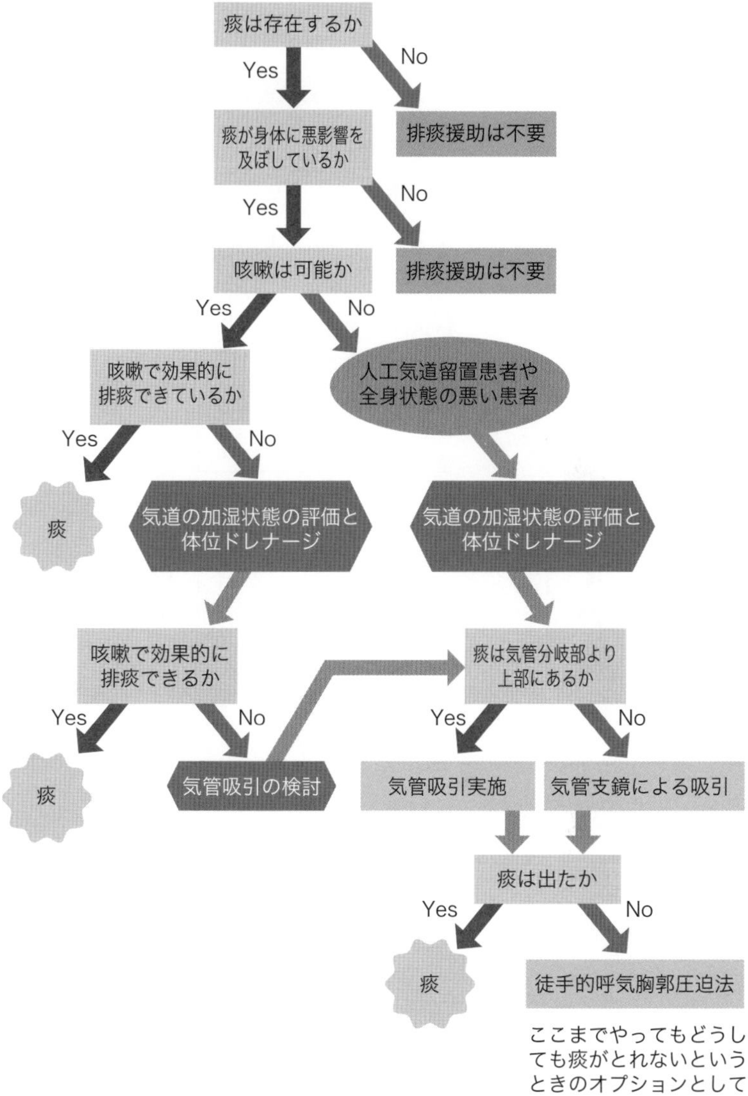

道又元裕：ナースビギンズ―正しく・うまく・安全に 気管吸引・排痰法，p.26，2012，南江堂より許諾を得て転載

■気道の構造

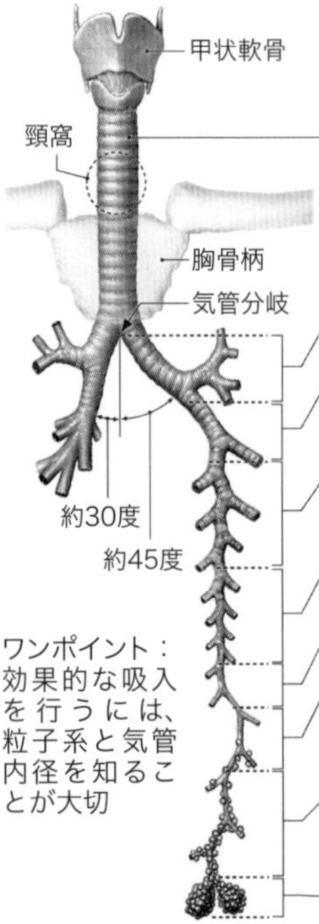

ワンポイント：効果的な吸入を行うには、粒子系と気管内径を知ることが大切

		分岐	内径(mm)	ガスの移動	
気管		0	20〜12	対流・乱流	導管部
主気道支		1			
葉気管支		2	〜3〜1		
		3			
区域気管支		4		層流	
細気管支		5			
終末細気管支		16			
呼吸細気管支	一次	17	〜	層流・拡散	ガス交換部
	二次	18			
	三次	19			
肺胞管		20	0.4〜0.2〜	静止・拡散	
		21			
		22			
肺胞嚢		23			

■吸入療法の種類

	ジェットネブライザー	超音波ネブライザー
発生原理	エアコンプレッサー	超音波振動
粒子径	1～15μm	1～5μm
粒子の特徴	小さい粒子のみ噴出させるが大きさはまちまち	均一な密度の高い粒子を多量に発生させられ、末梢気道・肺胞に届きやすい
噴霧の速度	0.1～0.2mL/分	3～6mL/分
その他	モーターのため携帯に向かない	薬剤によっては薬理活性が失われることがある
構造	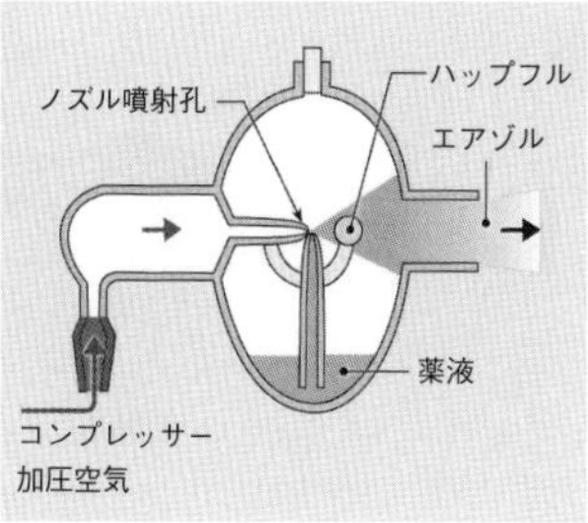	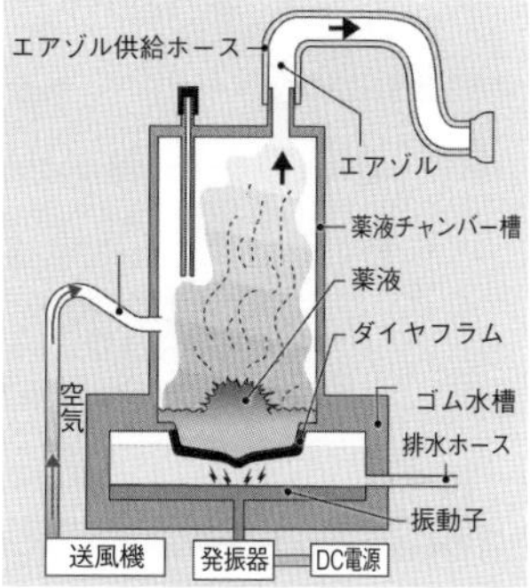

■体位ドレナージによる痰喀出法

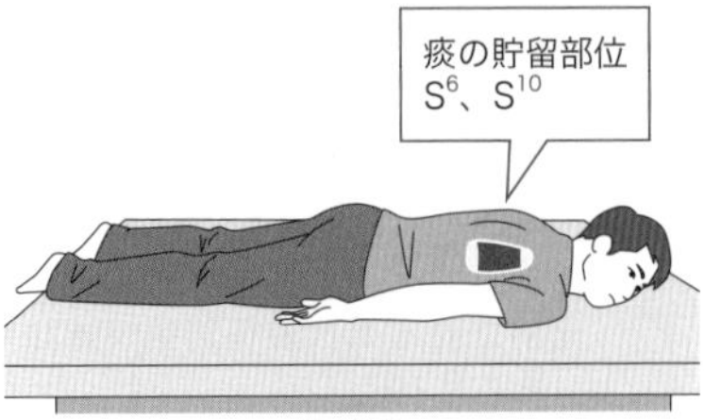

腹臥位

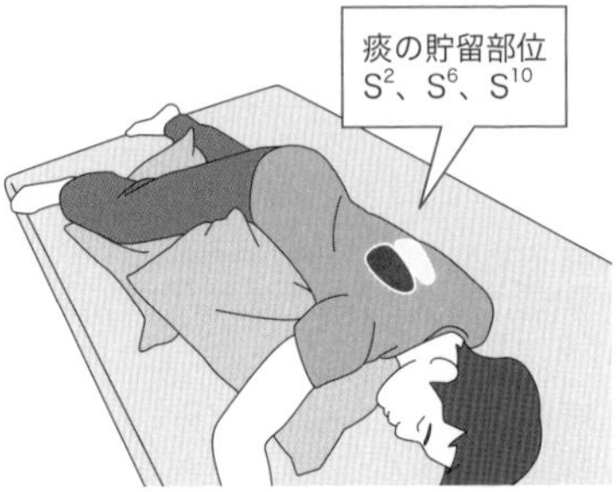

前方へ45度傾けた側臥位

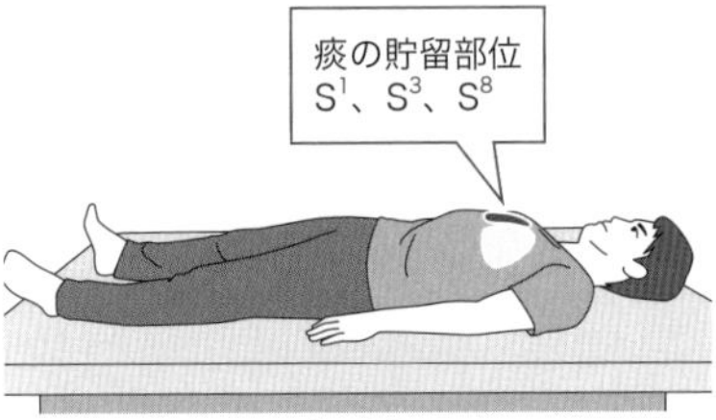

背臥位

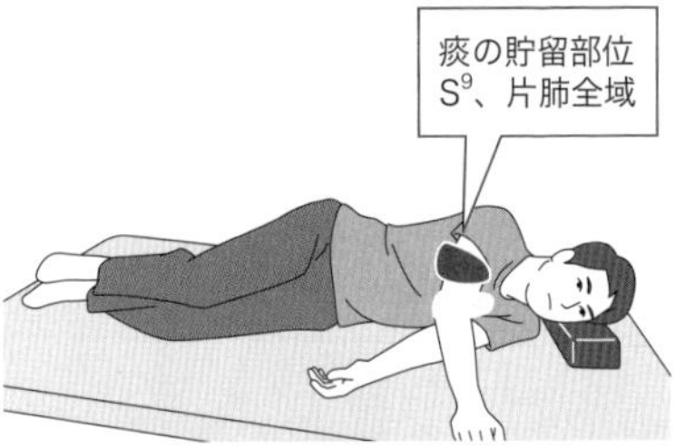

側臥位

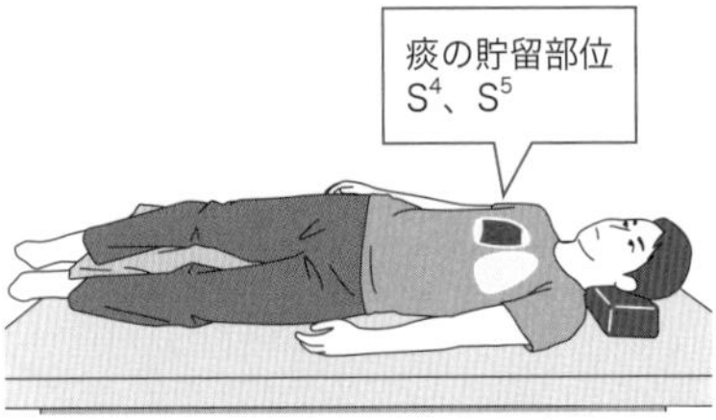

後方へ45度傾けた側臥位

■：痰の貯留部位

■肺区域

前面

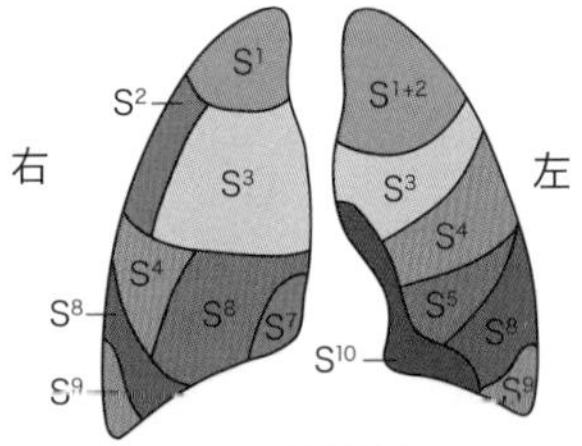

背面

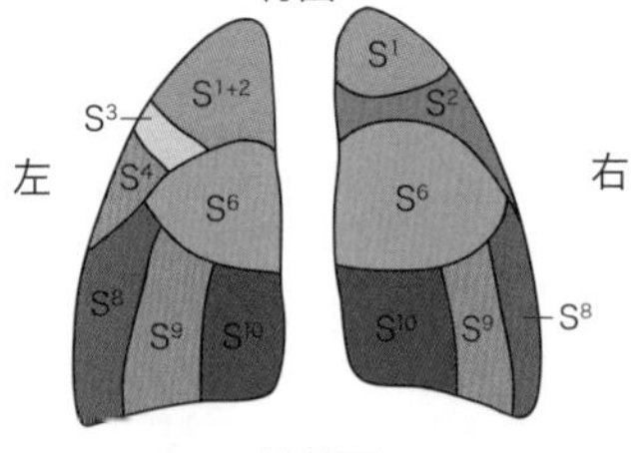

内側面

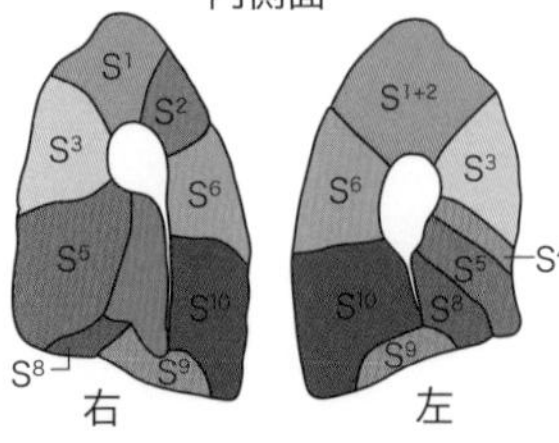

外側面

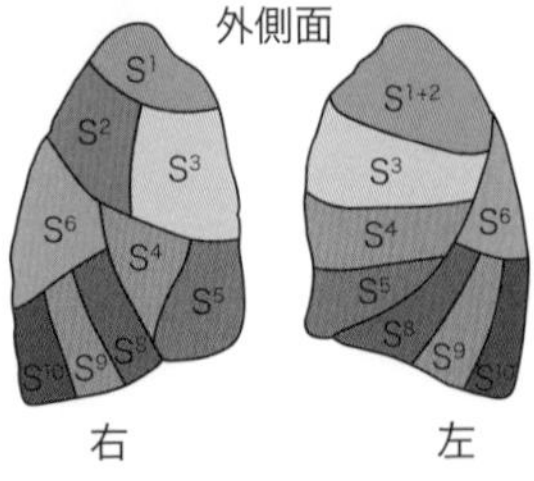

・肺区域は、右肺は10区域、左肺は８区域に分けられる。
・左肺には心臓があるため、S^{7}は存在しない。

基準看護計画〈非効果的気道浄化：小児〉

▶看護診断と要因

#[※]に関連した非効果的気道浄化：小児	※炎症による分泌物の増加 ※持続する発熱や利尿剤などによる体液量の不足 ※室温湿度調節不十分に伴う粘稠な痰 ※気道粘膜線毛系の未発達による痰の貯留や、咳嗽反射が弱いことに伴う痰の喀出不十分 ※体力の消耗による咳嗽力の低下に伴う喀痰の喀出困難 ※肺うっ血による痰分泌物の産生増加 ※気管カニューレにカフがなく鼻汁や唾液が気管に流入すること ※気管カニューレの刺激に伴う分泌物の増加 ※咳嗽することで、創痛が出現するのではないかという不安に伴う咳嗽の抑制 ※意識障害による自力での痰喀出困難 ※長期臥床による背面への重力に伴う分泌物の貯留

目標

- 呼吸が楽になり（SpO_2が［　　%］に保て）、機嫌がよくなる（夜間よく眠れる、食欲が出る、遊べるようになる）。
- 排痰ができ、誤嚥を起こさない。

▶観察計画

1．バイタルサイン。
2．呼吸状態：呼吸数、呼吸困難、呼吸パターン（陥没呼吸・鼻翼呼吸、シーソー呼吸など）、呼吸音と左右差の有無、喘鳴、副雑音の有無、胸郭の動き、SpO_2（★子どもの呼吸器系の特徴 p.293参照）。
3．低酸素血症による症状の有無（★酸素解離曲線 p.478参照）。
   - 血圧と脈拍の変動。
   - チアノーゼ、四肢冷感の有無、顔色。
   - 機嫌の良し悪し。
   - イライラ感の有無。
   - 活気の有無。

4．体温上昇の有無と呼吸器感染徴候の有無。
5．咳嗽の有無と程度、痰の喀出状況、痰の性状と量、粘稠度、痰・鼻汁の色。
6．水分出納（脱水所見、発熱の有無、経口摂取、尿量・尿性状、輸液内容、大泉門の状態、皮膚の乾燥の有無と程度）、体重。
7．機嫌の良否、睡眠状態、遊びなど活動状況。
8．検査データ：胸部X線、WBC、CRP、血液ガス、Alb。
9．喀痰の細菌検査と抗菌薬との関連。
10．人工呼吸器使用時。
- 呼吸器の設定、作動状態、リークの有無、加湿状態（加温加湿器の設定など）。
- 咳嗽反射の有無、自発呼吸の有無。
- 気管カニューレのカフがない場合は鼻汁や唾液の流れ込みの程度。
- 人工鼻使用の場合は痰の付着状態と閉塞の有無（★人工鼻 p.284参照）。
- 気道内圧の上昇や1回換気量低下の有無。
- バッキング、ファイティングの有無、程度。
- 気管内吸引による呼吸、循環動態の変動。

11．低酸素血症や高二酸化炭素血症による症状の有無（心拍数、SpO_2との関連）。
12．創痛の有無と程度。

▶ケア計画

1．気道の分泌物が除去できない原因をアセスメントする（★排痰援助のアルゴリズム p.285参照）。
2．肺理学療法を行う。
- 超音波ネブライザー（★気道の構造 p.286参照、★吸入療法の種類 p.287参照）。
  - ・薬液（　　　　）、噴霧量（　　　　）、時間（　　分）。
  - ・回数：　　回/日（　　時）（　　時）（　　時）（　　時）（　　時）。
- ジェットネブライザー。
  - ・薬液（　　　　）、量（　　　）。
  - ・回数：　　回/日（　　時）（　　時）（　　時）（　　時）（　　時）。
- スクイージング（タッピングは禁止）。
  - ・目的：呼気の流速を高め痰の移動促進と肺胞虚脱予防のため。
  - ・禁忌：肋骨骨折、胸部の手術創、肺胞出血の患者など。静脈還流が容易に変化するため、循環動態が不安定な場合は注意が必要。

- 体位変換：肺音に応じて体位ドレナージ（★体位ドレナージの体位 p.292参照）を行う。
  - a．右側（　　時間）。
  - b．左側（　　時間）。
  - c．セミファーラー位・仰臥位（　　時間）。
  - d．殿部挙上（　　時間）。
  - e．シムス位。
  - f．腹臥位。

  体位変換の順序（　　）（　　）（　　）（　　）。
- 有効な咳嗽ができるように体位を工夫する。
- 医師の指示のもと、排痰補助装置や陽・陰圧体外式人工呼吸器などのME機器を使用し喀痰の喀出を促す。
- 呼吸理学療法後、必ず呼吸音を聴取し、効果を確認する。

3．去痰困難時は、口（口腔にある分泌物）・鼻（鼻腔から咽頭にある分泌物）吸引、気管内（気道分泌物）吸引を行う。
- 患児に吸引の必要性を説明する。
- 末梢での異常呼吸音聴取時は体位ドレナージや肺理学療法を取り入れ、気管分岐部まで移動させてから吸引を行う。
- 低酸素症、肺胞虚脱、気道粘膜の損傷を防ぐため10秒以上吸引せずインターバルをおく。
- 吸引によりSpO_2が低下し、呼吸状態が回復しない場合は、早期に医師に報告、指示のもとに対応する。

4．室内は十分換気を行い、湿度に注意する。
- 気管切開・人工呼吸器使用中の患者には人工鼻（★気道を加湿する理由 p.284参照）を使用する。
- 必要時、加湿のために超音波ネブライザーを行う。

5．指示により酸素療法の管理を行う。
- 酸素マスク（　　L／　　%）。
- 保育器　酸素投与、濃度（　　%）、温度（　　℃）、湿度（　　%）

6．挿管中の管理を行う。
- 挿管チューブの固定を確実にする。
- 吸引時は刺激しないように、チューブを固定しながら行う。
- 吸引前後、低酸素に注意し、必要時はジャクソンリースやバッグバルブマスクで加圧を行う。
- 痰が粘稠なときは、ネブライザーなどを使用してから去痰を図る。

7．気管カニューレの管理を行う。

8．人工呼吸器の管理を行う。
9．ペインコントロールを厳重に行う。
10．体幹に創があるときは、バストバンドや腹帯をする。

▶教育計画

1．水分を十分摂取することにより、痰が柔らかくなり、喀出しやすくなることを説明する。
2．創痛がある場合は創部に手をあてて保護し咳嗽、喀痰を促すように指導する。
3．できるだけ高く上半身を起こし、深くゆっくり呼吸をさせることと横隔膜呼吸の指導をする。
4．吸引の刺激やその後の啼泣による嘔吐を予防するため、食事や水分摂取前に肺理学療法・吸引を実施する必要性を家族に説明する。
5．呼吸理学療法後は深呼吸をするように指導する。

■体位ドレナージの体位

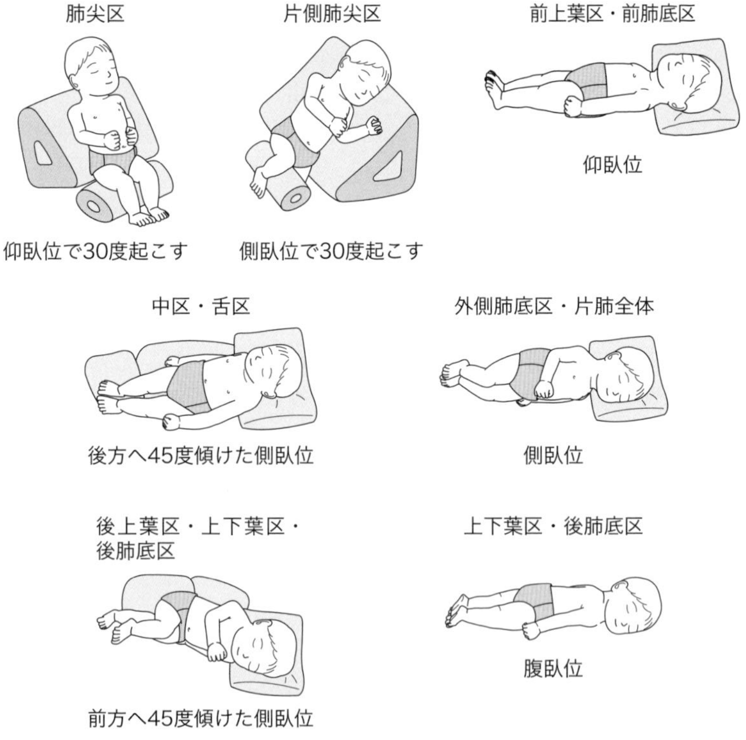

■子どもの呼吸器系の特徴

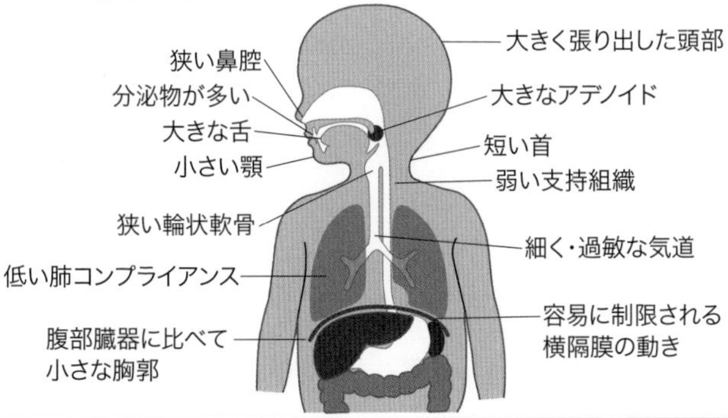

- 5歳以下の末梢気道の発育は肺実質より遅れている
  ⇒呼吸抵抗が大きく、気道閉塞状態は重症化しやすい

- 子どもは気管支が成人より短い
  ⇒病原体、異物が入りやすい
- 乳幼児は気道粘膜未発達
  ⇒気道の防衛力は弱く、呼吸器疾患が多い

道又元裕編：新 人工呼吸ケアのすべてがわかる本．照林社，東京，2014：319．より引用，一部改変

非効果的呼吸パターン

【NANDA-Iの定義】吸気と呼気の両方またはいずれか一方で、十分に換気できない状態

解釈

　呼吸が生命のあるかぎり止まることなく周期的に持続するのは、呼吸中枢が呼吸運動に対して命令を持続的に発しているためである。正常な呼吸は、空気の流入、流出である換気とガス交換、そしてそのガスの運搬で成り立っている。

　呼吸筋を支配する肋間神経は、Ｃ１～Ｃ２の高さで脊髄に出ており、横隔膜神経・肋間神経を介して伝達される脳からの刺激で調整されている。このため脊髄損傷や麻痺が肋間神経と肋間筋までに達している重症筋無力症、筋萎縮性側索硬化症（ALS）などの疾患あるいは手術の痛みで十分な換気ができない患者では、呼吸パターンの障害を起こす。

　非効果的呼吸パターンとは、上述のように、「吸気と呼気の両方またはいずれか一方で、十分に換気できていない状態」[1]と定義されている。看護介入は、呼吸機能を阻害する因子をアセスメントし、患者にとっての最大の呼吸機能を達成できるよう、疼痛緩和や精神的サポートなどによって原因を除去し、横隔膜呼吸、口すぼめ呼吸などの呼吸方法、効果的な咳嗽ができるように援助することが重要である。

▶〈非効果的呼吸パターン〉診断指標（筆者らによる）

□呼気相の延長（呼気延長）
□呼吸パターンの異常（例：数、リズム、深さ、チアノーゼ）
□徐呼吸
□頻呼吸
□呼吸補助筋の使用
□鼻翼の拡大（鼻翼呼吸）
□奇異呼吸（例：気胸などで起こるフレイルチェストなど）
□呼吸困難
□胸郭前後径の増大（例：COPD患者で胸郭がビール樽状になる、など）
□呼気圧の低下
□吸気圧の低下
□１回換気量・分時換気量の低下
□低酸素症
□肺活量の低下
□口すぼめ呼吸
□起座呼吸
□３点支持姿勢（座位あるいは立位で両手を両膝に置き、前屈みになる姿勢）

1．T.へザー・ハードマン，上鶴重美，カミラ・タカオ・ロペス原書編集，上鶴重美訳：NANDA-I 看護診断 定義と分類2021-2023 原書第12版．医学書院，東京，2021：274．より引用

▶よく使用する事例

- 呼吸機能が未発達な生後間もない未熟児。
- 気管支喘息で気管支の狭窄、閉塞を起こす患者。
- 多発性硬化症、ギラン・バレー症候群、重症筋無力症、筋萎縮性側索硬化症などの神経筋障害があり、呼吸機能に障害がある患者。
- 外傷、手術による痛みがあり十分な換気ができない患者。
- 肋骨骨折でフレイルチェストがあり十分な換気ができない患者。
- 気胸を起こしている患者。
- COPD（慢性閉塞性肺疾患）で気道の狭窄を伴う患者。
- 睡眠時無呼吸症候群で呼吸障害のある患者。
- 不安によるパニック、過換気症状のある患者。

▶効果があった事例

- 気管支喘息の患者に対して、アレルゲン（花粉など）を除去することや呼吸方法を指導したことで発作が軽減した。
- 過換気状態の患者に対して、日頃からストレスを取り除く介入をし、発作時は横隔膜を使った腹式呼吸で、ゆっくり息を吐くように指導を行うことで発作が軽減した。
- COPD患者に対して、呼吸訓練をすることで呼吸が楽になった。
- 睡眠時無呼吸症候群患者に対して、CPAP（持続気道陽圧）を使用して安楽な呼吸ができるようになった。

▶使用上の注意点

- 急性呼吸障害の場合は、「潜在的合併症：低酸素症」として用いる。

ワンポイントレクチャー NPPV（非侵襲的陽圧換気）

NPPV（非侵襲的陽圧換気：noninvasive positive pressure ventilation）は、気管切開や気管挿管を行わず、鼻、あるいは顔面全体を覆うフェイスマスクで行う陽圧換気療法のことである。換気モードには、呼気終末にのみ陽圧をかけるCPAP（持続気道陽圧）と吸気にも陽圧をかけるBiPAP（二相性気道陽圧）がある。

自発呼吸のある患者でNPPVによる換気を行うと、食事中には中断したり、睡眠時のみ取り付けるといった間欠的な使用でも呼吸機能の改善がみられるとされている。

NPPVは非侵襲的で簡便に呼吸管理が行えるメリットがあるが、患者の協力がないと実施できないことや、フェイスマスク圧迫により皮膚障害を起こすというデメリットもある。

■呼吸状態と代表疾患

種類	特徴		呼吸の型	症状出現時の状況・みられる疾患
正常	成人：14～20回/分、1回換気量500mL程度、規則的 小児：20～30回/分、 新生児：30～50回/分		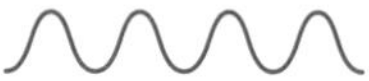	—
呼吸数と深さの異常	頻呼吸	呼吸の深さは変わらないが、呼吸数が正常より増加する。24回/分以上	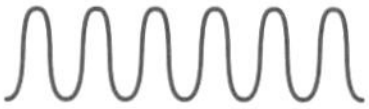	発熱、肺炎、疼痛、代謝性・呼吸性アルカローシス
	徐呼吸	呼吸の深さは変わらないが、呼吸数が正常より減少する。12回/分以下	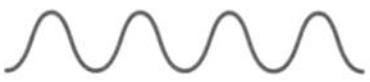	頭蓋内圧亢進後の続発、麻酔・睡眠薬投与時
	多呼吸	呼吸数も呼吸の深さも増加する	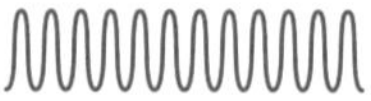	過換気症候群、肺塞栓、運動時、高熱時
	少呼吸	呼吸数も呼吸の深さも減少する	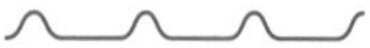	瀕死期
	過呼吸	呼吸数は変わらないが、呼吸の深さが増加する	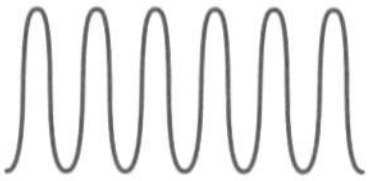	強い緊張、運動時、過換気症候群
	無呼吸	安静呼気位で呼吸の一時停止		睡眠時無呼吸症候群

リズムの異常	チェーン・ストークス呼吸	無呼吸から徐々に深く速い呼吸となり、戻るサイクルを周期的に繰り返す	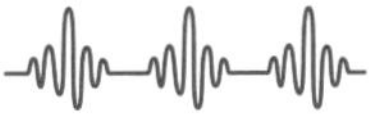	脳出血、髄膜炎、重篤な心疾患、アルコール中毒
	ビオー呼吸	呼吸の振り幅は変化せず、同じ深さの呼吸と無呼吸が交互・不規則に出現する	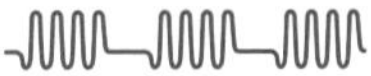	脳腫瘍、脳外傷、髄膜炎
	クスマウル呼吸	異常に深く、ゆっくりとした呼吸が持続する	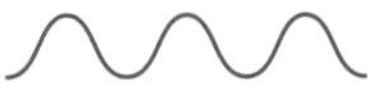	糖尿病性昏睡、尿毒性昏睡
	あえぎ呼吸	吸息・呼息が速く、呼息性停止期が延長する	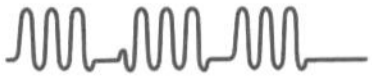	脳幹部障害、終末期の昏睡状態

基準看護計画〈非効果的呼吸パターン〉

▶看護診断と要因

#[※]に関連した非効果的呼吸パターン	※疼痛による呼吸運動の抑制 ※未熟な呼吸機能 ※肋骨や胸骨骨折による胸壁の動揺に伴う非効果的な呼吸 ※神経疾患（ギラン・バレー症候群、重症筋無力症、ALSなど）があり肋間神経、肋間筋の麻痺 ※腹満による横隔膜の挙上に伴う肺の拡張の低下 ※気胸による肺虚脱 ※過労やストレスなどによる過換気 ※肥満や舌・下顎の異常による上気道の狭窄 ※不安、恐怖などの精神的影響

目 標

- 肺における換気の改善が図れ、安楽な呼吸ができる。
- 過換気の場合は原因と、その対処方法がわかる。
- 不安が消失あるいは軽減して正しい呼吸パターンになる。
- 正しい呼吸器の管理方法が理解でき、実施できる。
- 呼吸困難の原因を理解しセルフマネジメントできる。

▶観察計画

1．バイタルサイン。

2．呼吸状態（★呼吸状態と代表疾患 p.296参照）。

- 呼吸数、呼吸パターン、胸郭や呼吸補助筋の動き。
- 深さの異常：頻呼吸、多呼吸、過呼吸、徐呼吸、少呼吸、無呼吸。
- リズム：チェーン・ストークス呼吸、ビオー呼吸、クスマウル呼吸、睡眠時無呼吸、あえぎ呼吸。
- 呼吸困難の有無、程度、努力呼吸の有無（肩呼吸、鼻翼呼吸、陥没呼吸、下顎呼吸）、口すぼめ呼吸の有無（★努力呼吸のサイン p.300参照、★努力性呼吸 p.300参照）。
- 呼吸音の異常：呼吸音の減弱や消失、呼吸音の左右差、呼気延長、副雑音、喘鳴。
- SpO_2の変動（浅速呼吸の場合は低下する）。

3．循環状態（血圧、脈拍数の変動など）。

4．肺換気異常（★低酸素血症と高二酸化炭素血症の症状 p.480参照）。

- 低換気の場合（$PaCO_2$の上昇）：右心不全症状、頭痛、発汗、血圧上昇、呼吸困難感、羽ばたき振戦、痙攣、意識障害や昏睡などCO_2ナルコーシスの有無。
- 過換気の場合（$PaCO_2$の低下）：精神不安、発熱、頭痛、吐き気、めまい、意識レベル低下、両手足のしびれ感、血圧低下、心拍出量低下などの心不全症状の有無。

5．舌、下顎の異常の有無、部位、程度。

6．肥満の有無と程度、睡眠中の体位。

7．疼痛の有無、部位、程度。

8．静脈怒張、浮腫、肝腫大の有無。

9．腹満の有無。

10．気胸の有無。

- 胸腔ドレーン挿入中はエアリークの有無と程度、排液の性状と量、皮下気腫（捻髪音）の有無と程度、ドレーン挿入部の痛みの有無と程度。ドレーンの固定状況。

11．精神状態（言動）と不安、恐怖の有無。

12．検査データ：胸部X線、肺機能（1秒率など）、血液ガス（★血液ガス分析基準値 p.479参照）。

13．在胎週数、出生体重、他の先天的疾患の合併の有無。

14．NPPV（非侵襲的陽圧換気）治療時、マスクなどのフィット状況、皮膚トラブルの有無。

15．呼吸器使用時の1回換気量、分時換気量などの設定。

16．ソーシャルサポート（情緒的、道具的、情報的、評価的）の活用状況。

▶ケア計画

1. 非効果的呼吸パターンの原因をアセスメントする。
2. 不安や心配なことを訴えやすい雰囲気をつくる。
3. 痛みのコントロールやリラクゼーションを行い、痛みや不安を軽減する。
4. 起座位やセミファーラー位など、その患者に合わせた安楽な体位をとる。
5. 発作時、安心を与えるようそばに付き添い、ゆっくり呼吸するように促す。
6. 過換気症候群の症状（呼吸苦、手足のしびれなど）があった場合は、横隔膜を使った腹式呼吸でゆっくり息を吐き出すように声かけする。
7. 肥満のため睡眠時無呼吸がある場合は、体位の工夫や呼吸をするように呼びかける。
8. NPPV装着に伴う圧迫部位（鼻根部・前額部・頬部・下顎部）には皮膚トラブルが生じやすいので過度なマスクの圧迫を避け、正しく装着を行う。
9. フレイルチェストがある場合は、バストバンドを正しく固定する。
10. 呼吸機能が未熟であり、呼吸休止がある場合は、刺激を与えたり、バッグバルブマスクによる加圧をしたり、体位の工夫をする。
11. 頻回に咳が出るときには指示により鎮咳薬を使用する。
12. 患者や家族のニーズや暮らしに応じてソーシャルサポートを紹介し、調整する。

▶教育計画

1. 呼吸困難の原因を説明する。
2. 呼吸訓練の必要性を説明する。
3. 過換気症候群の患者には、ストレスを軽減する方法、対処方法、呼吸法を説明する。
4. 肥満の人には、体重減量の必要性を説明し、日常生活の改善について説明する。
5. 安楽な体位の取り方、呼吸方法を説明する。
6. NPPV（非侵襲的陽圧換気）を装着している患者および家族には、その必要性を説明し、異常時の対処について説明する。

■努力呼吸のサイン

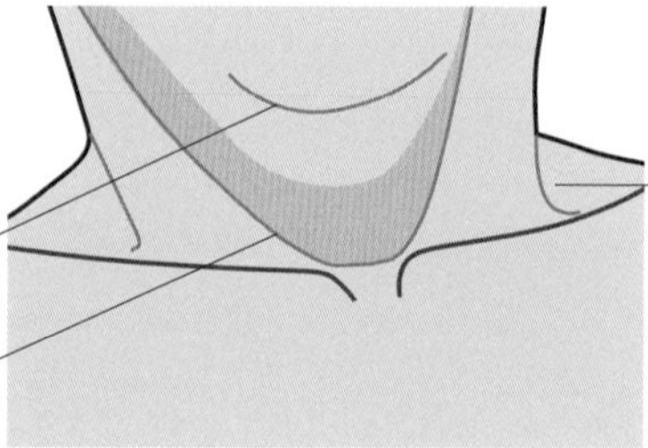

岡元和文：症状・徴候を看る力！—アセスメントから初期対応（ケア）まで—. 総合医学社, 東京, 2013：128. を元に作成

■努力性呼吸

鼻翼呼吸	気流を最大化するため吸気時に鼻孔が拡大する。通常は呼吸窮迫の徴候である
陥没呼吸	吸気時に胸骨上の軟部組織、肋骨間、肋骨弓下の軟部組織が陥没し、呼吸仕事量の増加を示す。重篤であると、陥没は胸骨上・鎖骨上にまで及ぶ
頭部の上下首振り	呼吸の補助に頸部の筋肉を使用するため、吸気時には顎先を上げて頸部を伸展し、呼気時には顎先を前方に落とす。呼吸不全の徴候である可能性がある
シーソー呼吸	吸気時には胸部が陥没して腹部が拡張し、呼気時には胸部が拡張して腹部が内側に動く。呼吸窮迫の進行を示す
呻吟	末梢気道や肺胞の開存性の維持を目的に、声門を部分的に閉じた状態で呼出するため、呼気時に短く低い音が生じるもの。肺の虚脱を示唆する

三浦規雅：小児の呼吸フィジカルアセスメントのポイントは？. 道又元裕編, 新 人工呼吸ケアのすべてがわかる本. 照林社, 東京, 2014：321. より引用

セルフケア不足

＊「NANDA-I 看護診断 定義と分類2021-2023」では「セルフケア促進準備状態」

解釈

オレムは、セルフケアとは、「個人が生命、健康、および安寧を維持するために自分自身で開始し、遂行する諸活動の実践である」[1]と述べている。すなわち、自分の身の回りのことを自分自身で行うことができるということにとどまらず、健康を自己管理することも含まれている。個人が日常生活の中で生命や健康を維持したり、安心感を継続するためには生活上に必要なことを自らが主体的に見いだし、問題を解決していく能力と意思を持ちながら、自分の力で実行していくことが必要である。

狭義のセルフケアとは、摂食、入浴、更衣、排泄行動を自分で行うことである。

「セルフケア不足」とは、患者が運動機能や認知機能の障害のため、これらの行動を自分で行う能力が低下している状態をいう。

看護介入は、自立の程度や回復がのぞめるかどうか、また、意欲や依存度などのセルフケア能力をアセスメントする。そして、その人の持っている力を最大限引き出し、セルフケアが不足しているところに適切な社会資源や自助具などを提供して補う。そして、患者自らが選択して自立していけることを目標に援助していくことが必要である。セルフケアの自立を促すことは自尊感情を高めることとなり、その人のQOLを向上させるとともに自分らしさの自己実現につながる。(★セルフケア不足に関する看護の目標 p.307参照)

▶〈更衣セルフケア不足〉診断指標（筆者らによる）

《更衣準備指標》
- □衣服を選択することができない

《更衣行動指標》
- □衣類を持ち上げられない
- □上半身の衣類を着用できない
- □下半身の衣類を履けない
- □靴下や靴が履けない
- □靴下や靴が脱げない
- □ジッパーを使用できない
- □自助具を使用できない
- □満足のいくレベルに外観を維持できない
- □衣服を脱げない

1．ドロセア・E. オレム著，小野寺杜紀訳：オレム看護論－看護実践における基本概念．医学書院，東京，2005：42．より引用

▶〈摂食セルフケア不足〉診断指標（筆者らによる）

《摂食準備指標》

□台所用具を扱えない

□食物摂取のために調理することができない

《摂食行動指標》

□自助具を使用できない

□容器を開けることができない

□食器の上に食物をとれない（例：お椀の中の粥をすくうことができない、など）

□食物を容器から口へ運ぶことができない

□器やコップを持ち上げることができない

□食事を最後までやり終えることができない

□社会的に受け入れられている方法で自分で食物を摂取できない

《咀嚼運動と嚥下運動の指標》

□口の中で食物をうまく扱えない

□食物を咀嚼できない

□食物を嚥下できない

□食物を安全に摂取できない

□十分な量の食物を摂取できない

▶〈入浴セルフケア不足〉診断指標（筆者らによる）

□浴室までの移動ができない

□浴槽にお湯を入れることができない

□入浴用品の準備をすることができない

□風呂の湯の温度や水量を調節できない

□身体を洗うことができない

□身体を拭いたり、髪を乾かすことができない

▶〈排泄セルフケア不足〉診断指標（筆者らによる）

□トイレまたはポータブルトイレのある場所へ移動できない、移動しようとしない

□排泄行動に応じて衣服の着脱ができない

□トイレまたはポータブルトイレに座れない

□トイレまたはポータブルトイレから立ち上がれない

□排泄後に拭くなどの清潔行動が行えない、しようとしない

□トイレでの排泄物を流すことができない

▶よく使用する事例

- ギプスなどの装具装着や治療上の安静が必要なためセルフケアができない患者。
- 関節リウマチ、乳房切断術後など関節運動が困難、また、関節可動域制限があり、ADLに支障をきたしている患者。
- 頸椎損傷、脊椎損傷、脳血管障害などによる運動障害があり、セルフケアができない患者。

- 加齢に伴う身体機能や認知機能の低下のため、ADLに支障をきたしている患者。
- 重度のうつ病などにより、生活に対する意欲の低下を生じている患者。

▶効果があった事例

- セルフケア行動を更衣、摂食、入浴、排泄、生活関連動作に分け、患者の状況に合った看護介入を行うことでADLが向上した。
- リハビリ期の患者に、食事や排泄などのセルフケア能力に対して具体的な介入方法を計画することで、段階を追って目標達成ができた。
- 術後、セルフケアが依存的になりやすい高齢患者に対し、術前のセルフケア能力が維持できるように早期に看護介入を行ったことで、スムーズに離床できた。

▶使用上の注意点

- 「身体可動性障害」と「セルフケア不足」のいずれかで迷う場合がある。「身体可動性障害」は、筋力の維持や増強のためにリハビリテーションをしているのに対して、「セルフケア不足」は、ADLの自立や向上を目指している患者に用いて対応する。離床を進めていく段階で「身体可動性障害」から「セルフケア不足」に看護問題を切り替える。
- 認知機能で、セルフケアの低下をきたしている場合は、「セルフケア不足」の診断ラベルを用いることで、人間らしさを失わないように基本的ニードであるセルフケア能力を高めるケアが必要であるため、この診断ラベルを用いて対応する。
- 明らかに疼痛が軽減することで、セルフケアの不足が解決すると判断した場合は、「安楽障害：疼痛」を用いて対応する。

基準看護計画〈セルフケア不足：摂食／入浴／更衣／排泄〉

▶看護診断と要因

#[※]に関連したセルフケア不足：摂食／入浴／更衣／排泄	※ギプス固定や牽引による患部の安静保持に伴うADLの制限 ※治療上の活動制限（安静の指示、中心静脈カテーテルやドレーン留置など） ※麻痺による運動障害 ※四肢の欠損、変形による機能障害 ※固定器具の使用による上下肢の機能障害 ※糖尿病神経障害や抗がん薬の副作用などによる神経障害 ※脊髄損傷の部位や程度による感覚、運動機能の障害 ※認知症による認知力の低下に伴うADL遂行困難 ※視覚障害（視力・視野欠損） ※不安、抑うつ、妄想思考による清潔や外観に対する意欲の低下 ※長期の入院や個室隔離によるストレスからくる依存心の増強 ※ストレスや不安による自立の困難 ※自助具・補助具の不適切な選択 ※ソーシャルサポート不足

目 標

- 食事（例：スプーン使用で摂取）をすることができる。
- 入浴（清潔）（例：自力で入浴、自力で上半身の清拭）をすることができる。
- 更衣（整容）（例：ボタンかけ）をすることができる。
- 排泄（例：ベッドサイドでポータブルトイレを使用）をすることができる。
- 補助具の使用や福祉サービスを利用しながら、患者・家族が望む方法で生活できる。

▶観察計画

1．バイタルサイン、意識レベル。
2．疼痛やしびれなど身体的苦痛の有無と程度。
3．病状や治療の経過、残存機能（機能障害、運動障害）（★脳の障害と部位 p.506参照、★大脳皮質の機能 p.507参照）。

4．安静度、治療環境、入院環境。
5．ADLの自立度（★ADL機能的評価 p.265参照）：食事、入浴（清潔を含む）、更衣（整容を含む）、排泄。
6．視覚障害（視力、視野欠損）の有無と程度。
7．疾患や治療に対する認知（理解および受け止め）。
8．認知機能障害、思考や感情障害の有無と程度。
9．固定器具（ギプス、牽引など）やドレーン類の状況。
10．意欲、依存心、ストレス、不安の有無。
- 患者が行動を継続できているか。

11．入院前の生活習慣、ライフスタイル、価値観。
12．家庭での生活環境：生活場所（1階か2階か）、トイレ（和式か洋式か）、食事（和か洋か）、寝具（ふとんかベッドか）。
13．検査データ：CT、MRI、X線、TP、Alb、WBC、CRPなど。
14．ソーシャルサポート（情緒的、道具的、情報的、評価的）の活用状況。

▶ケア計画

1．どこまで自立して行えるのか、どの部分が自立して行えないのか、不足している点や自立の程度を段階的にアセスメントして必要な援助を行う。
2．患者の状態に合わせて計画し、無理強いせず、支持的態度で接する。
3．努力や達成したことに対しては、励ましや賞賛を行う。
4．自尊感情を損なわないように相手を尊重しながら必要時のみ介助する。
5．ベッドサイドの整理整頓や安全を確認する。
6．理学療法士、作業療法士、言語療法士と目標を共有し、可動域・運動機能の維持・回復を図る。
7．摂食について援助する。
- 全面介助する。
- 一部介助する（セッティング／ギャッジアップや車椅子への移乗など安定した姿勢／配膳／食堂にセッティング）。
  - ・箸が器用に使えない：スプーン、フォーク、ばねつき箸などを利用する。
  - ・スプーンなどの柄が握れない：スプーンやフォークの使用や柄の部分を持ちやすい大きさに工夫する（★食事のための自助具 p.308参照）。
  - ・食べ物がすくえない：フードガード、すくいやすい食器、重い食器を使用する。滑り止めマット、吸盤などを利用し食器が動かないように固定する。

・口に運べない：長柄スプーンや長柄曲がりスプーンを使用する。テーブルの高さを調節して、食べ物から口まで運ぶ距離を短くする。食事の形態を食べやすいように工夫する（おにぎりなど）。

・コップ・茶碗が持てない：ストロー、蓋つきコップ、コップホルダーを活用する。

・食べこぼす：食事用エプロンの着用。テーブルの高さを調節し食べ物を口まで運ぶ距離を短くする。

・食べやすいように事前準備：食器の蓋とり、容器の開封、魚の骨はずし、果物の皮むきなどを介助する。

8．入浴（清潔）について援助する。

●全面介助する。

●一部介助する。

・入浴時間を日課の一部に取り入れ患者と相談しながらケア方法を検討する。

例）・石けん清拭（　　）曜日、陰部洗浄　毎日。

・手浴（爪切り）（　　）曜日、足浴（爪切り）（　　）曜日。

・洗髪（　　）曜日（洗髪車、洗髪台、車椅子移動）。

・シャワー（全介助、一部介助：例；背部と下肢は介助）（　　）曜日。

・入浴（全介助、一部介助：例；シャンプーは看護師）（　　）曜日。

・洗面（全介助：スポンジブラシ、粘膜清掃用ブラシ、舌ブラシ、歯ブラシ使用し、口腔清掃、義歯の手入れ、蒸しタオルで顔を拭く、一部介助：患者にあった洗面台誘導、洗面用具のセッティング、ブラッシング）。

●必要な自助具・補助具を提供する。

●患者が全身を洗えない場合は、身体の一部のみを適切に洗えるようになるまで、見守りや必要時、援助を行う。うまくできたことに対して肯定的な言葉かけをして、意欲を持って次のステップに進めるように働きかける。

9．更衣、整容について援助する。

●全面介助。

●一部介助（紐結び、ボタンかけ、結髪、ひげそり）。

・パジャマ式寝衣を着用する。

・前あき、マジック式シャツを着用する。

・脱衣しやすい履き物を勧める（転倒予防のためスリッパなどは避ける）。

10. 排泄について援助する。
   - 全面介助。
   - 一部介助（尿器、便器使用など）。
     ・紙おむつを使用する。
     ・尿器やポータブルトイレは安全で使用しやすい位置に置く。
     ・トイレに誘導する（車椅子、杖や歩行器を用いた歩行）。

11. 患者・家族のニーズや暮らしに応じてソーシャルサポートを紹介し、調整する。

▶教育計画

1. 時間がかかっても自分で行うことの必要性を説明する。
2. 家族にも不要な手出しはせず見守ることの重要性や、努力や達成したことに対しての励ましや賞賛の必要性を説明する。
3. 地域の相談窓口・病院の地域連携室などの利用方法を説明する。
4. ソーシャルサポート（MSW、ケアマネジャー、理学療法士、義肢装具士、福祉住環境コーディネーターなど）の利用方法を紹介し、残存機能にあった住居環境を整えるよう説明する。

■セルフケア不足に関する看護の目標

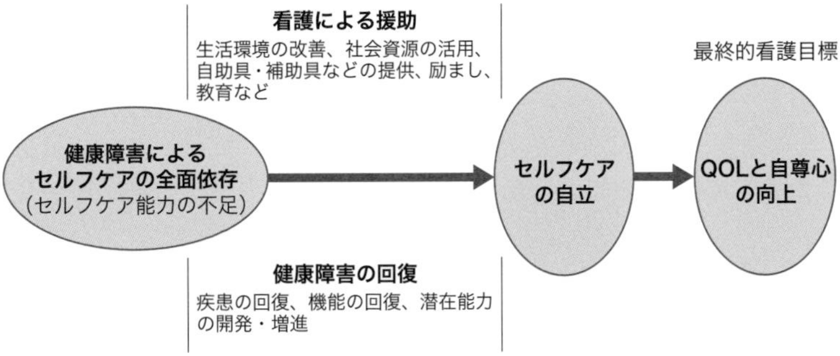

■食事のための自助具

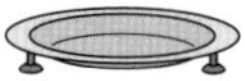
吸盤付き食器

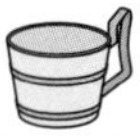
カップホルダー

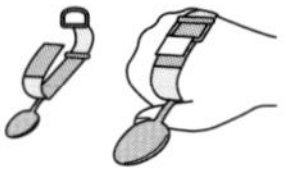
スプーンホルダー

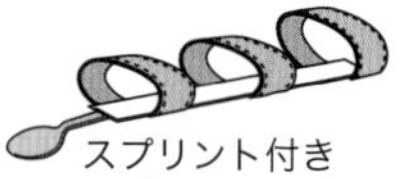
スプリント付き
スプーンホルダー

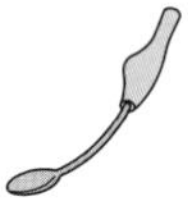
曲がりスプーン

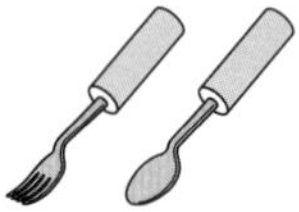
太柄スプーン・フォーク

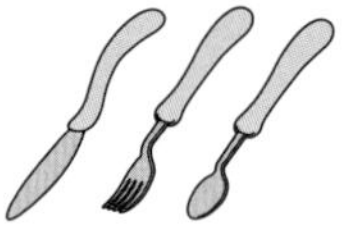
長柄スプーン・フォーク・ナイフ

5

睡眠─休息パターン

不　眠

基準看護計画〈不眠〉

不眠

【NANDA-Iの定義】睡眠を開始または継続できず、機能が低下する状態

解釈

睡眠は、疲労回復、活動のための身体調整、成長の促進などに重要な基本的ニードである。睡眠や眠気の出現は２つの仕組みによって制御されている。１つは覚醒し続けた長さ・疲労の程度に応じて、眠気の強さやその後の睡眠の深さ・長さが増大するというもの（恒常性維持機構）。もう１つは体内時計の働きによって夜になれば眠り、朝になると目覚める周期的現象をサーカディアンリズム（概日リズム）と呼び、人の周期は25時間である。しかし、一定の時刻に強い太陽の光を浴びると24時間周期で生活するようになる。深い睡眠段階では成長ホルモンが分泌され、心身はリフレッシュし、疲労が回復される。

「不眠」とは、上述のように、「睡眠を開始または継続できず、機能が低下する状態」[1]をいう。

「不眠」をきたす要因は、入院による生活習慣や活動量の変化、人的環境、病状や治療の経過に関するもの、不安などの内的状況、生活環境の変化などさまざまであり、睡眠が不足すると身体的疲労、注意力や記憶力の低下、怒りっぽくなる、見当識障害などが生じる。

看護介入は、患者の睡眠パターンの観察（入眠困難、中途覚醒、早朝覚醒、熟眠障害など）を行い、睡眠の量と質、不眠となる原因をアセスメントする。そして不眠を起こす原因の軽減や除去をし、良質な睡眠が得られるように、環境調整やリラクゼーションの実施、太陽や電灯などの光を浴びることができるような援助を患者とともに計画し実施することが重要である。

▶〈不眠〉診断指標（筆者らによる）

《睡眠パターン指標》

☐睡眠に対する不満
☐入眠困難
☐睡眠持続困難（例：中途覚醒、睡眠中断、など）
☐早朝覚醒

《不眠の影響指標》

☐感情の変化
☐意欲の低下
☐注意力の低下
☐忘れやすい
☐気分の変化
☐健康状態の悪化

1．T.ヘザー・ハードマン，上鶴重美，カミラ・タカオ・ロペス原書編集，上鶴重美訳：NANDA-I 看護診断 定義と分類2021-2023 原書第12版．医学書院，東京，2021：249．より引用

□睡眠で回復しない
□翌日に影響を持ち越す睡眠障害
□持久力の不足
□アクシデントの増加
□QOLの低下
□欠勤／欠席の増加（例：予定の時間にリハビリに参加することができない、など）

▶よく使用する事例

- 環境や生活リズムの変化により不眠を訴えている患者。
- 病状についての不安や、家族状況や経済のことなど心配ごとがあるために眠れない患者。
- 高齢者などで昼夜が逆転する患者。
- ステロイドの多量投与など、薬の副作用による不眠の患者。
- 身体的苦痛（疼痛、瘙痒感、嘔吐、頻尿、体動制限など）があり、眠れない患者。
- 点滴ルート、ドレーン、牽引、ギプス固定などの拘束感があることで眠れない患者。
- 1人で寝たことがなく両親がいないためにさみしくて眠れない患児。

▶効果があった事例

- 生活環境の変化による活動不足や睡眠時間のずれにより不眠と覚醒困難のある患者に対しては、昼間に十分な刺激を与えたり散歩などの活動を多く取り入れることで睡眠時間を増やすことができた。
- 覚醒時に太陽の光があたるようにカーテンを開けるなどの環境調整を行い、午前中戸外に出ることで自然な眠りが得られるようになった。
- 入眠困難な患者に対しては、足浴や部屋にアロマを置くなどリラクゼーションを行ったことや早期に睡眠導入薬を使用したことで、入眠がスムーズになった。
- 不安が原因で不眠を訴える患者に対しては、不安や緊張が軽減するように話を聴き、必要時には抗不安薬などを考慮することで熟睡感が得られた。
- モニターなど医療機器の光や音による不眠に対して、必要のない照明を落としたりするなどの環境の調整を行い安眠が得られた。
- さみしくて眠れない患児に絵本を読むことで入眠できた。

▶使用上の注意点

- 疼痛のために不眠がある場合は「不眠」よりも「安楽障害：疼痛」を用いて介入する。
- 睡眠時無呼吸症候群の睡眠障害では呼吸状態に応じて「非効果的呼吸

パターン」を用いて介入する。

基準看護計画〈不眠〉

▶看護診断と要因

#[※]に関連した不眠	※精神的ストレスや不安、恐怖 ※入院による慣れない環境や生活パターンの変化に伴う活動量の低下 ※ME機器、同室者のいびきなど、睡眠を妨げる不適切な照明や雑音などの外的環境 ※不適切な鎮静薬の使用による昼夜逆転 ※術後や治療上必要な安静、各種チューブ類の挿入による体動制限 ※ステロイドやインターフェロンの副作用による気分高揚 ※疼痛、瘙痒感、呼吸困難、頻尿などの身体的苦痛 ※貧血による酸素化能低下に伴い熟睡感が得られないこと ※長期の隔離状態による不安やおそれ ※入院による家族からの分離に伴う不安 ※幻覚や妄想による脅威 ※入院による環境変化に適応できないことによる昼夜逆転 ※加齢による睡眠パターンの変化

目標

- よく眠れたと言葉に出して言える。
- 入眠困難がなくなり寝つきがよくなる。
- 中途覚醒がなくなり、朝まで睡眠が持続する。
- 熟睡感が得られ気分がよくなる。
- 不眠の原因や睡眠パターンに応じてセルフマネジメントができる。

▶観察計画

1. バイタルサイン。
2. 睡眠パターン：入眠困難、中途覚醒（睡眠の中断）、早朝覚醒（★睡眠のリズム p.315参照）。
3. 睡眠の量（総睡眠時間）。
4. 睡眠の質：熟睡感、不眠感の増強（浅眠感）、入眠時の混乱、悪夢。

5. 日中の様子：あくびの有無、催眠感、注意力の減少、イライラ感、怒りっぽさ。
6. 日中の過ごし方：活動量、活動レベル、昼寝の量（30分以内が望ましい）。
7. 睡眠を妨げている要因。
   - 精神的ストレス因子：病状の理解、不安や心配の内容、家族状況、社会的背景。
   - 環境因子：騒音（ME機器、いびきや足音など人の出す物音）、不適切な照明など。
   - 身体疾患による症状因子：疼痛、咳嗽、瘙痒感、頻尿、下痢、口渇、発汗、筋固縮など。
   - 治療的因子：安静、ドレーンや点滴ルートなどの抜去への不安、牽引やギプスなどの拘束感。
8. せん妄、睡眠障害（睡眠時無呼吸、ナルコレプシー）の有無。
9. 睡眠薬、抗不安薬、鎮痛薬、痒み止めなどの効果（★睡眠薬ごとの特徴 p.316参照）。
10. 睡眠薬と抗不安薬の副作用：依存性、持ち越し効果、せん妄。
11. 幻覚妄想に左右された言動はないか（独語、空笑、徘徊など）。
12. 寝る前に行う習慣の有無（排泄、日記、読書など）。
13. 不眠に対するセルフマネジメント状況。
14. 不眠のセルフマネジメントが困難な場合の支援状況。
15. ソーシャルサポート（情緒的・道具的・情報的・評価的）の活用状況。

▶ケア計画

1. 不眠の原因をアセスメントする（★不眠の原因 p.316参照）。
2. 精神的ケア：不安や心配ごとについて安心して話せる雰囲気をつくり、訴えにはタッチングなどをしながら傾聴する。
3. 環境調整：刺激の少ない静かな環境の提供（照明、寝具、医療機器などの音と光や温度と湿度の調節）。
4. 身体症状への対応：鎮痛薬、抗ヒスタミン薬、鎮咳薬、氷枕などの使用。
5. ルート類は寝返りできる長さに調節し、医療機器や点滴台などは適宜見えない位置に調整する。
6. 安楽な体位の工夫、良肢位の保持、患肢挙上用枕の使用と調整、適切な間隔の体位変換を行う。
7. 生活のリズムを取りもどす支援を行う。

●朝の整容をすることで覚醒を促す。
●午前中は高照度の光にあたる機会をつくる。
(太陽による自然光、高照度光療法器具などにより、2,500ルクス以上の光を浴びる)
●日中に眠気があるときは20～30分以内の昼寝をとる。

8．入眠導入への援助
●副交感神経が優位になるように、好みの香りを嗅いだり、足浴、入浴、マッサージ、マインドフルネスなどを行い血行をよくする。
●普段入眠前に行っている習慣ができるよう援助する（排泄、日記、読書など）。
●痛みや痒みがある場合は薬剤などを用いて軽減しておく。

9．入眠前に手の届く範囲にナースコールがあることを説明し、安心感を与える。
10．他患者からの刺激が不眠の原因となっている場合は、個室または他病室への転室を考慮し環境調整を行う。
11．睡眠パターンに合わせ、睡眠薬の服用時間を調節する。
12．不眠の援助をしても不眠が続くようであれば、早期に医師と相談する（抗うつ薬が効果的な場合がある）。
13．夕方から夜にかけての飲水を少なくする。持続点滴中の場合は、できる範囲内で夜間の点滴量を減量する。
14．不安や焦燥感が強いとき、興奮、幻覚、妄想の強いときには早めに指示薬を使用する。可能であれば夜間の点滴は生理食塩水やヘパリンを用いてロックする。
15．さみしくて入眠できない患児には絵本を読み聞かせ、BGMを流す。
16．不眠時、看護師がそばにいることを伝えたり、しばらく児の背部をさすったりして安心感を与える。
17．可能であれば両親に眠前までそばにいてもらう。
18．規則正しい生活ができるよう日課表を患者とともにつくる。
19．日中のリラクゼーション法と軽度の疲労感を覚える程度の活動を勧める（散歩、運動、作業への参加、他患者との交流を促す）。
20．睡眠薬を使用している場合は、中途覚醒時や起床時に転倒を起こしやすいので注意する（特に初回使用時には注意）。

▶教育計画

1．不眠の原因を説明する。
2．リラクゼーションなど、睡眠を充足する方法を説明する。
●リラクゼーション法：自律神経訓練法、音楽療法、アロマ。

- 副交感神経が優位になるように保温する：ネック・レッグウォーマー、温熱作用のあるアイマスク。

3．不眠時は頓服薬の使用も可能であり、不眠の種類（入眠障害、中途覚醒、早朝覚醒など）により薬剤が異なること、作用時間が違うことを説明する。

4．日常生活上の望ましい試みについて説明する（規則正しい生活、光、温度・湿度、照明など寝室の環境調整を行う）。

5．睡眠を妨げる因子について説明する。

- カフェイン飲料（紅茶、緑茶、コーヒーなど）は覚醒作用があるため、夕方以降はノンカフェイン飲料に切り替える。
- 寝る前にはテレビや携帯電話などの光刺激を避ける。
- 寝る前には副交感神経を優位にし、心身がリラックスできる呼吸法やヨガなどを行う。

6．睡眠についての悩みが持続するときにはかかりつけ医等を受診し相談することを説明する。

ワンポイントレクチャー

睡眠のリズム

眠りにはレム睡眠とノンレム睡眠があり、睡眠中は交互に現れる。レムとはREM（rapid eye movement：急速眼球運動）のことである。

レム睡眠では、脳は活動し、身体は完全に脱力している状態（夢を見る）。ノンレム睡眠では、脳は休み、身体の力が入っている状態（寝返りや歯ぎしりをしたりする）。軽い眠りの段階1から、深い眠りの段階4までである。段階3と段階4が熟眠状態である。1晩にノンレム睡眠とレム睡眠を4～5回繰り返し、レム睡眠が徐々に延長して覚醒に至る。

健常成人の睡眠パターン

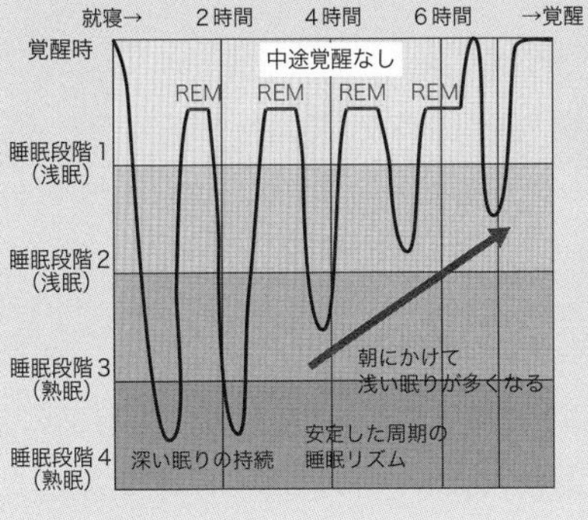

不眠症患者の睡眠パターン

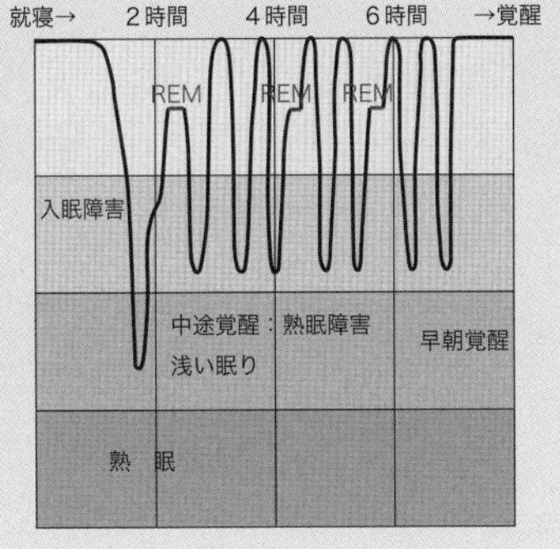

■睡眠薬ごとの特徴

分類		一般名	商品名	作用時間別分類	半減期（時間）	用量（mg）
オレキシン受容体拮抗薬		スボレキサント	ベルソムラ	短時間作用型	12.5	15～20
メラトニン受容体作動薬		ラメルテオン	ロゼレム	超短時間作用型	1	8
GABA-A受容体作動薬（ベンゾジアゼピン受容体作動薬）	非ベンゾジアゼピン系（Z-Drug）	ゾルピデム	マイスリー	超短時間作用型	2	5～10
		ゾピクロン	アモバン		4	7.5～10
		エスゾピクロン	ルネスタ		5～6（8）	1～3
	ベンゾジアゼピン系	トリアゾラム	ハルシオン		2～4	0.125～0.5
		エチゾラム	デパス	短時間作用型	6	1～3
		ブロチゾラム	レンドルミン		7	0.25～0.5
		リルマザホン	リスミー		10	1～2
		ロルメタゼパム	ロラメット・エバミール		10	1～2
		ニメタゼパム	エリミン	中間作用型	21	3～5
		フルニトラゼパム	サイレース		24	0.5～2
		エスタゾラム	ユーロジン		24	1～4
		ニトラゼパム	ネルボン・ベンザリン		28	5～10
		クアゼパム	ドラール	長時間作用型	36	15～30
		フルラゼパム	ダルメート・ベノジール		65	10～30
		ハロキサゾラム	ソメリン		85	5～10

高齢者には、日中に薬の影響が残りにくい非ベンゾジアゼピン系、メラトニン受容体作動薬、オレキシン受容体拮抗薬が望ましい。

（大内尉義監修，藤村昭夫編：よくある疑問にエキスパートが答える高齢者診Standard Collection 32．じほう，東京，2020．より引用）

ここに注意！

せん妄などの発症

精神的な緊張がほぐれ、リラックスする作用があるが、意識レベルが過度に低下すると、せん妄を起こしやすくなる。

認知機能低下

脳の働きを抑制し、認知機能低下を起こすことがある。認知症がある人、軽度認知機能障害の人は長期使用を避ける。

ふらつき、転倒

筋弛緩作用があり、ふらついてつまずいたり、転倒したりすることも。夜間、トイレに起きたときの転倒事故に注意。

秋下雅弘：ぜんぶわかる高齢者のからだと病気．成美堂出版，東京，2021：77．より引用

■不眠の原因

不眠のタイプ		背景疾患	特徴
環境などからくる不眠	環境因性不眠		騒音、気温、湿度、明るさなど影響
	概日リズム関連性不眠	・時差症候群 ・交代勤務睡眠障害 ・睡眠相後退・前進症候群 など	入眠困難が多い
	老人性不眠		浅眠、多相性睡眠（日中も含め何度も睡眠）

精神的なものからくる不眠	ストレスによる不眠		
	神経症性不眠		身体化された緊張（発汗・血圧上昇）と学習された睡眠妨害的連想の相互強化による
	精神疾患に伴う不眠（初発症状になる）	・うつ病、双極性障害 ・神経症性障害 ・統合失調症 ・認知症　など	
身体疾患に基づく睡眠障害	内科系疾患（神経疾患以外）	高血圧	入眠障害、中途覚醒が多い
		糖尿病	夜間の口渇、発汗、神経痛により睡眠障害に早期覚醒が増加
		心疾患（不整脈、夜間狭心症、心筋梗塞など）	中途覚醒が増加
		呼吸器疾患（喘息発作、慢性閉塞性肺疾患）	中途覚醒が増加
		消化器疾患（逆流性食道炎、胃・十二指腸潰瘍）の疼痛	
	神経疾患	・錐体外路性疾患（パーキンソン病、ハンチントン舞踏病など） ・むずむず脚（レストレスレッグス）症候群	筋固縮、不随意運動により中途覚醒が増加し、再入眠が困難に
	整形外科系疾患	腰痛・神経痛などによる疼痛	中途覚醒が増加
	皮膚科系疾患	アトピー性皮膚炎など	かゆみ、痛みにて中途覚醒
	泌尿器科系疾患	前立腺肥大症	中途覚醒が増加
薬物による不眠	アルコールや薬物使用に伴う不眠	・アルコール、睡眠薬 ・覚醒作用のある薬物	アルコール、睡眠薬などの離脱症状覚醒作用のある薬物（カフェイン、覚醒剤、抗パーキンソン病薬他）の使用
中途半端な睡眠	せん妄	・手術後 ・老人 ・ICU ・薬物（抗潰瘍薬（H_2遮断）、副腎皮質ホルモン、抗パーキンソン病薬、インターフェロン、抗がん薬、麻薬） ・アルコールの離脱	意識レベルが低下し、かつ行動異常がある
無呼吸による浅眠	睡眠時無呼吸症候群		高齢者や肥満患者に多く見られる 無呼吸期は10秒以上続く 1時間に5回以上の無呼吸期か一夜に31回以上の無呼吸期 日中の眠気あり

日本睡眠学会編：睡眠学ハンドブック．朝倉書店，東京；1994：36-355．を参考に作成

6

認知―知覚パターン

安楽障害

【NANDA-Iの定義】身体的・心理スピリチュアル的・環境的・文化的・社会的側面における、安心・緩和・超越が欠如していると認識している状態

解釈

安楽とは、苦痛、強い不安、不快などのない状態であり、人それぞれによってその内容や程度、感じ方が異なる。安楽はすべての活動のベースであり、エネルギー源となり、病気の回復や意欲の向上に大きく影響する。

「安楽障害」とは、上述のように、「身体的・心理スピリチュアル的・環境的・文化的・また社会的側面における安心・緩和・および超越が欠如している状態」[1]をいう。患者の痛みには、身体的、心理的、社会的、さらにスピリチュアルな側面を含み多面的にとらえる必要がある。

患者が訴える疼痛は患者自身にしかわからない主観的な感覚であり、疼痛をコントロールする対象には、急性疼痛、慢性疼痛、がん性疼痛がある。

「急性疼痛」とは患者が強度の不快感または安楽でない感覚を3か月以内の短期間に持続する終わりが予測できる疼痛であり、治癒することにより疼痛は和らぎ、最終的に消失する。

「慢性疼痛」とは限局性、断続性、持続性に3か月以上長期に持続する、終わりが予測できない疼痛であり、がん性疼痛も含まれる。

疼痛は著しい不快感、あるいは不安定な感覚を体験し、治癒や回復を遅らせたりする。

看護介入は、痛みは患者自身が感じる主観的な体験であるため、患者が何を苦痛に感じているか、苦痛はどのような状況で出現しやすいのか、患者の対処方法、痛みの程度などをペインスケールやボディチャートを用いてアセスメントする。また、客観的な情報と合わせて、総合的に判断し、患者のありのままを受け止めながら安楽な体位の工夫や、苦痛を生じている因子を取り除いたり、あるいは患者とともに苦痛を軽減する方法を一緒に検討し、主体的に痛みをセルフマネジメントでき、安楽に過ごせるように援助することが重要である。

▶〈急性疼痛〉診断指標（筆者らによる）

□疼痛があることを表現する行動（うめく、泣きわめく、警戒する、焦燥感）

□言葉による疼痛の訴え

□合図による疼痛の訴え

□血圧の変化

1．T.ヘザー・ハードマン，上鶴重美，カミラ・タカオ・ロペス原書編集，上鶴重美訳：NANDA-I 看護診断 定義と分類2021-2023 原書第12版．医学書院，東京，2021：556．より引用

2．国際疼痛学会：痛みの定義．

□心拍数の変化
□呼吸数、酸素飽和度、呼気終末二酸化炭素濃度の変化
□発汗
□瞳孔散大
□疼痛をかばおうとするしぐさ
□苦悶様顔貌
□痛みを和らげる体位調整（くの字になるなど痛みのあるところを弛緩させる体位）
□睡眠障害
□食欲の変化
□防御的行動
□注意の及ぶ範囲の狭まり
□自分への注意の集中（自分も痛みに集中するし、周囲の人々にも注意を向けさせる）
□注意をそらすための行動（何かに取りつかれたようにセカセカと歩き回るような状態）
□疼痛スケールによる自己報告
□疼痛行動・動きの変化についての代理人からの報告

▶〈慢性疼痛〉診断指標（筆者らによる）

□以前からの活動を継続する能力の変化
□睡眠パターンの変化
□食欲不振
□合図による疼痛の訴え
□罹患している筋群の萎縮（痛みのために筋の使用を制限することによる筋の萎縮）
□抑うつ
□倦怠感
□再度身体損傷を受けることに対する恐怖（再度疼痛が起こるかもしれないという恐怖）
□苦悶様顔貌
□保護的行動
□焦燥感
□注意の及ぶ範囲の狭まり
□疼痛の証拠の観察
□疼痛を避けるための体位づけ
□疼痛をかばおうとする行動の観察
□人との相互作用の減少
□落ち着きがない
□自分への注意の集中
□交感神経系の反応
□言葉による疼痛の訴え

▶よく使用する事例

- 手術や検査による疼痛がある患者。
- がん性疼痛のある患者。
- 抗がん薬治療中の副作用による苦痛のある患者。
- めまいや悪心などの不快感がある患者。
- 腹水の貯留により腹部膨満感があり、不快感がある患者。
- 終末期で苦痛がある患者。

▶効果があった事例

- 術後の患者に対して、強い疼痛が出現する前に十分に観察し、指示の薬剤を効果的に使用したことで、疼痛が緩和され、離床が進み合併症予防につながった。
- 手術を受けた高齢の患者に対して、疼痛のために睡眠が阻害された場合は、早期に指示の鎮痛薬を効果的に使用したことで良質の睡眠が得られ、術後せん妄を起こすことなく経過できた。
- 抗がん薬の副作用で悪心・嘔吐や発熱などのさまざまな苦痛がある患者に対して、それぞれの対症療法を行うことで、苦痛の軽減が図れた。
- がん性疼痛のある患者に対して、ペインスケールやボディチャートを用い、疼痛の程度をアセスメントし、患者・医療者が共通認識することで鎮痛薬の使用や温浴療法などの適切なケアを行い疼痛が緩和でき、活動量が増し、QOLを高めることができた。
- がん性疼痛のある患者や家族が、携帯PCAポンプを使用し疼痛をコントロールができたことで、患者が望んでいた在宅で最期まで過ごすことができた。
- 呼吸困難がある慢性心不全の終末期の患者に対して、適切な塩酸モルヒネの投与を行い呼吸困難が軽減し、安楽に過ごすことができた。

▶使用上の注意点

- 基準看護計画は、健康レベル、症状などをふまえて「安楽障害：急性疼痛・慢性疼痛（終末期）」「安楽障害：悪心・嘔吐」に分類している。
- 悪心・嘔吐が術後や薬物の副作用による一時的な場合は「安楽障害」を用い、それが長期間続き、栄養状態が障害される場合は「栄養摂取消費バランス異常：必要量以下」を用いて対応する。

■トータルペイン

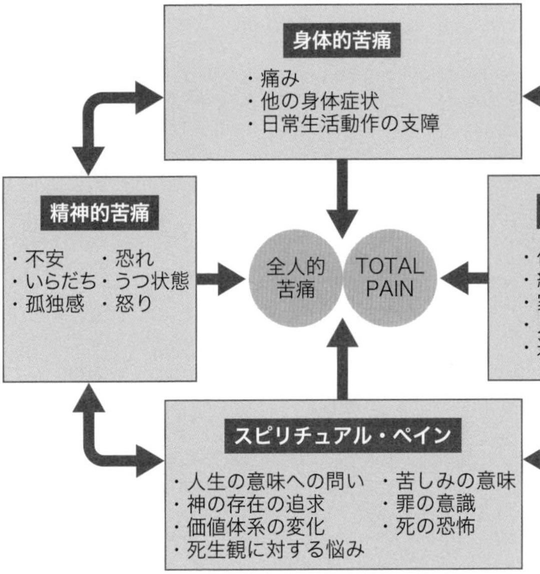

■痛みのアセスメント項目：OPQRST

OPQRST	例
O［発症様式］ onset	発症は突然か？　徐々に悪化したのか？
P［要因］ provocativel/ palliative factors	・何が痛みを引き起こすのか（誘発、自然発生、ストレス、食後など） ・痛みのある場所はどこか
Q［質］ quality	・痛みの質はどうか（鈍い、疼痛、鋭い、刺すような、しつこい、深部の、表面の） ・その痛みは、以前経験したことがある痛みと似ているか
R［放散/軽減］ region/radiation	・痛みはどこかに移動するか（顎、背部、腕など） ・痛みを軽減させるものは何か（体位、じっとしている） ・痛みを悪化させるものは何か（深い吸気、体動）
S［重篤度］ severity	・0～10（NRS）スケールで痛みを評価し、説明してもらう ・痛みに関するいくつかのサイン ・症状があるか（悪心・嘔吐、めまい、発汗、顔色の悪さ、息切れ、呼吸困難、異常なバイタルサインなど）
T［時間/開始］ temporal characteristics/ time	・痛みは、いつ始まったか ・痛みは一定か、間欠か ・どれくらい長い間、痛みが続くか ・痛みが始まるのは突然か、ゆるやかか ・食後に痛みが始まるか ・痛みの頻度はどれくらいか

■ペインスケール

●VAS（10cm）

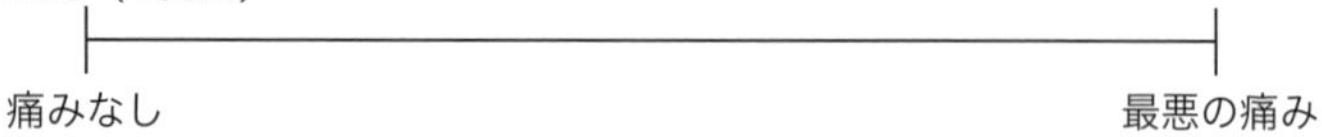

●0～10（NRS）スケール

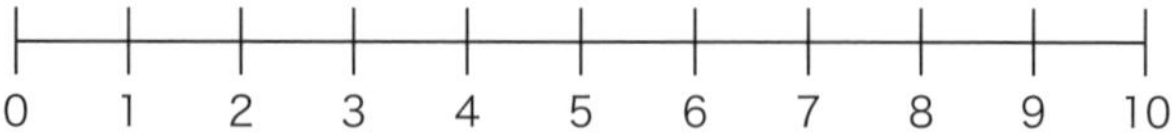

●簡易表現スケール

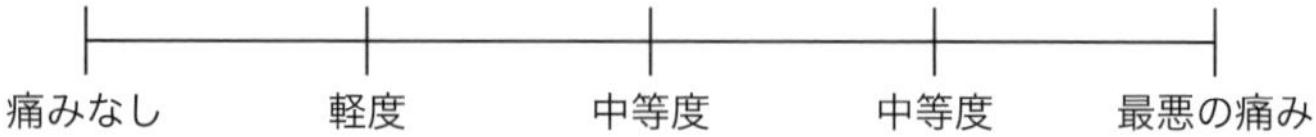

●フェイススケール

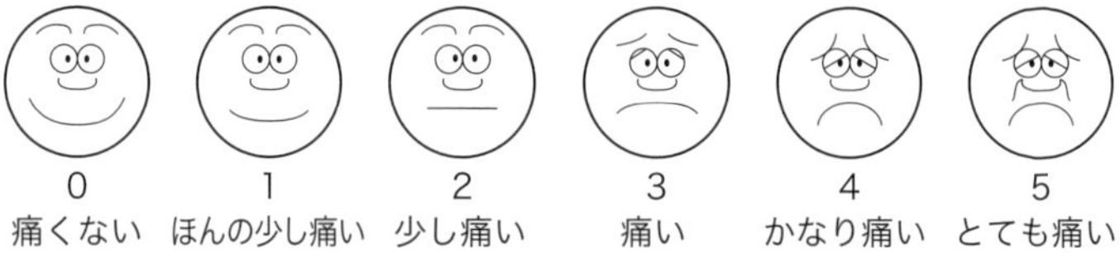

基準看護計画〈安楽障害：急性疼痛〉

▶看護診断と要因

#[※]に関連した 安楽障害：急性疼痛	※ドレーンや侵襲的チューブライン留置による組織への機械的刺激 ※創部の炎症、手術による組織の炎症や損傷 ※開胸手術による骨組織の損傷や神経組織の損傷 ※腰椎麻酔による脳脊髄圧の低下に伴う頭痛 ※眼圧や脳脊髄圧の上昇による眼痛、頭痛 ※熱傷、外傷、骨折による組織の損傷 ※腸の脱出や捻転による血流障害に伴う痛み ※四肢細動脈の炎症や血栓形成による血行障害や神経障害 ※下肢切断による神経損傷に続発する神経の刺激（幻肢痛） ※炎症による腹膜刺激症状 ※腸蠕動の亢進による腹痛 ※腸蠕動の低下による消化管ガス貯留（消化管内圧の亢進）に伴う腹痛 ※身体不動性による圧迫痛 ※過去の疼痛体験による疼痛に対する不安や恐怖 ※疾患や症状の経過、環境の変化による緊張や不安、ストレス

目標

- 疼痛が緩和したことを言葉に出して表現でき、くつろいだ表情をすることができる。
- 疼痛が軽減し、早期に離床でき、合併症を起こさない。
- 疼痛を感じることなく、その人が希望する活動を行うことができる。
- 薬物の自己管理ができ、疼痛のコントロールができる。

▶観察計画

1．疼痛の有無と部位、随伴症状の有無と程度、持続時間、疼痛の性質、強度（★術後疼痛に影響を与える因子 p.551、★痛みのアセスメント項目：OPQRST p.323、★ペインスケール p.324参照）。
- バイタルサインの変化。
- 疼痛による行動制限の有無。
- 疼痛に対する非言語的表現（苦痛様顔貌の程度、疼痛部を保護する動き）。小児の場合は、啼泣や機嫌、活動状況。
- 言葉による疼痛の表現（安静時、深呼吸時、体動時）。
- 疼痛を軽減、増強させる因子（★疼痛の閾値に影響する因子 p.334参照）。
- 創部の状態。
- 睡眠と食欲の状態、不安、ストレスの程度。

2．処方されている鎮痛薬の影響と投与経路（★術後の痛みに使用される主な鎮痛薬 p.328参照）。
- バイタルサインの変化。
- 薬剤使用前後の疼痛の変化や薬物耐性、依存、副作用の有無。

3．PCAポンプを自己管理している患者のレスキュー使用状況。
4．持続硬膜外注入の留置・固定状況。
5．検査データ：X線、WBC、CRPなど。
6．過去の疼痛体験とその対処。
7．麻酔や手術について。
- 術式、切開方法。
- ドレーン留置の有無、ドレーンの位置、固定方法、流出状態、排液の性状（★頭蓋内・胸腔・腹部ドレーンの留置部位 p.550参照、★ドレーンからの排液の性状の観察 p.551参照）。
- 同一体位による圧迫部位の皮膚状態。
- 腸蠕動亢進などの内臓痛の有無。
- 神経障害の有無。

8．頭蓋内圧亢進症状：頭痛、悪心、嘔吐、めまい。

9．消化器症状：腹部膨満、腸蠕動、便秘、下痢、悪心、嘔吐。
10．下肢動脈の拍動の触知状態、下肢の冷感、しびれ、潰瘍、壊死の有無、間欠性跛行の有無、程度。
11．術後の離床レベル。
12．活動に対する意欲。
13．ソーシャルサポート（情緒的、道具的、情報的、評価的）の活用状況。

▶ケア計画

1．疼痛の原因・部位・位置・性質・強度・発症時間・持続時間、疼痛に伴う随伴症状、疼痛を緩和する因子、増幅する因子などについてアセスメントする（★痛みのアセスメント項目：OPQRST p.323、★疼痛の持続によるQOLの低下 p.328参照）。
2．ペインコントロールをする。
- 疼痛の訴えを傾聴する。
- ペインスケールを用いて疼痛の程度、疼痛や鎮痛薬に対する患者の認識、不安や恐怖などの心理面から総合的に疼痛をアセスメントする。
- 疼痛の閾値が低くなる前に、早期に指示の鎮痛薬を使用する。
- PCAポンプのレスキューの使用方法を説明し、理解・実施できているか確認する。
- PCAスイッチを見えやすく手が届く所に設置する。
- 鎮痛薬使用後に疼痛が緩和されたかどうか、ペインスケールを用いて疼痛の変化、患者の訴え、表情、バイタイルサインなどでその効果を評価する。
- 鎮痛薬を使用しても効果がないときは、点滴漏れ、硬膜外注入の抜去や漏れ、坐薬が排出されていないかを確認する。
- ケアや処置はレスキュー使用後の疼痛が緩和しているときに行う。
- 患者や家族が適した疼痛マネジメントを行えるように、必要な知識を提供する。

3．安楽な体位の工夫、体位変換、マッサージを行う。
4．患者の希望や状態に合わせて、適切な温罨法、冷罨法、湿布の貼用を行う。
5．咳嗽時や体動時はバストバンドや腹帯を強めに巻いたり、創部を用手圧迫し保護する。
6．離床の必要性を説明し、疼痛を緩和しながら離床を促す。
7．疼痛が原因で不眠の場合は、昼夜逆転しないように、就寝時に指示の鎮痛薬を与薬する。
8. 掛け物などがあたり疼痛が増強する場合は、離被架などを使用する。
9. 頭蓋内圧亢進症状がある患者には、高浸透圧利尿薬投与後にケアを行う。
10. 四肢切断後、幻肢痛を訴える患者に対しては、否定することなく受容的な態度で接する。
11. 患者・支援者と話し合って、非侵襲的疼痛緩和法（リラクゼーション・音楽など）を提供する。
12. 患者や家族のニーズや暮らしに応じてソーシャルサポートを紹介し、調整する。

▶教育計画

1. 患者・家族の困りごとや知りたいことを優先しながら教育計画を立案、実施、評価する。
2. 疼痛の原因について説明する。
3. 疼痛を我慢しないでありのままを伝えるよう説明する。
4. 鎮痛薬の使用方法・効果について説明する。
5. 疼痛が強いときは、鎮痛薬の追加ができることを説明する。
6. 安楽な体位のとり方について説明する。
7. 鎮痛を図りながら離床することの必要性（無気肺・血栓症・イレウス予防の利点）を説明する。
8. 咳嗽時や体動時は用手圧迫して疼痛を和らげるような方法と必要性を説明する。
9. PCAポンプによる疼痛管理をしている患者には、使用方法、異常時の対処と連絡方法などについて説明する。
10. 離床に対する恐怖心がある患者に対しては利点を説明し、その日の離床目標を患者とともに考え行動できるように支援する。
11. 末梢神経障害および循環障害のある患者には、ゆるめの靴下などを用いて、保護、保温の必要性について説明する。
12. 四肢切断の場合は、徐々に幻肢痛が出現することを説明する。
13. 患者の家族やキーパーソン、友人などに患者のサポートの必要性について説明する。

■術後疼痛の分類

侵害受容性疼痛	創部痛、体性痛	切開・縫合・ドレーン挿入
	内臓痛	腹膜の炎症 腸管の拡張、蠕動亢進
神経障害性疼痛	肋間神経、三叉神経などの神経障害	頭頸部の腫瘍摘出術 胸開術 乳房切除術　など
心因性疼痛	恐怖、不安	

創部痛、体性痛には筋肉痛も含まれる。

■疼痛の持続によるQOLの低下

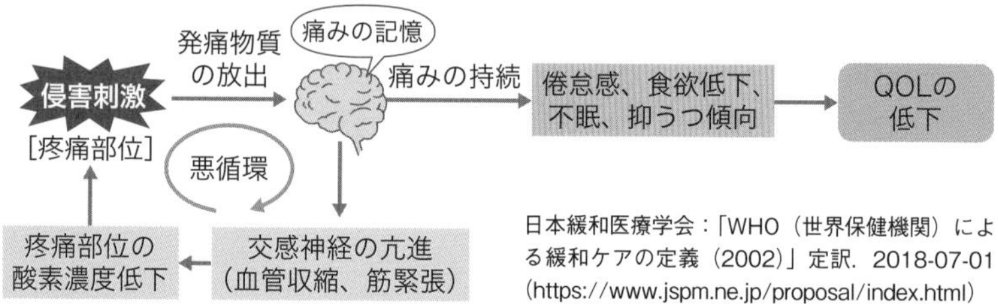

日本緩和医療学会：「WHO（世界保健機関）による緩和ケアの定義（2002）」定訳. 2018-07-01（https://www.jspm.ne.jp/proposal/index.html）

疼痛の持続によって疼痛はさらに悪化し、倦怠感、食欲低下、不眠、抑うつ傾向などの身体的・精神的な負荷も生じて、QOLは著しく低下する。

小松浩子：系統看護学講座別巻 がん看護学．医学書院，東京，2023．より引用

■術後の痛みに使用される主な鎮痛薬

	一般名（商品名）	作用・特徴	副作用・注意点	投与量
オピオイド	麻薬性鎮痛薬 ①モルヒネ塩酸塩 ②フェンタニルクエン酸塩 麻薬拮抗性鎮痛薬 ③ペンタゾシン（ソセゴン®・ペンタジン®） ④ブプレノルフィン塩酸塩（レペタン®）	●脳・脊髄の受容体に直接刺激して鎮痛効果をはかる ●モルヒネ塩酸塩は肝臓と腎臓で排泄される。特に腎臓に蓄積されてしまうため、腎機能が低下する重症患者には使用できない。フェンタニルクエン酸塩は腎機能障害があっても蓄積のリスクは低い ●麻薬拮抗性鎮痛薬は麻薬性鎮痛薬を使用していると拮抗作用があるため、双方同時に使用できない ●ペンタゾシンは天井効果（投与量を増やしてもそれ以上の効果がなくなる）が現れることもあり、術後の痛みの第一選択にはならない	●多くのオピオイドはヒスタミン遊離作用があり、末梢血管抵抗の低下や平均動脈圧の低下を引き起こす。この作用はモルヒネ塩酸塩に比べ、フェンタニルクエン酸塩が弱い反応であるため、循環が不安定な患者ではフェンタニルクエン酸塩を使用することが多い ●呼吸抑制・傾眠・消化管運動低下を起こす。消化管運動機能の低下は、小腸の受容体を刺激して消化管運動を抑制している。塩酸ブプレノルフィンは他のオピオイドに比較して、消化管抑制作用が少ない。ペンタゾシンは薬剤依存の可能性もあるため、使用量、投与間隔に注意する	①静注・皮下：5～10mg/回 ②静注：1～2μg/kgを緩徐に静注後、1～2μg/kg/時で点滴静注 硬膜外投与、持続注入法：25～100μg/時で投与 ③筋注・皮下注：15mg/回 必要に応じて3～4時間ごとに反復 ④筋注：1回0.2～0.3mg 必要に応じて6～8時間ごとに反復 坐薬：1回0.4mg 8～12時間ごとに反復

（つづき）

NSAIDs	⑤ジクロフェナクナトリウム（ボルタレン®） ⑥フルルビプロフェン アキセチル（ロピオン®） ⑦ロキソプロフェンナトリウム（ロキソニン®） ⑧セレコキシブ（セレコックス®）	●NSAIDsは、炎症反応で活性化するアラキドン酸カスケードシクロオキシゲナーゼ（COX）を阻害して抗炎症、鎮痛効果を発現する。炎症反応で誘導されるCOX-2だけを阻害せず、胃粘膜保護作用、血液凝集作用に働くCOX-1も阻害するため消化管出血を起こすことがある。セレコキシブは、COX-2のみを阻害するため胃腸障害が少ない	●消化管出血を起こすおそれがある。COX-2阻害により、心筋梗塞、脳卒中などの心血管系の合併症を起こすリスクがある。腎障害のリスクも高く、腎機能障害患者には注意が必要	⑤内服：1日75～100mgを3回に分けて内服 坐薬：1回25～50mg　1日1～2回 ⑥静脈注射：1回50mgを1分以上かけて投与 ⑦内服：1回60mgを1日3回 ⑧内服：初回400mg、2回目以降200mgを1日2回
アセトアミノフェン	⑨アセトアミノフェン錠（カロナール®） ⑩アセトアミノフェン静注液（アセリオ®）	●アセリオ®は輸液製剤として投与できるアセトアミノフェン。安全性に優れ小児にも使用ができ、NSAIDsよりも副作用が少なく第一選択薬となる	●高用量になると肝障害を起こすため、アセトアミノフェン含有薬剤との併用に注意する	⑨内服:1回300～1,000mg、投与間隔4～6時間以上 ⑩静注:1回300～1,000mg（成人）を15分かけて投与、投与間隔4～6時間以上

道又元裕監修，濱本実也，露木菜緒編：術前・術後ケアと尿・便・体温の疑問解決 すごく役立つ周術期の全身管理．学研メディカル秀潤社，東京，2021：18-19．より引用

基準看護計画〈安楽障害：慢性疼痛〉（終末期）

▶看護診断と要因

#[※]に関連した安楽障害：慢性疼痛	※腫瘍による周囲臓器および全身への腫瘍浸潤に伴う神経圧迫 ※炎症による腹膜刺激症状 ※リンパ節腫大による末梢神経障害 ※骨転移、病的骨折による骨組織の損傷 ※リンパ液の貯留による浮腫の増大 ※痛み以外の身体症状による苦痛 ※不眠と慢性的疲労感による苦痛 ※不十分なペインコントロール ※医療用麻薬（オピオイド）使用に対する不安・恐怖感による不適切な疼痛コントロール ※医療用麻薬などの使用に対する薬物依存（ケミカルコーピング） ※死への恐怖や孤独感 ※身近な存在の死の体験 ※知覚耐性閾値の低下 ※仕事上の問題・経済的な問題などによる社会的な苦痛 ※家庭での役割の喪失による苦痛 ※生きていることの意味を見いだせないことによる苦痛

目標

- 疼痛の原因や使用薬剤について正しい知識を得ることができる。
- 疼痛に対してセルフマネジメントができ、疼痛が緩和できる。
- 疼痛が緩和し、望む活動ができる。
- つらい思いを他者に伝えることができる。
- 自分が望む役割を少しでも行うことができる。

▶観察計画

1．病気の状態と症状、経過や予後（★病の軌跡p.337参照）。
2．疼痛の有無と部位、随伴症状の有無と程度、持続時間、疼痛の性質、強度（★痛みの神経学的分類 p.336参照）。
- 疼痛による行動制限の有無と程度。
- 疼痛に対する非言語的表現（苦悶様顔貌の程度、疼痛部を保護する動き）。

- 言葉による疼痛の表現（安静時、深呼吸時、体動時）。
- 疼痛を軽減、増強させる因子（★疼痛の閾値に影響する因子 p.334参照）。
- 痛み以上の身体症状（呼吸困難感、浮腫、倦怠感など）。
- 活動状況。
- 睡眠と食欲の状態。
- 精神状態（せん妄）。
- トータルペイン（身体的苦痛・精神的苦痛・社会的苦痛・スピリチュアルペイン）（★トータルペイン p.323参照）それぞれの苦痛の有無と関係性。

3．処方されている鎮痛薬の影響と投与経路（★術後の痛みに使用される主な鎮痛薬p.328参照）。

- バイタルサインの変化。
- 薬剤使用前後の疼痛の変化（ペインスケールで評価）や薬物耐性、依存、副作用の有無。
- 内服やPCAポンプを自己管理している患者のレスキュー使用状況(使用時間・量など)。

4．過去の疼痛体験とその対処。
5．疾患、病状の経過。
6．価値観、罪の意識、希望や目標、死への恐怖、生の苦悩、孤独感、抑うつなどの心理状態。
7．生活状況、家族関係、経済問題、職業上の問題、人間関係、遺産相続。
8．患者や家族の鎮痛薬の管理能力の程度。
9．ソーシャルサポート（情緒的、道具的、情報的、評価的）の活用状況。

▶ケア計画

1．疼痛やその他の身体症状についての原因、疼痛の部位、位置、疼痛の性質、強度、発症時間、持続時間、苦痛症状に伴う随伴症状、苦痛を緩和する因子、増強する因子などについてアセスメントする(★痛みのアセスメント項目：OPQRST p.323参照)。
2．積極的に薬剤を使用し、安楽な時間をできる限り持てるように痛みや苦痛となる症状をコントロールをする（★WHO鎮痛薬使用の4原則 p.336参照、★WHO方式三段階除痛ラダーp.337参照)。

- 痛みをありのまま、受け止める。
- ペインスケールを用いて疼痛の程度、疼痛や鎮痛薬に対する患者の認識、不安や恐怖などの心理面や社会面、スピリチュアル面など多側面から総合的に疼痛をアセスメントする。

- 疼痛の閾値が低くなる前に、早期に指示の鎮痛薬を使用する。
- 鎮痛薬使用後はADLの向上に伴って、疼痛が緩和されたかどうか、患者の訴え、表情、バイタルサインなどでその効果を評価する。
- 疼痛に対する患者の言葉をカルテに記載し、訴えを医療者間で共有する。
- 苦痛や痛みを伴うケアや処置はレスキュー使用後の疼痛が緩和しているときに行う。
- 麻薬内服時は、嘔気・眠気・便秘などの副作用症状についてアセスメントし、副作用のコントロールを行う。
- 便秘時は、指示により緩下薬や大腸刺激性坐薬を投与し、必要時浣腸を行う。
- 患者や家族が適した疼痛マネジメントを行えるように、必要な知識を提供する。特に医療用麻薬に対しては依存性が高まるなどといった誤った認識をしていないか確認し、適正に使用できているか確認する。
- 難治性の耐え難い疼痛や呼吸困難感が持続する場合、患者や家族の希望に合わせて治療方針を検討する（例：鎮静）。

3．患者が望む環境や希望に合わせて、したいことができるように援助する。
4．除圧マット、安楽枕の使用など安楽な体位の工夫を図る。
5．患者の希望や状態に合わせて、適切な温罨法、冷罨法、湿布の貼用、マッサージ（リンパマッサージなど）を行う。
6．リラクゼーション（好きな香りを嗅ぐ、音楽療法、ペット療法など）について情報提供し、患者の好む方法を選択し、実施する。
7．不眠時は、指示により睡眠薬を与薬する。
8．症状コントロールを図りながら、手をさするなどのタッチングを行い、患者の思いを傾聴し、そばにより添う。
9．患者や家族の感情に対してはコミュニケーションスキル「NURSE」で対応する（★感情への返答例：NURSE p.424参照）。
10．テレビ、趣味、散歩などで気分転換を図る。
11．家族や友人などキーパーソンに協力を求め、面会や電話、手紙などで連絡を取り合い、孤独になることを避ける。
12．家族のニーズを聞きながら、患者の傍らに安心して寄り添えるように支援する。
13．家族に看取りまでの身体症状の経過を説明し、家族が安心して患者のそばに寄り添えるように支援する。

14. 患者や家族のニーズや暮らしに応じてソーシャルサポートを紹介し、調整する。

▶教育計画

1. 患者や家族に、質の高い生活をするためには苦痛となる症状のコントロールが重要であることを説明する。
2. 疼痛が強いとき、あるいは疼痛が出現しはじめたときに知らせるよう説明する。
3. 使用している鎮痛薬の効果、作用時間、副作用、内服間隔について説明する。
4. 医療用麻薬（オピオイド）について、医師・薬剤師と連携し説明する。
   - 医療用麻薬は正しく使用すれば安全であること。
   - 効果・投与経路・作用時間。
     - ・定期薬（ベース）と頓用（レスキュー）の効果の違い。
     - ・投与経路方法（注射・内服・貼付薬・坐薬・舌下薬など）に応じた作用時間。
     - ・特に内服は噛む・つぶす・舐めることで急速に血中濃度が上がること。
   - 副作用。
     - ・便秘：下剤などでの排便コントロールが重要であること。
     - ・嘔気：開始時・増量時に出現しやすい。制吐薬を併用しながら使用できること。
     - ・眠気：開始時・増量時に出現しやすい。眠気を不快に感じる場合は医師へ相談をすること。
     - ・車の運転は禁止されていること。
   - 家庭での管理方法。
     - ・他人に譲渡するなど、患者以外が内服しない。
     - ・家族が誤って内服しないように、保管は確実に行う（人目につかないところ、扉の閉まる棚、直射日光を避ける場所が望ましい）。特に子どもの目に触れないところに保管する。
     - ・紛失や盗難に遭った場合、交付した麻薬診療施設への届け出。
5. 効果的な除痛が図れるように薬剤の使用方法について説明する。
   - ・痛みが強くなる前に早目に鎮痛薬を使用すること。
   - ・動作などによって痛みが強くなることが予測できる場合は、あらかじめレスキューを使用すること（予防的レスキュー）。

・決められた時間をあければ、何回でもレスキューを使用できること。

6．薬剤以外の症状緩和方法を説明する。
- 苦痛症状が和らぐ体位。
- マッサージ、音楽療法、好きな香りを嗅ぐなどのリラクゼーションがもたらす効果。

7．携帯PCAポンプによる疼痛管理をしている患者には、使用方法、異常時の対処と連絡方法などについて説明する。

8．災害時の対応について説明する。
- 準備・携帯するもの：記録用紙（病名、受けている治療、使用している麻薬の名前と量)、おくすり手帳、すべての内服薬を持参する。
- 避難所での過ごし方：早期に医療スタッフに記録用紙を見せ、相談する。

ワンポイントレクチャー

疼痛の閾値に影響する因子

疼痛の閾値（いきち）とは疼痛の感じやすさをいう。疼痛の閾値が下がると疼痛を感じやすくなり、閾値が上がると疼痛を感じにくくなる。閾値は、人によって異なり、精神状態や健康状態によって変化する。

閾値を低下させる因子（↓閾値低下）	
	不快感 不眠 疲労感 心配 恐怖 怒り 抑うつ 孤独感 内向

閾値を上昇させる因子（↑閾値上昇）	
	症状の緩和 睡眠 休息 共感 理解 気分転換 気分の高まり 鎮痛薬 抗不安薬 抗うつ薬

■痛みの閾値を上げる看護ケア

1．日常性の維持

入院は非日常的な異空間であるため、その中で患者が少しでも日常性を維持しながらできることは、患者の心の癒やしにつながり痛みの閾値を上げることになる

1）1人の人間として尊重する

「病気を持った患者」ではなく「1人の人間」として身体や病気のこと以外にも耳を傾ける

2）できる限り普段と同じような生活ができるようにする

私服で過ごしたり、自宅で愛用しているものや趣味のものを持ってくる
病棟内は少しでも季節を感じられる飾り付けをする

3）不必要な拘束を避ける

輸液によるラインからの解放の時間を設ける

2．そばにいること

1）患者に安らぎや安心感を提供する

2）頻繁に声をかけたり、患者のつらさに理解を示すなど、看護師が関心を寄せていることを患者が感じられるようにする

高橋美賀子，他編著：がん患者のペインマネジメント．日本看護協会出版会，東京．2014：66-68．より引用

■痛みの神経学的分類

分類	侵害受容性疼痛		神経障害性疼痛
	体性痛	内臓痛	
障害部位	皮膚、骨、関節、筋肉、結合組織などの体性組織	食道、小腸、大腸などの管腔臓器 肝臓、腎臓などの被膜をもつ固形臓器	末梢神経、脊髄神経、視床、大脳（痛みの伝達路）
侵害刺激	切る、刺す、叩くなどの機械的刺激	管腔臓器の内圧上昇 臓器被膜の急激な伸展 臓器局所および周囲の炎症	神経の圧迫、断裂
例	骨転移に伴う骨破壊 体性組織の損傷 筋膜や筋骨格の炎症	がん浸潤による食道、大腸などの通過障害 肝臓の腫瘍破裂など急激な皮膜伸展	がんの神経根や神経叢といった末梢神経浸潤 脊椎転移の硬膜外浸潤、脊髄圧迫 化学療法・放射線治療による神経障害
痛みの特徴	うずくような、鋭い、拍動するような痛み 局在が明瞭な持続痛が体動に伴って悪化する	深く絞られるような、押されるような痛み 局在が不明瞭	障害神経支配領域のしびれ感を伴う痛み 電気が走るような痛み
鎮痛薬の効果	非オピオイド鎮痛薬、オピオイドが有効 廃用による痛みへの効果は限定的	非オピオイド鎮痛薬、オピオイドが有効だが、消化管の通過障害による痛みへの効果は限定的	鎮痛薬の効果が乏しいときには、鎮痛補助薬の併用が効果的な場合がある

＊関連痛：病巣の周囲や病巣から離れた場所に発生する痛みを関連痛と呼ぶ。内臓のがんにおいても病巣から離れた部位に関連痛が発生する。内臓が痛み刺激を入力する脊髄レベルに同様に痛み刺激を入力する皮膚の痛覚過敏、同じ脊髄レベルに遠心路核をもつ筋肉の収縮に伴う圧痛、交感神経の興奮に伴う皮膚血流の低下や立毛筋の収縮を認める。上腹部内臓のがんで肩や背中が痛くなること、腎・尿路の異常で鼠径部が痛くなること、骨盤内の腫瘍に伴って腹痛や会陰部の痛みが出現することなどがあげられる。
（参考）椎体症候群：骨転移、特に脊椎の転移において、椎体症候群と呼ばれる特徴的な関連痛が発生する。頸椎の転移では後頭部や肩甲背部に、腰椎の転移では腸骨や仙腸関節に、仙骨の転移では大腿後面に痛みがみられる。機序は明らかになっていない。

日本緩和医療学会緩和医療ガイドライン作成委員会編：がん疼痛の薬物療法に関するガイドライン2020年版．金原出版，東京，2020．より引用

■WHO鎮痛薬使用の４原則

1	経口的に（by mouth）
2	時刻を決めて規則正しく（by the clock）
3	患者ごと個別的な量で（for the individual）
4	そのうえでの細かい配慮（attention to detail）

■WHO方式三段階除痛ラダー

患者の痛みが強い場合は、
第二、第三段階からスタートする

●**強オピオイド**
モルヒネ・オキシコドン・フェンタニル
⇒これらで症状管理
困難な場合はメサドンを使用する
・鎮痛薬使用基本４原則に則って
・副作用対策怠らず
・自信を持って説明し処方する

●**弱オピオイド**
コデイン・トラマドール
オピオイドに抵抗感を持つ
患者には使用しやすい

●**NSAIDs・アセトアミノフェン**
副作用対策忘れずに（NSAIDs：腎機能障害、胃腸障害など、アセトアミノフェン：肝障害など）オピオイドと作用機序が異なるため副作用が無い限りオピオイドと併用する　有効限界あり

第一段階　**第二段階**　**第三段階**

鎮痛補助薬・放射線治療・神経ブロックなどは適応があればどの段階でも開始する

日本ペインクリニック学会より引用
https://www.jspc.gr.jp/igakusei/igakusei_keywho.html（2024/2/24アクセス）
世界保健機関編，武田文和訳：がんの痛みからの解放-第２版，金原出版，東京，1996．より引用改変

■病いの軌跡（Illness Trajectories）

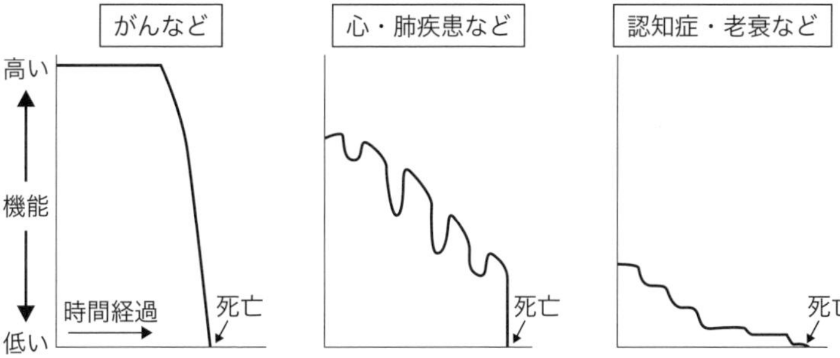

比較的長い間機能は保たれ、最後の２か月くらいで急速に低下する

急性増悪を繰り返しながら機能が低下し、最後は比較的急に低下する

機能が低下した状態が長く続き、ゆっくりと徐々に異能が低下する

Lynn J, Adamson DM, et al：Living well at the end of life: Adapting health care to serious chronic illness in old age. Rand Health, 2003：8.より引用
http://www.rand.org/content/dam/rand/pubs/white_papers/2005/WP137.pdf（2024/2/15アクセス）

基準看護計画〈安楽障害：悪心・嘔吐〉

▶看護診断と要因

#[※]に関連した安楽障害：悪心・嘔吐	※抗がん薬治療、放射線療法による骨髄および嘔吐中枢への刺激 ※麻薬、薬物の副作用 ※腸蠕動の低下 ※腹部絞扼による腹膜刺激 ※消化管の通過障害 ※イレウスチューブや胃管留置による嘔吐中枢の刺激 ※胃部刺激によって起こる反射 ※眼圧、頭蓋内圧亢進症状 ※めまいや平衡障害、ストレスによる自律神経失調症状

目標

- 悪心が軽減したことを言葉に出して言える。
- 悪心があるときの過ごし方が理解でき実践できる。

▶観察計画

1. バイタルサイン。
2. 水分バランス、脱水症状の有無と程度（★脱水の重症度p.530参照）。
3. 悪心・嘔吐の程度、持続時間、吐物の性状。
4. 嘔吐の種類と誘発因子の有無：治療薬剤による副作用、食事の内容、臭気。
5. 随伴症状の有無：腹痛、頭痛、めまい、ふらつき、顔面蒼白、紅潮、痙攣、発汗、熱感。
6. 腹部膨満の有無、腸蠕動音の状態。
7. イレウスチューブ、胃管からの排液状態、量・性状。
8. 表情、言動、体位、活動状態、睡眠状況。
9. 排便の有無と状態（便秘、下痢）、排ガスの有無。
10. 食欲の有無、食事摂取量。
11. 薬剤の使用状況。
12. 検査データ：腹部X線、CT、MRI、CBC、CRP、電解質、腎機能。
13. 中枢性嘔吐の有無：眼圧値、頭蓋内圧亢進症状など。

14. ストレスの有無、精神状態。
15. ソーシャルサポート（情緒的、道具的、情報的、評価的）の活用状況。

▶ケア計画

1. 悪心・嘔吐の原因をアセスメントする。
2. 悪心・嘔吐のある場合は、ベッドサイドにガーグルベースンを準備しておき、吐物の処理を速やかに行い、冷水、レモン水、番茶などで含嗽を勧める。
3. 食事摂取は無理せず、気分のよいときに食べたい物を食べられるようにする。栄養士と連携し食事の形態を変更する。
4. 電解質補液飲料などの氷片の摂取を勧める。
5. 安楽な体位を工夫する。
   - 誤嚥防止に努める。
   - 腹部の圧迫を取り除く（膝関節屈曲、寝衣などに注意）。
6. 胃部に冷罨法を行う。
7. 悪心・嘔吐を誘発するような臭いがあれば、換気を行う。
8. 錐体外路症状に注意しながら指示の制吐薬を与薬する（必要時、時間ごとに）。
9. 患者の希望があれば、制吐効果のある患者の好みのオイルでのアロマセラピーや指圧を行う（★制吐効果のある指圧 p.340参照）。
10. 便秘の場合は、腹部マッサージ、温罨法を行い、必要時浣腸を行う。
11. 脱水症状が出現した場合は、早期に医師に報告する。
12. 不安を表出しやすいように受容的態度で接し、そばにいて安心感が得られるよう援助する。
13. ケアは気分のよいときに行う（短時間、またはまとめて）。
14. 胃管挿入時は適宜吸引し、胃管挿入による不快感が強い場合は、固定位置の変更を適宜行ったり、鎮痛処置を図る。
15. 患者や家族のニーズや暮らしに応じてソーシャルサポートを紹介し、調整する。

▶教育計画

1. 悪心・嘔吐出現時の対処について説明する。
   - 悪心があれば早めに知らせること。
   - 悪心があるときは安静にして、体力の消耗を防ぐこと。
   - 悪心があるときは、無理して食べなくてもよいこと。

- 悪心がおさまっているときに食べたい物を食べること。

2. 脱水予防について説明する。
   - 電解質補給の飲料やゼリーなどの市販品を適宜使用することを説明する。
   - 在宅療養中で悪心が持続するときには、受診の必要性を説明する。
3. 抗がん薬使用時などで予期的嘔吐が予測される場合は、制吐薬、指圧などのリラクゼーション、気分転換、イメージ療法の必要性を説明する。
4. 悪心・嘔吐が悪化しないために便秘の予防の必要性について説明する。
5. 災害時の対応について説明する。
   - 準備・携帯するもの。
     - ・患者情報記録（病名、受けている治療経過、最新の血液検査、アレルギーの有無）。
     - ・使用している薬（おくすり手帳）、予備の薬。
     - ・飲むゼリー、スポーツ飲料など。
     - ・ナイロン袋。
   - 避難所の過ごし方。
     - ・可能な限り落ち着いた場所で過ごす。
     - ・脱水予防のために頻回に水分補給をする。
   - 体調不良時の対応：近くの医療スタッフに伝える。

制吐効果のある指圧

方法	経穴の位置	ワンポイント
①中：後頭部から頸椎への移行部外側 ②瘂門：後頭部から頸推への移行部中央 ③肝兪：腋窩から10cm程度の下の高さで、脊椎より左右二横指離れた部位 ④腎兪：肋骨の最も下の部分と同じ高さで、脊椎より左右二横指離れた部位 ①～④を拇指のはらで、気持ちよく感じる程度に押さえる	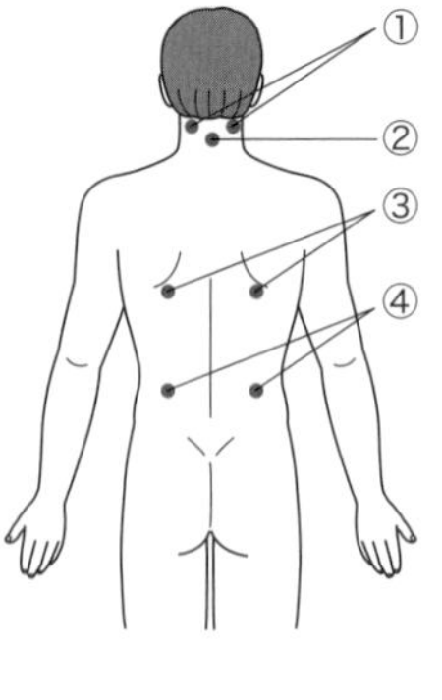	・経穴（ツボ）は、触ってみると、他と微妙に違う感触があったり、ピリッと痛みを感じたり、しこりを感じたりする ・左記の目安を手がかりに、丁寧に探すことが大切である

江川隆子編：これなら使える看護介入．医学書院，東京，2016：398．より引用

意思決定葛藤

【NANDA-Iの定義】競合する活動の選択肢には、価値観と信念への危険・損害・挑戦を伴うため、とるべき活動方針が不確かな状態

解釈

「意思決定は、生き方の1つである。意思決定の前提条件は問題が存在することである。問題は目標に到達しようとしながら、適切な解決法に確信が持てない場合に現れる。問題があるということは、解決法が1つでなく、2つ以上あることを暗示している」[1]。このような場合、人は過去の経験や直観などにより系統的、合理的に意思決定を行う。患者や家族が一定の目的を達成するために複数の選択肢の中から1つの選択を行う際に、自己の信念の脅かしや価値の対立によって葛藤している状態を「意思決定葛藤」という。

看護介入は、患者が抱えている問題についてアセスメントし、問題の性質や決定しなければならないことを明確にし、それに関する多くの選択肢について情報提供を行い、患者が意思決定するまでのプロセスに参加し、患者自らが意思決定できるように支援していくことである。また、患者が意思決定できた後、生じる葛藤（ゆれ）に対しても、意思決定したことを肯定的に受け止めながら、そのプロセスに対する患者の反応とその結果生じた行動を評価することが重要である。

▶〈意思決定葛藤〉診断指標（筆者らによる）

□意思決定を試みる際の苦悩を言葉に出す
□他のいくつかの選択肢の間での迷い
□意思決定を試みる際に、道徳的原理に疑問を持っていると言葉に出す
□意思決定を試みる際に、道徳的規則に疑問を持っていると言葉に出す
□意思決定を試みる際に、道徳的価値観に疑問を持っていると言葉に出す
□意思決定を試みる際に、自分の信念に疑問を持っていると言葉に出す
□意思決定を試みる際に、自分の価値観に疑問を持っていると言葉に出す
□選択したことについて迷っていると言葉に出す
□自分の選択が望ましくない結果になるのではないかと言葉に出す

1．リンダ・J.カルペニート＝モイエ著，新道幸恵監訳：看護診断マニュアル．医学書院，東京；1995：309．より引用

□苦悩または緊張の身体的徴候（例：心拍数の増加、筋緊張の増強、落ち着きがない（ソワソワ））
□意思決定の遅れ
□自己フォーカシング（自己中心的な考え）
□選択肢についての不確かさを言葉で表す

▶よく使用する事例

- 「生体移植手術を受けるのか」あるいは「保存的治療を続行するのか」病気の予後や生命に直結するような選択が必要な患者と家族。
- 終末期を「在宅で過ごすのか」あるいは「病院で過ごすのか」今後の療養環境の選択が必要な患者と家族。
- 小児がん患者の家族が予後告知の説明を受け、患者・児に対してどう伝えようかを迷っている家族。
- 遺伝性の神経難病を疑われ、遺伝学的検査を受けるか受けないでいるかを悩んでいる患者。
- 認知症や高齢者、意識障害などで患者自ら意思決定を行うことが客観的に困難と思われる場合の患者と家族。

▶効果があった事例

- 家族に迷惑がかかると生体肝移植手術をするかどうか苦悩している患者に対して、患者・家族の思いについてともに話し合う機会を調整し、同じ体験をした患者を紹介したり、移植手術に関する情報を提供し、精神的サポートを行ったことで手術を受けることを患者が意思決定できた。
- 終末期の患者が在宅で過ごすか、転院するのか病院で過ごすかの意思決定が困難な患者・家族に対して、困りごとを具体化した。さらに、今後の病状について医師からの説明の調整や訪問医療などの地域支援による情報提供をしたことで、今後の患者の治療経過や療養環境がイメージでき、在宅療養を意思決定することができた。
- 治療法のない遺伝性の神経難病の確定診断である遺伝学的検査を受検するか悩んでいる患者に対して、受検した場合、受検しなかった場合の未来のことをともに書き出し、思考の整理をすることで今後の受けられる支援体制を具体化でき、意思決定をすることができた。

▶使用上の注意点

- 「不安」と「意思決定葛藤」で迷う場合がある。患者、家族が２つ以上の選択肢で迷い意思決定が必要な場合は、「意思決定葛藤」を用いて対応する。
- 意思決定のプロセスにおいて、悲嘆へ移行する場合は「悲嘆／予期悲嘆」を用いる。

基準看護計画〈意思決定葛藤〉

▶看護診断と要因

#[※]に関連した意思決定葛藤	※今後の治療や療養における選択肢とその結果、選択した未来に関する知識不足 ※意思決定に対する経験の少なさ（年齢、体験） ※身体的苦痛、精神的疲労による集中力欠如に伴う合理的な意思決定力低下 ※治療内容の迷い ※手術による身体機能の喪失と保存的治療への迷い ※在宅と入院など治療継続の場への迷い ※患者への予後告知や小児がんの子どもへの予後告知の迷い ※認知機能障害や危機的状況下における判断力の低下 ※家族のサポート不足（精神的、経済的） ※ソーシャルサポートの不足 ※医療に関するリテラシーの不足

目標

- 治療選択後の状況をイメージし、述べることができる。
- 治療の選択肢に基づいて自ら意思決定できる。
- 意思決定後の揺れを表出でき、納得することができる。

▶観察計画

1．生育歴（ライフヒストリー）、性格、家族構成と関係、役割、親子関係。
2．価値観、信念。患者のしたいこと（希望）。
3．今までの意思決定方法（家族内の意思決定は主に誰が行ってきたのか）。
4．病状・治療の認知（理解および受け止め）。特に、がん告知、治療の内容・場所の選択、治療の中断、遺伝子学的検査、セカンドオピニオン、難病患者の人工呼吸器の装着、ACPなど。
5．思考の段階、どのように決めたいと思っているのか。
6．ある選択肢に過大・過少な期待をかけていないか（認知の歪み）。
7．家族の病状・治療の認知、サポート状況。
8．意思決定に伴う前後での生活への影響の有無（仕事上や家庭での役割、友人関係、学校生活など）。
9．意思決定能力の有無・程度（発達段階、罹患に伴う心身の状態）。
10．キーパーソンの有無。
11．過去の問題の対処方法。
12．正しく意思決定するための全身状態が整っているか（食事摂取、睡眠状態、活動）。
13．意思決定後の思いやとらえ方。
14．意思決定後の心情のゆれの有無。
- 選択したことを後悔していないか。
- 自責感の有無など。

15．意思決定前後の表情、言動、行動の変化。
16．ソーシャルサポート（情緒的、道具的、情報的、評価的）の活用状況。
17．［小児の場合］関わりの中で、子どもの意思決定能力の程度。
- 意思決定する事柄に関心があるか。
- 自分に起こることをイメージできるか。
- 自ら意思決定ができるか。
- 自分の言葉で伝えることができるか。

▶ケア計画

1．患者・家族の知りたいことや気がかりを把握する（★家族の意思決定を支える看護 p.346参照）。
2．患者・家族の悩みや感情を共有し、考えを否定せず共感的理解を示す。
3．患者・家族の悩みやつらい気持ちに寄り添い、思いが表出できるように受容的態度でかかわる。
4．患者・家族の抱えている意思決定上の問題をアセスメントし、選択肢をリストアップし情報提供する。
5．患者・家族が一緒に説明を聞けるように場所や日程の調整を行う。
6．プライバシーが保たれ、落ち着いた環境を提供する。
7．患者・家族が安全で安心して意思決定できるように選択肢の利点、欠点を医師に具体的に説明してもらう。

8．説明時には同席し、患者・家族の代弁者になれるように寄り添い、理解の程度や認識を把握する。
9．もう一度聞きたいことや納得できなかった内容については、再度医師に説明を働きかける。
10．選択したのちの暮らしが具体的にイメージできるように、心理状態を考慮しながら治療や手術後の状態や生活への影響について説明する。
11．医師からのICに同席し内容に誤解や不足があれば、修正や補足を行う。
12．説明後には患者・家族の発言や表情、行動に注意し、気持ちの変化や葛藤を理解し、多職種と情報を共有する。
13．患者・家族が意思決定したことを尊重し、間違いではないと保証する。撤回することも可能であることも説明する。
14．家族の意思を確認し、患者や他の家族と思いのずれなどがあれば思いを聴き、話し合う場を作るなど調整する。家族間で意思の統一が図れているか確認する。
15．同じような体験をした患者との交流の機会や患者・家族会などのソーシャルサポート（情緒的、道具的、情報的、評価的）について紹介し、調整する。
16．患者・家族が思いを言葉で表出できるように支持的態度で接する。質問に対して、不安が強いときには医師に説明してもらう。
17．意思決定した事柄の日程が近くなればなるほど不安や葛藤が強くなることを考慮し、抱えている問題点や葛藤している内容を明らかにし、そのつど、細やかな対応をして患者・家族が納得できるように支援する。
18．終末期で退院を調整していくときには、看取りの場について患者・家族に情報提供し確認しておく。
19．臨床倫理の４分割シートなどを利用し、患者・家族の思いや周囲の状況を整理しアセスメントした内容を活用する。

▶教育計画

1．一度意思決定した内容についても、気持ちのゆれや葛藤を生じていれば遠慮なく伝えてよいことを説明する。
2．治療方針や終末期の療養先について本人、家族、そして医療従事者をまじえて話し合うプロセスが重要であることを説明する（ACPなど）。

■家族の意思決定を支える看護

基本的姿勢を保つ	・家族としての意思決定を尊重する ・家族成員間の共通認識を図る ・中立の立場をとる ・可能な限り意思決定できる時間を待つ
家族の情緒的関係や情報共有の仕方をアセスメントする	・家族形態を知る（核家族・拡大家族） ・キーパーソンを確認する ・誰の意見が採用されたかを把握する ・情報共有の内容・範囲・仕方を把握する ・代替の意思決定は誰の立場かを確認する
家族の声なき声を汲み取る	・発達段階からみえる家族の声を知る ・家族成員間の思いのズレを可視化する ・思いのズレから家族の気づきを促す ・家族の声を代弁する ・家族がもつ決定権に対する意識を高める
家族の最善の決定を支える	・予測的に家族の援助の方向性を考える ・タイミングを図り家族の意思を確認する ・家族が互いの最善の利益を守ることに注目させる
家族の意思決定を強化する	・家族の選択を大事にする ・家族の力を喚起する選択肢を提案する ・多職種と連携したサポート体制を整える

高谷恭子：家族の意思決定への支援．小児看護 2010；33（1）：20．より引用

■「患者・家族が」意思決定をするためには

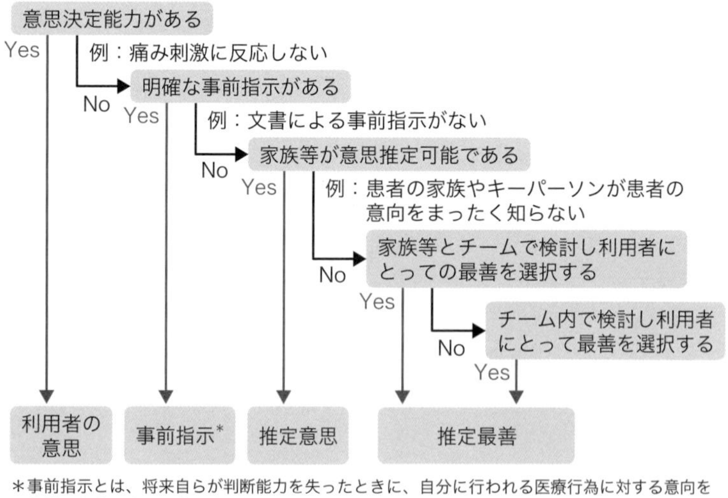

＊事前指示とは、将来自らが判断能力を失ったときに、自分に行われる医療行為に対する意向を事前に文書によって意思表示すること

兼児敏浩 編著：患者・家族の意思決定，現場の判断を支える“やさしい”臨床倫理フレームワーク．メディカ出版，大阪，2018：35．より改変

トピックス 「遺伝医療」「がんゲノム医療」における意思決定支援とは

1．遺伝子とゲノムとは？

私たちの細胞の中には、染色体（遺伝子の集まり＝人の体の設計図）が46本ある。染色体は２本ずつがセットになっているが、なぜかというと１本は父親から、もう１本は母親から受け継ぐからである。染色体を紐解いていくと下図のようになっている。

染色体

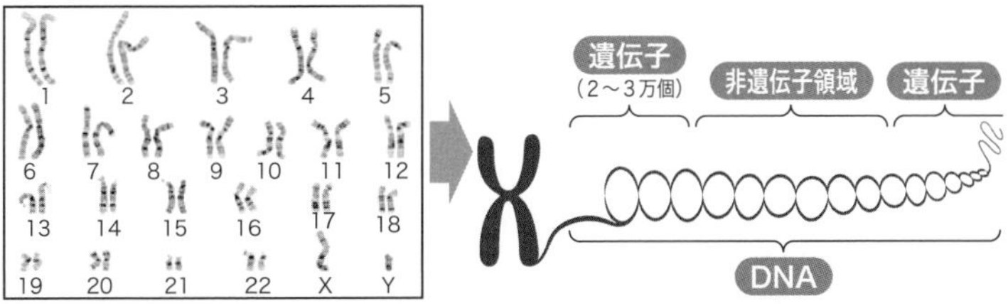

遺伝子とは、DNA（物質）には遺伝情報をもっている部分ともっていない部分が存在し、遺伝情報をもっているDNAの領域をいう。ゲノムとは、遺伝子をはじめとした遺伝情報の全体に対する総称をいう。幅広く遺伝情報を活かす医療をゲノム医療と呼ぶ。

2．遺伝医療

遺伝医療とは、遺伝性疾患の患者・血縁者を対象に診断・治療・予防を行う医療をいう。遺伝子は私たちの身体をつくり、維持するための設計図である。遺伝子解析技術は日々進展しており、遺伝情報をもとに診断・治療、さらには病気の予防を行う時代になりつつある。

例えば、遺伝性乳がん卵巣がん（HBOC）と診断されると、乳房や卵巣のがん発症前の予防切除が可能となる。そして、乳がん、卵巣がんのみならず、膵臓がん、前立腺がんなどの発症リスクが一般リスクと比較して高まるため、検診を受けるなどの予防行動を取ることができる。

しかし遺伝情報には、生涯変わらない（不変性）、今後なりうる疾患や予後を予測できることがある（予測性）、血縁者で共有することがある（共有性）といった特徴がある。遺伝性疾患によっては、予防が可能な疾患もあれば、現時点では治療法のない疾患もあるなど、遺伝情報を知るメリット・デメリットは患者それぞれで異なる。遺伝学的検査の受検の有無においては、患者が納得して判断できるように支援する必要がある。

また、遺伝性疾患と診断された人々は、「血縁者への遺伝・伝え方」「結婚・就労・出産の不安」「発症の不安・今後の健康管理」などさまざまな悩みを持つと言われている。上記に記載しているHBOCにおいても、予防切除によるがんのリスク低減と卵巣卵管摘出による更年期症状などの身体変化のどちらを選択するかなど、患者のQOLや価値を踏まえて患者自らが意思決定できるよう支援することが重要である。

遺伝医療においては、遺伝学的検査時と診断後においても長期的な心理・社会的な困りごとに対する意思決定支援がとても重要となってくる。

次の頁で具体的な相談例を紹介する。

相談を受けた際の対応例とポイント：困りごとを整理する、一緒に考える

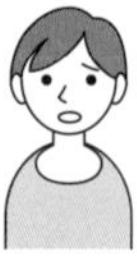

Aさん、30歳代、女性右乳がん（術前）
「遺伝性の乳がんと診断されました。卵巣がんのリスクもあるそうです。卵巣も予防的に取ってしまってはどうかと主治医言われましたが、正直悩みます。卵巣がんのリスクも怖いですが、卵巣を取ったら今後どのようなことが起こるか不安です。そして、子どもに遺伝するかどうかも心配です。」

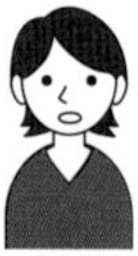

看護師

- ・医師の説明をどのように理解しているか確認する
- ・Aさんの不安な思いを受け止め、困りごとをともに整理する
- ・卵巣摘出に伴う身体的・心理的な影響について情報提供し、今後の生活について具体的にイメージできるように一緒に考える
- ・遺伝医療の専門家や主治医に疑問点や困りごとに関する説明を依頼する

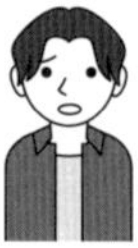

Bさん、20歳代、男性、父親がハンチントン病
「父が50歳で亡くなりました。40歳頃から転びやすくなって、入退院を繰り返し、寝たきりになりました。最期は肺炎でした…。ハンチントン病と診断されていましたが、最近、僕もたまにふらつくことがあって、不安になり受診しました。やはり同じ病気なのでしょうか……。遺伝子検査を受けるべきか迷います。陰性だといいのですが。正直知るのも怖いですし、知らずにいても大丈夫でしょうか？近々結婚も考えていて、どうしたらいいか悩みます。」

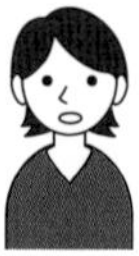

看護師

- ・ハンチントン病や父の病状についてどのように理解しているか確認する
- ・Bさんの疑問や思いを聴き、Bさんの知りたいことを整理する
- ・遺伝医療の専門家や主治医とBさんへの対応・支援を相談する
- ・つどBさんの理解度の把握や困りごとを整理し、遺伝カウンセラーや遺伝看護専門看護師等とともに発症前診断（まだ発症していないが今後発症するかどうかを調べる目的で行うもの）における意思決定支援を行う
- ・陽性だった場合の支援は、必要時、MSWや臨床心理士等と多職種連携を行い、Bさんが知りたいときに情報提供を行えるように準備しておく

3．がんゲノム医療

がんは、遺伝子変異が積み重なって起こることで生じる疾患である。これまでは、「〇〇がんのこのステージなら、この治療が適しているだろう」と考え標準治療が行われていた。しかし、遺伝子変異に対応した分子標的薬が開発され、今後は「△△遺伝子の変異であれば、この治療が適しているだろう」という時代に変わりつつある。

がん遺伝子パネル検査では、がん細胞でどのような遺伝子が変異しているか数百の遺伝子を一度に調べることができ、治療薬のある遺伝子変異が見つかれば、新たな治療が提案される。しかし、治療に結びついた患者は1割程度であり、合う治療が見つかっても治験で他施設でないと行っていない、未承認薬で自由診療となるなど、さまざまな要因で治療に辿り着けない患者もおり、受検前後の支援は非常に重要である。

看護職はがん遺伝子パネル検査の強み、弱みをしっかりと理解し、意思決定支援や検査前後の心理・社会的支援を行っていく必要がある。

がん細胞では、さまざまな
遺伝子変異が起きている

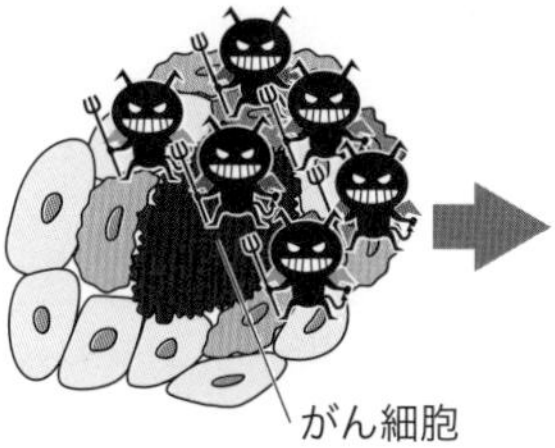

どのような遺伝子の変異が
起きているか、網羅的に調べる

がん遺伝子パネル検査

がん遺伝子パネル検査結果例

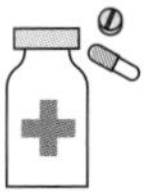

●結果①

・コンパニオン診断で分子標的薬の適応（保険診療）がある遺伝子変異が見つかった
　→例：*NTRK3*融合遺伝子→エヌトレチニブ（ロズリートレク®）

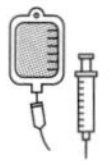

●結果②

・進行中の治験に該当する遺伝子変異が見つかった
　→治験を実施している施設での治療を申請

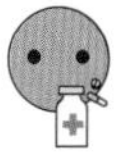

●結果③

・保険適応ではないが、エビデンスのある治療薬が見つかった
　→自由診療、患者申出療養制度の利用

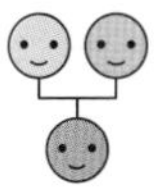

●結果④

・体細胞変異（後天的な遺伝子の変異）ではなく、生殖細胞系列の病的バリアント（病気の原因となる生まれ持った遺伝子の特徴）が疑える変異が見つかった

急性混乱リスク状態

【NANDA-Iの定義】短期間に発症し、意識・注意・認知・知覚の可逆的障害が起こりやすく、健康を損なうおそれのある状態

解釈

混乱とは、物事を行う順序や道筋がなくなり、何がなんだかわからなくなっている状態をいう。混乱には「急性混乱」と「慢性混乱」がある。

「急性混乱」とは、上述のように、「短期間に発症し、意識・注意・認知・知覚の可逆性障害が起こりやすく、健康を損なうおそれのある状態」[1]をいい、薬物、感染、脱水、電解質不均衡、代謝異常、低酸素症などが原因の一過性の生化学的な障害である。そして、それらが発症しやすく健康を損なうおそれのある状態を「急性混乱リスク状態」という。

一方、「慢性混乱」とは「３か月以上持続する、意識・注意・認知・知覚の不可逆性・進行性・潜行性の障害」[2]をいう。急な混乱の原因や発症、期間が不明な場合には「急性混乱」を選択し、症状が不可逆性で３か月以上持続する場合は、慢性混乱であるのかを鑑別して用いることが望ましい。また、慢性混乱のある人は、手術などの環境の変化により、さらに急性混乱となりやすい。

混乱がある場合は、身体面においてはセルフケア能力の低下や排泄、食事、睡眠にも影響を及ぼし、心理面においては不安や焦燥感が高まりコーピングが困難となりやすい。また、社会面ではコミュニケーションの障害や現実認識できないことで、社会的相互作用、役割遂行にも影響を及ぼすことがある。

看護介入は、安全に快適に過ごせるように、身体、認知機能、言語、行動、身体状態のアセスメントを行い、現実的な認識を助けるために感覚知覚から刺激を与え、セルフケア能力を高め、活動と休息のバランスがとれるように援助することが重要である。

▶〈急性混乱リスク状態〉危険因子（筆者らによる）

□高齢者
□認知機能低下（認知症）
□睡眠覚醒サイクルの変化
□疼痛コントロール不良
□薬の副作用
□全身状態不良（感染・脱水・栄養不良）
□代謝異常（例：肝腎機能低下・

1．T.ヘザー・ハードマン，上鶴重美，カミラ・タカオ・ロペス原書編集，上鶴重美訳：NANDA-I 看護診断 定義と分類2021-2023 原書第12版．医学書院，東京，2021：308．より引用
2．同上p.309より引用改変

電解質異常・ヘモグロビン減少)
□身体可動性の障害
□排尿障害
□不適切な抑制
□物質乱用(麻薬・アルコールなど)
□脳血管障害・脳外傷の既往歴
□環境の変化に伴う感覚遮断

▶よく使用する事例

- 長期に持続鎮静薬を使用した患者で意識が徐々に戻ってくる過程にある患者。
- 高齢で術後に夜間せん妄を生じた患者。
- 環境の変化などで精神的ストレスを受け、現実が認識できなくなり思考の障害をきたしている患者。
- 認知症で思考障害のある患者。
- 急性アルコール中毒や、睡眠薬・抗不安薬の大量服薬により救急搬送される患者。

▶効果があった事例

- 術後せん妄の患者に対して、早期に鎮痛薬を投与することで夜間の睡眠が得られ、せん妄状態が改善した。
- 認知機能障害のある患者に対して、病室の入口に本人の好みの花や飾り、トイレには本人がわかる目印をつけることで、場所の認識ができるようになった。
- 夜間せん妄の患者に対して、夜間の点滴をヘパリンロック・生食ロックして、拘束感をなくしたことで睡眠が得られ、混乱が軽減できた。
- 高齢で認知機能の低下がある患者に対して、検査説明を行うときにDVDや絵などを用いたパンフレットなどで可視化し、検査がイメージできるよう説明したことで、混乱や不安が軽減できた。

▶使用上の注意点

- 認知機能の低下で危険が予測できない患者には、「身体損傷リスク状態」も同時に用いて対応する。
- 術後せん妄では「非効果的コーピング」と「急性混乱リスク状態」で迷う場合がある。原因をアセスメントし、ストレスによる一時的で徐々に現実認識できる場合には「非効果的コーピング」を用いて対応する。

基準看護計画〈急性混乱リスク状態〉

▶看護診断と要因

#[※]に関連した 急性混乱(リスク状態)	※急激な環境の変化（入院、手術、ICU入室、隔離、高齢者の転室） ※点滴ルートや尿道カテーテル、ドレーン留置による拘束感 ※睡眠障害と過活動状態による生活リズムの乱れ、論理的思考の欠如（夜間せん妄） ※認知機能の低下により現状を認識することが困難な状態 ※ステロイドの大量投与や長期使用による精神症状 ※麻酔や長期持続鎮静薬使用の影響 ※アルコール依存症の離脱症状 ※電解質バランスの失調による意識障害 ※急性アルコール中毒や、睡眠薬・抗不安薬の大量服薬により行動異常を起こし救急搬送される状態 ※ソーシャルサポートの不足

目 標

- 現実と非現実を区別することができる。
- 夜間持続した睡眠がとれ、昼間の活動が増大する。
- 自分の思考が整理でき感情や考えを表現することができる。
- 興奮がおさまり、混乱の出現が減少する。

▶観察計画

1．言語（早い・遅い・つじつまが合わない）、行動（機敏・緩慢）、表情（無表情・怒っている）、コミュニケーション（無言・一方的）、情動の変化（易怒的・多幸的）。

2．性別、年齢。

3．意識レベル・認知機能の変動、せん妄の有無（★せん妄の原因となる因子 p.356参照、★せん妄・うつ病・認知症の比較 p.356参照、★せん妄の種類 p.357参照）、行動心理症状（BPSD）の有無（★認知機能障害と行動・心理症状 p.360参照）。

4．疾患や病状、治療や手術についての理解と受け入れ状況。

5．点滴ルート、ドレーン、気管チューブなどの有無と安静の状況。
6．入院前、手術前の理解力や認知機能の程度、性格、価値観・信念。
7．疼痛の有無と程度。
8．幻覚、妄想、作話の有無。
9．急性アルコール中毒や睡眠薬・抗不安薬の大量服薬の症状、既往。
10．活動状況と睡眠の日内変動状況。
11．アルコール依存症の離脱症状（振戦、発汗、不穏、幻覚、妄想などの精神症状）の有無。
12．抑うつの状態（会話の減少、ひきこもり、自発性の減少、認知機能の低下）。
13．発熱、感染、脱水、電解質異常、代謝障害、低酸素症などの有無。
14．ステロイドや麻酔薬、鎮静薬の使用量や期間と副作用の出現の有無や程度。
15．不動状態。
16．家族や支援者の面会状況と面会時の反応。
17．キーパーソンの存在の有無。
18．入院前の生活環境、家族関係。
19．検査データ：HDS-R（★HDS-R改訂長谷川式簡易知能評価スケール p.358参照）、MMSE（★MMSEミニメンタルステート検査 p.359参照）、血液（WBC、CRPなど）。
20．ソーシャルサポート（情緒的、道具的、情報的、評価的）の活用状況。

▶ケア計画

1．安全・安心が保たれるように嗜好や価値観に応じた環境調整を行う。
2．意識レベルと認知機能の程度や変化をアセスメントしながら不快な症状を取り除く。
3．カレンダーや時計を見える場所に置き、日時や場所を繰り返し告げる。
4．患者の安心につながる刺激方法をアセスメントする。
5．夜間せん妄がある場合は睡眠を阻害している要因を明らかにし、医師に相談して抗精神病薬を用いながら、朝に可能な限り光刺激を行い、生活のリズムが整うように働きかける。
6．有効なペインコントロールを行う。
7．夜間は環境調整を行ったうえで睡眠薬を使用する。
8．点滴ルートやドレーン類の整理をし、体動可能な長さにする。
9．家族には面会時に聞き慣れた声で話しかけてもらうように働きかける。

- 家族の写真や家庭で見慣れた物をそばに置くことで入院前と同じ環境に整えて、精神的安定を図る。

10. 高齢で認知機能の低下がある患者の場合、検査説明など難しい内容は避け、わかりやすくDVDやパンフレットの絵などを用いて検査がイメージできるよう説明する。
11. 意思疎通が図れるよう、コミュニケーション手段を工夫する（筆談、ジェスチャーなど）（★認知症の段階によるコミュニケーション能力の変化 p.362参照）。
12. ベッド周囲の整理整頓など危険防止に努める（★入院時における認知症者にとって安全・安楽な環境の調整の例 p.360参照）。
    - 尿道留置カテーテルは早期に抜去を目指して離床をすすめる。
    - 点滴ルートは睡眠の妨げにならないように、可能ならヘパリンロック・生食ロックを行う。
    - 患者、家族の承諾を得たうえで、ナイフ、ハサミなどの危険な物は看護師が管理する。
13. ゆったりとした態度で接し、話し相手になったり患者のそばにいる時間を多く持つ（★ユマニチュードにおける「ケアの４つの柱」「ケアの５つのステップ」p.361参照）。
14. 役割や習慣・価値観・信念などをふまえ、その人の視点に立った声かけや環境調整を行う。（★パーソン・センタード・ケア p.362参照、★「帰りたい」と訴える認知症の人への対応 p.363参照）
15. 日常生活において患者が自分でできることは自分で行ってもらい、迷っていれば、そのつど介助し、ADL拡大への援助を行う。
    - 食事（好みに合わせた食事内容や食事環境の調整）。
    - 排泄方法（排尿誘導、トイレや尿器の使い方を具体的に説明）。
    - 清潔（入浴、洗面方法、身だしなみ）。
16. 気分転換を図る（音楽、散歩、手芸、読書など患者の趣味を取り入れる）。
17. 排便を調節する（浣腸、下剤の与薬）。
18. リロケーションダメージを予防する。（★リロケーションダメージ p.360参照）
    - 部屋の前や、トイレへの経路、入口に目印をつける。
    - 不要な転室を避け、転室をする場合には元のベッドの向きや物の配置にする。
19. 夜間に幻覚がみられる患者には、安心できる環境に調整し、入眠を促す。

●室内物品をできるだけ排除して像や影をなくし、照明を調整して幻覚が見えないように工夫する。
●幻覚が見える空間をつかみ、幻覚がないことを証明する。
●頻回に訪室して安心感を与え、違和感や恐怖心を確認しながら、適切な薬剤を用いて入眠を促す。

20. 急性アルコール中毒、睡眠薬・抗不安薬の大量服薬から回復した時点で、可能であれば状況を確認し再発を起こさないように促す(在宅)。
21. 患者・家族のニーズや暮らしに応じてソーシャルサポートを紹介し、調整する。
●断酒会などソーシャルサポートの活用や、地域支援者と協力して地域とつながりが持てるように紹介する。
●暮らしに適応させながらソーシャルサポートが継続的に利用できるか確認する。

▶教育計画

1. 家族または支援者に対して、せん妄状態は多くの場合一過性であり、情緒の安定のため、家族または支援者の面会が必要であることを説明し、なるべく面会の機会を持つよう説明する。
2. 定期的に内服している薬を急にやめることや、新しく始まった薬でせん妄を起こすおそれがあることを説明する(在宅)。
3. 抗不安薬は頓服の回数を守り、効かないときには医療者や支援者に電話で相談することを説明する(在宅)。
4. アルコールを短時間で大量に飲むことは意識障害を起こし、生命に危険を及ぼすことを説明する。
5. 災害時の対応について説明する。
●準備・携帯するもの:安否確認の連絡先、薬、おくすり手帳、飲料水。
●避難所での過ごし方:アルコール依存症の場合、せん妄を起こすおそれがあるため最終飲酒日をスタッフに知らせる。体調不良時は我慢しないで受診する。

■せん妄の原因となる因子

準備因子	□ 70歳以上　□ 認知症 □ 脳器質性障害の既往（脳梗塞、神経変性疾患、脳転移など） □ せん妄既往
直接因子	□ 脳機能への直接障害（脳卒中、外傷、脳転移、がん性髄膜炎） □ 手術（特に侵襲の高い手術） □ 電解質異常（脱水、高Ca血症、低Na血症） □ 代謝性障害（低血糖、肝性脳症、ビタミンB群欠乏） □ 内分泌疾患（恒常性機能低下症、副甲状腺機能異常、副腎不全、下垂体機能低下） □ 感染症（呼吸器系、尿路感染症） □ 循環障害（貧血、低酸素血症、心不全） □ 薬剤（ベンゾジアゼピン系薬剤：抗不安薬、睡眠導入薬、オピオイド、ステロイド、抗コリン薬、抗ヒスタミン薬など） □ アルコール多飲（毎日、日本酒換算で２合/日以上）
誘発因子	□ コントロールされていない身体症状：疼痛、呼吸困難、排尿障害、便秘、発熱、倦怠感、掻痒感 □ 睡眠リズム障害　□ 睡眠を妨げる夜間の処置 □ 記憶障害や見当識障害により、入院していることが理解しづらい □ 感覚遮断：視覚障害、聴覚障害（難聴） □ 安静・強制的な臥床　□ 心理的ストレス □ 多数のルート類　□ 身体拘束

田中久美：一般病棟の認知症高齢者ケア．メヂカルフレンド社，東京，2020：122．より引用

■せん妄・うつ病・認知症の比較

	せん妄	うつ病	認知症
定義	・意識混濁、注意集中困難、思考の混乱および／または意識レベルの低下の急性かつ変動する開始を特徴とする医学的な緊急状態	・一連のうつ症状がほとんどの日々、ほとんどの時間、少なくとも２週間にわたってみられ、症状がその個人らしくないほど激しい状態	・短期記憶、意思の疎通、言語、判断力、推理力、抽象的思考に影響するような認知処理能力の漸進的かつ連続的低下
発症	・注意集中困難や意識障害が突然発症（数時間〜数日）	・最近の説明のつかない気分の変化。少なくとも２週間続く	・記憶障害(近時記憶障害)から初発し、段階的(数か月〜数年)
経過	・短期(数日〜数週間続く)、症状は日周的変動、夜間や暗いとき、覚醒時に悪化、治療による回復が可能	・通常は治療による回復が可能。しばしば朝に悪化	・慢性進行性（年単位)、回復不能
思考力	・注意集中力、認識力、理解力、思考力の変動	・記憶力、集中力、思考力の減退、自尊感情の低下	・記憶力プラス以下の１つあるいはそれ以上の症状を伴う認知能力の低下：失語、失行、失認および/または実行機能

（次頁につづく）

睡眠	・妨げられるが決まったパターンはない。その日によって異なる	・妨げられる ・早朝に目覚める、または過剰睡眠	・個人に特有のパターンで妨げられることがある
気分	・感情の変動：激しい表出、怒り、泣く、恐れる	・気分の落ち込み ・興味または楽しみの低下 ・食欲の変化（過食または食欲不振） ・自殺念慮/企図がありうる	・認知症初期に気分の落ち込み ・うつ病の有病率が高まることがあるが、無気力がより一般的な症状であり、うつ病と混同されることがある

■ せん妄の種類

		特徴	期間	治療
1	身体的要因	・炎症・薬物・感染・脱水・電解質異常低酸素症等 ・疾患 （脳自体の病変、代謝性要因、等）	治療効果	症状・疾患別治療
2	術後せん妄	・麻酔から覚醒後にベッドから下りようとしたり、立ち上がろうとする ・男性や高齢者に起こりやすい	麻酔覚醒後～数日に発症	薬剤による睡眠調整 抗精神病薬の内服
3	夜間せん妄	・高齢者や認知症に起こりやすい ・加齢による睡眠生理 ・環境の変化への不適応、緊張 ・夜間の帰宅要求がみられる	認知症は慢性化しやすい	2と同じ
4	薬剤性せん妄	鎮静薬（ベンゾジアゼピン系薬剤）、抗コリン薬、レボドパ、オピオイド系薬剤、コルチコステロイド、ジギタリス製剤、筋弛緩薬、抗精神病薬、その他	代謝・排泄による	原因薬の中止・変更などの調整
5	ICU症候群	・窓や時計のない環境変化による感覚遮断 ・ルート類や安静による拘束感 ・モニターやアラーム音による睡眠障害	入室3日頃～転室するまで	2と同じ
6	感染によるせん妄	若年者：髄膜炎・脳炎等 高齢者：尿路感染・肺炎・インフルエンザ等	治療効果	感染治療
7	振戦せん妄	・アルコール、鎮静薬（抗不安・睡眠補助薬）等、違法ドラッグ等の化学物質の離脱症状 ・代謝・循環動態の変化や神経への影響	アルコールは数日排泄による	アルコールの場合にはジアゼパムを予防投与 基本的には体内から排泄されるのを待つ
8	作業（職業）せん妄	・せん妄時に身についている職業的なしぐさを繰り返す状態	特にない	なし
9	終末期がん患者のせん妄*	85～90%に生じる 30～50%が回復し、 50～70%が回復しないまま死に至る	終末期	2．に準じ、他の薬剤も調整する

＊複合している可能性がある　　特に1～3が複合している頻度が高い

武井麻子，他：系統看護学講座 専門分野Ⅱ 精神看護学2 精神看護の展開．医学書院，東京，2013：301．より改変して引用

■HDS-R　改訂長谷川式簡易知能評価スケール
(Revised version of Hasegawa's Dementia Scale)

（検査日：　　年　　月　　日）　　　　　　　　　　　　（検査者：　　　　　　　）

氏名：	生年月日：　　年　　月　　日	年齢：　　歳
性別：男／女　教育年数（年数で記入）：　　年	検査場所：	
DIAG：	（備考）	

1	お歳はいくつですか？（2年までの誤差は正解）		0　1
2	今日は何年の何月何日ですか？　何曜日ですか？ （年月日、曜日が正解でそれぞれ1点ずつ）	年 月 日 曜日	0　1 0　1 0　1 0　1
3	私たちがいまいるところはどこですか？ （自発的にでれば2点、5秒おいて家ですか？　病院ですか？　施設ですか？　のなかから正しい選択をすれば1点）		0　1　2
4	これから言う3つの言葉を言ってみてください。あとでまた聞きますのでよく覚えておいてください。 （以下の系列のいずれか1つで、採用した系列に○印をつけておく） 1：a）桜　b）猫　c）電車　2：a）梅　b）犬　c）自動車		0　1 0　1 0　1
5	100から7を順番に引いてください。 （100－7は？　それからまた7を引くと？　と質問する。最初の答えが不正解の場合、打ち切る）	(93) (86)	0　1 0　1
6	私がこれから言う数字を逆から言ってください（6－8－2、3－5－2－9を逆に言ってもらう。3桁逆唱に失敗したら、打ち切る）	2−8−6 9−2−5−3	0　1 0　1
7	先ほど覚えてもらった言葉をもう一度言ってみてください。 （自発的に回答があれば各2点、もし回答がない場合以下のヒントを与え正解であれば1点）　a）植物　b）動物　c）乗り物		a：0　1　2 b：0　1　2 c：0　1　2
8	これから5つの品物を見せます。それを隠しますのでなにがあったか言ってください。（時計、鍵、タバコ、ペン、硬貨など必ず相互に無関係なもの）		0　1　2 3　4　5
9	知っている野菜の名前をできるだけ多く言ってください。（答えた野菜の名前を右欄に記入する。途中で詰まり、約10秒間待っても答えない場合にはそこで打ち切る） 0～5＝0点、6＝1点、7＝2点、8＝3点、9＝4点、10＝5点		0　1　2 3　4　5
		合計得点	

●総得点は30点で、20点以下は認知症疑いとなる。

加藤伸司，下垣光，小野寺敦志，他：改訂長谷川式簡易知能評価スケール（HDS-R）の作成．老年精神医学雑誌，1991；2：1342．より転載

■MMSE　ミニメンタルステート検査（Mini-Mental State Examination）

	質問内容	回答	得点
1（5点）	今年は何年ですか。 いまの季節は何ですか。 今日は何曜日ですか。 今日は何月何日ですか。	年 曜日 月 日	
2（5点）	ここはなに県ですか。 ここはなに市ですか。 ここはなに病院ですか。 ここは何階ですか。 ここはなに地方ですか（例：関東地方）	県 市 階 	
3（3点）	物品名３個（相互に無関係） 検者は物の名前を１秒間に１個ずつ言う。 その後、被検者に繰り返させる。 正答１個につき１点を与える。３個すべて言うまで繰り返す（６回まで）何回繰り返したかを記せ＿＿＿＿＿回		
4（5点）	100から順に７を引く（５回まで）。あるいは「フジノヤマ」を逆唱させる。		
5（3点）	３で提示した物品名を再度復唱させる。		
6（2点）	（時計を見せながら）これは何ですか。 （鉛筆を見せながら）これは何ですか。		
7（1点）	次の文章を繰り返す。「みんなで、力を合わせて綱を引きます」		
8（3点）	（３段階の命令） 「右手にこの紙を持ってください」 「それを半分に折りたたんでください」 「机の上に置いてください」		
9（1点）	（次の文章を読んで、その指示に従ってください）「眼を閉じなさい」		
10（1点）	（なにか文章を書いてください）		
11（1点）	（次の図形を書いてください）		
		得点合計	

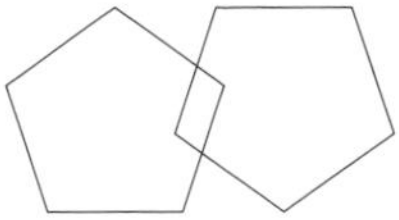

●総得点は30点で、23／24点が認知症を疑うカットポイントとなる。

北村俊則：Mini-Mental State Examination（MMSE）．大塚俊男，本間昭監修，高齢者のための知的機能検査の手引き，ワールドプランニング，東京，1991：35-38．より転載
（Folatein MF, Folstein SE, McHugh PR. “Mini-Mental State”：a practical method for grading the cognitive state of patients for the clinician. *J Psydhiat Res* 1975；12：189-198.）

■認知機能障害と行動・心理症状（BPSD）

認知機能障害

- 複雑性注意
- 遂行機能
- 学習と記憶
- 言語
- 知覚・運動
- 社会的認知

行動・心理症状（BPSD）

- 抑うつ
- 興奮
- 徘徊
- 無為
- 焦燥
- 睡眠障害
- 妄想　　　ほか

■入院時における認知症者にとって安全・安楽な環境の調整の例

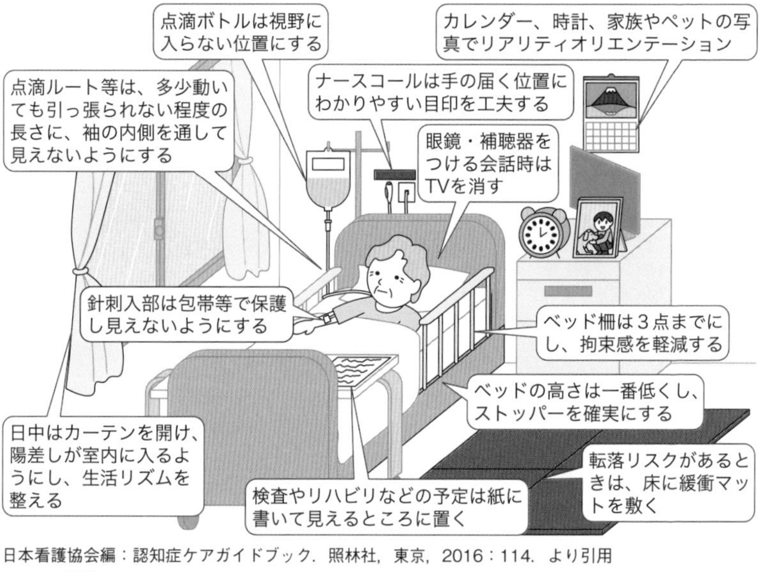

日本看護協会編：認知症ケアガイドブック．照林社，東京，2016：114．より引用

ワンポイントレクチャー

リロケーションダメージ

それまで暮らしてきた物的・人的環境から離れて、新たな環境での生活により引き起こされる身体的・精神的な不調をきたす状態である。特に高齢者が施設入所や転居、入院などをする際に起こりやすい。介入としては、枕などなじみのあるもの、大切にしているものを持参したり、可能な範囲で趣味や習慣を継続すること、不要な転室を控え、ベッドの向きや物品配置を同じにするなど、混乱が生じにくい環境に整えることが大切である。

■ユマニチュードにおける「ケアの４つの柱」

見る	話す	触れる	立つ
同じ目の高さで見ることで「平等な存在であること」、近くから見ることで「親しい関係であること」、正面から見ることで「相手に対して正直であること」を相手に伝える。	低めの声は「安定した関係」を、大きすぎない声は「穏やかな状況」を、前向きな言葉を選ぶことで「心地よい状態」を実現する。	「広い面積で触れる」、「つかまない」、「ゆっくりと手を動かす」ことなどによって優しさを伝える。	１日合計20分立つ時間を作る。立つことによって体のさまざまな生理機能が十分に機能する。
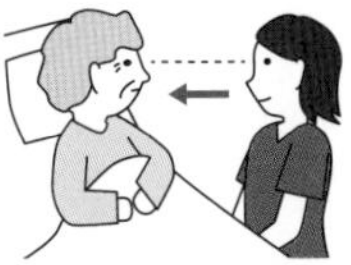	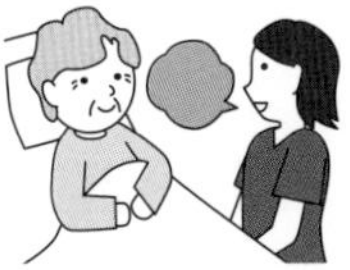	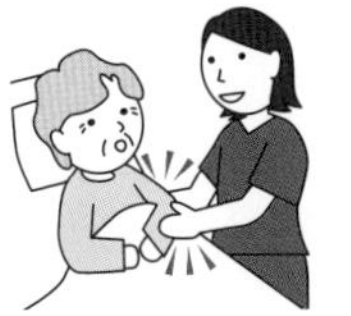	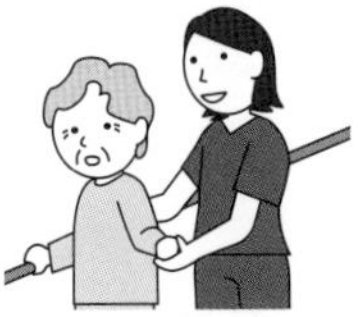

日本ユマニチュード学会：ユマニチュードとは．より一部改変して転載．
https://jhuma.org/humanitude/（2021/11/24アクセス）

■ユマニチュードにおける「ケアの５つのステップ」

Step 1「出会いの準備」	Step 2「ケアの準備」	Step 3「知覚の連結」	Step 4「感情の固定」	Step 5「再会の約束」
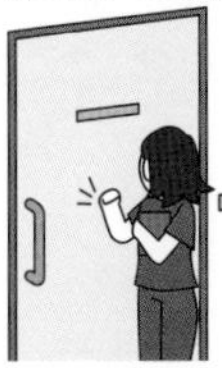	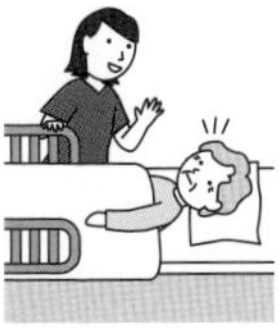	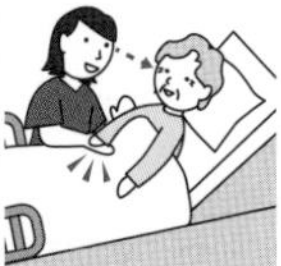	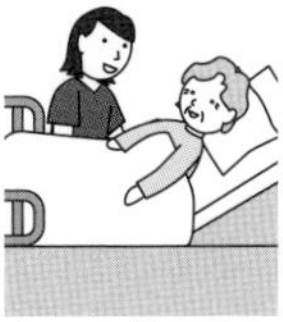	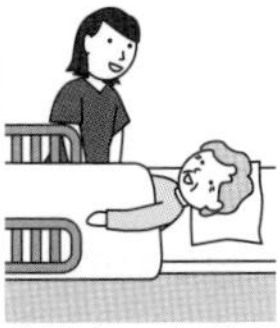
自分の来訪を告げ、相手の領域に入って良いと許可を得る	ケアの合意を得る	いわゆるケア	ケアの後で共に良い時間を過ごしたことを振り返る	次のケアを受け入れてもらうための準備

日本ユマニチュード学会：ユマニチュードとは．より一部改変して転載．
https://jhuma.org/humanitude/（2021/11/24アクセス）

ワンポイントレクチャー

パーソン・センタード・ケア

パーソン・センタード・ケアは、認知症をもつ人を1人の“人”として尊重し、その人の視点や立場に立って理解し、ケアを行おうとする世界的に最も知られた認知症ケアの理念である。(トム・キッドウッドによって提唱された)

■認知症者の心理的ニーズ

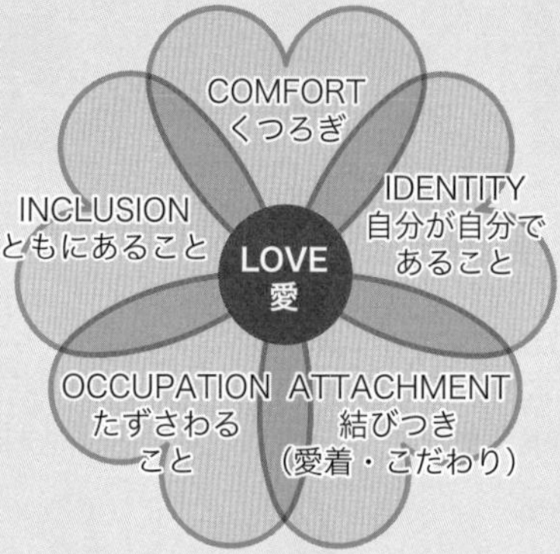

この5つのニーズが満たされると心理的に落ちついたよい状態になるとされる

認知症介護研究・研修大府センター:「大府センター式」コミュニケーションパック 完成版—パーソン・センタード・ケアの理解—. より引用

■認知症の段階によるコミュニケーション能力の変化

発症	軽度認知症	●会話の能力は比較的完全である ●家族の助けを得て、すぐに会話の内容を組み立てることができることから、言語的コミュニケーションが可能 ●書きとめることはできることから、独立した生活ができる
	中等度認知症	●視覚的刺激や非言語的コミュニケーションに対しては反応できる ●忍耐力や理解力のある人は言語的コミュニケーションができる ●確立された習慣的な行動は失われることなく行われる ●最近の出来事以外の記憶はしっかりと残っている ●記憶は長い間残っている
末期	高度認知症	●体に触ると反応することができる ●伝えることができる以上に理解がある ●言語でコミュニケーションしようとする ●非言語の何らかのメッセージを理解したり、発したりできる ●よく知っている活動は楽しむことができる

日本認知症ケア学会 編:認知症標準テキスト 改定・認知症ケアの実際Ⅰ総論(電子版). ワールドプランニング, 東京, 2012:30. より一部改変して転載

ワンポイントレクチャー

「帰りたい」と訴える認知症の人への対応

ステップ1：認知症の人の混乱につながるため、否定せずにありのままの気持ちを受け止める。

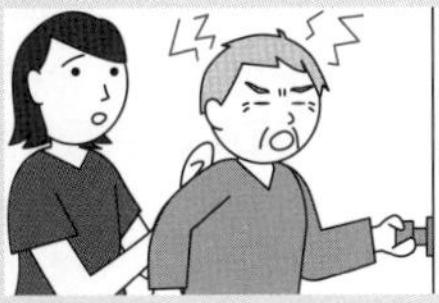

①名前を呼び、相手の視界に入ってからやさしいトーンで声をかける（★ユマニチュードにおける「ケアの４つの柱」「ケアの５つのステップ」p.361参照）。
②自己紹介をする。
③帰りたいと思う気持ちを否定せずに受け止め、話を聴く。

ステップ2：なぜ「帰りたい」のか、言葉や行動の裏にある思いに注目し情報収集する。

〈情報収集のポイント〉

・疾患、認知症の段階（★認知症の段階によるコミュニケーション能力の変化 p.362参照）。
・認知機能障害により生じている本人の困りごとは何か（そわそわしたり、不安げな表情がみられるのはどんなときか）。
・不安やストレスの要因（環境の変化、痛み、排泄への欲求、空腹感、寂しさなど）。
・穏やかな表情、笑顔がみられるのは何をしているときか。
・時間帯や目的によって生じる同一のふるまい、発言があるか。
・役割や習慣、生活史、過去の職業、性格、こだわりなど。
・家族から、自宅での生活の様子や日常生活で大切にしていることなどについて聞く。

ステップ3：「帰りたい」理由について得た情報をふまえてアセスメントする。

〈アセスメントの例〉

・見当識障害や記憶障害により、時間や場所、自分の置かれている状況が理解できないことで、不安が生じている可能性。
・排泄などの生理的欲求を言葉でうまく伝えられないことで、混乱が生じている可能性。
・習慣や大切にしている家庭内での役割を遂行しようとしている可能性（ペットの餌やりや、孫の出迎えなど）。

ステップ4：アセスメントをふまえて、“その人らしさ”を尊重したケアの実践。

①気がかりなことを軽減する。
・苦痛の緩和（例：トイレ誘導や鎮痛剤の使用など）。
・声かけ（例：「猫のタマのお世話は息子さんがしてくれています。安心してくださいね」）。

②その人なりのサインを知って、不安が生じる前に対応する。
（例：尿意の際には眉間に皺が寄りきょろきょろするなど）
③認知機能に応じ、見当識障害や記憶障害を補う。
・リアリティオリエンテーションの実施（日時や場所、季節を盛り込んだ会話をする）。
・リロケーションダメージの予防（★リロケーションダメージ p.360参照）。
・理解を促すため、視覚に働きかける。
（例：家族に手紙を書いてもらい見えるところに置く）

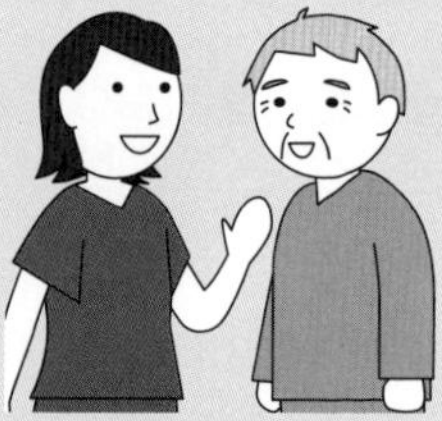

④さりげなく、“帰りたい”思いから気分転換を図るために、本人の好きなことを提案する。
（例：「あたたかいお茶でもいかがですか？」など）

7

自己知覚―自己概念パターン

不　安

基準看護計画〈不安：成人〉
基準看護計画〈不安／恐怖：小児〉
基準看護計画〈不安：家族〉

自尊感情状況的低下

基準看護計画〈自尊感情状況的低下〉

ボディイメージ混乱

基準看護計画〈ボディイメージ混乱〉

不安

【NANDA-Iの定義】漠然とした差し迫った危険・大惨事・不運を予期するような、広範な脅威に対する情動反応

解釈

「不安」とは、「自律神経反応を伴う、漠然として不安定な不快感や恐怖感（本人に原因は特定できないかわからないことが多い）で、危険の予感によって生じる気がかりな感情。身に降りかかる危険を警告する合図であり、脅威に対処する方策を講じさせる」[1]と定義されている。つまり、不安とは、さし迫った、または予想されるおそれによる漠然とした落ち着かない気持ち、説明のつかない不快な感情である。しかし、それが軽度もしくは中等度であれば、問題を解決するために、あるいは危機的状況を解消するために対策を講じるきっかけになり得る。

不安は、疾患や手術、治療、検査、退院後の生活などに対して、イメージがつかないこと、見通しがつかないことで現れる。表出のしかたは、患者の性格などにより個人差がみられ、経過によって不安の程度は変化するものである。不安は、落ち着きがない、きょろきょろと視線を動かすなどの行動や、緊張の増大または興奮、無力感、イライラする、泣くなどの情緒症状、繰り返し質問する、精神集中ができない、物忘れしやすい、思考の遮断などの認知への影響、疼痛、心悸亢進、食欲不振、不眠などの身体症状として出現することもある。

看護介入は、患者の感情や生理的・認知的反応を観察し、不安の程度をアセスメントし、患者に寄り添いながら思いを表出できるようにかかわり、患者自らが不安を軽減できるように援助することが重要である。

▶〈不安〉診断指標（筆者らによる）

《行動指標》

□アイコンタクト（視線交錯）が少ない

□落ち着きがない（ソワソワ）

□無関係な動作（目的を持たずに行ったり来たりする）

□不眠

□おびえたような反応

□きょろきょろと視線を動かす

□警戒する

□生活上のできごとの変化を心配する

□生産性の低下（説明したことが理解できずものごとに取り組めない状態）

□過覚醒

1．T.ヘザー・ハードマン，上鶴重美原書編集，上鶴重美訳：NANDA-I 看護診断 定義と分類2018-2020 原書第11版．医学書院，東京，2018：403．より引用

《感情指標》

□激しく怯える
□苦悩する
□狼狽する
□嘆き
□自己中心的
□焦燥感（イライラ）
□過度に興奮する
□心配する
□後悔している
□無力感
□いらだち
□不十分であるという気持ち
□不確かさ
□深い悲しみ
□恐怖感（死ぬときに知的能力を失うこと・死に関連した痛み・死の過程・死に関連した苦しみ・早すぎる死・終末期の状態になること）
□死と臨終に関連した否定的な考え
□介護者にかかる負担や自分の死が重要他者に及ぼす影響を心配する

《生理的因子指標》

□声のふるえ
□身体のふるえ
□緊張した表情
□緊張の増大
□手のふるえ
□発汗の増加

《交感神経性指標》

□脈拍数の増加
□呼吸数の増加
□食欲不振
□口内乾燥
□血圧の上昇
□心血管の興奮
□動悸
□呼吸パターンの変化（呼吸困難、頻呼吸など）
□瞳孔の散大
□表在血管の収縮
□下痢
□顔面紅潮（皮膚充血）
□種々の反射の亢進
□筋肉の単収縮（チックのような筋肉の収縮）

《副交感神経性指標》

□悪心
□血圧の低下
□脈拍数の減少
□消耗性疲労
□立ちくらみ
□腹痛
□下痢
□睡眠障害
□四肢の疼き
□頻尿
□遷延性排尿
□尿意切迫感

《認知的指標》

□注意力の変化
□集中力の変化
□学習能力の低下
□問題解決能力の低下
□生理的症状の自覚
□思いをめぐらす
□忘れっぽい
□何かに心を奪われる
□思考の阻害（途絶）
□混乱
□知覚野の縮小（周囲への注意が

行き届かない）　　　　　　　　　□反すう思考

▶よく使用する事例

- 病気に罹患したことで環境の変化や家族からの分離に対する緊張の強い患者。
- 手術前、検査前、治療前の患者で、緊張した表情で繰り返し質問したりソワソワしている患者。
- がんではないか、予後不良ではないかと漠然とした脅威を感じている患者。
- 診断結果を待っている状況で、治療方針が決まっていない患者。
- 長期入院で今後の見通しが立たない患者。
- 経済的な問題や仕事上の心配、家庭に残された家族の心配をしている患者。
- 患者の手術や予後を心配している家族。
- 退院後の生活がイメージできない、見通しがつかないと言っている患者や家族。
- 病気のことに加えて、学業の遅れや部活ができるかなどの退院後の不安がある思春期の患児。

▶効果があった事例

- 不安を抱いている患者に対して、思いを聞き共感したことで、患者からは「聞いてもらってよかった」「気持ちが楽になった」という発言があり、不安の軽減につながった。
- 落ち着きがない患者に対して、看護師がじっくり向き合ったことで、思いを吐露でき、漠然とした不安な気持ちが整理され、前向きに考えることができるようになった。
- 手術前の不安が強い患者に対して、理解度に応じてオリエンテーションを計画、実施することで不安が軽減し、手術、検査、治療に臨むことができた。
- 患者の状態の変化に不安を抱き寄り添うことのできない家族に対して、思いを傾聴したことで、不安の軽減につながり、家族の役割を果たすことができた。
- 退院後の生活についてイメージができない患者、家族に対して、支援体制を整え十分な退院指導を実施したことで、退院後のイメージができ、安心して退院できた。

▶使用上の注意点

- 基準看護計画は、発達段階をふまえて「患者」(成人、小児)と「家族」の不安に分類している。
- 小児の場合、不安が恐怖となりやすく、脅威を特定できるか否かの鑑別も難しいため、「不安／恐怖」としている。
- 「不安」と「恐怖」で迷う場合は、脅威が確認できた場合は「恐怖」であり、脅威が確認できず、漠然としている場合は「不安」を用いて対応する。
- 「不安」と「非効果的コーピング」で迷う場合は、ストレッサーが明らかであれば「非効果的コーピング」を用い、ストレス対処機能を利用した看護介入を行う。
- 「不安」と「悲嘆」で迷う場合は、「不安」は漠然としているので原因は本人にも特定できないことが多く、「悲嘆」は原因や対象が明確で喪失を自覚している場合に用いる。

■ペプローによる不安のレベル

不安のレベル	状態像
軽度	日々の生活の緊張と関係がある。この段階では人は用心し、知覚領域では見ること・聞くこと・理解することが以前よりも鋭くなる。この種の不安は学習の動機を与え、個人の成長と創造力を生み出す
中等度	人は当面の心配に焦点を合わせ、他のことに無関心になる。知覚領域では見ること・聞くこと・理解することが低下する。このようにあえて不注意になるが、しようと思えばもっと注意することができる
強度	知覚領域は非常に低下している。人は特別に細部に集中しがちである。そして、他のことは何も考えられない。すべての行動は安心を得ようとしてなされる。他の領域に目を向けるためには強い指示が必要となる
パニック	畏怖・心配・恐怖を伴って連想される。このとき細部は均衡を破られる。このとき人は抑制力をなくし、命令されても行動することができない。筋肉運動は高まり、知覚は歪められ、効果的に機能できなくなる

野嶋佐由美，他監：ナースによる心のケアハンドブック．照林社，東京，2002：23．より引用

■がん患者における心の反応とその対応

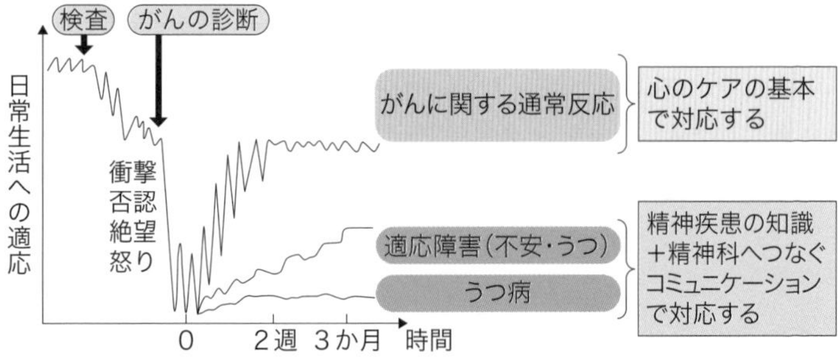

基準看護計画〈不安：成人〉

▶看護診断と要因

#[※]に関連した不安：成人	※手術、検査、治療に伴う苦痛や不快な体験 ※慣れない治療環境や家族からの分離 ※自覚症状（疼痛、嘔吐、倦怠感、呼吸困難）の出現 ※疾患について悪性を疑っていること ※検査や治療、手術、集中治療室に入るという未体験の事態との遭遇 ※疾患や検査、治療、手術方法について医療者からの情報、説明不足に伴う理解不足 ※今後の生活に対する知識不足、経済的な問題 ※悪性の疾患であること（再発、死へのおそれ） ※社会的役割の変化（職業、学業の中断） ※家庭に残された家族が心配であること ※治療方針が決まらず見通しが立たないこと、治療効果の不確かさ ※退院後の生活がイメージできないこと ※家族やキーパーソンからのサポート不足 ※ソーシャルサポートの不足

目標

- 不安の内容を表出できる。
- 不安が減少したことを言葉に出して言える。
- 不安を吐露することで気持ちの整理ができる。
- 安心感を持って入院生活が送れ、手術、検査や治療を受けることができる。
- 不安を解消しようと行動を起こすことができる。

▶観察計画

1. 言葉による表現や表情、行動。
   - 行動：落ち着きがない（ソワソワ）、あたりを見回す、無関係な動作（目的をもたずに行ったり来たりする）など。
   - 感情：心配する、後悔する、興奮、無力感、イライラする、泣く、用心深くなる、怖いなど。
   - 生理：脈拍数の変動、血圧の変動、呼吸苦、手のふるえ、声のふるえ、顔面紅潮、発汗の増加、下痢、頻尿、食欲不振など。
   - 認知：繰り返し質問する、忘れっぽい、注意力の低下、集中できない、思考の遮断など。
2. 熟眠感の程度や睡眠薬の使用状況。
3. 不安の内容と程度（病気や今後の見通し、死など）（★がん患者における心の反応とその対応 p.370参照）。
4. 身体的・精神的苦痛の有無と程度。
5. 疾患・検査・治療・手術の認知（理解および受け止め）。
6. これまでに体験した危機状態での対処方法と性格傾向や価値観。
7. 患者の状況判断力。
8. キーパーソンの有無。
9. 経済的・社会的問題の有無（仕事上の役割、立場）。
10. 家族間の関係や協力体制の有無など。
11. ソーシャルサポート（情緒的、道具的、情報的、評価的）の活用状況。

▶ケア計画

1. 不安の程度をアセスメントする（軽度、中等度、強度、パニック）（★ペプローによる不安のレベル p.369参照）。
2. 共感的態度、受容的態度で対応し患者とのかかわりを多くすることで信頼関係を築く。
   - 患者が話しやすい環境を作り、目線を合わせながら聴く姿勢をとり声をかける。

- 患者が感情を吐露できるようにかかわる。
- タッチング（手を握ったり背をさすったり）を行い、安心感を与える。

3．医師からの説明（疾患・治療・検査など）について理解、納得できたかを確認し、必要なら再度説明の依頼をする。
4．医師の説明に対して理解が困難、認知の歪み（誤ったとらえ方）がある場合は、可視化したツールを用いて再度説明をする（心理状態に応じて）。
5．医師の説明を確認して統一した態度で接する。
6．不安が強いときは家族の面会を考慮し、そばにいてもらうように働きかける。
7．検査や手術、集中治療室入室オリエンテーション、退院指導などは、計画的に時間や場所を考慮して行い、理解できたか確認する。
8．苦痛が早期に軽減できるよう対処する。
- 過去に不安を乗り越えてきた対処方法の活用を勧める。

9．散歩や趣味を通して慰めや気分転換が図れるように配慮する。
- 音楽、リラックス運動、ストレッチ、マッサージなどを提案してみる。

10．十分な睡眠がとれるように環境を調整したり、指示により効果的な睡眠薬を与薬する。改善しない場合にはリエゾンを紹介する。
- 部屋の環境が合わない場合は、ベッドの位置を移動したり、転室などで対処する。

11．できれば同じような体験を持つ患者同士で話ができるように働きかける。
12．病状が許せば医師に働きかけ、外出や外泊を考慮し気分転換やストレスの軽減を図る。
13．患者や家族のニーズや暮らしに応じてソーシャルサポートを紹介し、調整する。

▶教育計画

1．不安、不明なことがあればどんなことでも医療者に伝えるよう説明する。
2．患者と家族を支援するサービス（経済的、精神的、施設など）について説明する。
3．リラックスする方法（音楽・軽い運動・マッサージなど）や、その効果などについて説明する。

4．不眠や食欲不振などが持続し、日常生活への支障がある場合には受診を勧める。

基準看護計画〈不安／恐怖：小児〉

▶看護診断と要因

#[※]に関連した 不安／恐怖：小児	※環境の変化や家族からの分離 ※頻回な検査や処置による苦痛体験 ※手術という未経験なものとの遭遇 ※疾患、検査、治療について理解ができない年齢 ※無菌管理室隔離による外界との遮断に伴う恐怖 ※入院による学業の遅れ ※長期療養に伴い学業の中断や体力の低下により将来のイメージができないこと ※退院後の友人関係 ※親の不安が児にあたえる影響 ※ソーシャルサポートの不足

目 標

- 安心した表情で入院生活を送ることができる。
- 治療や検査を納得して受けることができる。
- 退院後の生活について、不安が軽減したことを言葉に出して言える。

▶観察計画

1．病状。
2．表情や言葉による表現、行動。
- 行動：黙り込む、不機嫌、落ち着きがない（ソワソワ）、モジモジする、尿をもらすなど。
- 感情：泣く、怖い、興奮、イライラする、用心深くなる、など。
- 生理：脈拍数の増加・減少、血圧の上昇・下降、手のふるえ、声のふるえ、発汗の増加、下痢、頻尿、食欲不振など。
- 認知：繰り返し質問する、注意力の低下、集中できないなど。

3．睡眠状況。
4．1日の過ごし方。
5．嗜好：まんがのキャラクター、音楽、絵本、本、おもちゃ。
6．嗜癖：指しゃぶり、爪かみなど。

7．愛称、ニックネーム。
8．病気、検査、治療の認知（理解および受け止め）。
9．親（養育者）の子どもに対する接し方（イライラ、怒っているなど）。
- 病気、検査、治療についての理解度の程度。
- 具体的な不安の内容と程度。
- 疲労感、睡眠状況、身だしなみの程度。

10．性格傾向とこれまでに体験した危機状態での対処方法。
11．苦痛の程度、性質。
12．家族関係（両親・きょうだい・祖父母など）とキーパーソン。家族の面会状況。面会時の子どもと家族の様子。家族内の決定権は誰が持っているか。
13．友人の面会状況、友人と連絡をとっているか。病室内の子ども、院内学級の子ども、原籍校の子どもとの交流の有無。院内学級・原籍校の先生との関係。
14．入院中の学習状況。
15．ソーシャルサポート（情緒的、道具的、情報的、評価的）の活用状況。

▶ケア計画

1．不機嫌や泣いているのはなぜか原因をアセスメントする。
2．児の不安なときには、一緒に好きなことをして遊んだり、タッチングを行い、遊べるように環境を整備する。
- 機嫌がよくなる方法を取り入れる。
- 子ども同士が遊べるなど楽しい時間を持てるようにする。

3．好きなものをいつもそばに置いておくよう配慮する。
4．家族などの支援者が必要かどうか判断し、付き添いや面会を配慮する。
5．処置や検査はプレパレーションを実施し、納得して受けられるようにする。
6．処置や検査が終了したら、頑張ったことを褒め、自己効力感を高めるかかわりを十分に行う。
7．院内学級を勧めたり、病室・病棟内で勉強ができる環境を整える。
- 院内学級や原籍校と連携し、適切な教育が受けられるように支援する。

8．家族、友人の面会状況、友人と連絡をとっているか確認し、面会がない場合は必要時、働きかける。
9．共感的態度、受容的態度に対応し、親（養育者）とのかかわりを多くすることで信頼関係を築く。

- 親（養育者）もケアの対象者であることをきちんと伝える（親［養育者］は第2の患者）。
- 親（養育者）が話しやすい環境を作り、目線を合わせながら聞く姿勢をとり声をかける。
- 親（養育者）が感情を吐露できるようにかかわる。
- タッチング（手を握ったり、背をさすったり）を行い、安心感を与える。

10. 医師からの説明（疾患、治療、検査など）について理解、納得できたかを確認し、必要なら再度説明の依頼をする。
11. 親（養育者）が気分転換を図る時間を作れるように調整する。
12. 医師からの説明時は、家族間の理解の相違を予防するために家族全員に説明する場を調整する。必要時、説明後話し合いができる時間が作れるように調整する。
13. 患児や家族のニーズや暮らしに応じてソーシャルサポートを紹介し、調整する。

▶教育計画

1. 患児に検査や手術、治療の必要性と目的、方法、予測される変化について理解できるよう説明する（DVD、絵本などを用いてイメージできるようにする）。
2. 患児自身の協力が重要であり、それを医師、看護師が支えることを説明する。
3. 不安なこと、疑問点はそのつど言うように説明する。

基準看護計画〈不安：家族〉

▶看護診断と要因

#[※]に関連した不安：家族	※悪性疾患の疑い ※検査や治療、手術、集中治療室に入るという未体験の事態との遭遇 ※疾患や検査、治療、手術方法について医療者からの情報、説明不足 ※今後の生活に対する知識不足、経済的な問題 ※悪性の疾患であること（再発、死へのおそれ） ※社会的役割の変化（職業、学業の中断） ※治療の長期化、治療効果の不確かさ ※治療方針が決まらず見通しが立たないこと ※家族間でのサポート不足 ※将来に残る障害の程度 ※治療の選択肢がなくなること ※退院後の生活がイメージできないこと ※ソーシャルサポートの不足

目標

- 不安の内容を表出することができる。
- 不安が減少したことを言葉に出して言える。
- 不安を吐露することで気持ちの整理ができ、不安内容が明らかになる。
- 安心して患者のそばに寄り添うことができる。
- 不安を解消しようと行動を起こすことができる。

▶観察計画

1．言葉による表現や表情、行動（同じ質問の繰り返し、ソワソワするなど）。
- 行動：落ち着きがない（ソワソワ）、あたりを見回す、無関係な動作（目的を持たずに行ったり来たりする）など。
- 感情：心配する、後悔する、興奮、無力感、イライラする、泣く、用心深くなる、怖いなど。
- 生理：脈拍数の変動、血圧の変動、呼吸苦、手のふるえ、声のふるえ、顔面紅潮、発汗の増加、下痢、頻脈、食欲不振など。
- 認知：繰り返し質問する、忘れっぽい、注意力の低下、集中できない、思考の遮断など。

2．具体的な不安の内容と程度。
3．疲労度、睡眠状況、身だしなみの程度。
4．疾患や検査、治療の認知（理解および受け止め）。
5．相談できる人の有無。
6．これまで体験してきた危機状態での対処方法や価値観。
7．家族間のサポートシステム（家族構成、家族間の役割、協力体制や絆、キーパーソンの有無、家族の立場、社会的立場、信頼している人、家族内や家族以外の誰に相談するか）（★家族像を形成するための情報収集の内容p.407参照）。
8．家族の状況判断力。
9．言葉による表現、表情、態度の表出状況と不安の程度との関係。
10．経済的な問題の有無。
11．ソーシャルサポート（情緒的、道具的、情報的、評価的）の活用状況。

▶ケア計画

1．不安の程度をアセスメントする（軽度、中等度、強度、パニック）（★ペプローによる不安のレベル p.369参照）。
2．共感的態度、受容的態度で対応し、家族とのかかわりを多くすることで信頼関係を築く。
- 家族もケアの対象者であることをきちんと伝える（家族は第２の患者）。
- 家族が話しやすい環境を作り、目線を合わせながら聴く姿勢をとり声をかける。
- 家族が感情を吐露できるようにかかわる。
- タッチング（手を握ったり、背をさすったり）を行い、安心感を与える。

3．医師からの説明（疾患、治療、検査など）について理解、納得できたかを確認し、必要なら再度説明の依頼をする。
4．医師の説明に対して理解が困難、認知の歪み（誤ったとらえ方）がある場合は、可視化したツールを用いて再度説明をする（心理状態に応じて）。
5．医師の説明を把握し統一した態度で接する。
6．状況を説明し患者の支えになってもらう。
7．家族に休養をとってもらうよう配慮する。
8．希望があればケア方法を説明しケアに参加してもらう。
9．家族に気がかりや困ったことがあれば、遠慮なく相談してもよいことを伝える。

10. 患者や家族のニーズや暮らしに応じてソーシャルサポートを紹介し、調整する。

▶教育計画

1．感情や考えを自由に表現するように説明する。
2．不安、気がかりなことがあればどんなことでも医療者に伝えるように説明する。
3．リラックスする方法（音楽、軽い運動、マッサージなど）や、その効果について説明する。
4．家族をサポートする人に対し、サポートの必要性や患者と家族の状況を説明する。

自尊感情状況的低下

【NANDA-Iの定義】現状を受けて、自己価値・自己受容・自己尊重・能力・自分に対する態度についての認識が、肯定的から否定的へと変化した状態

解釈

自己概念とは自分が自分をどのように認識しているかの自己像をいう。自尊感情とは「自分自身に対する尊重や価値の評価感情、他人と比較せずに自分自身を評価し、自己を価値あるものとして感じる感覚」[1]であり、人は自分をできる限りポジティブに評価したいという欲求を持っている。

自己尊重は他者が肯定的な評価を与えない限り、自己を価値のあるものと認めることは困難である。よって、「自尊感情状況的低下」とは、上述のように、「現状を受けて、自己価値・自己受容・自己尊重・能力・自分に対する態度についての認識が、肯定的から否定的へと変化した状態」[2]をいい、他者との関係の中での否定的な経験（喪失、変化）の反復や認知、知覚の困難により、こうありたいと思う自分と実際にある自分に差が生じることにより発生する。

看護介入は、信頼関係を確立しながら自尊感情が低下しやすい要因をアセスメントする。患者の否定的自己評価に対しては、患者の長所や得意なことをみつけて褒めることや、うまくいったことについて肯定的フィードバックを行うなどの自尊感情が高まるように支持的態度で援助していくことが重要である。

▶〈自尊感情状況的低下〉診断指標（筆者らによる）

□抑うつ
□自己否定的な発言をする
□目的が見つけられない
□状況への対処能力を過小評価する
□役に立たないと表明する
□孤独感を示す
□非主張的（ノンアサーティブ）な行動
□優柔不断な行動・態度
□自己価値に対する挑戦的な現状について訴える
□無力感
□深く考えすぎる

▶よく使用する事例

●疾患や事故の後遺症で今後の生活に目標が持てず生きている価値を見

1．佐藤栄子編著：事例を通して優しく学ぶ中範囲理論入門．日総研出版，愛知，2012：430．より引用
2．T.ヘザー・ハードマン，上鶴重美，カミラ・タカオ・ロペス原書編集，上鶴重美訳：NANDA-I 看護診断 定義と分類2021-2023 原書第12版．医学書院，東京，2021：334．より引用

いだせない患者。

- 治療方法が受け入れられず、自己否定的な発言や間違った行動を繰り返す患者。
- 職場や学校で人間関係がうまくいかず、不適応を起こした患者。
- 抑うつ的で自己評価が低い患者。

▶効果があった事例

- 自己否定が強い思春期の患者に対して、患者の得意な面を引き出して、他者の役に立てるような機会を調整したことで、自尊感情が高まり回復できた。

▶使用上の注意点

●「自尊感情状況的低下」と「非効果的コーピング」で迷う場合がある。自尊感情を高めるような看護介入が必要な場合は「自尊感情状況的低下」を用いて対応する。

■マズローの基本的欲求階層

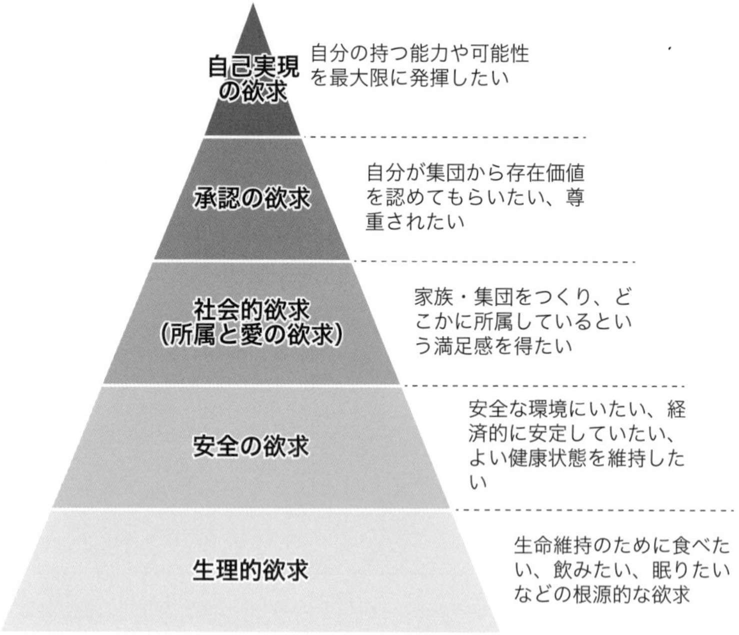

基準看護計画〈自尊感情状況的低下〉

▶看護診断と要因

#[※]に関連した自尊感情状況的低下	※新たな治療計画になじもうとしない言動 ※進行性の難病など病気になったことで機能とともに役割をも喪失し闘病意欲が低下していること ※治療しても病状が改善しないこと ※麻痺などの障害が残り、自己実現ができなくなったこと ※ライフスタイルの変化に伴う役割喪失 ※入院を繰り返すことによる失業や家族の経済的問題 ※職場、学校、地域の人たちとの人間関係が保てないこと ※家族内や職場、地域での期待された役割を果たすことができないことの葛藤 ※ダイエットの失敗を繰り返すなどの達成感が少ないこと ※親の過剰な期待（進学、就職）に沿えないこと ※自分でどうしてよいかわからず自己決定が困難な状況 ※ソーシャルサポートの不足

目標

- 自己についての否定的な感情を語ることができる。
- 自尊感情を脅かす原因を明らかにできる。
- 自尊感情を脅かす原因に対して対処できる。
- 自己決定ができるようになり活動が増え、自己肯定的な面が増えてくる。
- 人の役に立つことを実感し、自己実現に向けての目標を言葉に出せる。

▶観察計画

1．無気力または硬い表情・落ち着きのない行動・寡黙・緊張の有無。
2．食欲、睡眠、活動状況（依存的、反抗的、拒否的）、意欲低下、行動パターン、生活力の低下の有無。
3．ライフスタイル（家庭内や社会での役割）。
4．役に立たないなどの自己否定的な発言・自己軽視と低い自己評価・自己虐待行動の有無。

5．自己決定の有無と程度、自己コントロール感の程度。
6．疾患や治療に対する認知（理解および受け止め）。
7．身体的機能障害の有無。
8．価値観や役割へのニーズ、将来の目標の有無。
9．成功体験の有無。
10．家族、他者とのコミュニケーション能力、方法、他者とのかかわり。
11．家族、重要他者（キーパーソン）のサポート状況、能力。
12．これまでの危機的状況での対処方法、発症前の性格。
13．職場、学校、地域との人間関係。社会的孤立の有無。
14．所属や居場所（家庭、学校、地域、職場、ネット空間）の有無。
15．相談できる人が居る場、困ったときに助けてくれる人が居る場があるか。
16．親子関係のあり方、子どもの将来に対する期待度、新たな家族との関係（★家族像を形成するための情報収集の内容 p.407参照）。
17．失敗体験のパターン。
18．患者の強みと特性（趣味、スキルなど）。
19．ソーシャルサポート（情緒的、道具的、情報的、評価的）の活用状況。

▶ケア計画

1．患者の自尊感情が低下している原因をアセスメントする（★マズローの基本的欲求階層 p.380参照）。
2．患者に関心を示し、自己表現できるようにかかわる。約束および秘密、プライバシーを守る。
3．受容的態度で接し、患者の否定的な考えを受け入れる。他者との比較はしないで、共感的態度でその人の感情や気持ちに合った声かけをする。
4．混乱が強い場合は、積極的な接触や会話は避けて、混乱を助長させないよう見守る。
5．自己効力感を高められるように患者のよい点や得意な点を引き出し、成功体験できるように支援する（★自己効力感 p.384参照）。
6．目標達成後はそれを認めたり、修正が可能なことは伝え、自己と他者との両方に役立つという前向きな行動変容ができるように支援する。
7．日々のかかわりの中で、また趣味や技能などの話題から患者のよい点や得意な点を引き出して、認め、自己肯定感を高めるような支援を行う。
8. 患者の得意とするところを生かして、人の役に立てるような機会を提供し、できたときには賞賛する。
9. 患者の自己実現ができるよう、目標が見いだせるようにかかわる。
10. いつでも相談にのる姿勢を示し、家族、友人と連携しながら支援する。
11. 患者の状況に応じて、呼吸法や軽い体操などのリラクゼーションを行う。
12. 自分を見つめ直すことができるように、休養できる環境を提供する。
13. 行動の結果が考えられるようにかかわる。ノートに書くことも勧める。
14. 居場所作りや社会参加ができるように、社会保険労務士、MSW、スクールカウンセラー、社会福祉士と連携して支援を行う。
15. 患者や家族のニーズや暮らしに応じてソーシャルサポートを紹介し、調整する。

▶教育計画

1. 患者、家族に自尊感情が回復するには時間が必要なので焦らず休養するように説明する。
2. ノートに書く、絵に表す、日記をつける、自分の好きなことに集中するなど、感情表出することの必要性を説明する。
3. 家族やキーパーソンに患者の状況や面会時の対応の方法について説明し協力を得る。
 - 患者に受容的に接し、患者の否定的な考えを受け入れ、批判したり、「がんばって」などと励まさないこと。
 - 詮索的な質問や論理的な説得は避けること。
4. 自分自身のよい面をみつけることの大切さを説明する。
5. ソーシャルサポート（MSW、臨床心理士・公認心理師、医療相談室、地域支援者）の活用方法を伝える。

ワンポイントレクチャー

自己効力感

自己効力感（セルフエフィカシー：self-efficacy）とはバンデューラ（Bundura A）が提唱し「ある課題を達成するために必要な行動をどの程度うまく実行することができるかという確信」と定義されている[1]。特に自分自身で行動して、達成できたという体験は最も自己効力感が高まることである。自尊感情が低下している患者に自ら行動し目標達成できるように支援することは、行動変容につながり、さらに他者から肯定的なフィードバックを受けることで自己存在価値を認め、自尊感情が高まると言える。

情報源	自己効力を高める情報	自己効力を下げる情報	方略
遂行行動の達成	●自分で行動し達成できたという成功体験の累積	●失敗体験の累積 ●学習性無力感	●行動形成（シェイピング法） ●ステップ・バイ・ステップ法
代理的経験（モデリング）	●自分と同じ状況で、同じ目標をもっている人の成功体験や問題解決法を学ぶ	●条件のそろっている人ができているのを見聞きする	●モデリングの対象を選ぶ ●方法論を教える
言語的説得	●専門性に優れた魅力的な人から励まされたり褒められたりする ●きちんと評価される ●言葉や態度で支援され、「信じられている」「認められている」と感じる ●課題となっている行動を推奨する文化（社会的雰囲気）がある ●自己暗示をかける	●やっていることを認めてもらえない ●一方的に叱責される ●無関心を示されたり無視されたりする	●契約書（相互契約の確認書）を取り交わす ●クライアント自身がアクションプランを立てるのを援助する ●アドボカシー ●自己強化
生理的・情動的状態	●課題を遂行したときに、生理的・情動的に良好な反応が起こり、それを自覚する ●「できない」という思い込みから解き放たれる	●疲労、不安、痛み、緊張、空腹 ●マイナスの思い込み	●気づきを高める ●思い込みを論破する ●リラクセーション ●ポジティブシンキング ●リフレイミング

安酸史子：糖尿病患者のセルフマネジメント教育：エンパワメントと自己効力 改訂２版．メディカ出版，大阪，2010：133．より一部改変
安酸史子，鈴木純恵，吉田澄恵編：ナーシング・グラフィカ 成人看護学③ セルフマネジメント 第４版．メディカ出版，大阪，2022：66．

1．Bandura A：Social learning theory. Pearson Education Company, 1977：80. より引用

ボディイメージ混乱

【NANDA-Iの定義】身体的自己に否定的な心象のある状態

解釈

ボディイメージとは、その人が自分自身の身体について持つ自己イメージであり、自己概念の構成要素の１つである。自己概念の構成要素には、「その人の力に対する感覚、他者による受容と評価、そして身体的、知的、社交的広がりの能力が含まれる。自己概念は一生を通して他者の評価や人間関係に影響される」[1]といわれている。

ボディイメージの発達は、「小児期や思春期で終わるものではなく、一生を通じて発達し変化しつづけていくものである。思春期や老年期など身体的外観が変化する時期は、自分のボディイメージをそれに合わせて変えようとし、その変化を自己概念全体のなかで統合しようとする」[2]といわれている。

「ボディイメージ混乱」とは、上述のように、「身体的自己に否定的な心象のある状態」[3]と定義され、脱毛や容貌の変化、四肢切断などの外観的変化や、生殖器や性別にかかわる臓器の摘出などの機能の変化によって、自己概念が障害を受け、否定的な反応を示している状態をいう。

看護介入は、患者の持つボディイメージの変容に対する認知と混乱の程度をアセスメントし、信頼関係を深めながら、身体の外観や構造・機能が変化してもあなた自身は変わらないという自己概念を尊重したメッセージを送り続けることが重要である。また、外観の変化や機能の喪失のみに着目するのではなく、それらが心理・社会的にどのように影響しているかをアセスメントする必要がある。そして、患者がボディイメージの変容に折り合いをつけながら、自分らしい新たな生活スタイルを獲得できるよう援助することが重要である。

▶〈ボディイメージ混乱〉診断指標（筆者らによる）

□身体に対する否定的な感情、抑うつ症状
□身体の変化を観察できない
□身体の変化を認めない
□失った部分を受け入れられない
□身体の変化に対する非言語的反応
□感じている身体の変化に対する

1．ルース・F.クレイブン，コンスタンス・J. ハーンリー編著，藤村龍子，中木高夫監訳：基礎看護科学．医学書院，東京，1996：362．より引用
2．石川稔生他監訳：クリニカルナーシング１　看護診断．医学書院，東京，1991：286．より引用
3．T.ヘザー・ハードマン，上鶴重美，カミラ・タカオ・ロペス原書編集，上鶴重美訳：NANDA-I 看護診断 定義と分類2021-2023 原書第12版．医学書院，東京，2021：338．より引用

非言語的反応

□自分の身体を避ける行動
□身体の一部を隠す
□身体の一部に触れない
□身体の一部の過度な露出
□身体の一部に名前をつける
□失った身体の一部に名前をつける
□変化にとらわれる
□喪失にとらわれる
□過去の外見・機能・体力にとらわれる
□他者による反応に恐怖を抱く
□社会的なかかわりの変化

▶よく使用する事例

- 下肢および上肢切断をした患者。
- 抗がん薬治療や放射線療法の副作用で脱毛がある患者。
- ストーマを造設した患者。
- 顔面神経麻痺、眼球摘出、顔面や頭部の手術により顔貌や頭部が変形した患者。
- 乳房切除をした患者。
- 副腎皮質ホルモン療法の副作用で肥満、多毛、ムーンフェイスなど外観上変化をきたした患者。
- 目に見える部位に薬疹や蝶形紅斑などの皮疹が出現した患者。
- 治療上、目立つ装具を装着している患者。
- 生殖や排泄の機能が障害される手術を受けた患者。

▶効果があった事例

- ストーマ造設術や乳房切除術を受ける患者に対して、術前に手術を経験した同じ悩みを持つ患者を紹介し、患者同士が交流すること[注1]、ボディイメージの変化を受け入れることができた。
- ストーマ用品やリマンマ製品、その他の装具を紹介することで、スムーズにボディイメージの変化を受容できた。
- 脱毛が予測される抗がん薬治療を受ける患者に対して、脱毛が始まる前にウイッグを使用してボディイメージの変化を受容することができた。

▶使用上の注意点

- 「ボディイメージ混乱」と「悲嘆」で迷う場合がある。身体の麻痺、失語、身体の一部を失うといった突然の喪失が自我に与える影響は大きく、強烈な不安やショック、パニックなどの危機的状況に陥りやすい。この場合は、「ボディイメージ混乱」より、「悲嘆」を用いて対応

注1：患者会は全国規模のものから、各地域規模のものまでさまざまである。情報センターから検索したり、医療機関や保健所で紹介してもらうことがよい。

する。

基準看護計画〈ボディイメージ混乱〉

▶看護診断と要因

#[※]に関連したボディイメージ混乱	※乳房切除、ストーマ造設、四肢切断、開頭術後の頭部骨欠損などの身体の一部の喪失や身体機能の喪失 ※眼球摘出や喉頭摘出などの身体の機能の喪失 ※抗がん薬や放射線療法の副作用による脱毛・皮膚障害 ※顔面神経麻痺や皮疹、紅斑、瘢痕、母斑などの容貌の変化 ※ステロイド内服によるムーンフェイスやざ瘡に伴う顔貌や容姿の変化 ※甲状腺腫脹、眼球突出、るいそう、末端肥大などの容貌や容姿の変化 ※神経性過食、神経性食思不振による外観の変化 ※装具や義肢装着による外観の変化 ※ソーシャルサポートの不足 ※介護者の理解の不十分さ ※ヘルスリテラシーの低下に伴う情報獲得困難

目 標

- 外見上の変化や機能の喪失について、思いを言葉に出して言える。
- 患者会に参加し他者との交流を持つことで、悩みが言えたり、相談することができる。
- 外見上の変化や機能の喪失を受け入れ、セルフマネジメントができる。

▶観察計画

1．ボディイメージの障害を起こしている原因。
- 疾患・治療内容。
- 外見の変化（機能の低下状況、喪失状況）。
- 自尊感情に関係する変化：顔面や手、発声、生殖、排泄の機能障害。
- 生活様式や習慣の変化：生活様式、食生活、言語様式、性行動。
- 社会的役割の変化：仕事や役割が継続できなくなるなど。

2．自己についての表現や表情、動作など。

- ボディイメージの変化についての言語的表現（とまどい、劣等感、悲しみ、自信喪失、絶望感）。
- ボディイメージの変化についての非言語的表現（変化した部位を見ることの拒否や過度の顕示、コミュニケーションの拒否）。

3．言動による感情状態：身体の離人化、緊張、不安、抑うつ、怒り、敵意、疲労、混乱。
4．手術後の疼痛やしびれなどの知覚変化によるネガティブな感情への影響。
5．外見上の変化、性機能の変化、社会的役割、ライフスタイルの変化に対する受容や疾患の認知（理解および受け止め）。
6．これまでの危機的状況での対処方法。
7．睡眠状況、食欲、食事摂取状況。
8．セルフケア能力（できること、できないこと）。
9．ヘルスリテラシーの程度。
10．活動範囲、他者との交流状況（趣味や望んでいること）。
11．家族間の関係性と協力体制、キーパーソンの有無。
12．ソーシャルサポート（情緒的、道具的、情報的、評価的）の活用状況。

▶ケア計画

1．ボディイメージの変化を受け入れられるよう、患者・家族に関心を寄せてねぎらう。
2．ボディイメージの混乱の原因と程度をアセスメントする。
3．プライバシーが保て、感情を十分に表出できるような環境をつくる。
4．ストーマ造設や乳房切除などの場合は、術前からイラスト・DVDなど視覚的教材を用いて術後の変化をイメージしてもらう。
5．同じ経験を持つ患者や患者会などを紹介する。
6．不安や不満、ボディイメージに対する反応を記録に残し、医師にも報告し、情報を共有化する。
7．患者の身体状況や趣向に合ったリラクゼーションを勧める。
8．身体の一部の喪失、または機能の喪失に対してADLを援助する。
- できるだけ早い時期から、リハビリテーションの計画を立てて開始する。
- 機能訓練士や理学療法士と連携しながら援助する。
- 適切な補助・補正用品を紹介する。

例）乳房切除時：リマンマ製品。
　　顔面・頸部の変形・欠損：化粧品、サングラス、マスクなど。

●セルフケアを促進させる（服装や結髪、清潔に関して援助）。

9．抗がん薬治療などに伴う脱毛に対して援助する（★医療者が行うアピアランスケアの方法 p.390参照）。

●脱毛や発毛の時期について正しい知識を提供する。

●どの部分に脱毛が起こるか説明する。

●脱毛が著明なときには、粘着テープを用い早期に除去する。

●ウイッグ、帽子、スカーフなどの着用を勧める。

●選ぶ基本の３要素「自分に合った予算」「かぶり心地」「似合うと思える」を説明する。

●過度の洗髪やブラッシングを避け、脱毛を最小限にする。

●眉毛・まつ毛の脱毛の場合、化粧品の使用や眼鏡をかけるカモフラージュ方法などがあることを説明する。

10．抗がん薬治療などに伴う皮膚および爪の変化に対して援助する。

●患者が行っているスキンケア習慣について十分な聞き取りを行う。

●皮膚を乾燥させる、あるいは傷をつけるなどの肌のバリア機能を低下させる可能性のある製品・行為については、見直しを勧める。

●日焼け止めを塗ることを勧める。

●長袖の着用を勧める。

●爪に現れる症状（爪の変化・変色、爪囲炎）について正しい知識を提供する。

●爪の周りまでしっかり保湿をすることを勧める。

●マニキュアを塗ったり、テープなどで爪を保護することを勧める。

11．幻肢痛の訴えがあった場合は否定をしないで受容的態度で接する。

12．ヘルスリテラシーが低下している場合は、情報の獲得方法などを提案し、選択できるようにする。

13．社会との交流が持てるように支援する。

14．患者や家族のニーズや暮らしに応じてソーシャルサポートを紹介し、調整する。

▶教育計画

1．退院後の暮らしで気がかりなことを明らかにし、伝えることの必要性を説明する。

2．患者会などでネガティブな感情を表出し共有することは、ポジティブな感情を保つことに有効であることを説明する。

3．退院後には身体症状に過敏にならないように適切な気分転換活動を行うことを勧める。

4．ボディイメージの変化を受け入れるには、長い時間が必要なことを家族に伝え、希望を持って支援し続けることの重要性について説明する。

ワンポイントレクチャー

医療者が行うアピアランスケアの方法

● 外見への介入

皮膚科や形成外科の治療、エピテーゼなどの補綴物の利用、ウイッグ・化粧・被服などを使った整容的な方法を用いたケアやその情報提供。美しくなることではなく、自分らしく、また社会生活しやすい外見を目指す。そのために、あえて外見への介入をしないという選択も含む。

● 心理的な介入

外見や自分自身、他者との関係、社会場面等についての認知の変容を促し、心理的な負荷を軽減する。

● 社会的な介入

外見変化後の対人行動やコミュニケーション方法を助言したり、場面のシミュレーションを行うなど、周囲との人間関係を保ち、安心して社会の中で生活するための方法を検討する。

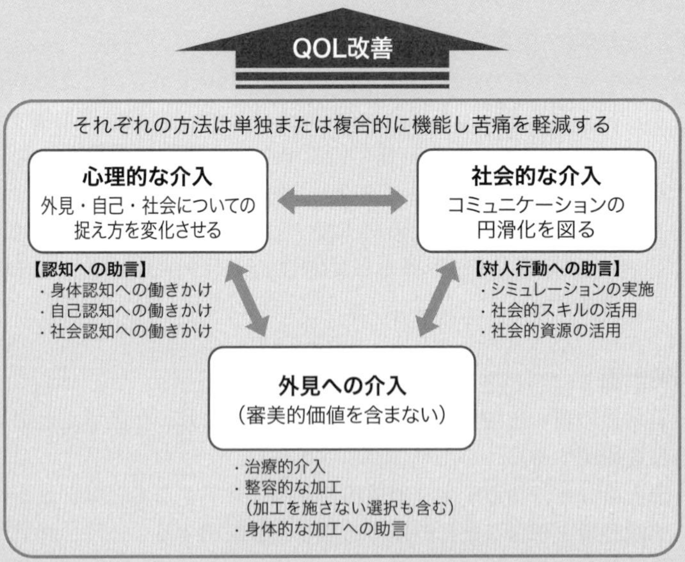

藤間勝子：アピアランスケアの現状と課題（厚生労働省 第84回がん対策推進協議会資料）. 2022.
https://www.mhlw.go.jp/content/10901000/001005568.pdf（2024年２月２日）

8

役割―関係パターン

言語的コミュニケーション障害

【NANDA-Iの定義】象徴（シンボル、記号）システムを受け取る・処理する・伝える・用いる能力のいずれかあるいはすべてが、低下・遅延・消失した状態

解釈

コミュニケーションとは、「伝える、分かち合う、あるいは共有する」という意味のラテン語からきた言葉であり、言葉の意味としては、「話すこと、しぐさ、書くことなどによって、情報や信号やメッセージを与えること、あるいは与えたり受け取ったりすること」といわれている[1]。

効果的なコミュニケーションは、２人以上の人の間で互いに情報（思っていることや考え方、感情、認識）を交換する相互作用の過程である。他者と理解し合うことは人間の基本的欲求であり、コミュニケーションは患者に孤独ではない、話を聞いてくれる人がいるという安心感を与える。反面、コミュニケーションの不足は不満や怒り、敵意、抑うつ、おそれ、困惑、孤独感を引き起こす。

「言語的コミュニケーション障害」とは、相手の伝達を聞いてその意味を認識し、そのことに対して言語を用いて相手に伝え返すという範囲で何らかの支障（低下、遅延、消失）をきたしている状態をいう。

看護介入は、患者の伝達に関する能力をアセスメントしたうえで、患者の思いを受け止め、患者・家族とともに一番望ましい伝達方法をみつけ、その伝達方法で意思の疎通が図れているか、常に確認していくことが重要である。

▶〈言語的コミュニケーション障害〉診断指標（筆者らによる）

《認知機能指標》

□コミュニケーションの理解が困難
□選択して傾聴するのが困難
□見当識障害（時間・場所・人物）
□書字障害
□適切な情報が入らないこと（かやの外）

《言語機能指標》

□話すことができない
□構音障害
□麻痺性構音障害
□失語症
□失読症
□失書症
□吃音
□発声困難

1．アーネスティン・ウィーデンバック，キャロライン・E・フォールズ著，池田明子訳：コミュニケーション―効果的な看護を展開する鍵．日本看護協会出版会，東京，1979：2．より引用

□発話量の低下
□発話速度の低下

《身体的機能指標》
□身振りを使った表現が困難
□表情を使った表現が困難
□アイコンタクトの欠如
□視覚欠損

《心理的機能指標》
□コミュニケーションの維持が困難
□介護者と同じ言語を話せない
□社会的交流に参加する意欲の低下
□他者との交流の確立が困難
□話したくない

▶よく使用する事例

- 気管挿管や気管切開のために発声できず情報の伝達が困難な患者。
- 脳出血や脳梗塞などで前頭葉ブローカ野の障害により運動性失語がある患者。
- 重症筋無力症などの神経疾患で、筋力の低下により話す能力が減退している患者。
- 難聴などの聴覚障害があり、相手の言葉が聞こえにくいため会話が成立しない患者。
- 顎間固定や口腔内の炎症が強く、開口ができないことにより発語が困難な患者。
- 日本語が理解できないことから、相手と情報交換ができない患者。

▶効果があった事例

- 脳梗塞などの構音障害のため発声できない患者に対して、言語聴覚士と協力して、ゆっくり話したり筆談を行ったりしてその患者に適したよりよい伝達方法を見いだし、意思の疎通を図ることができた。
- 難聴などの聴覚障害がある患者に対して、「足を動かしてください」など、よく使う単語を書いたカードを作成し、活用することで伝達がスムーズになり、医療者や家族とコミュニケーションがとれるようになり、患者のストレスが軽減できた。
- 喉頭摘出患者に対して人工喉頭の使用や食道発声法を紹介し、発声練習をしたことで、再度言語的コミュニケーションが獲得できた。
- 日本語が話せない患者に対して、理解しやすい言語をみつけたり、ジェスチャーや単語、絵を描いたカードを作成する、通訳などの有効な手段を用いることでコミュニケーションが図れた。

▶使用上の注意点

- この基準看護計画では、臨床でよく遭遇する「言語的コミュニケーション障害」のみを取り上げている。

- 「言語的コミュニケーション障害」と「不安」で迷う場合がある。不安が強く、コミュニケーションがうまくとれない場合は、「不安」を用いて介入する。

■失語症の種類

ブローカ失語（運動性失語）	他人の会話は理解することができるが、自分からの発話は少なくなり、話し方はたどたどしく流暢ではなくなる。書字や書き取りも障害される
ウェルニッケ失語（感覚性失語）	自分からの発話は多く、話し方は流暢だが、錯語と喚語困難で意味のわからない発話がみられる。相手の話す言葉は理解できない
超皮質性運動失語	自分からの発話は低下するが、復唱が保たれる
超皮質性感覚失語	言葉の意味が理解できない。発話は流暢だが、オウム返しの回数が多くなる、錯語がみられる
伝導失語	言語の理解、発話はほぼ通常だが、言葉の音を聞き間違える。発話する言葉を忘れてしまい、復唱できない
全失語	すべての言語機能が重篤に障害される

基準看護計画〈言語的コミュニケーション障害〉

▶看護診断と要因

#[※]に関連した言語的コミュニケーション障害	※手術や治療による会話不能（気管切開、気管挿管、喉頭摘出、顎骨固定など） ※疾患による構音障害 ※運動性失語や感覚性失語による会話不能 ※聴覚障害があるため相手の言葉が理解不能 ※難聴があり、聞こえないことで正しく現状が理解不能 ※情緒障害による言語理解力低下、言語発達の遅延 ※慣れない方言、外国語 ※ソーシャルサポートの不足

目 標

- 自分の意思が表現できる。
- 自分に合ったコミュニケーション方法をみつけることができる。
- 自分に合ったコミュニケーション方法で意思を表現することができる。

▶観察計画

1. コミュニケーション能力（★大脳皮質の機能 p.507参照、★脳神経の機能 p.509参照、★失語症の種類 p.394参照）。
   - 認知：理解力の程度、見当識障害の有無、口の動き、ジェスチャーや手話による意思伝達。
   - 言語：言語表出困難と程度、外国語がわからないなど。
   - 身体的：失語症や構音障害の程度、難聴、補聴器の有無、視覚障害、声帯の麻痺、口腔の奇形や変形の程度、呼吸困難の有無。
   - 心理的：精神状態（喪失体験による危機的状況）、発達に応じた言語行動か、周囲との交流、他患者とのコミュニケーションの状態。
2. 表情、視線の動き。
3. 聞き取りやすい音、声の大きさ。
4. 日常会話にはどんな言語を用いているか。
5. コミュニケーションのキーパーソンは誰か（誰を介してコミュニケーションをとっているか）。
6. 日常よく使用するコミュニケーションツール。

7．病気や治療の認知（理解および受け止め）。
8．不安やストレスの有無。
9．ソーシャルサポート（情緒的、道具的、情報的、評価的）の活用状況。

▶ケア計画

1．突然の発症によりコミュニケーション手段を喪失した場合は危機的状態であるため、心理状態をアセスメントし、危機プロセスに沿って介入を行う。
2．患者と話すときには、正面を向いてはっきりと明瞭に話し、話しかけられたときは、理解しようと努力していることを示す（わからないことは、聞き返せるような雰囲気をつくる）。
3．コミュニケーションの障害の程度をアセスメントし、聴力や理解力を増強する因子を見いだす。
4．身近な家族の情報などにより、患者のサインの意味を把握する。
5．コミュニケーションのための他の方法を患者とともに選択し、提供する（★コミュニケーション支援用具 p.398参照）。
   - 紙と鉛筆、文字盤、手信号、パソコンなどの電子媒体、補聴器、まばたき、うなずき、など。
   - ホワイトボード、筆記用具、会話のためのカードを常に患者の手もとに置き使用する。
6．ゆったりと会話のできる雰囲気をつくる。
7．短い答えや、うなずきですむ質問をする。
8．ナースコールでの応対はしない、また、ナースコールの受信機には患者が難聴であることがわかるように明示する。
9．コミュニケーションがとりやすいように静かな環境をつくる。
10．発声することをストレスに感じている場合は、患者が安心できる人（家族、キーパーソン）とともに、自然な発声ができるようリラックスできる雰囲気をつくる。
11．言語聴覚士と連携し、患者のペースに合わせて焦らずに文と文の間で休憩するなどゆっくりと発声練習を進める。
12．コミュニケーションを深めるために、タッチングやジェスチャーを用いる。
13．難聴の場合は、聴覚のよい側から話しかける。
14．高齢者は高音が聞き取りにくいため、低い声で話しかける。
15．手術のための挿管、喉頭摘出などあらかじめコミュニケーションの障害が予測されるときはコミュニケーション手段を選択し、術前から練習する。

16. 気管内挿管、気管切開術など一時的にコミュニケーションが障害される場合は、その旨を説明し安心感を与える。
17. コミュニケーションがとれる人に面会に来てもらうように連絡し、コミュニケーション方法を確認し、他者でも行えるようにする。
18. 患者の自尊感情を傷つけないように場所を考慮し、じっくりコミュニケーションを行う。
19. コミュニケーションツールを使用して、理解できたかを常に確認する。
20. 患者や家族のニーズや暮らしに応じてソーシャルサポートを紹介し、調整する。
   - 言語聴覚士など専門家や患者会を紹介する。

▶教育計画

1. わからないことは遠慮なく伝えてほしいことを説明する。
2. 話す速度をゆっくりにし、言葉を一つひとつはっきりと発音するように説明する。
3. 言語的コミュニケーションが困難な場合、電子媒体の使用、メッセージの筆記、絵を描くなどの方法を説明する。
4. 家族には、患者と話すときは、正面を向いてはっきり話すように説明する。
5. 患者や家族とともに、使いやすいコミュニケーション手段を選択することの重要性を説明する。
6. 家族には時間がかかることや、じっくり焦らずにかかわることの必要性を説明する。
7. コミュニケーションに困ったときは、適切な専門家に相談することの必要性を説明する。
8. 災害への準備と携帯するもの。
   - 被災地で利用できそうな絵文字集（簡単な文例を含む）の準備と携帯。

■コミュニケーション支援用具

文字盤	50音表を指し示したり、介助者が指し示した文字を、うなずきやまばたきで確認して文字をつづることで会話をする道具	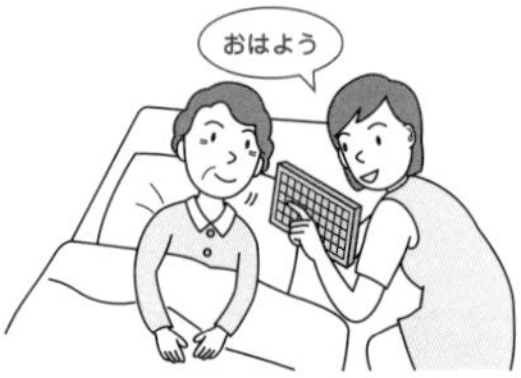
携帯用会話補助装置・意思伝達装置	キーボードやスイッチを押して単語や文章をつづって発声させる装置	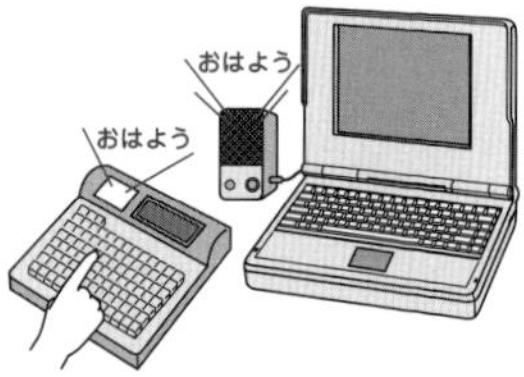
筆談のための道具	子ども用のお絵かきボード。書き消しができるので、難聴者との筆談に有効	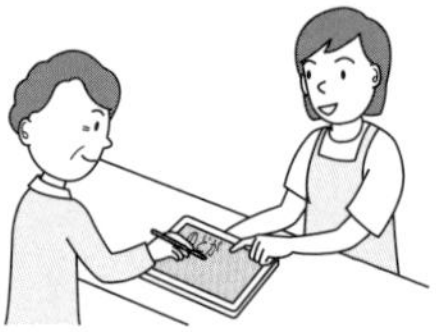
パソコンの利用	指先の震えや麻痺のためにキーボードが使いにくい場合、キーボードに穴あきカバー（キーボードカバー）をつける。マウスが操作しにくい場合は、押しボタン式のマウスを利用する	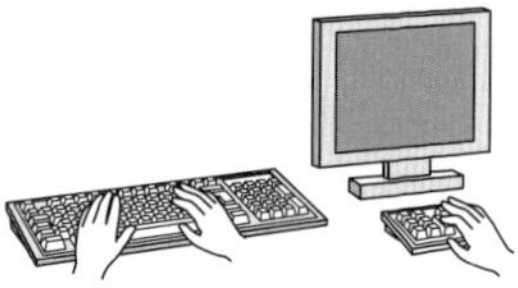
助聴器	プラスチックの管を通して、声をよりよく伝える道具。周りの雑音に左右されにくく、相手の表情を見ながら話ができる	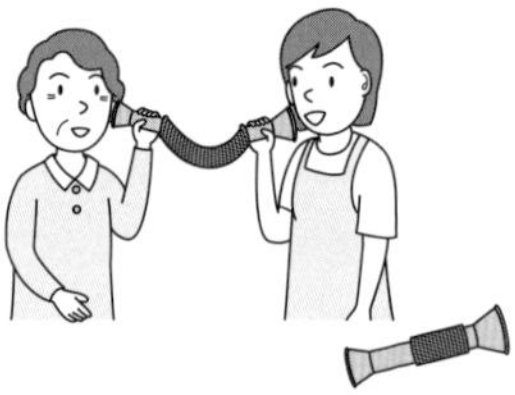
いろいろなスイッチ	手で操作するだけでなく、足や顔で押すボタンや、身体機能に合わせて声、息、まばたきなどで操作するスイッチがある	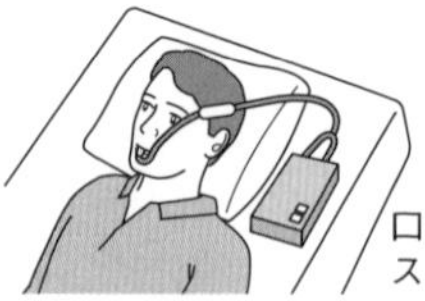
拡大読書機	30倍程度まで拡大可能。ルーペに比べれば、広い視野が得られ、コントラスト調整機能などがついている。据え置き型と携帯型がある	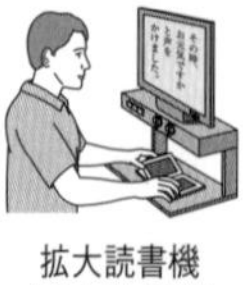 拡大読書機（据え置き型） 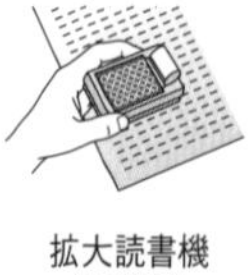 拡大読書機（携帯型）

財団法人テクノエイド協会：コミュニケーション支援用具 福祉用具シリーズVol.11．より改変して引用
http://www.thechno-aids.or.jp/research/vol11.pdf（2024/1/26アクセス）

家族機能破綻（家族機能中断）

【NANDA-Iの定義】家族機能の連続性が途切れ、家族メンバーのウェルビーイングを支えることができない状態

解釈

　家族とは、絆を共有し、情緒的な親密さによって互いに結びつき、家族の構成員として互いに認め合っている２人以上の人々と定義されている。日常生活において、お互いに責任と義務を果たし影響を受けながら、成長していく集団である。また、家族は地域社会の下位システムとして、社会と密接なかかわり合いを通して存在し、影響しあうものである[1]。家族成員の関係は結婚、血縁、同居を問わず、家族員であると自覚している人々の集団であり、ペットも含まれる。家族機能とは、個人、家族、社会との関係において家族が果たしている機能である[2]。

　「家族機能破綻」とは家族関係と家族機能の両方またはいずれか一方の変化した状態[3]であり、通常なら支え合っている家族が、以前有効であった家族機能に対して脅威となるストレスを経験している状態、またはその危険性の高い状態をいう。

　看護介入は、家族の中で何が起こっているのか、問題により家族の一人ひとりがどのような影響を受けているのか、その家族の発達段階、価値観、家族の構造・機能、病気のとらえ方などをアセスメントする。そして家族とのパートナーシップを構築しながら、家族の絆が強まるように支援し、その家族の強みを生かし、その問題に対する解決策を家族自身が自らみつけ、対処することができるように援助していくことが重要である。

▶〈家族機能破綻〉診断指標（筆者らによる）

《家族機能指標》

□コミュニケーションパターンの変化
□家族間で解放的に意思を伝達することの変化
□情緒的なサポートの減少
□親密さの変化
□家庭内対立（価値・信念）における解決方法の変化
□問題解決への関与の変化
□人間関係の変化
□家族の満足度の変化
□身体化（不安やストレスの身体症状としてのあらわれ）の変化

1．山崎あけみ，原礼子：家族看護学 19の臨床場面と8つの実践例から考える．南江堂，東京，2008，3より引用
2．山崎あけみ，原礼子：家族看護学（改訂第３版）臨床場面と事例から考える．南江堂，東京，2023，186．より引用
3．T.ヘザー・ハードマン，上鶴重美原書編集，日本看護診断学会監訳，上鶴重美訳：NANDA-I 看護診断 定義と分類2015-2017 原書第10版．医学書院，東京，2015：306．より引用

□情緒不安定
□ストレス解消行動の変化
《役割指標》
□割りあてられた仕事の変化
□意思決定への関与の変化
□慣習（しきたり）の変化

《地域との連携指標》
□ケア提供者から援助を適切に求めることや受け入れることができない
□近所付き合いの変化

▶よく使用する事例

- 一家の大黒柱の入院の長期化により、家族に経済的負担がかかり、家族機能が果たせなくなった家族。
- 子どもの入院の場合など付き添いを必要とするとき、家庭に残されたきょうだいの情緒が不安定になるなどの影響がある家族。
- 子育て期にある親が治療の副作用により、家でも寝てばかりいることで子どもが親にして欲しいことを我慢してしまい、子どもの情緒が不安定になる場合。
- 終末期にある患者の治療を、在宅で受けるか病院で受けるか、意思決定にゆれる家族。
- 高齢の夫婦で、配偶者が入院したとき、周囲の家族の協力が得られない場合。
- もともと家族関係が希薄であり、介護力の低下している家族。

▶効果があった事例

- 長期入院が必要な患児の家族に対して、面会時など積極的にコミュニケーションを持ち、家族の状況を把握して一緒に問題解決の方法を考えることができた。
- 治療上患児の病状で付き添いが許可された家族に対して、児のそばを離れることができるように調整をしたことで、家庭で過ごす時間が増え、残されたきょうだいとのかかわりが持てた。
- （子育て期にある）がん患者の情緒面のみならず、家族側の思いや葛藤を傾聴し、現在の患者の状況を正しく伝えることで家族が安心して患者のそばにいることができるようになった。
- 病状を共有していない家族に対して、医師から家族全員へ病状や治療の必要性を説明してもらうよう調整したことで、家族員が同じ目標に向かってそれぞれの家族の役割を遂行し、家族の関係性が強まった。
- 医療者に攻撃的になっている終末期患者の家族に対して、家族の発言や表情、行動の意味を考え、危機理論を用い支援方法を考えたことで家族機能が円滑となった。

- 高齢の夫婦で、在宅で認知症の介護を行う配偶者に対して、MSWと協力し社会資源の導入や認知症に対する家族会を紹介することで、配偶者の介護負担とストレスを軽減することができた。

▶使用上の注意点

- 「悲嘆」と「家族機能破綻（家族機能中断）」で迷う場合がある。家族がそれぞれの力を発揮できるよう介入する場合は「家族機能破綻（家族機能中断）」、家族の危機的・衝撃的な状況では「悲嘆」を用いて対応する。

■ 核家族の発達段階と基本的発達課題

発達段階	基本的発達課題
新婚期 （結婚から第１子誕生まで）	・双方の出生家族から自立し、新しい生活様式を築き上げる ・出生家族とのかかわりを維持しつつ、夫婦としての絆を深める ・双方の親族や近隣との新たな社会関係を築く
養育期 （乳幼児をもつ家族）	・育児という新たな役割を獲得し、乳幼児を健全に保育する ・夫婦という二者関係から、子どもを含んだ三者関係への変化を受け入れ、新しい生活のあり方を再構築する ・家事・育児の分担に関する夫婦のルールを築く ・必要に応じて保育サービスなどの社会資源を活用する ・祖父母と孫との関係を調整する
教育期（前期） （学童期の子どもをもつ家族）	・子どもに大切な家族の一員であるという感覚を与え続けながら、子どもの社会性の発達を促す ・子どもが自分の手元から離れる不安や心配を乗り越え、学校生活や友人関係で子どもが直面する問題の解決に適切な手助けをする ・学校などの地域社会とのつながりを強化する
教育期（後期） （10代の子どもをもつ家族）	・子どもの自由や責任を認め、開放的なコミュニケーションに努め、子どもと親との間にゆるやかな絆を形成する ・子どもからの拒絶を受け入れることを学ぶ ・次第に焦点を子どもから配偶者に移し、夫婦を基盤にした将来の家族の発達段階の基礎を築きはじめる ・両親は、生活習慣病の予防に努める
分離期 （子どもを巣立たせる時期）	・親離れ、子離れにともなう喪失感を克服し、親子が並行してこれらの課題を達成する ・子どもが巣立った後の老後の生活に向けて、生活設計を具体的に検討する ・更年期障害や生活習慣病のコントロールに努める

（次頁につづく）

（つづき）

充実期 （夫婦二人暮らしの時期）	・夫婦が新たに出会い直し、夫婦の関係性を強化する ・加齢にともなうさまざまな変化を受け入れ、無理のない新しい生活スタイルを構築する ・地域活動に参加し、これまでの豊かな生活経験を社会的に活かす ・子どもの配偶者やその親族などとの新たな関係を構築する ・老親の介護問題に夫婦で取り組む
完結期 （配偶者を失ったあとの時期）	・配偶者を失った喪失の現実との折り合いをつける ・一人で暮らす生活や新たに同居し始めた子どもたちとの生活に適応する ・他者からの支援を受けるという新たな体験を通じて社会性を維持・拡大させる

渡辺裕子：家族看護学を基盤とした在宅看護論Ⅰ（概論編）第４版．日本看護協会出版会，東京，2018：105より引用

■多様な家族ライフスタイルとその発達課題

これからは自分のライフスタイルは自分で設計するという考え方が強まり、標準的な家族の発達段階から選択的な家族発達段階となる傾向がますます強くなることが予想される。

①結婚しない人
　個人の発達課題を達成する
　親やきょうだいとのつながりを大切にする
②子のない夫婦
　夫婦間のつながり（絆）を大切にする
　個人の発達課題を重視する
③離婚した家族
　片親の欠如した家族関係を再構築する
　子育ての課題を片親で担う
　性役割（父親、母親モデルの欠如）を補完する
　ソーシャルネットワークを十分に活用する
④再婚した家族（Blended Family）
　新しい家族メンバーに適応する
　新しい家族関係（夫婦関係、親子関係、親族関係）を構築する

鈴木和子，渡辺裕子，佐藤律子：家族看護学：理論と実践 第５版．日本看護協会出版会，東京，2019：50．

■ 家族システムの構造

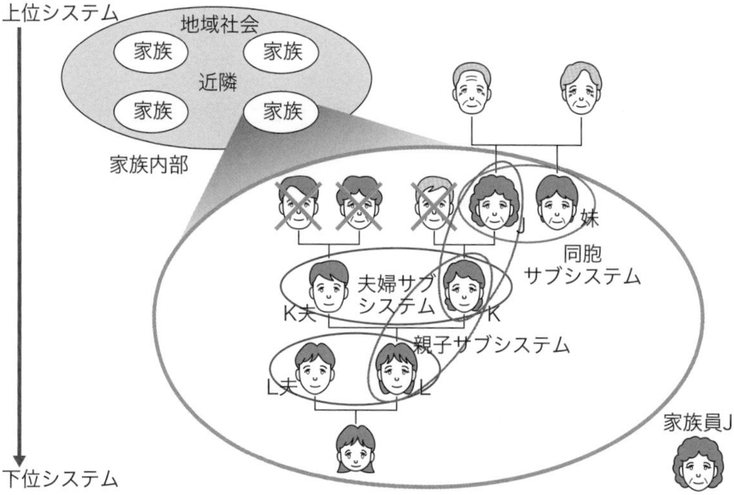

家族は、社会や地域という大きいシステムの１つの構成単位であり、さらに家族の中に、夫婦、親子、きょうだい、祖父母と孫のようなサブシステムを含む。さらに家族の一人ひとりが生命体としてのシステムを持っている。

山崎あけみ：システムとしての家族，看護学テキストシリーズNiCE 家族看護学（山崎あけみ，原礼子 編），改訂第３版，p.24，2022，南江堂より許諾を得て改変し転載

基準看護計画〈家族機能破綻（家族機能中断）〉

▶看護診断と要因

#[※]に関連した家族機能破綻（家族機能中断）	※長期入院による経済的問題 ※家族のケアの長期化に伴う体力の消耗や疲労感 ※遠方からの入院による家族間の交流不足 ※家族の急な発症や、入院によるライフスタイルの変化 ※入院による家族役割の変化に伴うストレス ※家族間の信頼関係の低下や協力の欠如 ※母親が子どもの入院に付き添うことによる残されたきょうだいの情緒不安定 ※家族内に複数介護が必要な人がいるなど過重な役割負担 ※ストレス(患者の疾患、将来への不安)の蓄積 ※ソーシャルサポートの不足

目標

- 家族成員一人ひとりが思いを表出できる。
- 家族がサポートしあい、円滑な関係を保つことができる。
- 家族成員一人ひとりが役割を持ち、協力することができる。

▶観察計画

1．患者の健康問題。
- 健康障害の種類。
- 日常生活能力（ADL、IADL）。
- 家庭内役割の遂行力。
- 経済的負担。
- 医師の治療方針。
- 予後・将来の予測。

2．家族の対応能力（構造的側面）（★家族像を形成するための情報収集の内容 p.407参照）。
- 家族構成（年齢、婚姻、出産、死別、養子、同・別居など）。
- 職業、社会的地位。
- 家族成員の健康状態（体力、治療中の疾患）。
- 経済的状態。
- ケア技術を習得する力。
- 住宅環境。
- 地域環境。

3．家族の発達段階。

4．家族の発達課題（★核家族の発達段階と基本的発達課題 p.401参照、★多様な家族ライフスタイルとその発達課題 p.402参照）。

5．家族の対応能力（機能的側面）。
- 家族内の情緒的関係：愛着・反発、関心・無関心。
- コミュニケーション：会話の量、明瞭性、共感性、スキンシップ、ユーモア。
- 家族の価値、信念、信仰。
- 役割構造：役割分担の現状、家族内の協力や柔軟性。
- 勢力構造：家族内のルールの存在・柔軟性、キーパーソン。
- 社会性：社会的関心度、情報収集能力、外部社会との対話能力。

6．過去の対処経験：今までどのように困難を乗り越えたか、意思決定を誰がしてきたのか。

7．家族の対応状況。

- 家族のストレスに対する適応能力。
- 問題解決能力。
- 健康問題に対する認識。
- 患者・家族成員のセルフケア能力（できること、できないこと）。
- 情報の収集。
- ソーシャルサポート（情緒的、道具的、情報的、評価的）の活用状況。

8．家族の適応状況（★家族システムの構造 p.403参照）。
- 患者（療養者）・家族の心身の健康状態の変化。
- 家族の日常生活の質の変化。
- 家族内の人間関係の質の変化。

9．不安の内容。
10．家族が患者の病状や将来についてどのように思っているか。
11．医療者に求めている内容（知りたい情報、してほしいケア）。
12．両親が患児と他のきょうだいとの接点についてどのように思っているか。
13．きょうだいの患児への思い。
14．親が病気（がんや神経難病など）になった場合
- 子どもの表情・ふるまい・発言内容。
- 子どもが親の病状や自分の世話などについてどのように思っているか。
- 親の子どもへの気がかりや心配、不安なことなど。

▶ケア計画

1．家族もケアの対象者であることをきちんと伝える（家族は第2の患者）。
2．面会時は名前を呼び、あいさつやねぎらいの言葉をかけることで家族にも関心をよせ、人間関係を良好にする。小児の場合には、きょうだいの名前を呼び、家族の一員としてねぎらう。
3．家族の表情、行動、言動を注意深く観察し、発達課題や関係性もふまえ、家族の状況をアセスメントする。
4．家族へ情報収集の目的を明確にし、プライバシーが保たれる環境で情報収集をする。
5．家族から得られた情報で看護介入が必要と思われたことは、医療者で共有しても良いか患者に確認する。
6．病状説明時には看護師も同席し、家族が病状を正しく認知（理解および受け止め）できるようかかわる。

7. 価値、信念を大切にしてかかわる。
8. 家族成員一人ひとりの思いやニーズを傾聴できるような機会を持つ。
9. 家族が行っていることの意義を評価し意欲を高める。
10. 患者と家族の絆を感じたときには、その場で肯定的なフィードバックを行う。
11. 家族の疲労が予測される場合は、日常生活が整っているか尋ね、早めに休養がとれるよう配慮する。
12. 病状や家族のニーズに合わせて、面会を考慮する。
13. 家族内の意思統一を図る。
    - 家族間で病状や目標の共通理解ができるように働きかける。
    - 家族員がそれぞれの役割を明らかにし、遂行できるように促す。
14. 必要時家族間で話し合う場を持つよう調整する。
15. 親ががんになった場合の子どもへの説明について。
    - 子どもの年代や理解の程度を踏まえて必要な情報提供などの支援をする（★子どもへの説明について p.406参照）。
16. 家族会を紹介したり、同じような状況にあるほかの家族とのかかわり、交流を促す。
17. 患者や家族のニーズや暮らしに応じてソーシャルサポートを紹介し、調整する。
    - 必要時、MSWや子どものケアが必要な場合は小児科医師などを紹介する。

▶教育計画

1. 入院時には家族に患者のみならず家族にも看護介入を行っていることを話し、困っていることやニーズを遠慮なく話してもらうように説明する。
2. 家族間の機能が支障をきたしている場合、あるいはその可能性が高い場合は、相談窓口や社会的支援の活用方法を説明する。

■子どもへの説明について

未成年の子どもをもつがんの親は、子どもに病気のことを伝えるか迷う、伝え方がわからないなどの悩みを抱えている。病気のことを子どもに伝えるかは本人の意向や家族関係などが影響するため、人それぞれである。しかし、家族システムにおいては、子どもも家族の一員であるため、子どもが蚊帳の外に置かれないようにきちんと説明が必要である

資料 「未成年の子どもがいるがんと診断された方へ病気について 子どもに伝える」
https://ganjoho.jp/public/support/communication/childlen/01.html 参照

ワンポイントレクチャー

家族システムの特徴

患者の病気は、家族メンバーに影響を及ぼし、あるときは混乱し、そして時とともに家族は変化する。そこで、下記の家族システムの特徴を知って家族ケアを行うことが必要である。

全体性	家族成員の変化は、必ず家族全体の変化となって現れる
循環的因果関係	家族成員の行動は、家族内に次々と反応を引き起こす
恒常性	家族システムは、内外の変化に対応して安定状態を取り戻そうとする
非累積性	家族の持つ力（機能）は、家族成員一人ひとりの機能総和以上になる
組織性	家族には、夫婦、きょうだい同士のように階層性と役割期待がある

■家族像を形成するための情報収集の内容

［1］ 健康問題の全体像

①健康障害の種類（診断名など）
②現在の患者の日常生活力（生命維持力、ADL、セルフケア能力、社会生活能力）
③医師の治療方針
④予後・将来の予測
⑤家族内の役割を今後も遂行できる可能性
⑥経済的負担

［2］ 家族の対応能力

A. 構造的側面
①家族構成（家族成員の性、年齢、同居・別居の別、居住地）
②家族成員の年齢
③職業
④家族成員の健康状態（体力、治療中の疾患）
⑤経済的状態
⑥生活習慣（生活リズム、食生活、余暇や趣味、飲酒、喫煙）
⑦ケア技術を習得する力
⑧住宅環境（間取り、広さ、設備）
⑨地域環境（交通の便、保健福祉サービスの発達状況、地域の価値観）

B. 機能的側面
①家族内の情緒的関係（愛着・反発、関心・無関心）
②コミュニケーション（会話の量、明瞭性、共感性、スキンシップ、ユーモア）
③役割構造（役割分担の現状、家族内の協力や柔軟性）
④意思決定能力とスタイル（家族内のルールの存在・柔軟性、キーパーソン）
⑤家族の価値観（生活信条、信仰）
⑥社会性（社会的関心度、情報収集能力、外部社会との対話能力）

（次頁につづく）

（つづき）

［3］ 家族の発達課題（育児、子どもの自立、老後の生活設計等）

［4］ 過去の対処経験（育児、家族成員の罹患、介護経験、家族成員の死等）

［5］ 家族の対応状況
①患者・家族成員のセルフケア状況
②健康問題に対する認識
③対処意欲
④情緒反応（不安、動揺、ストレス反応）
⑤認知的努力
⑥意見調整
⑦役割の獲得や役割分担の調整
⑧生活上の調整
⑨情報の収集
⑩社会資源の活用

［6］ 家族の適応状況
①家族成員の心身の健康状態の変化
②家族の日常生活上の変化
③家族内の関係性の変化

鈴木和子，渡辺裕子，佐藤律子：家族看護学：理論と実践 第5版．日本看護協会出版会，東京，2019：64．より引用

悲嘆／予期悲嘆

＊「NANDA-I 看護診断 定義と分類2021-2023」では「悲嘆不適応」

解釈

「悲嘆」とは、患者個人または家族が、（人、物、機能、状態、人間関係の）現実の喪失または喪失を感じていることに対する心理的社会的および生理的な反応などの、自然な人間の反応を体験している状態である。

人が喪失を乗り越え、それを受容するためには、その人自身が十分に悲しむこと、悲嘆作業（グリーフワーク）を十分にやりとげることが重要である。喪失に伴う悲嘆の反応は人によってさまざまであり、時間の経過によって変化するが、通常一連の過程をたどる。

悲嘆の過程には健全な適応へと向かう、一連の「正常な悲嘆」の過程と、悲嘆の過程が抑圧された「複雑性悲嘆」がある。また、喪失が予期される場合に、前もって悲しみ、悩む「予期悲嘆」がある。

「正常な悲嘆」の過程は、喪失と同時に衝撃、無感動、感覚鈍麻、そして否認が起こる。これらは急性の反応であり、防衛の一種として機能する。

突然の喪失を体験し、生前に患者を十分に介護できなかった自責の念を感じたり、気持ちを十分吐露できなかったりすると、悲しみがいつまでも持続し受け入れができない状態となる。このように悲嘆のプロセスが意識的あるいは無意識的に抑圧され、悲嘆作業が十分にあるいはまったく行われない場合、複雑性悲嘆が生じる。

「予期悲嘆」は、喪失が予期される場合、実際に喪失が起こる以前に喪失が起こったときのことを想定して嘆き悲しむことであり、前もって悲嘆、苦悩することによって喪失に対する心の準備が行われることをいう[1]。

看護介入は、悲嘆過程は順調に進むのではなく、エピソードに揺れながら行ったり来たりして進んでいくことを踏まえて、悲嘆の段階をアセスメントし、悲嘆作業が円滑に進むように、患者、家族と信頼関係を確立しながら、段階に応じた援助が重要である。

■悲嘆を乗り越える4つの課題（ウォーデン・J. W）[2]

1）喪失の現実を受け入れること
2）悲嘆の痛みを消化していくこと
3）故人のいない世界に適応すること
4）故人を思い出す方法を見出し残りの人生の旅路に踏み出す

1. 小島操子：看護における危機理論・危機介入 第4版．金芳堂，京都，2018：21-24．より引用
2. 悲嘆カウンセリング〔改訂版〕グリーフケアの標準ハンドブック 2022/3　誠信書房，J.W.ウォーデン著．山本力監訳

▶〈悲嘆／予期悲嘆〉診断指標（筆者らによる）

《衝撃：心理的ショックの時期》

□パニック行動

□絶望

□思考の混乱（判断や理解ができなくなる）

□言うことと行うことがバラバラである

□いつもしている行動ができなくなる（化粧や身支度など）。

□睡眠パターンの変化（不眠、中途覚醒、悪夢など）

□身体症状（疼痛、動悸、血圧上昇、呼吸症状、咽頭部の閉塞感、消化器症状など）

《防御的退行：自己を守ろうとする時期》

□無関心

□現実逃避（何かの間違いで起こっていると捉え､現実から逃避している）

□否認

□怒り（医療者などの他者に怒りをぶつける）

□抑圧

□願望思考（例：亡くなったのにもかかわらず幼稚園に迎えに行こうとする）

□非難

《承認：危機の現実に直面する時期》

□心理的苦悩（深い悲しみ）

□強い不安

□再度混乱（自分を責める、取り返しのつかないことになったと怒る、泣く）

□自己イメージの喪失と悲痛

□新しいことに興味を持つ（何かをしようと表現する）

《適応：状況に対処する時期》

□喪失の意味を明確にする（例：自分を介護から解放して、人生をもっと楽しみなさいと言ってくれているようだと話す）

□故人とのつながりを持ち続けている

□新しい価値観の構築

□救済を経験（例：自分の経験を生かし同じ苦しみを持つ人の話し相手や相談にのる）

□個人の成長（例：“人の助けのありがたさがわかった”などと言葉に出す）

《その他》

□安堵感に対する罪悪感

▶よく使用する事例

- 事故や、思いがけないできごとにより、身体の一部喪失や生命の危機的状況でパニックを起こしている患者、家族。
- 手術、特に切断術など外見上の形態の変形（四肢の切断、乳房切除術後、子宮摘出後、ストーマ造設など)、喪失を伴う治療を受ける患者。
- 疾患により身体の機能を喪失した患者。
- がんで告知を受けた終末期の患者と家族。
- 難病で病状の進行が予想される患者と家族。
- 奇形や障害を持った児を出産したことで、児を受け入れない状況にある家族。
- 予後がわずかと告知を受けた子どもを看取る家族。

▶効果があった事例

- 終末期の患者に対して、安楽な状態で最期が迎えられるように、早くから家族とかかわりを持つことによって、その人らしく生きることができた。
- 突然の外傷や心筋梗塞などで、パニックを起こしている患者と家族に対して、心理状態をアセスメントしながら介入したことで悲嘆作業が促進できた。
- 手術などで眼球の喪失、神経麻痺が予測される患者に対して、事前に術後の状態の説明を行い、精神面への援助をしたことで悲嘆作業が促進できた。
- 奇形児を出産し、ショックを受けている母親に対して、少しずつ触れる機会を増やしたことで、「この子に何かしてやりたい」という思いが聞かれ、一緒にケアを行うなどの悲嘆作業が促進できるような介入を行い、障害を持つ児を受け入れられるようになった。
- 逆縁で最期が近い家族が、病状の一進一退に気持ちが揺れながら過ごしているときに、危機の段階をアセスメントしてかかわったことで、家族が誰にも言えない辛い気持ちを医療者へ語ることができ、患者とともに穏やかな時間を過ごすことができた。

▶使用上の注意点

- 基準看護計画は「患者」と「家族」に分類している。
- 「不安」と「悲嘆」で迷う場合がある。「不安」は自律神経反応を伴う、漠然として不安定な不快感や恐怖感（本人に原因は特定できないかわからないことが多い）であり、「悲嘆」は原因や対象が明確で喪失を自覚している場合に用いる。
- ストーマ造設や乳房切除の患者に「悲嘆」と「ボディイメージ混乱」で迷う場合がある。身体の一部喪失による危機的な心理状態の場合は、「悲嘆」を用いて対応することが多い。

■フィンクの危機モデル

衝撃の段階	〈最初の心理的ショックの時期〉 ・突然の迫りくる、圧倒されそうな現実を自分自身の危険と知覚した時点で始まると同時に自己保存の脅威を体験し、現実は突然手に余るものとなる ・混乱して何が起こっているのかを十分に把握できず状況への対応ができない
防御的退行の段階	〈危機を意味するできごとに対し自己を守る時期〉 ・圧倒されそうな現実を受け止めることができず、現実を避けたり忘れたりと現実を意識しないようにすることで、心の安定を得ようとする
承認の段階	〈危機の現実に直面する時期〉 ・防御的退行を経て心の安定が得られると「もはや以前のような自分ではない」「現実は避けられない」ことを知り、新たな衝撃を体験する ・この時期は、これまでの現実逃避は一時的な手段で解決できないことを体験しているため、新たな葛藤が生じる
適応の段階	〈建設的な方法で積極的に状況に対処する時期〉 ・自分自身を試したり、残された能力を探究しながら現実の限界や可能性を模索する。その過程で新たな満足感を体験し、次第に不安や抑うつも減少する ・多くの人は、危機を価値あるものとしてみるようになり、今後起こる可能性のある新たな危機の準備としてとらえることができる

■悲嘆反応における正常と異常

	正常な悲嘆反応	病的な悲嘆反応(複雑性悲嘆)
感情の表現	涙を流す、泣く、怒るを現す	悲しみを表現しようとしない 怒りや敵意を現さない
言語活動	活発（よく話す）	抑制（寡黙）
罪悪感・自殺念慮	死別した対象に限られる	喪失対象以外のものまで広がる
身体症状	ときに睡眠障害が現れる 性欲はあったりなかったりする	重篤な睡眠障害を認める 持続的に性欲が低下する
夢	死別者の生き生きとした姿やファンタジー、イメージが現れる	自己破壊的な夢を見ることがある（ただし夢を見ることは少ない）
自尊心	保たれている	保たれない 微小妄想に発展することがある
精神療法的働きへの反応	共感性あり、反応する	反応しない

平山正実：死生学とはなにか．日本評論社，東京，1991：29．より引用

ワンポイント
レクチャー

あいまいな喪失

「あいまいな喪失（ambiguous loss）」は、その喪失自体があいまいで不確実な状況のことをいう。Pauline Boss博士は、この「あいまいな喪失」を「はっきりしないまま残り、解決することも、決着を見ることも不可能な喪失体験」と定義した。そして、通常の喪失と異なり、あいまいな喪失の中にある人は、その悲しみのために、「前に進むことができなくなってしまう」と述べた。
JDGS project より引用　http://al.jdgs.jp/ambiguous-loss01/

あいまいな喪失は以下の場合に見られる。
- 災害で遺体がみつからない場合
- 認知症患者の家族
- 終末期で鎮静をしている患者の家族

■悲嘆プロセスに影響を及ぼす要因と内容

要因	内容
故人との関係	故人が誰であるか、すなわち配偶者、親、子ども、兄弟姉妹であるかなど
	〈子どもを失った親〉
故人との関係の質	①愛着の強さ（悲嘆反応は愛着の強さに比例して強さを増す） ②愛着の保証（遺族の幸福にどれくらい必要な人であったか） ③関係の両価性（故人に対してポジティブな感情とネガティブな感情の両価的な感情が存在する場合、悲嘆のプロセスは円滑には進まない） ④過度の依存関係 ⑤故人との葛藤（生前の葛藤が解決できていない場合、悲嘆のプロセスに否定的な影響を及ぼす）など
	〈愛着の程度が強い、依存度が非常に高い、両価性の関係がある〉
死の訪れ方	①死に方（老衰、病死、事故死、災害、自殺、他殺） ②死の形態（予測できる死、突然死） ③死を取り巻く状況（病気の期間、病気の種類、死に至った責任の有無）など
	〈自殺、他殺、事故死、災害死〉
過去の喪失体験・病歴	①過去の喪失体験で適切な悲嘆を体験したか ②過去の喪失に対して未解決な問題が残っていないか ③精神疾患の病歴の有無など
	〈過去の喪失体験が未解決、抑うつ的な疾患の病歴〉
遺族の個人的・特徴	①年齢 ②性別 ③ストレスへの対処 ④否定的な自己イメージ ⑤依存的な人 ⑥他者との関係の持ち方など
	〈小さい子どもを抱えている若い女性、自責感や自己非難の強い人〉

（次頁へつづく）

（つづき）

社会的変数	①ソーシャルサポートの有無 ②経済的要因など
	〈低所得者層、ソーシャルサポートの欠如、仕事を持っていない〉
併発的ストレス	死後に引き起こされる変化と危機
	〈重複する喪失や他の人生の危機が同時に存在すること〉

※〈　〉内は、悲嘆作業が困難に陥りやすい遺族を識別する要因を示している。

鈴木志津枝：家族看護選書 第1巻 家族看護の基本的な考え方．日本看護協会出版会，東京，2012：109.

基準看護計画〈予期悲嘆〉

▶看護診断と要因

#[※]に関連した悲嘆／予期悲嘆	※生命に直結する手術を患者（児）が受けること ※外傷、手術による身体一部の喪失（声や乳房など）の恐れ ※感覚・運動障害に起因する身体機能障害の恐れ ※がんや難病の終末期で患者（児）を喪失する恐れ ※先天性奇形、染色体異常の児が将来機能喪失する恐れ ※奇形児などの出産による健康な子どもの喪失の恐れ ※疾患による社会的役割（職業、地位、経済）を喪失する恐れ ※ソーシャルサポートの不足

目 標

- 悲嘆の感情を表出できる。
- キーパーソンと悲しみを分かち合うことができる。
- 身体機能が喪失することを受け入れられ、社会復帰への意思決定に参加できる。
- 終末期の患児・患者や家族が残された時間を、有意義に過ごすことができる。

▶観察計画

1．悲嘆プロセスの段階を示す反応の有無と程度。
- 身体的反応：食欲不振、睡眠障害。
- 情緒的反応：無感覚、悲しみ、不安・恐怖、怒り。
- 行動的反応：混乱・動揺、泣く、探索、身だしなみが整わないなど。

2．悲嘆の原因および寄与因子（★悲嘆プロセスに影響を及ぼす要因と内容 p.413参照、★子どもの死の理解と表現・反応 p.423参照）。
3．患者や家族の性格、気質、傾向、今までの喪失体験、趣味、ライフスタイル、信念や価値。
4．患者や家族の望む環境であるか。
5．患者・家族が疾患や予後についてどう理解しているか。
- 小児の場合は患児がどこまで知りたいのか。
- 親が患児へどう伝えたいか。

6．キーパーソンの有無。家族のサポートの有無。
7．患者や本人の認知（理解および受け止め）。
8．家族間の関係や協力体制の有無。
9．地位、社会での役割の状況。
10．経済状況。
11．将来に対する希望。
12．信仰の有無。
13．ソーシャルサポート（情緒的、道具的、情報的、評価的）の活用状況。

▶ケア計画

1．今後起こる喪失についてアセスメントし、患者の希望を支えながら悲嘆作業を促進できるように援助していく（★キューブラー・ロスの死の受容過程 p.418参照）。
2．身体的苦痛があれば早期に取り除く（疼痛、悪心、嘔吐、食欲低下、不眠、便秘など）。
- 食欲低下や不眠が持続している場合は、喪失後複雑性悲嘆に移行しやすいので精神科または内科の受診を勧め、対応する（★悲嘆反応における正常と異常 p.412参照）。

3．安全で安楽な環境を整える（芳香剤の使用など望む環境）。
4．患者の状況に合わせて、コミュニケーション技法（問いかけ、反復、沈黙、傾聴）を用いて、心情を吐露できるようにかかわる。
- 小児の場合は家族を気づかい本音を言わないので家族とは別の場所（ケアや検査時など）で想いの表出を図る。

5．温かい思いやりのある態度で患者のそばに付き添い、静かに見守り、共感する（★感情への返答例：NURSE p.424参照）。
6．悲嘆プロセスで患者や家族にあらわれる反応に応じた対応をする。
〈否認をあらわす患者や家族への対応〉
- 悪い知らせに対してショックを受け、そのようなことが起こるはずがないなど一時的に否定することは心のバランスを保つために必要であることを理解して、受容的態度でかかわる。

- 家族が患者のそばに安全・安心していられるように環境調整をする。
- 家族が患者のそばにいることだけでも価値があることを伝え、労う。
- 家族の生活が整っているか（食事が摂れているか、眠れているか、シャワーなどができているか）確認し、できていない場合は家族が患者から安心して離れられるように配慮する。
- 家族が、患者のそばを離れて感情を吐露できるように、場所を設定する。

〈怒りを表す患者や家族への対応〉

- 看護職に向けられた怒りは病状悪化への疑念や喪失の恐れがあるために、憤りや恨みを周囲にぶつけることがあることを理解して、受容的態度でかかわる。
- 患者には安楽へのケアや日常的なケアの中で、家族には意図的に声をかけるなど、患者や家族とのかかわりを継続し、対話する機会を設ける。
- 患者や家族が不安の感情を表出できる機会を設け、看護職の価値よりもその感情をありのまま受け止める。
- 患者や家族が表出した感情の背景に喪失の恐れがあることに気づけるようにかかわる。

〈取り引きをあらわす患者や家族への対応〉

- 患者は死の延期や回復を求めて非現実的な希望を表現する場合があるので、否定や説得などをしないで気持ちを受け入れ、現実的な希望が持てるようにかかわる。

〈抑うつをあらわす患者や家族への対応〉

- 患者や家族は喪失が避けられないものと認識することで他者との交流が減少するため、優しく肩に手をかけるなどのタッチングや日常生活のケア、身体的ケアなどを行う。
- 患者や家族に寄り添い見守る。
- 希死念慮がある場合は、安全な環境に調整し、患者の表情や発言内容、行動に注意し、精神科を紹介してもらう。

〈受容をあらわす患者や家族への対応〉

【麻痺などによる機能や乳房、声などを喪失する恐れがある場合】

- 喪失後の新しい自己イメージや具体的な今後の生活について考えるよう援助する（意思決定できるように支援）。
- 患者や家族のニーズや暮らしに応じてソーシャルサポートを紹介し、調整する。

- 機能などの喪失を抱えながら生活の再構築ができるように多職種と連携し支援する。
- 専門的知識、技術の提供を行う。
- 同じ疾患や喪失体験を持つ患者の話を聞く場を設ける。

【患者自身の死の恐れや大切な人を喪失する恐れがある場合】

- 最期まで患者が望む療養生活を維持できるように多職種と連携して支援する。
- 患者や家族が病状、死期などを知りたい場合はニーズに応じて医師と連携して対応する。
- 患者と家族が残された時間を有意義に過ごせるように苦痛緩和を十分に行う。
- 患者と家族が語り合える時間を持つことの必要性を説明し、調整する。
- 家族に今後予想される患者の状態の変化について説明し、安心してそばにいれるように調整する（★看取り期にみられる徴候 p.422参照）。
- 死が近づいたら、手足が冷たくなったりするので、その時は保温したり対処していくことを伝え、安心感を与える。
- 死の場面、患者の容姿の変化を最小限に留められるようにする。
- 患者に着せてあげたい衣服、患者が好きな音楽や本などを用意してもらい、家族としての役割が少しでも果たせるように支援する。
- 亡くなった時に身につける衣服などを前もって準備してもらうように説明する。
- 臨終が近づいたときには、家族とともに静かに死を看取ることができるよう環境を整える。
- 家族に子どもがいる場合は名前や愛称で呼ぶ。

〈子どもの場合〉

- 家族へ一緒にエンゼルケアを行うか聞き、家族が望む方法でその人らしいケアを行う。
- 患者の臨終後は、家族への労いの言葉かけを行う。
- グリーフケアとして、遺族会があれば紹介したり、命日などの記念日にグリーフカードを送ることを提案する。
- 子どもの場合は、年齢に応じた死の概念を理解し、患者（親、きょうだい、祖父母など）の現状を理解できるように面会を調整する。また、死の知らせ方を他の家族と相談し、絵本などを用いてきちんと現実を伝えることの重要性を説明する（★「子どもに死を知らせる」ことは大切 p.422参照）。
- 子どもも一緒に悲しみを分かち合えるように配慮する。

- 子どもも一緒に看取りができるように配慮する。
- 子どもが嫌がる場合は無理強いせずに別室へ案内する。
- 子どもが望む場合はいつもの日常が過ごせるように配慮する。

〈患児の家族への対応〉

- 患児が希望することを多職種で考える。(言えない場合は親の希望)
- 考えたことを一緒に行うことで親自身が死を受容できるように支える。
- 医療チームでかかわることで患児・家族が想いを表出できるようにする。
- 残りの時間を子どもが子どもらしく、親は1分1秒まで希望を持って役割を遂行できるように配慮する。

▶教育計画

1. 悲しみや自分の思いを吐き出すことの必要性を説明する。
2. 患者への接し方を説明する。
   - 家族には聴力が最後まで保てているので声かけは大切であることを伝え、思い出話や手を握るなどのタッチングの必要性を説明する。
3. 今後患者がたどる経過について、パンフレットなどを用いて説明をする(★看取り期にみられる徴候 p.422参照)。
4. 患者に何かしてあげたいことがあれば、遠慮なく伝えてほしいことを説明する。
5. 家族に、悲しみやつらいことは我慢せずに伝えることの必要性を説明する。

■キューブラー・ロスの死の受容過程

第1段階：否認	ショック 不信 「自分ではない」
第2段階：怒り	激しい怒り、嫉妬、恨み、置き換えられたり、投影された怒り 「どうして私が？」
第3段階：取り引き	死を延期するための交渉 「○○するから、生かして」
第4段階：抑うつ	喪失感、生命を失うことへの前置き的な悲しみ 「仕方がない」
第5段階：受容	社会的交流からの必然的・選択的離脱の静かな承認 「もう大丈夫だ」

野嶋佐由美，南裕子監：ナースによるこころのケアハンドブック．照林社，東京，2000：147．より引用

基準看護計画〈悲嘆〉

▶看護診断と要因

#[※]に関連した悲嘆	※大切な家族や重要他者の喪失 ※奇形児や障害児の出産による健康な子どもの喪失 ※気管切開や喉頭摘出による声の喪失 ※感覚・運動障害に起因する機能の喪失 ※外傷、手術による身体一部の喪失 ※食事療法に伴う食の選択の自由の喪失 ※疾患や治療による職業、地位、役割の喪失 ※ソーシャルサポートの不足

目標

- 悲嘆の感情を表出できる。
- キーパーソンと悲しみを分かち合うことができる。
- 身体機能の喪失が受け入れられ、社会復帰への意思決定に参加できる。
- 喪失を受け入れながら生活の再構築ができる。

▶観察計画

1. 悲嘆プロセスの段階を示す反応の有無と程度。
   - 身体的反応：食欲不振、睡眠障害。
   - 情緒的反応：無感覚、悲しみ、不安・恐怖、怒り。
   - 行動的反応：混乱・動揺、泣く、探索、身だしなみが整わないなど。
   - 小児の場合・★子どもの死の理解と表現・反応 p.423参照。
2. 悲嘆の原因および寄与因子《喪失の経過（予期悲嘆状態の有無）、関係性（子どもの死）医療不信の有無など）（★悲嘆プロセスに影響を及ぼす要因と内容 p.413参照）》。
3. 患者や家族の性格、気質、傾向、今までの喪失体験、趣味、ライフスタイル、信念や価値。
4. 患者や家族の望む環境であるか。
5. 患者が疾患や予後についてどう理解しているか。
6. キーパーソンの有無。家族のサポートの有無。
7. 患者や家族の認知（理解および受け止め）。
8. 家族間の関係や協力体制の有無。
9. 地位、社会での役割の状況。

10. 経済状況。
11. 将来に対する希望。
12. 信仰の有無。
13. ソーシャルサポート（情緒的、道具的、情報的、評価的）の活用状況。

▶ケア計画

1. 喪失の原因をアセスメントし、悲嘆作業を促進できるように援助する（★フィンクの危機モデル p.412参照）。
2. 身体的苦痛があれば早期に取り除く（疼痛、悪心、嘔吐、食欲低下、不眠、便秘など）。
   - 食欲低下や不眠が持続している場合は、複雑性悲嘆に移行しやすいので精神科または内科の受診を勧める（必ず、喪失した体験を伝えることを説明）。
3. 患者が安全に安心して過ごせるように環境調整をする。
4. 患者の生き様や家族の頑張りを称える。
5. 温かい思いやりのある態度で患者のそばに付き添い、静かに見守り、共感する。
6. 患者の状況に合わせて、コミュニケーション技法（問いかけ、反復、沈黙、傾聴）を用いて、患者を見守り共感する（★感情への返答例：NURSE p.424参照）。
7. 悲嘆プロセスで患者や家族にあらわれる反応に応じた対応をし、乗り越えるように支援する（★悲嘆を乗り越える４つの課題 p.409参照）。

〈否認をあらわす患者や家族への対応〉

- 喪失に対して衝撃を受け、喪失の現実に向き合うことができない状態であることを理解して、受容的態度でかかわる。
- 患者が心情を吐露できるように環境を調整しかかわる。
- 患者や家族の生活が整っているか（食事が摂れているか、眠れているか、整容など）確認し、整うように支援する。
- 家族が患者に対して側にいることだけでも価値があることを伝え、ねぎらう。
- 家族が患者のそばに安全に安心していられるように環境調整をする。
- 家族が患者に対して側にいることだけでも価値があることを伝え、ねぎらう。
- 家族が患者のそばを離れて感情を吐露できるように、場所を設定する。

〈怒りをあらわす患者や家族への対応〉

- 看護職に向けられた怒りは喪失による悲嘆があるために憤りや恨み、つらさを周囲にぶつけることがあることを理解して、受容的態度でかかわる。
- 患者には安楽へのケアや日常的なケアの中で、家族には意図的に声をかけるなどを通して、患者や家族とのかかわりを継続し、対話する機会を設ける。
- 患者や家族が不安の感情を表出できる機会をもうけ、看護職の価値よりもその感情をありのまま受け止める。
- 患者や家族が表出した感情の背景に喪失があることに気づけるようにかかわる。

〈抑うつをあらわす患者や家族への対応〉

- 患者や家族は喪失後、他者との交流が減少するため、優しく肩に手をかけるなどのタッチングや日常生活のケア、身体的ケアなどを行う。
- 患者や家族に寄り添い見守る。
- 希死念慮があるので、安全な環境に調整し、患者の表情や発言内容、行動に注意する。

〈受容をあらわす患者や家族への対応〉

- 新しい自己イメージを築き、具体的に今後の生活について考えるよう援助する（意思決定できるように支援）。
- 患者や家族のニーズや暮らしに応じたソーシャルサポートを紹介し、調整する。
- 喪失を抱えながら生活の再構築ができるように多職種と連携し支援する。
- 同じ疾患や喪失体験を持つ患者の話を聞く場を設ける。

8．複雑性悲嘆が見られる場合は早期に介入を行う。
9．死後、家族が来院されたときには、よく頑張られたことを伝えたり、患者から多くのことを学ばせていただいたことなどの感謝の気持ちを伝える。
10．グリーフケアとして、遺族会があれば紹介したり、命日などの記念日にグリーフカードを送ったりする。

〈患児の家族への対応〉

- 死後、家族とともに清潔ケアや思い出作り（手型・足型のアートなど）を行えるように調整する。
- 児の好む服や愛着のある服を着ることができるように提案する。

▶教育計画

1．患者や重要他者に悲嘆プロセスに応じて支援することの必要性を説明する。
2．患者や家族が悲しみなどの感情を表出してよいことを説明する。
3．大切な人を亡くした人に対して、不眠や食欲不振などが長期間持続
　した場合は、まずは開業医を受診し相談するように説明する。

■看取り期にみられる徴候：教科書的な記述

死が近づいていることを示す徴候
ほぼ寝たきりの状態、または起き上がることが非常に困難
非常に衰弱している
食べたり飲んだりできなくなる
嚥下が難しくなる
眠っていることが多くなる
数日〜数時間以内になくなる可能性を示す徴候
末梢から皮膚が冷たくなる
皮膚が冷たくじっとりしている
四肢末梢の皮膚や口唇にチアノーゼが出現する
尿量が減る
意識レベルが低下していく
喘鳴が聞こえる
呼吸のパターンが不規則になる（チェーン・ストークス呼吸など）
顔色が青白くなる

ワンポイントレクチャー

「子どもに死を知らせる」ことは大切

　家族の一員である「子どもに死を知らせる」ことは大切なこと。
　心理学的に「大人と同じような死の概念を持つのは小学校２〜３年頃」である。
　子どもが死をどのようにとらえるかは、年齢や感受性によって異なるが、特に親の死を伝えることは大切である。何の説明も受けずに親の死に直面させられる子どものショックは大きく、その後不登校になったりするので、子どもも家族の一員として悲しみを分かちあえるように説明をすることは重要である。
〈伝え方の例〉
　・絵本を読む：『わすれられないおくりもの』など。

■子どもの死の理解と表現・反応

年齢	死の理解	反応・表現
0～2歳	・死をまだ理解できない ・親の感情を読み取れる ・家の中がいつもと違うことは感じ取れる	・ぐずりぎみになる、甘えたがる、黙る ・活動量の低下、睡眠減少など、生活パターンに変化が出る ・体重減少など、身体的症状が出る
3～5歳	・生きているものと生きていないものの区別がつきにくい ・死は一時的なもので、また生き返ると思っている ・自分のせいだと思ってしまう	・死について繰り返し話したがる ・死に関する質問を多くする ・退行的な行動 ・甘えたがる ・ひとりになるのを嫌がる ・激しい怒り ・魔術的な力によるというような考え方（僕がお母さんなんか嫌いって言ったから？）
6～11歳	・死について理解し始める ・死に対する不安が出てくる ・自分の生活への影響も考える ・死とは終わりである、恐ろしいものである ・死は他の人には起こるが、自分や自分の身の周りの人には起こらない	・死に対する好奇心 ・死に対する具体的な質問をする ・攻撃的な行動をすることがある ・架空の疾患に不安を抱く ・見捨てられたと思うことがある ・身体的な訴えが増える ・学力の低下／向上 ・集中力がなくなる、引きこもり気味になる ・食習慣、睡眠における変化や問題 ・活動性の低下、退行的な行動
12歳以上	・誰もが死ぬ ・自分もいつかは死ぬと認識する一方で、自分には起こり得ないこととも考える	・怒り、感情的な高まり、気分の動揺 ・学力の低下／向上 ・集中力がなくなる、引きこもり気味になる ・大人ぶる ・大人の行動に敏感になる ・自分の死に対する不安 ・衝動的な行動、危険な行動 ・拒絶されることを恐れる ・身近な他者の死に対して、自分が生きていることに罪悪感をもつ

天野功二：子どもの死の概念の発達. 小児がん看護 2010：5；112. より一部改変

■感情への返答例：NURSE

N　命名 naming	患者が自分の感情に注目し、自分の感情に気づくことを促すために、感情に命名する	【例】 「○○医師からの話は、ショックでしたね」「何で私が……という気持ちなのでしょうね」「これからのことが心配なのですね」
U　理解 understanding	患者の抱えている感情反応は理解可能であることを伝えることで、その感情は正当化され、受け入れられ妥当なものと伝えることになる	【例】 「そのように思われたのは当然だと思います」「どなたでも同じように感じると思います」
R　尊敬 respecting	患者の気持ちを承認し尊敬の念を伝えることは、共感を示す重要なステップである	【例】 「これまで本当によくがんばってこられたのですね」 「○○さんだから乗り越えることができたのですね」
S　支持 supporting	できるだけの援助をすることを患者に示す	【例】 「これからも、しっかりとサポートしていきます」 「○○さんのお力になりたいと思っています」「どうしていくことが○○さんにとっていちばんよいか、いっしょに考えていきましょう」
E　探索 exploring	焦点化した質問をしたり、感情の表出を促すことは、患者へのより深い共感的理解につながる	【例】 「今のお気持ちをもう少し詳しく教えていただけませんか？」 「○○さんに対して私たちができる限りのサポートを行っていきたいと考えていますので、よかったら今いちばん気になっていることについて教えていただけますか？」

Back AL, Arnold RM, Baile WF, et al：Approaching difficult communication tasks in oncology. CA Cancer J Clin 2005；55（3）：164-177.
梅澤志乃：わるい知らせが伝えられる際の看護師の役割，がん看護 15（1），p.29，2010より許諾を得て改変し転載

ペアレンティング障害

【NANDA-Iの定義】主たる養育者が、一貫した共感的な権限の行使と子どものニーズに応じた適切な行動で、子どもに最適な成長と発達を育み、守り、促す能力に限界のある状態

解釈

急速な少子高齢化の到来、家族形態の変化など、家庭や地域の子育てをめぐる環境の変化に伴い、子育てに不安や孤立感を感じている親は多く、虐待の相談件数も増加している。

ペアレンティングとは、「親（parent）」から由来する言葉で、「～の親になること、生み出すこと、子を育てること、親代わりになること、親の役目をすること、親の役目を果たすこと」という意味がある。親は養育から始まって、愛着、保護、しつけ、教育というように、子どもの社会化を援助するためにさまざまな行動をとる[1]。

「ペアレンティング障害」は、上述のように、「主たる養育者が、一貫した共感的な権限の行使と子どものニーズに応じた適切な行動で、子どもに最適な成長と発達を育み、守り、促す能力に限界のある状態」[2]と定義されている。看護介入は、ペアレンティング行動や子どもの発達上のニーズについての親（養育者）の知識をアセスメントし、親自身が主体的に正常な子どもの成長発達を理解し、抱くことやスキンシップなどの愛着行動がとれるように支援することである。また親の孤立を防ぐために、支援サービスや支援グループを紹介するなどの援助を行うことである。

▶〈ペアレンティング障害〉診断指標（筆者らによる）

《子ども》

□虐待経験（身体的、性的、ネグレクト、心理的）
□不安
□抑うつ症状（例：表情が乏しい、喜怒哀楽がないなど）
□認知発達の遅れ
□素行の問題（例：攻撃的・衝動的態度、家出など）
□親のそばに行こうとしない
□発達年齢に応じた社会性の未熟（例：友達を求めないなど）
□行動障害（例：多動、注意力低下、発達障害）
□学業成績の不振
□発育不全
□役割逆転（ヤングケアラーなど）

1．中木高夫：NANDA-Ⅰ2009-2011準拠 看護診断を読み解く！．学研メディカル秀潤社，東京，2009：97．より引用
2．T.ヘザー・ハードマン，上鶴重美，カミラ・タカオ・ロペス原書編集，上鶴重美訳：NANDA-I 看護診断 定義と分類2021-2023 原書第12版．医学書院，東京，2021：342．より引用

□薬物乱用
《親》
□子どもへの虐待
□子どもを無視
□子どもに対する敵意
□恩着せがましい態度（行動）
□子どもに関する否定的な言動
□子どもに対する拒絶反応
□親と子の交流の不足（例：ほとんど抱かないなど）
□子どものペースを無視する
□不十分・不適切な育児能力
□不適切な子どもの健康維持
□安全でない家庭環境
□自己肯定感の低下
□子どもに対する罪悪感
□子どものニーズに応えられない無力感
□役割への力不足感
□虐待を受けた経験

▶よく使用する事例

- 奇形児、未熟児、病気の子どもなど、親が子どもに対して否定的な感情を持っている家族。
- 精神的に未熟な10代で、出産後も子どもに対する愛着形成が困難な母親。
- 虐待を受けたり、親との離別など、幼少期から愛情を注がれずに育った母親。
- シングルマザー、核家族、高齢出産で、出産後の育児のサポート体制が乏しい母親。
- 精神疾患や産後うつなどで情緒的に不安定で育児が困難な母親。

▶効果があった事例

- 奇形児、未熟児、多胎児、病気の子どもを持つ親に対して、絆を形成するために、児に触れるなどのアタッチメントの機会を多く提供することで、育児を行う意欲が高まった。
- 出産後、児に対する愛着形成が困難な若年褥婦に対し、授乳や育児を無理せず、自分のペースで行ってよいということを話し、夫や両親の協力も得て、児を受け入れることができるようになった。
- 退院後の育児のサポート体制が乏しく、虐待のリスクが高いケースに対して、妊娠初期より地域の保健師・訪問看護師、訪問助産師と連携し、継続して育児サポートを行ったことで、虐待が回避された。
- 精神疾患の既往や情緒障害がある母親に対して、精神科医師からアドバイスを受けたり、地域の保健師と連携をとったことで精神的に安心して退院することができた。

▶使用上の注意点

- 「親役割葛藤」と「ペアレンティング障害」とで迷う場合がある。今まで、育児ができていたのに病気や離婚などの外的因子で親としての役割が果たせなくなった場合は「親役割葛藤」を用い、親が未熟で育児が困難であったり、虐待などの親としてふさわしくない行動をとる場合は「ペアレンティング障害」を用いて対応する。

基準看護計画〈ペアレンティング障害〉

▶看護診断と要因

#[※]に関連したペアレンティング障害	※育児について理解度に合わせた説明を受けていないことによる知識、技術の不足 ※親の身体的・心理的・経済的ストレス ※家族のストレス（夫婦・家族の不和） ※両親が愛情不足のまま成長し、母親や父親像のモデルが欠如していること ※両親が若く、社会性が未熟なまま親になっていること ※親自身の生育過程での問題（虐待されたという過去、薬物、アルコール中毒者） ※病気や障害を持つ子どもの出生 ※長期間の入院に伴う母子分離 ※出産年齢の高齢化による育児と介護の負担 ※精神疾患を持ちながら育児をすることのストレス ※親の疾患や身体的・知的障害、発達障害 ※ソーシャルサポートの不足

目 標

- 自分の思いを表出できる。
- 子どもとスキンシップがとれ、かわいいと表現できる。
- サポートを受けながら育児をすることができる。

▶観察計画

1. 周産期の状況：望まない妊娠、若年妊娠、高齢妊娠、新生児期の入院、先天性奇形や病気の有無。
   - 妊婦健診受診状況。

- 低出生体重児、多胎児。

2. 子どもの生育上の問題
   - 成長発達の遅れ、障害の有無と程度。
   - 情緒行動問題の有無と程度、慢性疾患の有無。
   - 虐待の有無（大腿内側、背部、体幹部などの見えない部分など）（★身体症状から虐待を疑う p.429参照）。
3. 養育態度：愛着行動（言葉かけ、声かけ、無関心）、ヘルスリテラシー、体罰の肯定、予防接種や乳幼児健診の受診状況。
4. 親役割の遂行能力：身体的疾患・精神疾患・知的障害や発達障害の有無、精神状態、生育歴、虐待を受けた既往。
   - アルコール・薬物問題の有無。
5. 家族関係：DV（domestic violence：ドメスティックバイオレンス）の有無、情緒的、情報的サポート内容。
6. 家族形態：内縁関係、ステップファミリー（子連れ再婚）、未婚。
7. 生活状況：経済状態、仕事内容、近隣者との関係、友人からの孤立の有無。
8. 医療スタッフとの関係：攻撃的反応や無関心、医師の診断や治療に対しての反応。
9. ソーシャルサポート（情緒的、道具的、情報的、評価的）の活用状況。

▶ケア計画

1. 親（養育者）にねぎらいの言葉をかけ、思いを傾聴し肯定的に認める（人間関係の形成）。
2. 親（養育者）の病気体験や思い、気がかり、困難に思っていることなどについて傾聴する。
3. 親（養育者）とともに優先される困り事や知りたいことを明らかにして早期に解決できるように、必要時多職種に相談する。
4. 親（養育者）にとっての重要他者をみつけ、ストレス因子を分かち合えるようにキーパーソンとの関係の調整を行う。
5. 育児や家庭に帰ってからどのように対処したらよいかなど、質問をしやすい雰囲気をつくる。
6. 親（養育者）と育児、親の役割、親子の絆について話し合う。
7. 育児技術を向上するためにできていることを褒め長所を支援する。
8. 愛着行動を促進するために児の長所を強調する。
9. 親（養育者）と児を早期から繰り返し接触させ、絆を強めるよう援助する。

10. 児に触れたり、話しかけたり、抱いたり、キスしたりするように勧める。
11. できるだけケアに参加してもらう。
12. 何が原因で虐待が生じたのかについて家族とともに考える。
13. 経済的状況や、患児の今後についての親（養育者）の考えを聞く。
14. 虐待を発見したときは医師に報告し、児童相談所へ通報する。
15. 親（養育者）のニーズや暮らしに応じてソーシャルサポートを紹介し、調整する。
   - 妊娠初期からMSW、地域保健師などと連携をとりながら支援する。

▶教育計画

1．愛情を持った適切な育児行動がとれるように親（養育者）にその子なりの成長、発達の過程について説明する。
2．家族のサポートの重要性について、家族へ説明する。

■身体症状から虐待を疑う

項目		虐待の可能性が高い	
皮膚損傷	挫傷	多発性 新旧混在 不自然な分布 感染合併	手形・物の形
	熱傷		辺縁明瞭で深い
頭部損傷	頭蓋内出血	硬膜下血腫、新旧血腫の併存	
	頭蓋骨骨折	多発性、両側性、骨折線離開 頭頂部陥没	
骨折	部位	骨幹端骨折、肋骨・棘突起骨折 胸骨骨折、肩甲骨骨折	
	形態	らせん状骨折、鉛管骨折	
	年齢	２歳未満	
その他		CPA-OA 治療奏効しない慢性頭痛・腹痛等	

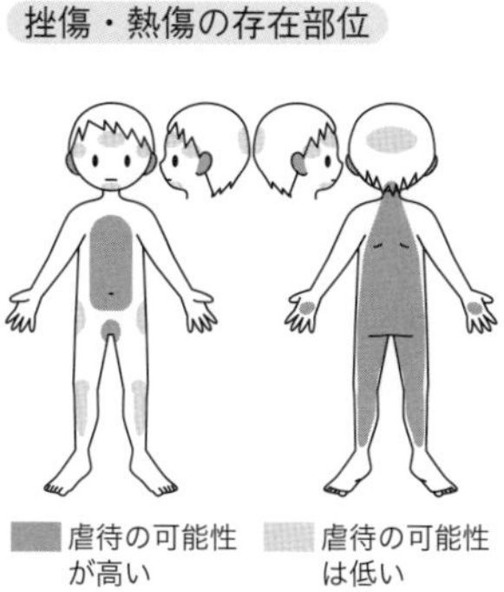

＊被服部位、手背、足底、大腿内側に存在した場合も虐待を考慮

奥山眞紀子他：一般医療機関における子ども虐待初期対応ガイド．厚生労働科学研究虐待対応連携における医療機関の役割（予防、医学的アセスメントなど）に関する研究．）

親役割葛藤

【NANDA-Iの定義】親が経験する、危機に反応した役割の混乱と葛藤状態

解釈

親の役割とは、養育から始まって、愛着、保護、しつけ、教育というように、子どもの社会化を援助するために、さまざまな行動をとることである。

「親役割葛藤」とは、上述のように、「親が経験する、危機に反応した役割の混乱と葛藤」[1]をいう。外因（例：病気、入院、離婚、別居、特別なニーズを持った子どもの誕生）によって役割が実際に変化しているか、そう受け止めている親や主たる養育者の状態をいう。

看護介入は、親の役割が果たせない原因を、身体的、心理的、社会的（生育歴や家族関係、サポート内容）などの面からアセスメントし、親の思いを尊重しながら否定せずに、親が現状を受け入れ、その状況にあった親役割行動を自ら獲得できるように支援する。また、親の孤立防止、精神的負担の軽減のために、親が社会資源を活用できるように、地域社会のネットワークを紹介するなどの援助が重要である。

▶〈親役割葛藤〉診断指標（筆者らによる）

- □不安
- □恐怖
- □欲求不満の感情を言葉に出す
- □罪悪感や自責感を言葉に出す
- □親役割の変化に関する心配を表明する
- □家族（例：家族機能・家族内コミュニケーション、家族の健康）に関する心配を表明する
- □入院中や家庭で子どもの身体的ニーズや情緒的ニーズに応えることができないという心配や感情を表現する
- □親（たち）が子どもに関する意思決定が思いどおりにいかない気がすると心配する
- □日常的な世話や養育の中断が明らかになる
- □日常の養育・介護活動に参加しようとしない

1．T.ヘザー・ハードマン，上鶴重美，カミラ・タカオ・ロペス原書編集，上鶴重美訳：NANDA-I 看護診断 定義と分類2021-2023 原書第12版．医学書院，東京，2021：367．より引用

▶よく使用する事例

- 長期入院を強いられ、親の役割が十分果たせない場合。
- きょうだいのうち1人が病気で入院することにより、母親が自責の念にかられ、愛情のバランスが崩れ、家に残された子どもへの親役割に変調をきたしている場合。
- 入院した子どもに付添うことで、他のきょうだいの世話ができないと心配する場合。
- 離婚、別居などで核家族となり、日常的な世話の中断が起こっている場合。

▶効果があった事例

- 長期入院を強いられる母親やその家族に対して、思いの傾聴や育児支援についての情報提供と活用をすることにより、親役割行動がとれ、親の不安が軽減した。
- 特別なニーズを持った子どもの誕生で、健常児と一緒に育てていくのに親役割が十分果たせないと葛藤を持った親に対して、生活の中でのケア方法を具体的に一緒に考える援助を行ったことで、育児への自信につながった。
- 入退院を繰り返すことで、育児ができないと葛藤している子育て世代のがん患者に対して、思いを傾聴し、できていることを伝え、ソーシャルサポートの活用を提案したことで、親役割がとれて不安が軽減した。

▶使用上の注意点

- 「親役割葛藤」と「ペアレンティング障害」とで迷う場合がある。今まで、育児ができていたのに病気や離婚などの外的因子で親としての役割を果たせなくなった場合は「親役割葛藤」を用い、愛情が希薄で、親が育児が困難であったり、虐待などの親としてふさわしくない行動をとる場合は「ペアレンティング障害」を用いて対応する。
- 親が入院することで、残された子どもに対して親役割を他の家族員が代行しても親役割が十分果たせなくなる場合、「家族機能破綻」を用いて対応する。

基準看護計画〈親役割葛藤〉

▶看護診断と要因

#[※]に関連した親役割葛藤	※核家族であり、離婚や入院による育児困難 ※身体的、知的障害をもつ子どもの出生による健康な子どもの喪失 ※健康な子どもと、障害のある子どもを、きょうだいで育てる育児の負担 ※子育て世代のがん患者等が、入院や治療の影響で子どもの世話ができないこと ※片方の親の入院により、他方の親が多重役割を負うことによる親役割の遂行困難 ※出産により母親の身体的疲労が強いことによる子どもの育児困難 ※ソーシャルサポートの不足 ※ヘルスリテラシーの低下に伴う情報獲得困難

目標

- 自分の思いを表出できる。
- 子どもに愛情を持って接することができる。
- 自分なりの育児方法・親としての役割遂行方法をみつけることができる。
- 子どもの成長を考えた育児行動が理解でき、育児ができる。

▶観察計画

1. 生育歴、育った家庭環境、親としての成長度。
2. 人間関係の問題（夫婦・パートナーの不和、離婚、離別、継親など）。
3. 入院の有無や疾患とその治療内容。病状の認知（理解および受け止め）、ヘルスリテラシー。
4. 身体的、心理的、社会的ストレス（役割や経済状況など）の有無と内容、疲労の有無。
5. 育児に関する体験、知識の有無と程度。
6. 子どもに対する関心の有無、親の期待、思い、感情の内容。
7. 子どもの健康状態。
8. 特別なニーズを持つ子ども（慢性疾患、先天異常、医療的ケア児など）ときょうだいの有無、およびその子どもたちに必要な育児内容。
9. 親の心理状態。

10. 児の養育に対してサポートしてくれる存在（家族内と家族外）の有無などのソーシャルサポートの活用状況。
   - 情緒的サポート：声かけ、慰め、励まし、笑顔、真摯な態度。
   - 情報的サポート：育児やサービスなど知識や情報の提供。
   - 道具的サポート：育児の手伝い、代行など。
   - 評価的サポート：肯定的な評価があるか。
11. 面会の間隔や時間の変化。
12. 面会時の子どもへの接し方（言葉かけ、表情、スキンシップ）。
13. 子どもとかかわった後の親の満足度、会話内容、親の病気について子どもの理解および受け止め方。
14. 同じような疾患を持つ子どもの親との交流の有無、家族会への参加の状況。

▶ケア計画

1. 親に関心を寄せてねぎらいながら、尊重した態度で接する。
2. 親の役割を果たせないと考えている原因をアセスメントする。
3. 病状説明時には看護師も同席し、病状を正しく認知できるようにかかわる。
4. 親としての心理的葛藤の内容や、不安・恐怖などについて傾聴し、信頼関係を築く。
5. 親が罪悪感・不安などを感じている場合は、思いを表出できるように支援的にかかわる。
6. 障害や慢性疾患などをもつ親の揺れ動く感情に寄り添う（★慢性的悲嘆とは p.434参照）
7. 親として尊重し、子どもの変化を伝えたりして、子どもが成長していることや、親として役割を果たせているところを伝える。
8. 親が入院している場合は、家族に子どもの様子を伝えてもらい、手紙や電話などで子どもと会話することでも親としての役割を果たせることなど、できる方法を提案する。
9. 育児の大変さを共感し、支援する。
10. 同じような悩みを持ちながら頑張っている家族と同室にし、情緒的安定が図れるようにする。
11. 育児や子どもの説明に関しての知識を提供する（本・パンフレットなど）（★子どもへの説明について p.406参照）。
12. 親のニーズや暮らしに応じてソーシャルサポートを紹介し、調整する。
   - サポートができる人を家族と一緒に探す。

- 家族間がお互いサポートをしあえて、家族機能が円滑に作用するように支援する。
- 家族会や社会的支援システム（子育て支援システムなど）を紹介する。
- 入院中からMSW、地域保健師と連携をとりながら、必要なサービスを提供し、支援する。

▶教育計画

1．スキンシップなどの愛情表現が、子どもにとって重要であることを説明する。
2．成長発達は、個別性があることを説明し、子どもの力を信じ見守ることが大切であることを伝える。
3．ソーシャルサポート（地域保健師、MSW、小児科医、心理カウンセラー、保育園など）を利用しても良いこと、またその活用方法を説明する。

■慢性的悲嘆とは

「障害や慢性疾患をもつ子どもの親の揺れ動く感情」に寄り添う

慢性的悲嘆とは、常に悲嘆の状態にあるのではなく周期的に想起される。これを中田は螺旋型モデルとして提案し、表面的にはふたつの感情が交互に現れ、障害の否定（落胆）と障害の肯定（適応）の時期を繰り返すことを示した。障害や慢性疾患をもつ子どもの親は障害や病状が安定している時期と不安定な時期の状況によって感情が揺れ動くことを理解し、目の前の親の感情に寄り添うことが大切である。

■障害の受容の過程

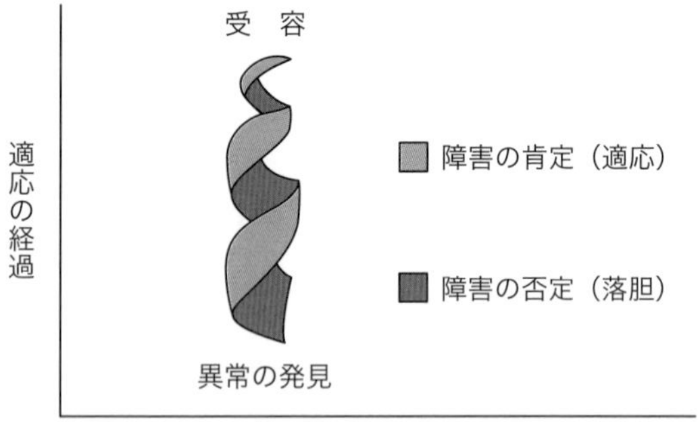

（出典）
中田洋二郎：親の障害の認識と受容に関する考察-受容の段階説と慢性的悲哀（国立精神・神経センター精神保健研究所）．1995.
https://www.dinf.ne.jp/doc/japanese/resource/ld/z12020/z1202001.html#g10（2024/2/24アクセス）

社会的孤立

【NANDA-Iの定義】前向きで、長続きする、意義深い対人関係につながる交流感を欠いた状態

解釈

人間は社会の一員であり、その社会で円滑に生活していくためには、肯定的な人間関係を築いていかなければならない。しかし他者とのかかわりを持つことに抵抗を持ったり、何らかの障害で他者との親密な関係が持てない人は、社会で孤立した状態となる。社会で孤立していくと、ストレスや不安に、健全に適応していけなくなり、ますます孤立感が増強されることになる。

「社会的孤立」とは、自ら他者と接触を持ちたいという欲求や願望があるにもかかわらず、感染症や治療環境（ICU、CCU、無菌室）で隔離されている、または身体障害者や精神障害者のように他者から疎外され孤立していると感じている状態をいう。

看護介入は、患者と一緒に社会的孤立を感じている原因をアセスメントし、患者の孤立感や疎外感が軽減できるように面会の配慮やビデオ通話などの通信による交流、入院前の役割遂行ができるような支援をすることである。そして、社会とのつながりが維持できるように社会資源を活用できるよう援助することが重要である。

▶〈社会的孤立〉診断指標（筆者らによる）

《客観的指標》

□引きこもり
□悲しい感情
□打ち解けない
□鈍麻した感情
□疾患
□障害状態（例：身体的；対麻痺、四肢切断、片麻痺）－身体運動障害（例：精神的；過度の不安、うつ状態、偏執症、恐怖症）－精神状態の変調、認知機能障害
□発達遅延
□アイコンタクトがない（話すときに視線をほとんど交わすことがない）
□無意味な動作
□反復動作（動作が反復的）
□自分の考えに没頭する
□ソーシャルサポートの不足
□声や行動に敵意を表明する
□支えになる家族がいない
□学校や会社、地域社会の集団に参加しようとしない
□１人でいることを望む

《主観的指標》

□他者から強いられる孤立感
□拒絶された経験

□他者とは違うという気持ち
□他者の期待に応えられない
□人生に目的がない
□馴染めない文化
□敵対心

▶よく使用する事例

- 伝染性疾患など治療上の必要から隔離されている患者。
- 入院生活が長くなり、友人や仲間からの交流が希薄になった患者。

▶効果があった事例

- 感染症のため個室収容されている患者に対し、家族の面会時間を考慮したり、患者の話し相手になったりすることで、孤立感が軽減した。
- 無菌室にいる思春期の患児に、友人との面会を許される範囲内で考慮したことで、患児の孤独感が癒され、意欲的に闘病生活を送ることができた。
- 無菌室にいる造血幹細胞移植患者にビデオ通話の使用方法を説明し、家族や職場と連絡を取れることで不安の軽減につながったり、社会的役割を継続することができた。

▶使用上の注意点

- 基準看護計画は発達段階を踏まえ、「成人」「小児」に分類している。
- 「社会的孤立」と「社会的相互作用障害」で迷う場合がある。他者と交流を持ちたいのに隔離などで交流が持てない場合は「社会的孤立」を用いて対応し、脅迫観念や幻覚、妄想などの精神障害があり、他者と交流する機会があっても交流ができない場合は「社会的相互作用障害」を用いて対応する。

基準看護計画〈社会的孤立：成人〉

▶看護診断と要因

#[※]に関連した社会的孤立：成人	※ボディイメージの変化による仲間（友人）との交流困難 ※伝染性疾患や血液疾患など治療上必要な療養環境からくる隔離 ※身体可動性の障害による他者との交流困難 ※長期入院による社会生活への不参加 ※加齢による身体的活力や耐久力の減退に伴う仲間との交流困難 ※失業による役割喪失、離婚などによる対人関係の変化 ※ソーシャルサポートの不足

目 標

- 自分の思いを表現できる。
- 家族、友人と有効な交流の方法を見つけることができる。
- 家族、友人と交流し、つながりが持てていることを実感できる。

▶観察計画

1. 表情・アイコンタクト（表情の乏しさ、活気の有無）。
2. 療養環境。
3. 活動状況（閉じこもり、他者との交流状況、協調性、1日の過ごし方）とライフスタイル。
4. 疾患や治療に対する認知（理解および受け止め）。
5. セルフマネジメントの程度（自立度、依存度）。
6. 人間関係（家族、友人、職場、地域、学校など）。
7. 他者との交流の状況（面会、手紙、電話、メールなど）。
8. キーパーソンは誰か（家族、友人、職場、学校など）。
9. 興味や得意なこと、行いたいこと。
10. 精神状態。
11. 食事の摂取量、睡眠状態。
12. ストレスの有無と対処方法。
13. ボディイメージの変化のとらえ方や羞恥心の有無。
14. 家族の関係やサポート内容、子どもの将来に対する親の期待度。

15. ソーシャルサポート（情報的、道具的、情緒的、評価的）の活用状況。

▶ケア計画

1. 孤立の原因をアセスメントする。
2. 傾聴しながら変化したことを認めたり、褒めたりして共感的、受容的態度で対応し、医療者間で情報の共有化を図る。
3. 医療者はあせらず、受け入れているというメッセージを出しながら、その人のペースに合ったかかわりをしていく。
4. 他者との交流が持てるように支援する（手紙、電話、メールなど）。
5. 好きなことや趣味などで気分転換が図れるように支援する。
6. 患者が置かれている環境の中で可能なことをともにみつけ、セルフケアに取り入れていく。
7. ボディイメージの混乱や羞恥心が軽減できるように支援する。
   - ウィッグ、帽子の利用、社会的支援の活用を勧める。
   - においが気になる場合は消臭剤や脱臭剤などを使用する。
8. グループ活動の間は、患者のそばにいて安心感が持てるように支援する。
9. 好きな作業や活動ができるように支援する。
10. どの活動においても参加、不参加を問わず声をかける。
11. 少しでも他者との交流が持て、言動や行動が変化したことに対しては褒め、自信を持っていけることで次のステップへ進めるように援助していく。
12. 社会とのつながりができるだけ持てるよう支援する。積極的に地域のイベントなどには参加を促す。
13. 地域社会とのつながりが可能な限り維持できるように支援する。
14. 患者や家族のニーズや暮らしに応じてソーシャルサポートを紹介し、調整する。

▶教育計画

1. 患者、家族に社会との交流の必要性を説明する。
2. 家族も治療に参加できることを説明する。
3. 家族に面会や外出、外泊の必要性を説明する。

基準看護計画〈社会的孤立：小児〉

▶看護診断と要因

#[※]に関連した社会的孤立：小児	※入院中同年代の友人がいないことによる話し相手の不足 ※治療上、隔離が必要な状態 ※長期入院生活による友人、仲間からの別離 ※ボディイメージの変化、奇形や障害を持っていることによる仲間との交流拒否 ※家族の面会が少ないことによるサポート不足 ※ソーシャルサポートの不足

目 標

- 自分の思いを表現できる。
- 仲間との交流を持つことができる。
- 治療上、可能な範囲で他者との交流を持つことができる。
- 家族の面会などがあり、家族間の交流が増える。

▶観察計画

1．発病前後の交友関係について（面会、携帯電話の通話やメールの相手、手紙、ビデオ通話など）。
2．家族や友人についての価値観、思い（拒絶感など）。
3．表情や行動の変化の有無：イライラする、落ち着きがない、自己決定できない、不安、怒り、うつ症状、攻撃的行動の有無、食事の摂取状態、睡眠状態。
4．キーパーソンの有無（家族、学校、友人など）。
5．他者との交流の状況：友人との遊び、院内学級への参加状況、両親や家族の面会状況、携帯電話等・手紙の状態。
6．所属していたクラブ、部活動への参加の有無。
7．趣味は何か、社会活動への参加の有無。
8．ストレスの対処の仕方。
9．ボディイメージの変化のとらえ方。
10．ソーシャルサポート（情緒的、道具的、情報的、ねぎらう・認める・肯定的フィードバック）の活用状況。

▶ケア計画

1．共感的、受容的態度で対応し、信頼関係を築くかかわりをしながら情報を得る。
2．変化したことを褒めて、安心して交流が持てるように支援する。
3．児のありのままの姿を受け入れ努力や頑張りを認め、自己肯定感が高まるように接する。
4．社会とのつながりができるだけ持てるよう支援する。
   - 個室隔離時も医師の指示で可能な限り家族や他者の面会を勧める。
   - 小学校や中学校の児は院内学級の通級を勧める。
   - 原籍校とのつながりを調整する。
5．ボディイメージの変化について相談されたときは、悲観的な言葉は使わずに、肯定的な反応をし、対応する。
6．ボディイメージの変化ができるだけ緩和できるよう、アピアランス支援を行う。
   - 脱毛を目立たなくする方法の提案（例：帽子、ウイッグなど）。
   - 水泳など体育の授業、修学旅行時の入浴時など、具体的に学校教員と工夫し検討する。
   - 患児や家族の意向を尊重し、学校で、どの範囲の友だちにどこまでのことを伝えるか等について、伝え方や内容を学校教員と相談する。
   - 保健、医療、福祉、教育の専門家で、患児が、復学できるように支援する。
7．遊びを通しながら入院中の子どもとのかかわりを持つ。
8．好きなこと、興味を持っていることができるよう配慮する。
9．病棟で行う遊びの行事に、できる範囲で参加を促す。
10．できたことを認めて、自尊感情が高まるように介入する。
11．患児や家族のニーズや暮らしに応じた、ソーシャルサポートを紹介し、調整する。

▶教育計画

1．社会との接触の必要性を患児、家族に説明する。
2．孤独感、不安があれば、積極的に言葉に出すよう説明する。

社会的相互作用障害

【NANDA-Iの定義】社会的交換が、量的に不足か過剰、あるいは質的に無効な状態

解釈

社会生活を営むうえで人および社会との交流は必要不可欠である。しかし交流の量や質には大きな個人差がある。

個人が効果的に、その環境とかかわりあうことのできる能力を社会的能力という。この能力は、他者と効果的に相互作用が持てる能力に関係している。他者と効果的な人間関係を保つためには、肯定的な自己概念、社会的感受性、欲求不満の耐性、自立の欲求の受容が必要とされる。人は、社会的相互作用によるかかわりの中で成長していく。

肯定的な自己概念は人間の行動に大きく影響する。これを持つ人は人間関係の能力や知的能力をより効果的に機能させるが、否定的な自己概念は社会的な不適応と関連が強い。

「社会的相互作用障害」とは、対人関係能力が発揮できず、人とのかかわりに対して否定したり、他者に干渉するなど、人間関係をうまく保つことができないために、人や社会との交流が障害された状態をいう。

看護介入は、その人のそれまでの、人および社会との交流をどのように行っていたのかを基本にアセスメントして、社会的相互作用障害の原因を明らかにする。そしてその人が、他者や社会とどのようにかかわりたいのかを傾聴し話し合いながら、自分の希望を効果的に伝えられ、社会の中の対人関係を円滑に行えるように支持することが必要である。また、ソーシャルサポートを活用しながら、自尊感情を高めるようなかかわりを行うことが重要である。

▶〈社会的相互作用障害〉診断指標（筆者らによる）

□他者との相互作用がうまく機能していない

□相互作用の変化を家族が訴える（例：スタイル、パターン）

□社会に対して不快を感じている

□社会的かかわり（思いやり、関心など）に対する満足感の低下

□ソーシャルサポートの不足

□他者との交流時の不安

□社会的に機能するのが難しい

□社会的役割を遂行するのが難しい

□社会的状況への違和感

□他者に対し自己を過大評価してふるまう

□社会活動のレベルが低い

□他者とのかかわりが最小限

□他者との協力に気が進まない

▶よく使用する事例

- 思春期から青年期の患者で幼少のころより入退院を繰り返しており、社会性の獲得ができないまま成長した患者。
- 精神疾患で妄想があり外部からの働きかけを恐がり拒絶している患者。
- 在宅療養中で身体可動性の制限があり、人と会いたくない患者。
- 難聴によるコミュニケーションの障害があって意思疎通ができない患者。
- 仲間と有意義な関係を結ぶことが困難な発達障害のある患者。
- 異文化での生活やコミュニケーションになじめず対人関係がうまくいかない患者。

▶効果があった事例

- 思春期の患児に対して、他者と交流が保てるようにレクリエーションへの参加を促し、自ら他者と交流を持つことができるようになった。
- 精神疾患により対人関係を苦手とする患者に対して生活技能訓練（SST：Social Skill Training）を行ったことで、他者との交流に自信を持つことができ、施設の通所を続けることができた。
- 難聴により社会生活に困難を感じている高齢者とその家族に対して、難聴や聴覚障害への給付金対象となる日常生活用具を紹介したことで、ソーシャルサポートを利用して外出することができた。

▶使用上の注意点

- 基準看護計画は発達段階を踏まえて「成人」「小児」に分類している。
- 小児においては「成長発達遅延」と「社会的相互作用障害」で迷う場合がある。社会性が欠如し、対人関係がうまく保てない場合は「社会的相互作用障害」を用いて対応する。
- 「社会的孤立」と「社会的相互作用障害」で迷う場合がある。他者からの偏見を気にするのではなく、精神疾患の症状として自閉を好み、他者との交流や将来を見通した自立支援を拒みながら、親に頼り自宅で自由に過ごしている場合には「社会的相互作用障害」を用いて対応する。
- 「ボディイメージ混乱」と「社会的相互作用障害」で迷う場合がある。小児のアトピー性皮膚炎や成人のストーマなど、他者から指摘を受けたり、音や臭いなどにより他者にわかってしまうのではないかという不安があり、不登校や就労困難など通常の社会活動が行えない場合に「社会的相互作用障害」を用いて対応する。

基準看護計画〈社会的相互作用障害：成人〉

▶看護診断と要因

#[※]に関連した社会的相互作用の障害：成人	※ボディイメージの変化による羞恥心に伴う、他者との交流困難 ※両親の愛情が不足したまま成長したことによる情緒不安定 ※発達課題や社会性を獲得できないまま成長したことによる社会性の未熟 ※発達障害により他者との交流がうまくいかない状態 ※精神疾患により自閉的で社会の中で自分を表現することが難しい状態 ※難聴などにより社会との交流が困難である状態 ※過去に重要他者を喪失（死別・離婚など）したことにより、他者との交流が持てないこと ※家族間のサポート不足 ※異文化とコミュニケーションの相違による外国生活への適応困難 ※ソーシャルサポートの不足

目標

- 人とのかかわりを自ら持とうとすることができる。
- 他者と協調しながら行動することができる。
- 自分の特徴や強みを生かし他者と交流する手段をみつけることができる。
- 他者との交流に対して満足感が得られる。

▶観察計画

1．生育歴、家族、友人関係、同室者、他患者との人間関係。
2．自己評価、表情、訴えの内容や態度。
3．一番信頼している人は誰か。
4．睡眠状態や食欲の程度。
5．病状の認知（理解および受け止め）。
6．趣味や得意なこと、強み、その人の持つ能力。
7．どのような価値が優先されているのか。
8．孤独感を強く感じるときはいつか、何をすればその孤独感がやわらぐのか。

9．障害や喪失感の程度と受け止め方。
10．難聴などによるコミュニケーションの手段。
11．葛藤、嫉妬、劣等感、罪悪感などの有無と程度。
12．ストレスの対処方法。
13．精神疾患などによる社会的技能の程度。
14．家族の病状の認知（理解および受け止め）。
15．家族間のサポート状況。
16．言語的・文化的障壁。
17．ソーシャルサポート（情緒的、道具的、情報的、評価的）の活用状況。

▶ケア計画

1．社会的相互作用を障害している原因をアセスメントする。
2．共感的、受容的態度で対応し、患者とのかかわりを多く持つことで信頼関係を築く。
3．ボディイメージについて、否定的な感情は正常であることを説明し、受容できるように支援する。
4．患者が気分転換や得意なことができるように環境を調整する。
5．得意とすることやよい点は認め、自分の強みを知り自信がつくようにかかわり、自尊感情を高める。
6．精神疾患の患者の生活上で起こると予測される困難について、生活技能訓練（SST）を用いて、適切な状況把握と、他者に効果的に伝えられるように、ロールプレイを行い一緒に練習する。
7．発達障害のある患者に対しては、混乱が起こらないように、パンフレットを用いるなど視覚化し、納得して行動できるように理由を伝える。
8．難聴による他者や社会との交流困難から、被害者意識や疎外感、孤独感を感じ、自宅にこもっている患者に対しては、補聴器の調整や日常生活用具の紹介を行い、外出する機会が増えるように援助する。
9．患者を総合的に把握するために、必要時、患者をとりまく人々（家族・支援者、看護師、医師）とカンファレンスを行う。
10．家族・支援者が患者を理解し、支援できるように援助する。
- 家族・支援者の面会が多くなるよう働きかける。
- 家族・支援者と面会し患者への接し方について話し合う。

11．自分の行動に責任が持てるように援助する。
- 問題ある行動があれば原因を聞き一緒に考える。
- 患者が自分で意思決定できるよう援助する。

12. 患者や家族が自宅に支援者が入ることを拒み、孤立している場合には、患者と家族が優先している価値をたずね、価値を尊重しながら支援する。
13. 患者・家族のニーズや暮らしに応じたソーシャルサポートを紹介し、調整する。
- 外国人就労者の場合、職場や地域のソーシャルサポートとつながりが持てるように調整する。

▶教育計画

1．家族も患者に受容的態度で接するよう説明する。
2．家族に地域とのつながりを持つことの重要性を説明する。
3．他者や就労先とのトラブルが生じたときには、早期に医療者、または地域の支援者と連絡をとり、解決方法が得られるようにすることを説明する。
4．支援機関を継続して利用できるように、支援者と話し合うことが大切であることを説明する。

基準看護計画〈社会的相互作用障害：小児〉

▶看護診断と要因

#[※]に関連した社会的相互作用障害：小児	※幼少時から入退院を繰り返したことによる発達課題や社会性の獲得困難 ※ボディイメージの変化による他者との交流拒否 ※家族関係が希薄であることによる家族の愛情不足 ※放任や過保護などの不適切な親子関係

目標

- 人とのかかわりを自ら持とうとすることができる。
- 友人や先生と協調しながら行動することができる。
- 自分の特徴や強みを生かし他者と交流する手段をみつけることができる。
- 他者との交流に対して満足感が得られる。

▶観察計画

1．生育歴、性格、家族構成、親子関係。
2．友人関係、学校生活。

3．言動、表情、態度。
4．病状の認知（理解および受け止め）。
5．睡眠状態と食欲の程度。
6．一番信頼している人は誰か。
7．好きな学習、遊び、読書や得意なこと。
8．家庭内暴力や非行、不登校の有無。
9．葛藤、嫉妬、劣等感、罪悪感などの有無と程度。
10．ストレスの対処方法。
11．家族の病状の受け止め方と家族間のサポート状況。
12．ソーシャルサポート（情緒的、道具的、情報的、評価的）の活用状況。

▶ケア計画

1．社会的相互作用を障害している原因をアセスメントする。
2．共感的、受容的態度で接し、スキンシップを頻回に行う。
3．自尊感情を高めるようによいところを認め、褒める。
- 発達課題にあった役割を与え、達成感が得られるように援助する。

4．気分転換や得意なことができるように環境を調整する。
5．自分の行動に責任を持たせるようにかかわる。
- 問題のある行動があれば、原因を聞き、一緒に考える。
- 自分で意思決定できるように援助する。

6．家族が児を理解し、支援できるように援助する。
- 家族の面会が多くなるように働きかける。
- 面会時、親の前で児のよい点を伝える。
- 面会時、児の思いを伝える。
- 家族と面談し、育児や児への接し方を把握する。

7．児を総合的に把握するために、必要時、児をとりまく周囲の人々（家族、看護師、医師、教師）とのカンファレンスを行う。
8．家族機能が円滑に作用できるように支援する。
9．患児や家族のニーズや暮らしに応じてソーシャルサポートを紹介し、調整する。

▶教育計画

1．家族に児を受容的、支持的態度で接するよう説明する。
2．家族に児が社会とのつながりを持つことの重要性を説明する。

9

性—生殖パターン

性的機能障害

基準看護計画〈性的機能障害〉

性的機能障害

＊「NANDA-I 看護診断 定義と分類2021-2023」では「性機能障害」

解釈

「人間の性（human sexuality）とは、単に男女を区別する生物学的な性、生殖としての性だけでなく、快楽としての性、文化的・社会的な性、性意識や性行動などの性にかかわるすべてを含めた概念である。性的欲求は基本的欲求の一つであり、人間の性すなわちセクシャリティはQOLを支えるものとして人がその人らしく生きていくために欠かせないものである」[1]。

健康障害のために、パートナーと望ましい性的関係が保てなかったり、性的反応の障害や過度の疼痛、恐怖による性的回避の状態も含めて満足感のない、報われない、または、不適切とみられる性的機能の変化、性的満足が得られない状態を「性的機能障害」という。

性的機能障害は、疾患からくる病態生理、薬物・放射線・手術などの治療、個人や環境などの状況、加齢などの原因が考えられる。

看護介入は、看護者一人ひとりが性に関する正しい知識をもち、多様な性のとらえ方や価値観を理解し、患者を尊重する姿勢でかかわる。性的問題はまだオープンに話ができない社会的風潮があるために、信頼関係を確立しながら、性についての悩みを聞き、患者の性に対する考えなどを患者およびパートナーから情報収集し、不安の原因をアセスメントする。そして、性に関するニーズが充足できるように知識や具体的な対策について多職種と連携し、情報を提供することや同じような性的な問題を持つ患者会の紹介などの援助をすることが重要である。

▶〈性的機能障害〉診断指標（筆者らによる）

□病気による性行為の変化
□治療による性行為の変化
□性的機能に問題があると言葉に出す
□性的に魅力的であるか確証を求める
□性的満足感を得るうえでの変化
□望まれる満足感を得ることができない
□性的興奮の変化
□性欲低下
□性的役割の変化
□自己に対する興味の変化
□他者に対する興味の変化

1．粟生田友子：新体系 看護学全書 別巻 リハビリテーション看護．メヂカルフレンド社，東京，2015：406．より引用．第３版2021：

▶よく使用する事例

- 生殖器の手術後、あるいは、術後性的機能に障害が出ると予測される患者（例：前立腺がん、前立腺肥大症、膀胱がん、精巣腫瘍、卵巣がんなどの術後）。
- 子宮全摘出術の患者や、産後の褥婦で性的機能に障害が予測される患者。
- 移植後の不妊の患者。
- 抗がん薬治療などの薬物によって性的機能障害を起こした患者。

▶効果があった事例

- 性的機能障害の予測される男性患者が術前に性機能への影響に関して不安が強かったので、主治医から説明してもらい、性についての悩みの軽減につながった。
- 子宮全摘出術患者に退院指導の際、プライバシーが守れる部屋を利用し、話を聞くことで性に関するニーズが把握でき、退院後の性生活の相談が具体的にでき、不安の軽減につながった。

▶使用上の注意点

- 乳房切除術後の患者には、「性的機能障害」よりも、身体の一部喪失による危機的状況なので「ボディイメージの混乱」または「悲嘆」を用いて対応する。

■性的機能障害に段階的に関与するためのプリシット(PLISSIT)モデル

P permission	許可：性相談を受け付けるというメッセージを出す ・相談窓口になる	基本的情報レベル 看護の対象
LI limited information	基本的情報の提供 ・治療に伴う性的合併症として起きていることなど基本的な情報の提供をする	
SS specific suggestions	個別的アドバイスの提供 ・患者およびパートナーを含めた個別的な介入	個別的な対応が必要なレベル 専門治療の対象
IT intensive therapy	集中的治療 ・専門家に紹介するなどの資源の活用を利用する	

性相談を段階的にとらえ、多くの患者に共通する基本的情報提供レベルと個別的で専門的な対応を要するレベルとを区別して看護ケアを考えていく。第１段階（P）と第２段階（LI）の対応でも効果は大きいとされている。医療者はまず基本的な情報提供を伝えることから始め、医師も含めた複数の職種や異なる部署と連携を図っていく。

Annon JS: The PLISSIT model: A proposed conceptual scheme for the behavioral treatment of sexual problems. J Sex Educ Ther 1976; 2: 1-15. 渡邊知映：セクシュアリティの障害. 看護技術 2006；52（12）：94-100. より改変して引用

基準看護計画〈性的機能障害〉

▶看護診断と要因

#[※]に関連した性的機能障害	※手術による器質的変化 ※外陰部の変形 ※抗がん薬治療などによる生殖機能の低下 ※ストーマ造設によるボディイメージの変化 ※加齢による身体の変化 ※射精不能 ※精神的ストレス ※性欲の慢性的な低下 ※性行為に対するおそれ ※性交以外で性的満足感を得る方法などに関する知識不足 ※疾患に罹患していることで性行為のパートナーとして役割が果たせないこと ※性行為を行うのに適した環境の欠如 ※パートナーの知識不足および理解不足 ※ソーシャルサポートの不足

目標

- 治療による性機能への影響を理解できる。
- 今後の性生活に対する思いを表出できる。
- 性生活に関してパートナーと話し合い、現状を受容できる。
- 患者自らが性生活に対する価値観を踏まえて性役割をみつけることができる。

▶観察計画

1．性的機能障害の原因（疾患・治療内容など）。
2．言葉による性的機能障害のおそれに関する表現、性的行動または、活動の困難、限界、変化の訴え。
3．手術や予後に関する不安の内容。
4．性的ニーズの把握。
5．妊孕性温存に対する認知（理解および受け止め）。
6．卵巣摘出や抗がん薬治療による性ホルモン低下に伴う卵巣欠落症状（のぼせ、発汗、不眠、めまい、憂うつ、性交不快など）。
7．性の喪失に関する思い、ボディイメージについての言葉や行動の把握。
- 性的な話題を話し合うことを気楽に感じているかなど、なんら恥ずかしいことではないということを伝え、患者が日常生活の大きな部分である性に関して、ヘルスケアを受けられるように働きかける。

8．精神的ストレスの有無。
9．パートナーの理解度、心理状況。
10．性生活の価値、性役割に対する思い。
11．ソーシャルサポート（情緒的、道具的、情報的、評価的）の活用状況。

▶ケア計画

1．性的ニーズをアセスメントする。
- 患者・家族に関心を寄せてねぎらう。
- 患者・家族の病気体験や思い、気がかり、困難に思っていることなどについて傾聴する。
- 患者への働きかけとして恥ずかしがらず、性的な変化を生じたと考えられる要因が明確になるような質問をする（同性がかかわる）。
  - ・「病気になって性生活に変化はありますか？　何か問題に感じていることはありますか？」
  - ・「病気や手術、治療のために性生活になにか問題を生じていませんか？」など。

2．性的ニーズに対して情報提供をする（★PLISSITモデル p.450参照）。
- 手術や治療による性機能への影響に関する正しい知識と理解が得られるように医師に説明してもらえるように働きかける（抗がん薬治療：男性：性欲減退、インポテンツ、射精障害、女性：卵巣機能低下、妊孕性など）。
- 将来を見据えての性機能への影響や妊孕性温存などに関する正しい知識と理解が得られるように、医師に説明してもらえるように働きかける。
- メリット・デメリットを再度説明し、納得した上で意思決定ができるように支援する。
- 意思決定後でも気持ちが揺れ動くことを説明し、その気持ちに寄り添いながら支える。
- 患者やパートナーの性に関する話に耳を傾けるとともに求められた情報やケアを提供する。
- 患者とパートナーとのコミュニケーションを促進する。
- 性の喪失に関する思いをパートナーと話し合えるように配慮し支援する。
- 妊孕性温存療法を行った患者に対してのフォローアップを保障する。

3．不安や恐れ、疑問が表出できるような機会、気分的にリラックスでき、プライバシーが保てる環境に配慮し、思いを把握する。

4．患者が手に取りやすい位置にパンフレットを設置するなどし、相談できる体制であることを伝える。

5．同じような性的な問題を持つ患者との交流や患者会などのソーシャルサポート・正しい情報が得られるサイトを紹介し、調整する。

6．より個別対応が必要な場合は、専門家に紹介する。

▶教育計画

1．不安な気持ちや疑問は話しやすい医療者に相談してよいことを説明する。

2．パートナーとの過ごし方について説明する。
- 精神的慰安につながり絆を強める方法として、抱きしめる・タッチング、一緒の入浴などの一緒の時間を過ごすこと。
- 治療や手術のストレスで、性欲の低下や気分が乗らないこともあるため、無理をしないで話し合うこと。

3．パートナーに説明する。

- 1人で悩まず、相談してよいこと。
- お互いを思いやる気持ちを言葉にすることも大切であること。
- 患者を気遣うばかりに、パートナー自身の健康を見過ごしてはいけないこと。

4．抗がん薬治療中の患者に性生活について説明する。

- 抗がん薬の多くは、胎児の成長を妨げたり、催奇形性の可能性があるため避妊が必要であること。
- 抗がん薬治療中の骨髄抑制期には感染・出血・皮膚障害などを考慮し避けるようにすること。
- 男性患者は治療終了3か月間は抗がん薬が精液へ移行していることを考慮して、コンドームを用いた避妊が必要であること。
- 女性患者は腟分泌物の減少に伴う性交痛には水溶性の腟潤滑ゼリーが有効であること、卵巣欠落症状が強いときは薬物療法もあること。

5．妊孕性温存療法を行った患者が妊娠を希望する場合は医療機関に相談するように説明する。

ワンポイントレクチャー

妊孕性温存療法について知っておきたいこと

妊孕性とは「妊娠するために必要な力」のことである。

近年では、凍結技術の発達により配偶子（卵子・精子）や受精卵（胚）を凍結することが可能となり、がん治療（手術・放射線・抗がん薬）前に妊孕性を温存することができるようになった。

また治療までに時間の猶予がない患者や、小児患者は卵巣・精巣組織を凍結する方法があるが、臨床試験の段階である。

都道府県から費用の助成を受けることができる（対象の年齢は43歳まで）。

10

コーピング－ストレス耐性パターン

非効果的コーピング

非効果的コーピング

【NANDA-Iの定義】認知面や行動面の努力を伴う、ストレッサー評価が無効なパターンで、ウェルビーイングに関する要求を管理できない状態

解釈

ストレスは人間に恒常的にみられる状態であり、この状態は対処しなければならない変化や脅威が生じると増強し、成長に不可欠なものである。

「ストレスに対する人の反応や適応の仕方をコーピング（対処）行動と呼んでいる。コーピング行動が適応的であるならば、ストレスを軽減し成長にさえつながるが、不適応だと分裂や混乱を引き起こす可能性がある」[1]。

コーピングとはその人がその人の独自の方法でストレスや脅威を緩和、軽減あるいは除去しようとする努力の過程である。コーピング（対処）行動には問題中心型と情動中心型の２つの型がある。人は問題中心型コーピング、情動中心型コーピングを入り交えながら使う。困難やストレスに遭遇したときに対処方法を持っていることは、その人らしい生活を続けるのに重要である。

「非効果的コーピング」は、上述のように、「認知面や行動面の努力を伴う、ストレッサー評価が無効なパターンで、ウェルビーイングに関する要求を管理できない状態」[2]をいう。

看護介入は、患者の過去のストレスの対処行動やストレスに対する対処資源の程度（個人資源、家族内資源、親族資源、社会資源）、ストレスに対する受け止め方などをアセスメントする。そして、患者の対処行動を尊重しながら受け止め、思いを引き出すなどの情緒的支援を行う。さらに自己コントロール感の持てる方策を提案したり、一緒に考え、その人にとって望ましいコーピング（対処）行動が選択できるように援助することが重要である。

■ストレスコーピングの構成要素

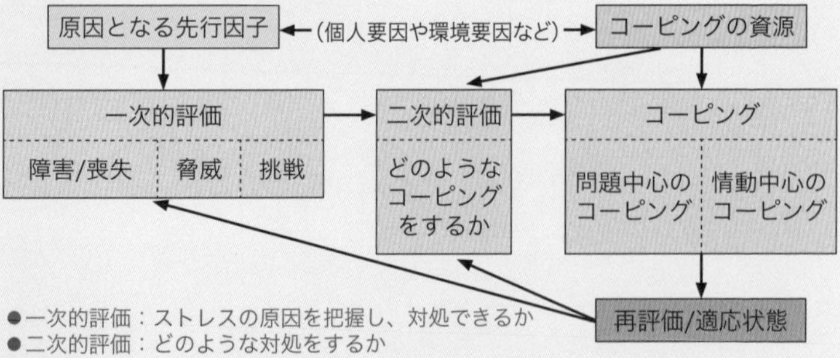

大西和子編：成人看護学概論第３版．ヌーヴェルヒロカワ，東京：253．より引用

■コーピングの種類

問題中心型コーピング	問題の原因を探し、実際に問題を解決するために行動する	・話し合って折り合いをつける ・現実に行動してみる ・助言を求める
情動中心型コーピング	問題から生じた情動的反応を調整するために行動する	・くよくよ考えない ・回避 ・遠ざかる ・注意をそらす

■防衛機制とコーピングの違い

防衛機制はストレスに対して無意識に自分の心を守ろうとする働きであり、コーピングは意識下で自分なりの対処行動をとることである。

▶〈非効果的コーピング〉診断指標（筆者らによる）

- □適応行動を妨害するコーピング（不適切なコーピングの使用）
- □援助を求めることができない
- □ソーシャルサポートの利用不足
- □役割期待に応えられない
- □状況に対処できないと言葉に出す
- □他者に対する破壊的行動（例：他者に対して怒鳴ったり暴力をふるう、など）
- □通常のコミュニケーションパターンの変化（例：穏やかな人が怒る、など）
- □自分に対する破壊的行動（例：自傷行為、など）
- □物質の乱用（例：薬物、麻薬、など）
- □状況に対処できない
- □睡眠パターンの変化
- □集中力の低下
- □情報に関心を向けることができない
- □情報を整理しにくい
- □目標に向かう行動の不足
- □問題の解決不足（問題解決能力の欠如）
- □不適切な問題解決
- □基本的ニーズを満たせない
- □消耗性疲労（倦怠感）
- □高い疾病罹患率（頻回に病気に罹患）

▶よく使用する事例

- 診断がつかない、経過が思わしくないなど治療経過が順調でないことをストレスに感じている患者。
- 挿管、創痛などの身体的苦痛や環境の変化など多くのストレスに対処

1．ルース・F. クレイブン，コンスタンス・J. ハーンリー著，藤村龍子，中木高夫監訳：基礎看護科学. 医学書院，東京，1996：364. より引用
2．T.ヘザー・ハードマン，上鶴重美，カミラ・タカオ・ロペス原書編集，上鶴重美訳：NANDA-I 看護診断 定義と分類2021-2023 原書第12版. 医学書院，東京，2021：398. より引用

できず、せん妄状態を起こす可能性がある患者。
- 神経質でくよくよ考え、納得するまで1つのことしか考えられず、ストレスの対処がうまくできない患者。
- 検査や治療について納得できないことによるストレスがある患者。

▶効果があった事例

- 患者のストレスの原因をアセスメントし、ストレスを解消する方法を患者・家族と一緒に考え実施することで、ストレスの軽減を図ることができた。
- 手術を受ける患者に対して、手術前から、文字や絵、DVDなどを用いて情報提供をし、術後のイメージをつけたことで、ストレスや不安・恐怖が軽減し、前向きに治療を受けることができた。
- ICU入室患者では、術前からの情報収集とICUの環境の説明や環境調整を図るなど、ストレスが蓄積しないように意図的にかかわることで、せん妄を予防できた。
- セルフケアを拒否していたストーマ造設患者に対し、手技指導を中断し気持ちを受け止め思いを傾聴したことにより、ストーマに興味を示し向き合うようになった。

▶使用上の注意点

- 基準看護計画は、発達段階を踏まえて「成人」「小児」に分類している。
- 手術前の患者で不安が強いとき、「不安」と「非効果的コーピング」で迷う場合がある。その人のストレスの対処機能を尊重した看護介入のほうが、不安を軽減できると判断した場合は、「非効果的コーピング」を用いて対応する。
- 思春期の心身症患児の場合、「成長発達遅延」と「非効果的コーピング」で迷う場合がある。自己概念に障害をきたしている場合は「非効果的コーピング」を用いて対応する。

■8つのコーピング

コーピング	内容
対決的対処	問題や状況を変えるために積極的に努力する
距離をおくこと	問題や状況と自分とを切り離し、問題や苦しみを忘れようとする
自己コントロール	自分の感情・行動をコントロールし、外に表さない
ソーシャルサポートを求める	問題や状況の解決に向け、他者に援助を求める
責任の受容	自分に問題や原因があると考え、反省・謝罪する
逃避一回避	問題や状況から逃げ出す、他人のせいにする
計画的な問題解決	問題や状況の解決に向けて計画的に対処したり、いろいろな解決策を検討する
ポジティブな再評価	問題や状況の見方を変え、新たな意味づけをする

Folkman S, Lazarus RS：Manual for the Ways of Coping Questionnaire. Palo Alto：Consulting Psychologists Press. Now Published by MIND GARDEN.
R・Sラザルス著，本明寛監訳：ストレスと情動の心理学―ナラティブ研究の視点から．実務教育出版，東京，2004：140．より改変して引用

■がんと告げられた患者のとる対処行動のリスト

知的・合理的反応	現状に関する情報をさらに求めようとする
他者との心配の共有	苦悩を減らすために他の人と話す
感情の逆転	笑い飛ばす、軽く考える
抑圧	忘れようとする、心から追い払う
置き換え	他のことをして気を紛らす
対決	現在の理論にもとづき、断固とした処置をとる
再定義	受け入れるが、何かよい面を見いだす
運命論	避けられないものを受け入れ、それに従う
行動化	どんなことでも、たとえ無謀で実際的でないことでもやってみる
対策の検討	可能な選択肢について話し合う
緊張緩和	アルコール、過食、薬に頼って緊張を減らす
刺激減少	社会的に引きこもり、孤立する
責任回避	他の人やものを責める
従順	権威者から指示を仰ぎ、それに従う
自己憐憫	自分を責め、犠牲にし、罪滅ぼしをする

浅野茂隆，他編：ガン患者ケアのための心理学ー実践的サイコオンコロジーー，真興交易医書出版部，東京，1997：50．より引用

基準看護計画〈非効果的コーピング：成人〉

▶看護診断と要因

#[※]に関連した非効果的コーピング：成人	※入院による環境変化への適応困難 ※持続する疼痛による身体的苦痛 ※隔離状態であることによるストレス ※家族、家からの別離によるストレス ※治療上強いられる安静によるストレス ※検査や治療について納得できないことによるストレス ※緊急手術や緊急入院による不安、恐怖 ※ボディイメージの変化によるストレス ※入院による社会的役割の変化や家庭内での役割の変化 ※失声によるコミュニケーションの障害 ※長期入院によるストレスの蓄積 ※疾患の予後に対する不安 ※神経質で落ち込みやすく、ストレスを受けやすい傾向 ※ソーシャルサポートの不足

目標

- ストレスに対して情動に関連した感情を表現できる。
- ストレスを軽減できるコーピング方法を見出すことができる。
- ストレスに対して適切なコーピングをすることでストレスが軽減できたと表現できる。

▶観察計画

1．患者の性格。ストレスの原因や対処行動（★８つのコーピング p.459参照、★がんと告げられた患者のとる対処行動のリスト p.459参照）。

- ストレス原因の種類：心理・社会的ストレッサー、身体的ストレッサー。
- 反応の種類。
  - ・情緒的反応：不安、いらいら、抑うつ、興奮など。
  - ・身体的反応：動悸、頭痛、腹痛、嘔吐、下痢など。
  - ・心理的反応：集中困難、思考力低下など。

・行動反応：引きこもり、怒りの爆発、拒食、爪かみなど。
2．今までのストレスに対する対処方法と過去の経験。
3．食欲、睡眠状況。
4．治療内容と副作用の有無、検査への協力の有無。
5．不安の訴え、表情、感情、行動、緊張感、興奮状態。
6．コミュニケーションの方法。
7．痛みの程度、苦痛内容の程度、それに伴う不安の有無。
8．医師からの説明の内容やそのときの反応。
9．疾患や治療についての患者の認知（理解および受け止め）。
10．ボディイメージの変化とそれに対する認識。
11．将来への希望、今後の生活への予測。
12．家族との関係やキーパーソンは誰か。相談相手の有無。
13．仕事の内容と役割（家族、地域、職場）。
14．ソーシャルサポート（情緒的、道具的、情報的、評価的）の活用状況。

▶ケア計画

1．患者の病気についての理解内容や意思決定プロセス、価値観を把握し、尊重した態度で接する。
2．ストレッサーを明確にし、それをできるだけ除去する（★医療者が行うアピアランスケアの方法 p.390参照）。
3．医師からの説明をどのように理解しているのか把握し記録に残し、医療者間で情報を共有する。
4．身体的安楽を図る。
- リラックスできるように働きかける（深呼吸、瞑想法、マインドフルネスなど）。
- 疼痛時は、早めに鎮痛薬を使用する。
- 不眠時は、指示により睡眠薬を与薬する。
- 興奮時は、事故や危険防止に努める。

5．心理的安寧を図る。
- 説明すればストレスが軽減すると判断したら、理解度や精神状態に合わせて、オリエンテーションを行う。
- 気分転換できるように家族、友人の協力を得、面会時間を考慮する。
- 患者の得意とすること、趣味を取り入れ、患者の自尊感情が高まるように対応する。
- 隔離中の患者に対しては、できるだけそばにいる時間を持ち、話し相手になる。
- 今までのストレスへの対処方法と過去の経験を聞き、今のストレスにその方法が使えるか患者と話し合う。
- コミュニケーション障害があれば、コミュニケーションをとる方法を工夫し、患者の訴えに関心を持つ。
- 安静に対するストレスが強い場合は気分転換が図れるように音楽やテレビなどの視聴を勧める。

6．同じ悩みを持つ患者との交流の場を持つ。

7．ストレスが強いときは、精神科医師、臨床心理士・公認心理師に予防的に早期介入を依頼する。

8．必要に応じ専門家（MSW、精神科医師、臨床心理士・公認心理師、ケアマネジャーなど）、施設や地域の相談員と連携し支援する。

9．ストレスのコーピングができるように支援する。
- 感情を十分に表出できるように傾聴する。
- 表出した感情には意味があることを伝える。
- 問題解決できないことは認知を変えるようにかかわる。
- 問題解決できることは、解決策を一緒に検討する。

10．患者や家族のニーズや暮らしに応じてソーシャルサポートを紹介し、調整する。

▶教育計画

1．気がかりなことや不安なことなどは遠慮なく質問してもらうよう説明する。

2．家族（キーパーソン）とのコンタクトを図り、病状の説明と精神的サポートの必要性を説明する。

3．患者会・家族会の活用方法、コーピング行動に役立つ本やDVDの活用を説明する。

基準看護計画〈非効果的コーピング：小児〉

▶看護診断と要因

#[※]に関連した非効果的コーピング：小児	※入院の長期化に伴うストレス ※入院による家族からの分離に伴うストレス ※自分の病気は他の人よりも大変だという思いが強く、自分自身を客観視できないこと ※手術、抗がん薬治療、放射線療法などによる外見の変化 ※自分の感情が表出できないことによるストレス ※両親の不十分な愛情による自尊感情の低下 ※家族関係が希薄であることにより情緒的に不安定な状態 ※社会性が未熟であり相談できる友人の不在 ※ソーシャルサポートの不足

目標

- ストレスに対して、その子どもらしい感情や行動を素直に表出できる。
- ストレスの内容を言葉に出して言える。
- ストレスを軽減するコーピング方法を見いだすことができる。
- 自分のしたいことが見つけられ、自分のことが自分で決められる。

▶観察計画

1．患児にとってのストレスの原因や対処行動（★8つのコーピング p.459参照）。
  - ストレスの原因の種類：身体的ストレッサー、心理社会的ストレッサー。
  - 反応の種類。
    - ・身体的反応（血圧上昇、呼吸困難、不眠、腹痛、下痢、頭痛、頻尿など）
    - ・情緒的反応（泣き、激怒、敵意、無関心、無感動、興味の欠如など）
    - ・知的反応（集中力の低下、不注意、学習困難など）

2．生育歴、性格、家族構成、親子関係。

3．友人関係。学校での様子。

4．日中の活動の状況（言動、表情、態度の変化など）。

5．不安の訴え、表情、感情、行動、緊張感、コミュニケーションの方法。
6．ストレスへの対処行動の把握、過去の経験。
7．一番信頼している人は誰か（学校、家庭、友人、重要他者）。
8．自分の気持ちを素直に話せる人が身近にいるか。
9．自分の病気をどう思っているのか。
10．ボディイメージの変化とそれに対する認識。
11．将来への希望の有無。
12．ソーシャルサポート（情緒的、道具的、情報的、評価的）の活用状況。

▶ケア計画

1．患児・家族の病気についての理解内容や意思決定プロセス、価値観を把握し、尊重した態度で接する。
2．ストレッサーを明確にし、それをできるだけ除去する。
3．児との接触を多くし、コミュニケーションを図り、信頼関係を築く。
4．入院時できるだけ親しみやすい環境を整え、遊びを通し患児をリラックスさせる。
5．本人が自己を表出できるように環境を整え、リラックスさせ、支持的態度で接する。
6．患児のよい面は十分に褒めて認め、自信を持たせるようにかかわる。
7．受け持ち看護師を中心に会話やケアを進めていく。
8．家族が児を理解し、支援できるように援助する。
9．他児と遊びや学習を通して、かかわりが持てるように援助する。
10．患児の強みを見いだし、ストレスの対処方法を必要時患児と親と一緒にみつける（★子どものストレスコーピング p.465参照）。
11．今までのストレスへの対処方法と過去の経験を聞き、今のストレスにその方法が使えるか患児と話し合う。
12．自分で意思決定ができるように確認しながら接する。
- 与えるのではなく、自分でしたいかしたくないかを必ず確認していく。

13．必要時アピアランスケアを行う（★医療者が行うアピアランスケアの方法 p.390参照）。
14．必要に応じ多職種（MSW、精神科医、臨床心理士・公認心理師、保健師など）と連携し、支援する。
15．初めての検査や治療の前には、患児に合わせたプレパレーションを実施し、感情の表出や心の準備ができ、自ら進んで検査や治療に向かえるように援助する。

16. 患児や家族のニーズや暮らしに応じてソーシャルサポートを紹介し、調整する。

▶教育計画

1. つらいとき、つらいと言ったり泣いたりなど、感情を出して良いことを説明する。
2. 患児に、知りたいことや不安なことは遠慮なく質問してもらうように説明する。
3. 家族に児も家族の大切な一員であることを伝えてもらう。
4. 家族に患児に対して受容的態度で接することが大切であることを説明する。

■子どものストレスコーピング

①問題解決：原因を見つける、自分を変えようと努力する ②行動的回避：大声をあげて怒鳴る、誰かに言いつける ③気分転換：友達と遊ぶ、ゲームをする ④サポート希求：解決に協力を求める、どうしたらよいか聞く ⑤認知的回避：たいしたことでないと考える、あきらめる ⑥情緒的回避：一人で泣く、一人になる

大竹恵子，島井哲志，嶋田洋徳：小学生のコーピング方略の実態と役割．健康心理学研究 11（2）：37-47，1998．より引用

11

価値—信念パターン

- **スピリチュアルペイン**

スピリチュアルペイン

【NANDA-Iの定義】人生の意味と目的を、自己・他者・世界・自分よりも大きな力とのつながりの中で統合する能力の低下に苦しんでいる状態

解釈

WHOは「スピリチュアルとは、人間として生きることに関連した経験的一側面で身体感覚的な現象を超越して得た経験を表す言葉である」と定義している。スピリチュアルは「宗教的」と同じ意味ではなく、生きている意味や目的についての関心や懸念とかかわっていることが多い。特に人生の終末に近づいた人にとっては、自らを許すこと、他の人々との和解、価値の確認などと関連していることが多いといわれている。

「スピリチュアルペイン」とは、人生の危機に直面して、自分の存在を支え、意味づけていた土台（基盤、枠組み、価値観など）を失うことで起きる哲学的（なぜ私が……どうしてこんなことが起きたのか)、心理的（不安、恐れ、無意味感)、宗教的（神よ助けて……ばちがあたったのか）な痛みであると定義されている[1]。特に終末期の患者は病気の進行に伴って自分に対する自信や尊厳を失い、自己の喪失を体験し、人間は死すべき存在であることを認識し苦悩するために支援が必要である[2]。

看護介入は、その人がどのように生きてきたか、人生の最期をどのように迎えようとしているかなど、患者の人生に対する価値観、死後の世界に対する考え方などを傾聴する。そして患者の持っている宗教や価値観を受け入れて、健康に有害でない方法で信仰上の儀式ができるよう配慮をし、患者自身の望む心の安寧が得られるように援助していくことが重要である。

▶〈スピリチュアルペイン〉診断指標（筆者らによる）

□不安
□泣く
□不眠
□恐怖
□倦怠感
□アイデンティティの脅威にさらされる
□人生の意味を問う
□苦痛の意味を問う

《自己とのつながり》
□怒り
□安らぎの減少
□愛されていないという気持ち
□信念に基づいて行動する勇気がない
□自分を受け入れることができない
□失望、絶望

1．窪寺俊之：スピリチュアルケア入門．三輪書店，東京，2000：13-15．より引用
2．高橋聡美編著：グリーフケアー死別による悲嘆の援助．メヂカルフレンド社，東京，2012：55．より引用

□人生や生きることへの意味（家族も含む）を見出せない
□罪悪感
□コントロールの喪失感

《他者とのつながり》

□疎外感を表明する
□空虚感
□誰も自分のことを助けてくれない
□友人や家族とのかかわりを拒む

《自分自身より偉大な力とのつながり》

□自然に興味がない
□見捨てられていると表明する
□神に対して怒っていると表明する
□内省的になれない
□超越的なものを経験できない

▶よく使用する事例

- 入院によって信仰する宗派の儀式を遂行することができず、心の安寧が図れず、苦しい状況にある患者。
- 病気になったことが今までの人生の結果と考え、罰を受けたと思い込んでいる患者。
- 終末期で身体機能や役割の喪失を体験し生きることへの意味を見出せない患者。

▶効果があった事例

- 信仰を持っている患者に対して、宗派の儀式を受け入れたことで患者から「気持ちが落ち着いた」といわれ、安心した表情がみられた。
- 終末期の患者のそばで今までの体験や経験や心情を聞くことで安らかな表情になった。
- 最期の時間を共有し、人生を語り合う時間を調整したことで、末期患者と家族が、安らかな気持ちで臨終を迎えることができた。

▶使用上の注意点

- 患者が「生きる価値がない」などと訴えたときには、その原因をアセスメントし、「悲嘆」か「スピリチュアルペイン」であるか判断して用い、対応する。
- 宗教にこだわらず、心の安寧が得られない場合は「スピリチュアルペイン」を用いて対応する。

基準看護計画〈スピリチュアルペイン〉

▶看護診断と要因

#[※]に関連したスピリチュアルペイン	※病状の進行に伴う死への恐怖 ※病気の末期による信念の動揺、罪の意識、死への恐怖 ※病気や状態が悪化することで今まで行えていた活動ができなくなるつらさ ※今まで自分が行ってきたことに対する後悔 ※自分の人生や存在価値を無意味ととらえて悩む ※持続する強度の苦痛体験や喪失感 ※独居や家族の支援不足による孤独感 ※病気による家族への負担感、申し訳なさの増大 ※プライバシーの欠如による宗教的ニードの不足 ※病気により役割遂行できないつらさ ※ソーシャルサポートの不足

目 標

- 心残りなこと、気がかりなことを口に出すことができる。
- 罪悪感や病状の進行に伴う死への恐怖が軽減したと表現できる。
- 自己の置かれた状態が受け入れられ、自分が存在している意味を見いだし安らかに過ごせる。

▶観察計画

1. 気がかりや心配なこと、やり残したこと、会っておきたい人。
2. 怒りや罪の意識、絶望感、孤独感などの発言の有無、表情（★トータルペイン p.323参照、★スピリチュアルペインの表現 p.472参照）。
3. 過去の死別体験。
4. 疼痛の有無と程度。疼痛に対する思い。
5. 生きがい、役割、人生の意味。
6. 今までの価値・信念。
7. 死後の世界に対する考え方。
8. 家族間の関係や協力体制の有無など。
9. 熟眠感の程度や睡眠薬の使用状況。
10. 信仰の有無、宗派、信条、宗教に伴う儀式の有無、宗教上のキーパーソン。

11. 本人を支えているもの。
12. つらさを忘れることができるもの。
13. ソーシャルサポート（情緒的、道具的、情報的、評価的）の活用状況。

▶ケア計画

1. 希望を持ち続けられるように闘病生活を支える。
2. 気がかりや心配なことを傾聴する。
3. 患者の沈黙も大切にし、患者が話したいタイミングで話せるように配慮する。（★スピリチュアルペインを表出されたときの対応 p.472参照）
4. 看護師自身が自己の死生観を振り返る（近親者、友人、患者とのかかわり）。
5. 身体面、精神面、社会面を踏まえて、スピリチュアルペインの程度をアセスメントする。
6. 信頼関係を構築する。
7. ライフヒストリーを聴き、人生の意味を見いだせるようにかかわる。
   - その人の苦しみに気づき、苦しみを引き出す。
   - その人の苦しみに共感し、信念や価値を認める。
   - その人の行いを支え、賞賛する。
8. 家族と過ごせるように時間を調整する。
9. 患者の意思が明確に表明できる時期には、思い残すことがないように家族で対話ができるよう仲介する。
10. 家族や友人などキーパーソンに協力を求め、面会や電話、手紙などで連絡を取り合い、孤独になることを避ける。
11. 患者と家族が望む環境や希望に合わせて、したいことができるように、多職種と連携しながら支援する。
12. 不安や悲しみが強いと感じたときには、患者の手を握ったり、タッチングをする。
13. 信仰している宗教を尊重して、傾聴的な態度で接する。
14. お守りなどを用いてもよいことを伝える。
15. 瞑想ができるよう環境の調整をする。
16. 宗教上の儀式ができるよう環境・時間・人的配慮をする。
17. 他患者とのプライバシーの調整をする。
18. 宗教上の理由での食事への配慮をする。
19. 睡眠への援助をする。
20. 心配している具体的な内容を明らかにし、必要があれば適切なソーシャルサポートを紹介し、調整する。

21. 患者の生きていること、存在価値を患者が認められるように家族内、重要他者の中で役割が遂行できるように援助する。

22. 心地よいと感じられるケアを行う（手・足浴、マッサージなど）。

▶教育計画

1. やりたいこと、やり残したことなどの希望があれば遠慮せず話すように説明する。
2. 宗教上のニーズの希望があれば伝えるように説明する。

■スピリチュアルペインの表現

不公平感	なぜ私が？
無価値感	家族や他人の負担になりたくない
絶望感	そんなことをしても意味がない
罪悪感	ばちがあたった
孤独感	誰も私のことを本当にはわかってくれない
脆弱感	私はだめな人間である
遺棄感	神様も救ってはくれない
刑罰感	正しく人生を送ってきたのに
孤独感	もし神がいるのならばなぜ苦しみが存在するのか
無意味感	私の人生は無駄だった

恒藤暁：最新緩和医療学．最新医学社，大阪，1999：230．より引用

ワンポイントレクチャー

スピリチュアルペインを表出されたときの対応

特に患者から死を連想させる言葉の表出があったときには、「どのように答えればよいだろうか」と看護師も不安や迷いがある。ステップ１～４を参考に考えてみる。

会話の一例

ステップ１：患者が思いを表出するきっかけ

看護師「Aさん、最近身体の調子はどうですか？」

患者「つらいよ！こんなにつらいならもう終わりにしたい」

・きっかけとなる言葉で問いかけること。(初めは心理面より、身体面に注目した声かけを行うほうがよい)
・患者が思いを表出してもよい時間だと認識できるようにしっかりと「聴く姿勢」をとる。
・患者の発言からスピリチュアルペインが強くなっているサインだと気づく。

↓

ステップ2：患者の発言に対して焦らず、想いを受け止める

看護師「つらくて終わりにしたいって思われていたんですね。終わりにしたいっていうのはどういうことですか？」

(……沈黙……)

患者「まさか自分がこんな病気になって、動けなくなってしまうなんて思わなかった。まだやり残したこともたくさんあるし、家族に迷惑をかけたくないんです。死んだほうがマシだよ」

・患者の発言を繰り返すこと（リフレイン）で「理解したいです」、「聴いていますよ」というメッセージを示す。
・沈黙の時間は患者が考えているサインだと思い焦らずに、患者からの発言を待つ（看護師が体感する時間は長く感じるが、耐える）。
・患者がさらに想いを表出できるよう、「終わりにしたい」という言葉の意味を深めるために問いかける。

↓

ステップ3：患者の発言に対する答えを伝えるのではなく、整理して繰り返すことでさらに想いの表出を促す

看護師「そうなんですね、病気になるなんて思わないし動けなくなることなんて元気なときは想像もしませんよね」

患者「本当に想像もしなかったことだ。動けなくなった自分なんて意味ないね。家族の厄介者だ。（省略）でもね、もう少し時間があるなら家に帰ってみたいな。話して少し心が軽くなったよ」

・このとき、患者は答えを求めているとは考えにくいため、発言を繰り返したり、要約して伝えたりすることで患者の感情をより理解する。
・対話を通して、患者が抱いているスピリチュアルペインについて互いに共通の認識をもつ。
・常に受容的態度で接し、今が感情の表出を促せるタイミングであると意識し意図的に介入を行う。

↓

ステップ4：想いを表出してくださったことに対する感謝を伝える

看護師「つらい気持ちを話してくださって、ありがとうございました。私たちはAさんのことを心配していますよ。いつでも話してくださいね」

・つらい気持ちを表出してくださったことに対する感謝を伝えることで、医療者は「話をしてもよい存在」なのだと認識してもらう。
・患者に私たちもあなたを心配しているというメッセージを常に伝える。

第 II 部

潜在的合併症と基準看護計画

呼吸機能障害

潜在的合併症：低酸素症

目標

- 低酸素症の合併症を管理し、最小限にする。

▶観察計画

1．既往歴、主訴、現病歴や治療。
2．バイタルサイン（呼吸、血圧、脈拍、体温）、SpO_2、意識レベルの変化。
  - 呼吸状態（★肺の構造 p.484参照、呼吸音の聴診の仕方、呼吸音聴診部位と観察のポイント p.485参照、★努力呼吸のサイン p.300参照）。
    - ・呼吸数、呼吸パターン、胸郭や呼吸補助筋の動き。
    - ・深さの異常：頻呼吸、徐呼吸、減弱呼吸、無呼吸、浅速呼吸。
    - ・リズム：呼気延長、ビオー呼吸、クスマウル呼吸、チェーンストークス呼吸（★呼吸状態と代表疾患 p.296参照）。
    - ・呼吸困難の有無、程度、努力呼吸の有無（肩呼吸、鼻翼呼吸、陥没呼吸、下顎呼吸）、口すぼめ呼吸の有無。
    - ・呼吸音の異常：呼吸音の減弱や消失、呼吸音の左右差、呼気延長、副雑音（連続性ラ音、断続性ラ音）、喘鳴。
    - ・SpO_2の変動（浅速呼吸の場合は低下する）。
  - 血圧、脈拍数の変動。
3．精神症状（不隠、興奮、見当識障害）の有無。
4．SpO_2＜95％の場合の観察（★酸素解離曲線 p.478参照）。
  - 患者の意識、顔色、チアノーゼの有無、喘鳴・副雑音の有無、呼吸困難の有無、程度、努力呼吸の有無（肩呼吸、鼻翼呼吸、陥没呼吸、下顎呼吸）。
  - 末梢循環不全によって冷感が強くSpO_2センサが感知できていない状態になっていないか。
  - SpO_2センサ部分の発光、つぶれ、外れの有無。
  - 酸素流量や酸素濃度は指示通りの設定であるか、正しく装着されているか。

5．低酸素血症（PaO_2≦60mmHg）の症状の有無（★低酸素血症と高二酸化炭素血症の症状 p.480参照）。
- 呼吸数増加、チアノーゼ、イライラ、興奮、昏睡、頻脈、不整脈、血圧低下。

6．CO_2ナルコーシスの症状の有無（★低酸素血症と高二酸化炭素血症の症状 p.480参照）。
- 呼吸数減少、傾眠、頻脈、血圧低下、不整脈。

7．痰の性状・量・粘稠度、咳嗽力の程度、喀痰喀出困難の有無。
8．末梢循環状態：チアノーゼ、冷感の有無と程度、尿量の減少の有無。
9．水分出納バランス：輸液量、経口水分量、食事摂取量、尿量、体重。
10．発熱、感染の徴候。
11．口腔・鼻腔吸引時のSpO_2の変動の有無。
12．体位による呼吸困難、SpO_2の変動の有無。
13．気胸の有無。
- 胸腔ドレーン挿入中はエアリークの有無と程度、排液の性状と量、皮下気腫（捻髪音）の有無、ドレーン挿入部の痛みの有無と程度。

14．与薬内容（気管支拡張薬、去痰薬、鎮咳薬、抗菌薬）とその効果。
15．薬剤の副作用出現の有無（気管支拡張薬の血中濃度との関連）。
16．検査データ：胸部X線（胸水、無気肺、皮下気腫、気胸、肺炎など）、動脈血ガス分析（★血液ガス分析基準値 p.479参照）、肺機能（％肺活量、1秒率）、炎症反応（WBC、CRP）、血液一般（RBC、Hb）。
17．治療に対する反応：酸素吸入、吸入薬、薬剤投与など。

▶ケア計画

1．低酸素症の状態をアセスメントする。
2．急変時に備えて病室に酸素吸入・吸引を準備し作動状況を確認する。
3．低酸素症の症状があれば、バッグバルブマスクやジャクソンリース回路（★バックバルブマスクとジャクソンリース回路 p.481参照）、挿管の準備および人工呼吸器の準備を行う。
4．呼吸困難時の対応。
- そばに寄り添い、深呼吸や横隔膜呼吸を促す。
- 効率のよい酸素マスクを選択し、酸素投与を開始する（★酸素流量と吸入酸素濃度の関係 p.479参照、★リザーバー付き経鼻カニューレ p.480参照）。
- 安楽な体位（起座位）をとる。

- 医師へ報告、リザーバーマスク、および救急カートを準備する。

5．薬剤の正確な与薬をする。

▶教育計画

1．呼吸苦や呼吸困難の症状があればすぐに報告するように説明する。

ワンポイントレクチャー

酸素解離曲線
酸素飽和度だけ見ていると危険

酸素解離曲線は、動脈血酸素分圧（PaO_2）と酸素飽和度（動脈血中のヘモグロビンのうち、酸素と結合した割合を％で示したもの）との関係を示したグラフで、S字型をしている。

酸素解離曲線をもとに、SpO_2の値から、動脈血酸素分圧（PaO_2）のおおよその値が推測できる。$SpO_2$90％ は$PaO_2$60Torrに相当し、呼吸不全状態なので、要注意であることがわかる。

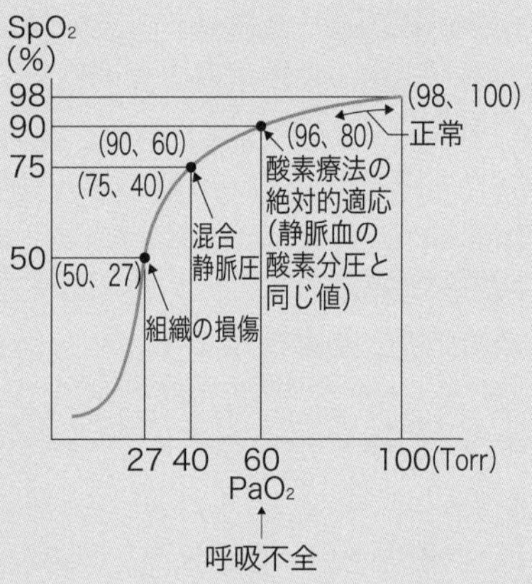

SpO_2（％）	PaO_2（Torr）
98	100
97	90～100
96	80～90
95	80
94	70～80
93	70
92	60～70
90	60
83	50
75	40
50	27

酸素解離曲線は、生体の組織運搬バランスを反映して左右に移動する。

■酸素解離曲線の左右移動の意味

左方移動	右方移動
pHの上昇	pHの低下
低二酸化炭素血症	高二酸化炭素血症
高酸素血症	低酸素血症
低体温により酸素とヘモグロビンの親和性が増大	高体温により酸素とヘモグロビンの親和性が低下

■血液ガス分析基準値

	新生児	乳児～成人	代謝性アシドーシス	呼吸性アシドーシス	代謝性アルカローシス	呼吸性アルカローシス
pH	7.20～7.41	7.35～7.45	↓	↓	↑	↑
$PaCO_2$（Torr）	29.4～60.6	32～43	↓	↑＊	↑	↓＊
HCO_3（mEq/L）	18.6～22.6	21～26	↓＊	↑	↑＊	↓
BE（mEq/L）	－2～＋3	－2～＋3	－	＋	＋	－
PaO_2（Torr）	70～100	71～104	＊↑↓は、一次性変化を示す ↑↓は、二次性変化（代償性変化）を示す			
SaO_2	95%以上	95%以上				

●異常な場合に考えられる疾患

PaO_2	上昇	過剰換気、高濃度酸素吸入
	下降	肺胞低換気、呼吸不全
$PaCO_2$	上昇	肺胞低換気、呼吸不全
	下降	過換気症候群、代謝性アシドーシスの呼吸性代償

■酸素流量と吸入酸素濃度の関係

	鼻カニューレ		単純マスク		リザーバー付きマスク		ベンチュリーマスク	
100%酸素流量によるF_IO_2の概算値	100% 酸素流量（L/分）	F_IO_2	100% 酸素流量（L/分）	F_IO_2	100% 酸素流量（L/分）	F_IO_2	100% 酸素流量（L/分）	F_IO_2
	1	0.24						
	2	0.28					2（青）	0.24
	3	0.32					3（黄）	0.28
	4	0.36					4（白）	0.31
	5	0.4	5～6	0.4				
	6	0.44	6～7	0.5	6	0.6	6（緑）	0.35
			6～7	0.6	7	0.7		
					8	0.8	8（赤）	0.4
					9	0.90＋α		
					10	0.99＋α	12（オレンジ）	0.5

（次頁につづく）

（つづき）

	鼻カニューレ	単純マスク	リザーバー付きマスク	ベンチュリーマスク
特徴	・低濃度の酸素吸入に適している ・マスクのような圧迫感はなく、会話や排痰もしやすい ・口呼吸をしている場合は推奨されない ・酸素流量が６L/分を超えると酸素が鼻粘膜を乾燥・刺激する	・鼻カニューレより高流量酸素を投与できる ・吸入濃度は40%以上になるため、低濃度酸素吸入には適さない ・装着中の圧迫感がある。会話や排痰がしにくい	・高濃度の酸素投与が可能。吸入酸素濃度60%以上に適している ・酸素流量10L/分以上に設定すると、吸入濃度が100%近くになる。加湿が強いと、暑さを感じ苦痛を生じやすい ・装着中の圧迫感がある。会話や排痰がしにくい	・設定酸素濃度ごとに推奨酸素流量とダイリューターが規定されている ・患者の換気状態に関係なく、規定した吸入酸素濃度を投与できる ・ネブライザー機能は備えていないが、側方から併用できる ・装着中の圧迫感がある。会話や排痰がしにくい

（　　）内はアダプタの色

ワンポイントレクチャー

リザーバー付き経鼻カニューレ

- リザーバー機能を備えたカニューレであり、装着したまま食事ができるなどQOLの向上が期待できる。
- 標準カニューレやマスクなどに加えて２Ｌ程度の効果を上乗せすることができる。（標準カニューレ３Ｌと、オキシマイザー１Ｌは同等の効果）
- 高流量の酸素投与に伴う粘膜の乾燥・刺激、圧迫感が少ない。

（製品例）

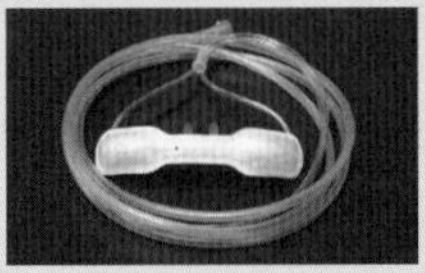

● O-224オキシマイザー®N
（日本ルフト株式会社）

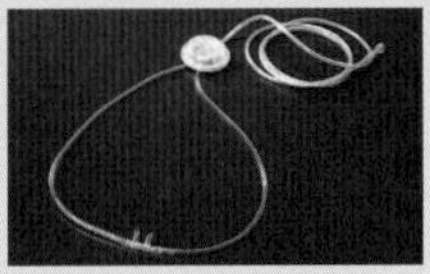

● P-224オキシマイザー®P
（日本ルフト株式会社）

■低酸素血症と高二酸化炭素血症の症状

		血圧	脈拍	呼吸	精神状態	筋肉
低酸素血症	早期	上昇	増加	増加（息切れ）	不穏・興奮	
	晩期	低下	減少	減少	意識低下	けいれん
高二酸化炭素血症	軽度	上昇	やや増加	数・量とも増加	不穏・興奮	
	中等度	著しく上昇		減少	めまい	けいれん
	高度	低下		停止	意識低下	全身けいれん

■バッグバルブマスクとジャクソンリース回路

	バッグバルブマスク	ジャクソンリース回路
バッグの拡張	自動（自己膨張式）	ガス流入による（自己非膨張式）
ガス源	不要	必要
ガス酸素流量	0～10L/分	分時換気量の2～3倍（10～15L/分）
CO_2再呼吸	なし	あり、ガス流入量に依存
高濃度酸素吸入	リザーバーを要する	容易
中濃度酸素吸入	酸素流量による	不可
肺の状態把握	わかりにくい	感じ取りやすい
加圧圧力	わかりにくい（圧力計付きもある）	感じ取りやすい
	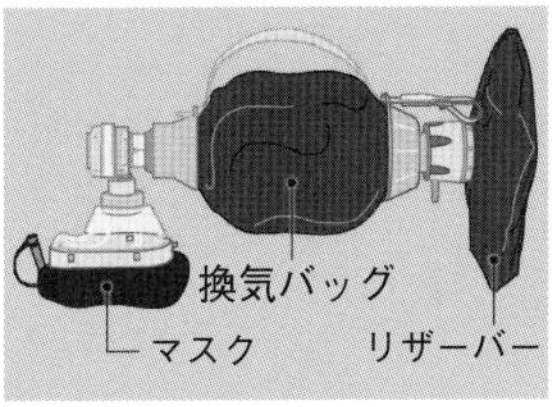	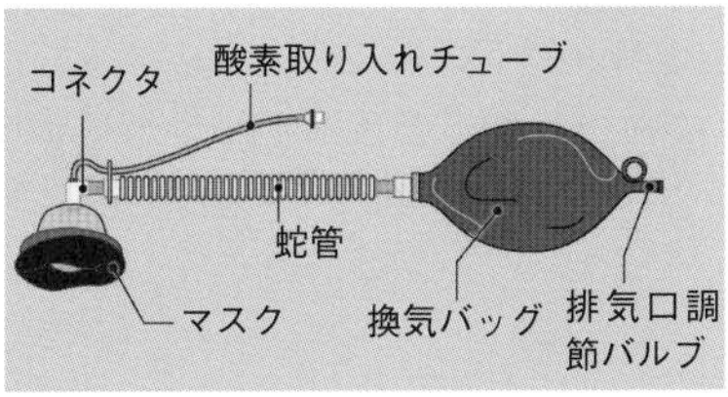

潜在的合併症：CO_2ナルコーシス／低酸素症（睡眠時無呼吸）

目標

- CO_2ナルコーシスの合併症を管理し、最小限にする。

▶観察計画

1．既往歴、主訴、現病歴や治療。
2．バイタルサイン（呼吸、血圧、脈拍、体温）、SpO_2、意識レベルの変化。
- 呼吸状態（★努力性呼吸 p.300参照）。
  - ・呼吸数、呼吸パターン、胸郭や呼吸補助筋の動き。
  - ・深さの異常：頻呼吸、徐呼吸、減弱呼吸、無呼吸、浅速呼吸。
  - ・リズム：呼気延長、ビオー呼吸、クスマウル呼吸、チェーンストークス呼吸（★呼吸状態と代表疾患 p.296参照）。

・呼吸困難の有無、程度、努力呼吸の有無（肩呼吸、鼻翼呼吸、陥没呼吸、下顎呼吸）、口すぼめ呼吸の有無。

・呼吸音の異常：呼吸音の減弱や消失、呼吸音の左右差、呼気延長、副雑音（連続性ラ音、断続性ラ音）、喘鳴。

・SpO_2の変動（浅速呼吸の場合は低下する）。

● 血圧、脈拍数の変動。

3．意識状態の変動、錯乱や興奮、不穏状態の有無。

4．薬剤の使用状況：鎮静・鎮痛薬。

5．CO_2ナルコーシスの有無と程度（★低酸素血症と高二酸化炭素血症の症状 p.480参照、★CO_2ナルコーシス p.483参照）。

● 初期：神経刺激症状（顔面紅潮、頭痛、発汗、頻脈、高血圧、振戦など）。

● 進行期：傾眠、昏睡、縮瞳、乳頭浮腫などが出現し、呼吸抑制、呼吸停止に至ることもある。

6．睡眠と活動状況。

● 夜間の睡眠状態：睡眠時の胸郭、前頸部の動き、睡眠薬服用の有無。

● 昼間の活動状況：傾眠状態。

● いびきの状態。

7．扁桃肥大、舌根沈下の有無。

8．体重、肥満の程度。

9．検査データ：胸部X線、動脈血ガス分析（$PaCO_2$、pH、HCO_3^-）、肺機能（％肺活量、１秒率）、炎症反応（WBC、CRP）、血液一般（RBC、Hb）、中性脂肪など。

10．治療に対する反応。

▶ケア計画

1．CO_2ナルコーシス・低酸素症（睡眠時無呼吸）の状態をアセスメントする。

2．急変時に備えて、酸素吸入・吸引、バッグバルブマスク、救急カートがすぐ使用できるよう準備する。

3．NPPV、挿管の準備および人工呼吸器の準備を行う。

4．無呼吸があれば肩を軽く揺さぶるなどの刺激をする。

5．閉塞性無呼吸の場合は仰臥位で寝ると重力関係で舌根部が下がり、上気道を塞ぐので顔を横に向けて気道を確保する。

6．気道を確保後に医師に報告し対処する。

▶教育計画

1．頭痛、しびれ、振戦、落ち着かないなどの症状があればすぐに報告するように説明する。

ワンポイントレクチャー

CO_2ナルコーシス

PaO_2が低くなると、不安、不穏など精神症状を呈し、頻呼吸、呼吸困難、チアノーゼ、頻脈が出現する。

$PaCO_2$が高くなると、カテコラミンの分泌が増し、顔面紅潮、頭痛、発汗、頻脈、高血圧などを示し、さらに高くなると嗜眠、昏睡となり、CO_2ナルコーシスとなる。

特にCOPD患者で常に$PaCO_2$が高い状態にある場合、高濃度の酸素を投与するとPaO_2が上昇し、さらに二酸化炭素が増加して、呼吸を抑制するため、注意が必要である。

■呼吸器の構造

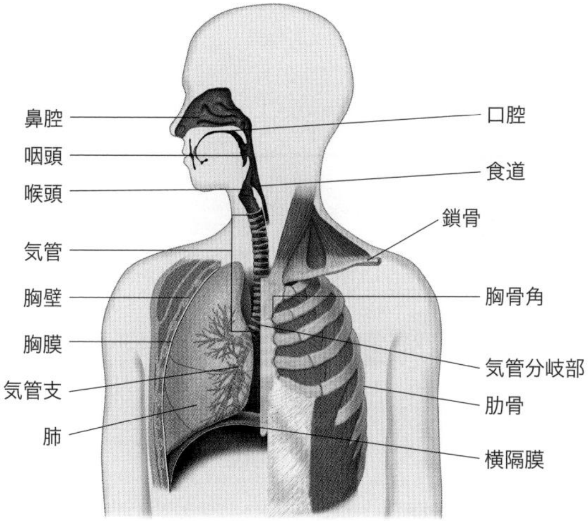

池西静江，小山敦代，西山ゆかり編：アセスメントに使える疾患と看護の知識．照林社，東京，2016：2．より引用

■肺の構造

●肺は右が３つ（上・中・下葉）、左が２つ（上・下葉）の肺葉に分かれる。
●肺葉は肺区域に分かれ、それぞれ支配気管支がある。

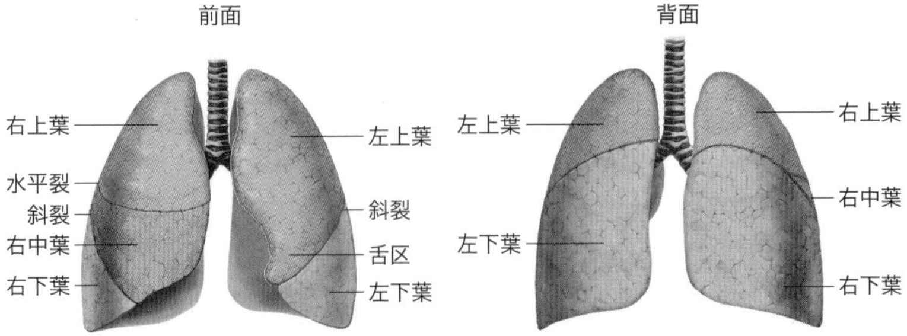

・右肺は斜裂により中葉、下葉に分かれ、水平裂により上葉、中葉に分かれる。
・左肺は斜裂により上葉、下葉に分かれ、右肺の中葉に当たる部分は、舌区として上葉の一部となっている。

■肺胞の構造

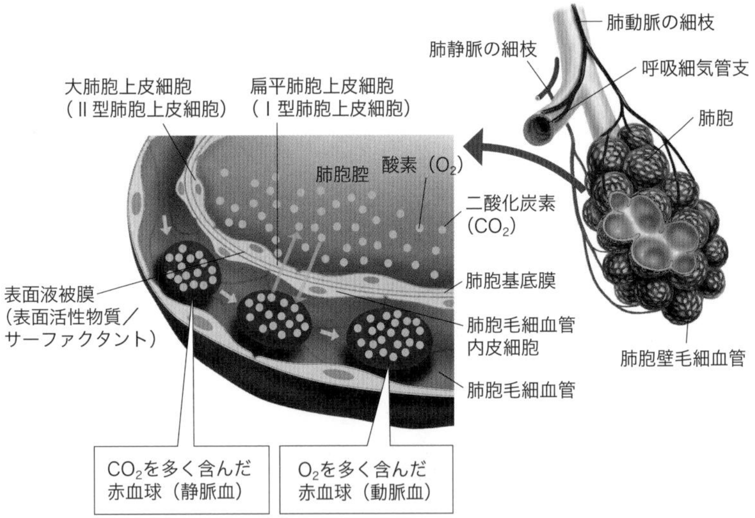

池西静江，小山敦代，西山ゆかり編：アセスメントに使える疾患と看護の知識．照林社，東京，2016：3．より引用

■呼吸音の聴診の仕方

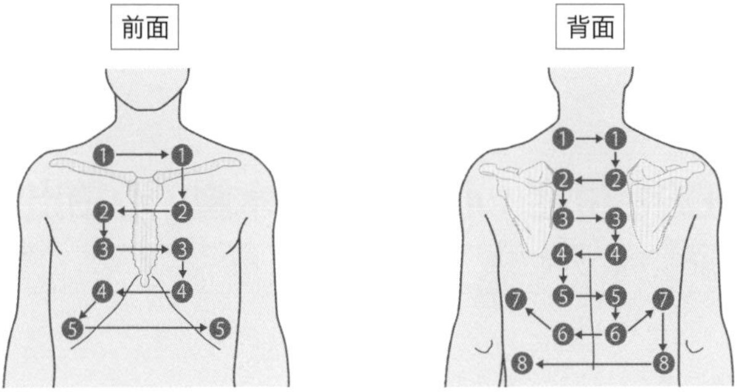

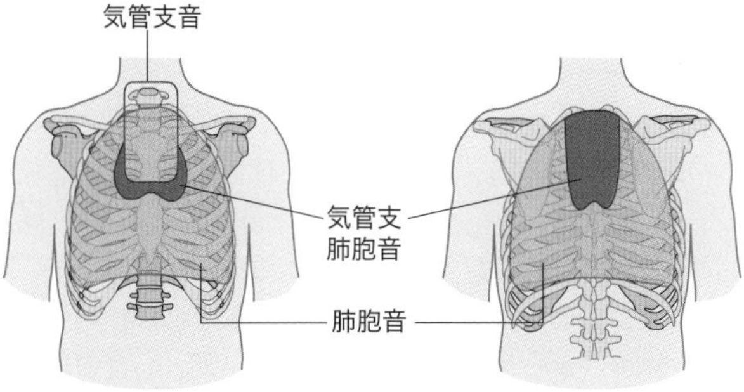

■呼吸音聴診部位と観察のポイント

呼吸音	吸気：呼気	音の質	正常な聴取部位
気管支音	1：2	高調音 吸気より呼気で音が大きい	気管直上とその周囲
気管支肺胞音	1：1	中音調 吸気呼気の長さが等しい	第２・第３肋間の胸骨の左右、背面は第１～４胸椎の左右
肺胞音	2.5：1	低調音 呼気より吸気がはっきり聴こえる 風が吹き抜けたような柔らかな音	肺野末梢

池西静江，石束佳子，阿形奈津子編：看護学生スタディガイド2024年版．照林社，東京，2023．より引用

心臓／血管系機能障害

潜在的合併症：心不全・肺水腫／心拍出量減少

目標

- 症状発現を管理し、最小限にする。

▶観察計画

1. 既往歴、主訴、病状や治療。
2. バイタルサイン（呼吸、血圧、脈拍、体温）、SpO_2、意識レベルの変化。
   - 循環動態（★前負荷、後負荷とは p.489参照）。
     - ・血圧および脈圧の変動、脈拍（心拍数）の変動、不整脈の有無、心音の聴診（★心音の聴診部位 p.491参照、心音の種類 p.491参照）、末梢の冷感、チアノーゼ、ショック症状、意識レベル。
     - ・心電図の変化。
   - 呼吸状態。
     - ・呼吸数、呼吸音（湿性ラ音の有無）、呼吸パターン、SpO_2、動脈血ガス分析（PaO_2、$PaCO_2$）。
     - ・痰の量・性状（泡沫状のピンク様）。
3. 意識レベルの変化。
4. 自覚症状の有無と程度：動悸、呼吸困難、食欲低下、倦怠感、めまい、持続的な咳嗽。
5. 胸部X線の心胸郭比（★CTR p.490参照）の変化、肺うっ血、肺水腫、胸水の有無と程度。
6. 治療に対する反応。
7. 心不全徴候（★左心不全と右心不全 p.489、490参照）：動悸、息切れ、意識消失、浮腫、食欲低下、めまい、倦怠感、尿量低下、頸静脈怒張（★頸静脈怒張の見方 p.490参照）、持続的な咳嗽、発汗の有無。
   - 左心不全の自覚症状（心収縮力低下、圧負荷や容量負荷によって起こり、肺うっ血や低心拍出量に起因する症状）。
     - ・発作性夜間呼吸困難、起座呼吸。

・心臓喘息、急性肺水腫症状。
・咳嗽、血痰。
・倦怠感。
・冷感、チアノーゼ。

●右心不全の自覚症状（左心不全の影響が右心系に及んで出現し、全身静脈のうっ血を呈する症状）。
・乏尿、浮腫。
・右季肋部痛（全身静脈のうっ血から門脈圧亢進に伴う肝腫大による）。
・食欲不振、悪心・嘔吐、腹部膨満感。
・全身倦怠感。

8．心不全の原因および重症度（★フォレスター分類と治療方針 p.493参照、★Nohria-Stevenson分類と治療方針 p.493参照、★NYHAの心機能分類 p.492参照、★急性心不全の初期対応におけるクリニカルシナリオ（CS）分類とおもな治療 p.494参照、★急性心不全に対する初期対応から急性期対応のフローチャート p.495参照）の把握。

9．水分出納バランス（経口水分量、輸液量、尿量、排液量など）、浮腫、皮膚の状態。乳児の場合は大泉門の状態、体重の増減。

10．薬剤の使用状況と反応（★カテコラミン製剤の効果と各種ショックへの適応 p.494参照）。

11．薬剤の血中濃度。

12．薬剤の副作用（ジギタリス中毒など）。

13．低心拍出量症候群。

●心拍出量の低下：血圧の低下、尿量減少（0.5～1 mL／kg／時以下）、末梢循環不全（冷感、浮腫の有無と程度）、チアノーゼ、頻脈、頸静脈の怒張。

●心拍出量（CO）・心係数（CI）数値の変化（スワンガンツカテーテル挿入時）（★スワンガンツカテーテルと測定値 p.492参照）。

●人工心臓補助循環装置使用時の作動状況。

●hyperdynamic state（高心拍出量状態）[1]の徴候：心拍出量の増加、末梢循環拡張、四肢末梢温感、発熱、呼吸性アルカローシス、高血糖。

●hypodynamic state（低心拍出量状態）の徴候：心拍出量の低下、末梢循環収縮、四肢冷感、末梢チアノーゼ、血圧低下、頻脈、乏尿、

1．敗血症ショックの初期には、血管抵抗の減少を代償するために心拍出量が増大する。この段階をhyperdynamic stateといい、末期では心拍出量が減少するhypodynamic stateに移行する。

低血糖。
14. 食事摂取状況、食事制限や飲水制限が守られているか。
15. 安静が守られているか。
16. 増悪因子の有無：水分・塩分の過剰摂取、感染、疲労、ストレスなど。
17. 検査データ：電解質（BNP、ナトリウム、カリウム、カルシウム)、腎機能（BUN、Cr)、肝機能（AST、ALT、LDH)、血糖値、動脈血ガス分析。
18. 精神活動の低下や不安感の有無。

▶ケア計画

1．心不全・肺水腫・心拍出量減少についてアセスメントする。
2．急変時に備えて、酸素吸入・吸引、バッグバルブマスク、救急カート、AEDや除細動器などがすぐ使用できるように準備する（★『JCS蘇生ガイドライン2020』医療者用BLSアルゴリズム p.496参照)。
3．心臓に負担をかけないようにケアを行う。
4．呼吸困難があれば、起座位などの安楽な体位をとる。
5．過剰な水分で心臓に負担がかからないように、輸液管理や水分管理を厳重にし、指示された水分出納バランスに保つ。
6．指示の薬剤を確実に与薬する。特に強心薬、利尿薬については効果を把握して確実に与薬する。
7．保温、室温調整により末梢循環の改善を図る。
8．重症不整脈時、速やかに12誘導心電図検査を行い、医師に報告し対処する。
9．動脈ライン、肺動脈カテーテル（スワンガンツカテーテル）などの管理をする。
10. 機械的サポートの管理を行う：大動脈内バルンパンピング（IABP)、経皮的心肺補助装置（PCPS)、持続的血液浄化。

▶教育計画

1．異常な症状があれば報告するように説明する。
- 心不全の症状：夜間の咳嗽、呼吸困難、体動時の息切れ、動悸、尿量の減少と浮腫、体重増加。

2．指示された水分や塩分量を説明する。
3．指示された安静範囲内と必要性を説明し、自己判断で拡大しないように説明する。

ワンポイントレクチャー

前負荷、後負荷とは

心臓は、血液を送り出すポンプの役割を果たすが、全身に血液を送り出すときや血液がもどってくるときなどで心臓に負担がかかる。

心臓の拡張時には、血液が心臓にもどってくるが、静脈から多くの血液がもどればもどるほど、血液を受け入れる心臓には負担がかかる。このように、静脈がかかわる心臓に対する負担を「前負荷」という。

心臓の収縮時には、心臓が血液を送り出す。心臓から出て行く血液が多ければ、その分、心臓の負担は大きくなる。このように動脈（末梢血管抵抗）がかかわる心臓に対する負担を「後負荷」という。

前負荷の指標として中心静脈圧（CVP）、後負荷の指標として体血圧（＝血圧）が用いられる。

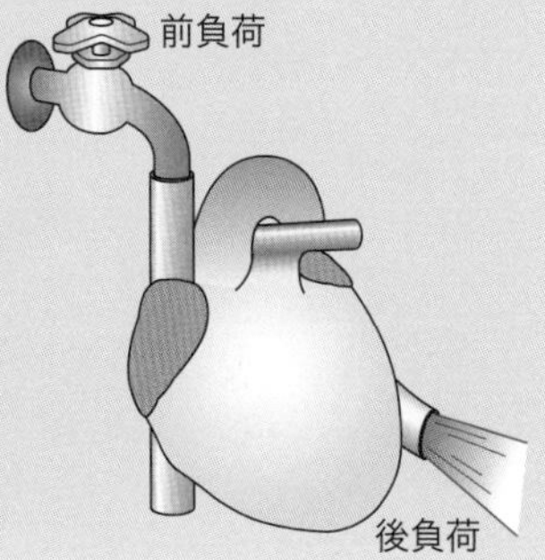

■左心不全と右心不全：その1

左心不全

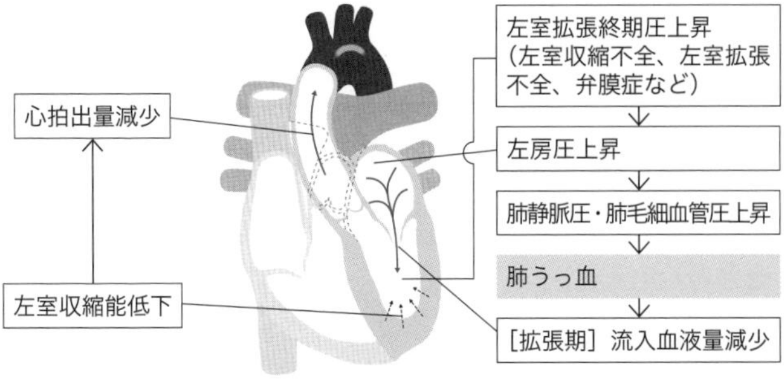

右心不全

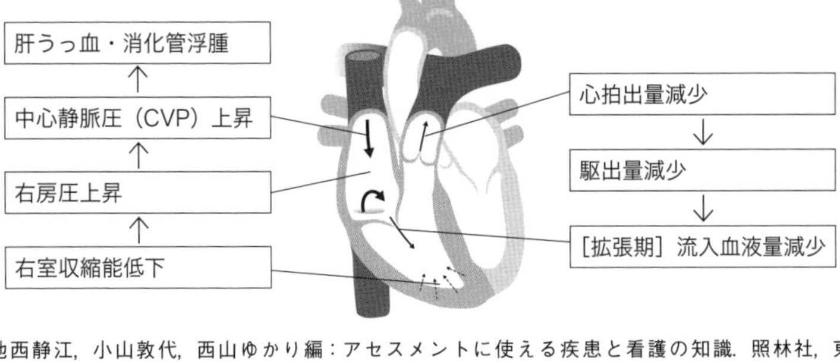

池西静江，小山敦代，西山ゆかり編：アセスメントに使える疾患と看護の知識．照林社，東京，2016：53．より引用

ワンポイントレクチャー

頸静脈怒張の見方

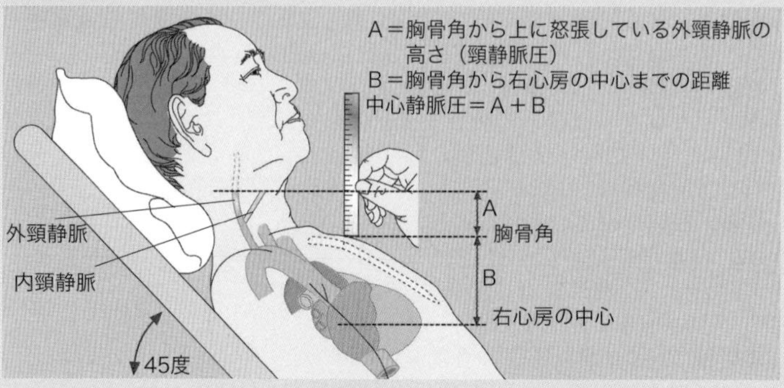

患者の上半身を45度に起こして、外頸静脈が3cm以上、胸骨角より上に見ることができる場合は、頸静脈怒張と判断できる。

胸骨角からの怒張の高さから、カテーテルを入れなくても中心静脈圧が推定できる。

■心胸郭比（CTR）

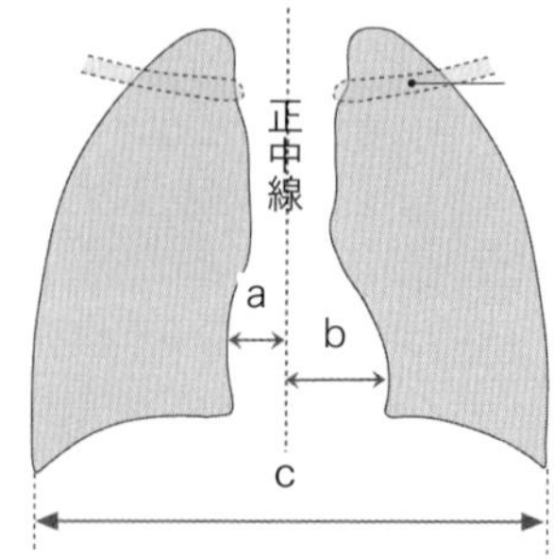

心胸郭比＝（a＋b）／c ×100%

胸部X線像からの計測により、心臓の拡大の程度を簡便に知ることができる。心胸郭比50%以上を心拡大とする

■左心不全と右心不全：その2

	病態	自覚症状	身体所見	血行動態所見
右心不全	静脈系のうっ血	全身倦怠感 食欲不振 腹部膨満感 悪心・嘔吐	頸静脈怒張 浮腫 胸・腹水 肝腫大 黄疸	CVP、SGカテーテル（RAP）
左心不全	肺うっ血	労作時呼吸困難 夜間発作性呼吸困難 起座呼吸 咳 心臓喘息	チアノーゼ 水泡性ラ音 肺水腫 泡沫状血痰 血圧低下	SGカテーテル（LAP、PCWP）

■心音の聴診部位

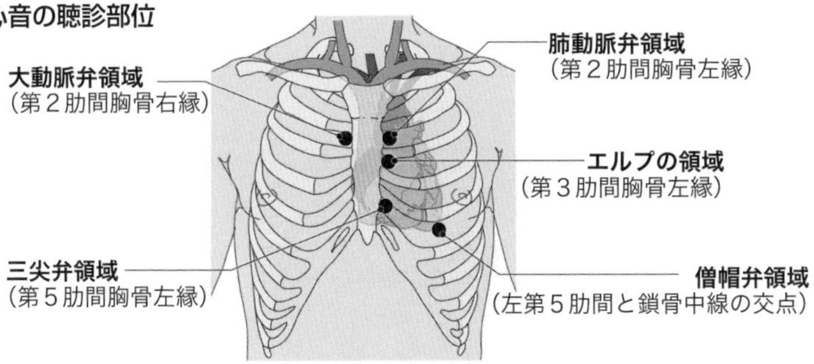

①心音は、心臓の収縮・拡張時に弁の閉鎖に伴って発生する音
②低くて長い「ずーん」というⅠ音、高くて短い「たっ」というⅡ音からなる
③聴診器は目的によって膜型とベル型を使い分ける

■心音の種類

分類	心音		特徴、原因
正常音	Ⅰ音（S１：first sound）		僧房弁・三尖弁の閉鎖音
	Ⅱ音（S２：second sound）		大動脈弁・肺動脈弁の閉鎖音
異常心音	Ⅰ音	亢進	収縮初期に出現。僧帽弁狭窄、発熱
		減弱	収縮初期に出現。僧帽弁逆流、僧帽弁・三尖弁閉鎖不全、心ブロック
	Ⅱ音	亢進	収縮後期に出現。全身・肺高血圧
		減弱	収縮後期に出現。大動脈狭窄・肺動脈狭窄
	ギャロップ音	Ⅲ音（S３：third sound）	拡張早期に出現する心室性低調音。拡張期の急速充満期での心室拡張過剰による。心室不全、僧帽弁閉鎖不全
		Ⅳ音（S４：fourth sound）	拡張後期（前収縮期）に出現する心房性低調音。心室への血液流入に対する抵抗増大による心房の強い収縮が原因。肺動脈・大動脈狭窄、冠動脈疾患、左室肥大など

■その他

心拍出量（CO）	１回拍出量	心係数（CI）	１回拍出係数
4.0～8.0L/分	160～130mL	13.2±0.2L/分/m^2	35～70mL/拍/m^2

■スワンガンツカテーテルと測定値

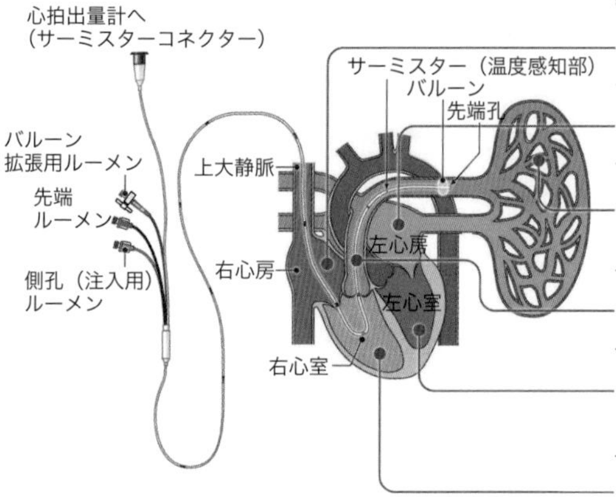

	平均(mmHg)	範囲(mmHg)
右房圧(RAP)	5	2～10
左房圧(LAP)	8	4～12
肺動脈楔入圧(PCWP)	10	5～15
肺動脈圧(PAP)	15	10～20
左室拡張終期圧(LVEDP)	8	4～12
右室圧(RVP)	25/5	12～37/0～5

■NYHAの心機能分類

Ⅰ度	心疾患があるが、身体活動には特に制約がなく、日常生活（歩行、階段を昇る）において呼吸困難、疲労、動悸、狭心痛などの愁訴が生じないもの
Ⅱ度	心疾患があり、身体活動が軽度に制約されるもの 安静時には障害がないが、日常労作（早歩き、2ブロック以上歩く、階段を2階分昇る、感情的ストレス）によって、呼吸困難、疲労、動悸、狭心痛の愁訴が発現するもの
Ⅲ度	心疾患があり、身体活動が著しく制約されるもの 安静時には愁訴はないが、比較的軽い日常労作（1～2ブロック歩く、階段を1階分昇る）でも、呼吸困難、疲労、動悸、狭心痛の愁訴が発現するもの
Ⅳ度	心疾患があり、いかなる程度の身体労作の際にも呼吸困難、疲労、動悸、狭心痛の愁訴が発現するもの。また、心不全症状、または、狭心症症候群が安静時においてもみられ、労作によりそれらが増強するもの

NYHAの心機能分類は運動機能などの機能的能力分類により重症度が判定できる。

■フォレスター分類と治療方針

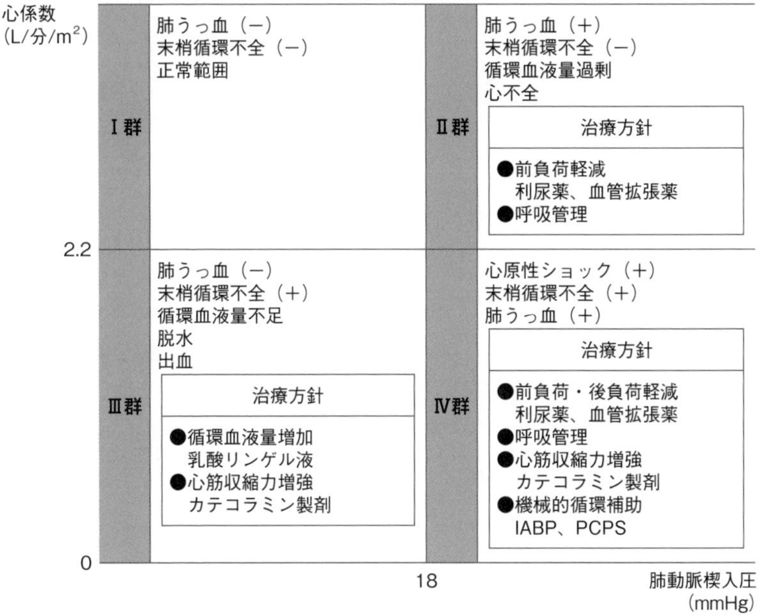

■Nohria-Stevenson分類と治療方針

		うっ血所見	
		なし（dry）	あり（wet）
低灌流所見	なし（warm）	**dry-warm** うっ血なし 低灌流所見なし 経口心不全薬の調整	**wet-warm** うっ血あり血圧上昇型 血管拡張薬±利尿薬 うっ血あり血圧維持型 利尿薬＋血管拡張薬 利尿薬抵抗性は限外濾過（血液浄化治療）
	あり（cold）	**dry-cold** うっ血なし 低灌流所見あり 輸液 循環不全が遷延すれば強心薬	**wet-cold** うっ血あり低灌流所見あり 血管拡張薬±強心薬 血圧低下あり 強心薬（血管収縮薬） 血圧維持後に利尿薬 補助循環

※赤字は標準治療。

新東京病院看護部編著：本当に大切なことが１冊でわかる循環器．照林社，東京，2020：187．より引用

■カテコラミン製剤の効果と各種ショックへの適応

一般名	心拍数	心拍数 心筋収縮力	血管 収縮力	心拍出量	ショックへの適応
ドパミン	↑	↑↑	↓	↑	各種ショックの第一選択薬 神経原性ショック
アドレナリン	↑↑	↑↑	↑	↑↑	敗血症性ショック アナフィラキシーショック
ノルアドレナリン	→～↑	↑↑	↑	↑↑	
ドブタミン	→～↑	↑↑	↓	↑↑	心原性ショック
イソプレナリン	↑↑	↑↑	↓	↑↑	徐脈を伴う心原性ショック

■急性心不全の初期対応におけるクリニカルシナリオ（CS）分類とおもな治療

分類	CS1	CS2	CS3	CS4	CS5
主病態	肺水腫	●全身浮腫 ●肺水腫は軽度（全身的体液貯留）	●低灌流（低心拍出） ●心原性ショック	急性冠症候群	右心機能不全
収縮期圧	＞140mmHg	100～140 mmHg	＜100mmHg	—	—
特徴	●急激に発症する ●血管性要因が関与 ●全身浮腫は軽度 ●体液量は正常または低下している場合もある	●徐々に発症、体重増加を伴う ●臓器障害（低アルブミン血症、貧血）	●急激または徐々に発症 ●浮腫、肺水腫は軽度 ●低血圧／ショックの有無により、2つの病型がある	●急性心不全の症状の特徴 ●トロポニン単独の上昇ではCS4に分類しない	●急激または徐々に発症 ●肺水腫はない ●右室機能障害 ●全身的静脈うっ血徴候
治療	●血管拡張薬 ●利尿薬（体液過剰の時のみ） ●NPPV	●血管拡張薬 ●利尿薬、カルペリチド（ハンプ）	●体液貯留のない場合は容量負荷（補液） ●強心薬で改善しない→血行動態評価 ●低血圧・低灌流が持続→血管収縮薬 ●心原性ショック→薬物治療＋補助循環	●ACS（急性冠症候群）管理を行う	●原因疾患（肺梗塞、右室梗塞）の治療

Mebazaa A, Gheorghiade M, Piña IL, et al. Practical recommendations for prehospital and early inhospital management of patients presenting with acute heart failure syndromes. *Crit Care Med* 2008; 36: S129-S139.

特徴：血圧を参考にした急性心不全の初期対応に有用な分類である。

■急性心不全に対する初期対応から急性期対応のフローチャート

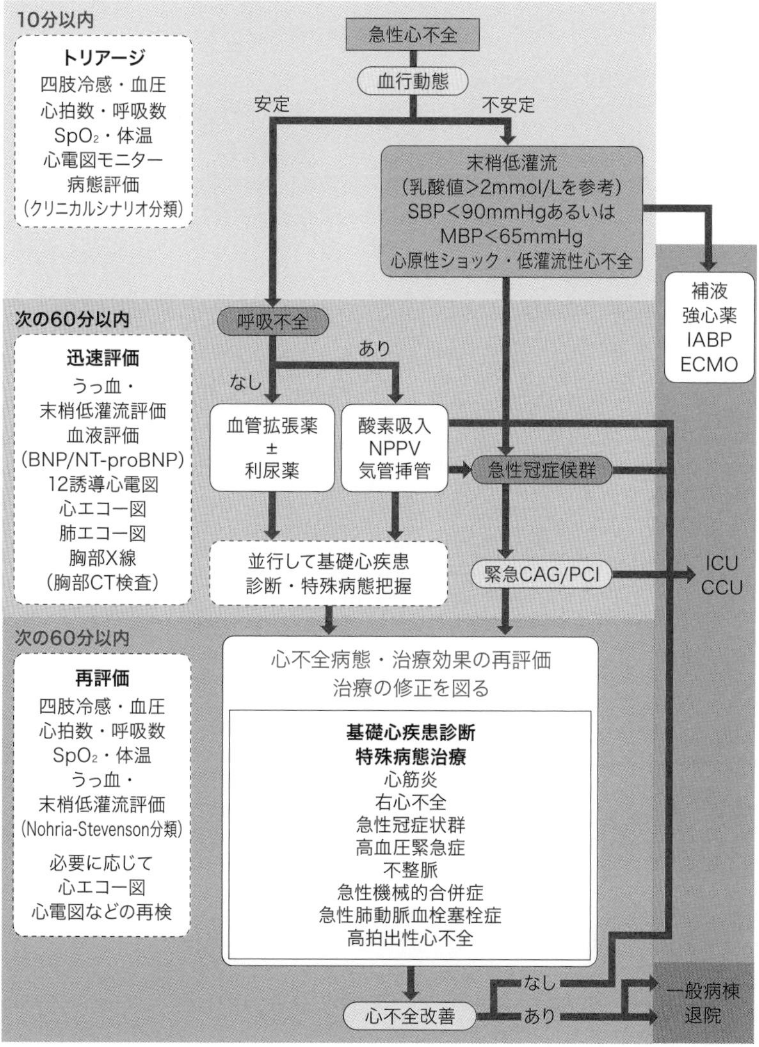

日本循環器学会：急性・慢性心不全診療ガイドライン（2017年改訂版）.
http://www.j-circ.or.jp/guideline/pdf/JCS2017_tsutsui_h.pdf（2020年１月閲覧）より転載

■『JRC蘇生ガイドライン2020』医療者用BLSアルゴリズム

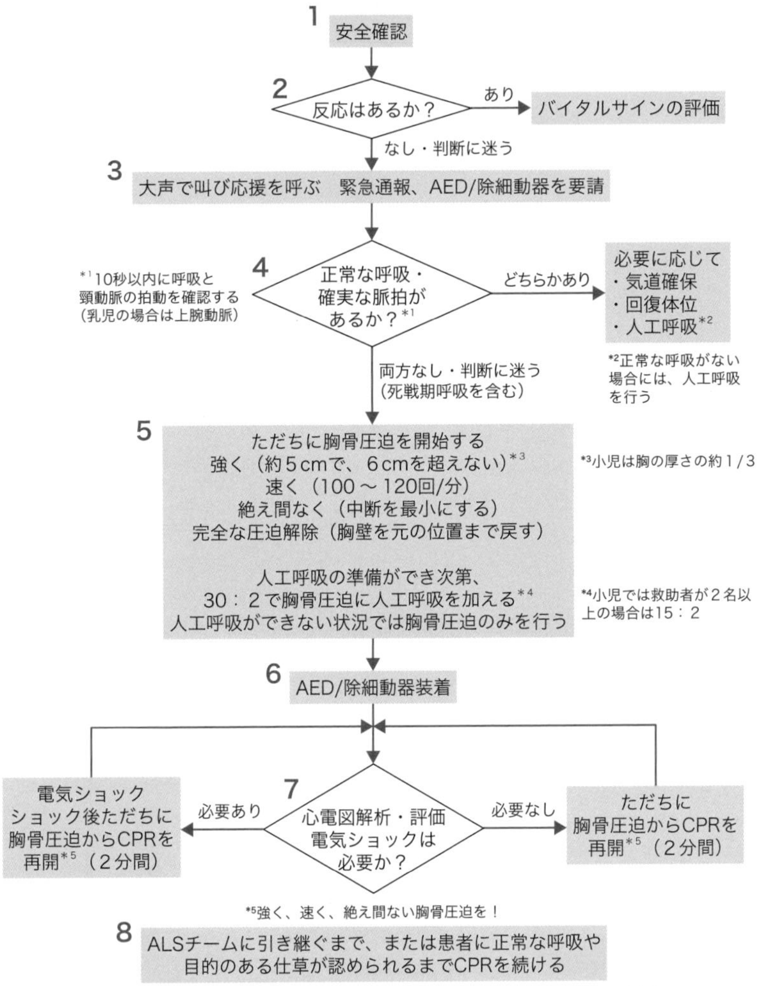

日本蘇生協議会編：JRC蘇生ガイドライン2020. 医学書院，東京，2021：20. より引用

潜在的合併症：重症不整脈（律動異常）

目 標

- 不整脈症状発現を管理し、最小限にする。

▶観察計画

1．既往歴、主訴、病状や治療。
2．バイタルサイン（呼吸、血圧、脈拍、体温）、心電図波形、SpO_2の変化。
  - 異常な心拍数、不整脈、低血圧、SpO_2の低下。
3．意識レベルの変化。
4．不整脈と異常所見の観察（★心電図波形の意味 p.501参照、★危険な不整脈 p.501参照）。
  - 虚血症状の有無：胸痛、動悸、めまい、疲労感などの自覚症状。
  - 心不全症状の有無：呼吸困難、浮腫、血圧低下。
  - 心原性ショックの徴候：蒼白、虚脱、冷汗、呼吸促拍、触知可能か、意識状態。

〈虚血性所見〉
- 心電図モニター上ST波、T波の変化、異常Q波。
- 胸痛発作時、前駆症状の有無、痛みの部位、程度、持続時間、随伴症状。
  - ・心筋梗塞による胸痛は、20分以上持続し、亜硝酸薬の舌下与薬も無効であり、悪心・嘔吐、発汗、呼吸困難を伴う。
- 亜硝酸薬（ニトログリセリン噴霧剤）の効果および心電図の変化。

〈致死的不整脈所見〉
- 心電図モニター上P波の消失、QRS・T波の変化。
- 脈拍の数と緊張、血圧。
- 胸痛、動悸などの自覚症状。
- 呼吸状態。
- 意識状態。
- 自動埋め込み式除細動器（ICD）など：設定、作動状態、電極離脱の有無、一次ペーシングの場合リード線が抜けていないか、電池消耗の有無。

〈徐脈所見〉

- P波とQRS波の間隔が延長、PR間隔延長、QRS波の脱落、心拍数の著しい減少。
- アダムス-ストークス発作（血圧低下に伴う脳血流量減少によるめまい、失神、意識障害の出現）。
- 血圧低下、顔面蒼白、四肢冷感の有無、呼吸状態。
- ペースメーカーの作動状態、ペーシング不全、センシング不全。
- 洞性徐脈ではアトロピン投与後の脈拍数増加の有無を確認。

〈頻脈所見〉

- 心電図モニター上P波の消失、QRSの変化。
- 心拍数の著明な増加。
- 血圧低下。
- 意識レベルの状態。
- 脱水の有無

5. 検査データ：電解質（ナトリウム、カリウム、カルシウム）、CK、肝機能（AST、ALT、LDH）、凝固機能（PT、PLT、APTT[2]）、動脈血ガス分析。
6. 活動やケア前後の症状、バイタルサイン、心電図の変化。
7. 精神的な興奮、ストレス、不眠の有無などの発作誘因の有無。
8. ジギタリス使用の場合、ジギタリス中毒症状（徐脈）とジギタリス血中濃度の把握。
9. 抗凝固薬、抗血小板薬内服中の出血傾向の有無。
10. ペースメーカー症候群（動悸、呼吸促迫、発汗）の有無。
11. 病状や治療（抗不整脈薬）経過に伴う治療効果の程度。

▶ケア計画

1. 不整脈についてアセスメントする。
2. 急変時に備えて、心電計、AEDや除細動、酸素吸入・吸引、バッグバルブマスク、救急カートがすぐ使用できるよう準備する。
3. 指示された薬剤の確実な与薬、輸液の管理、酸素管理を行う。
4. 心電図モニター上、異常波形が出現すれば12誘導心電図でチェックする。
5. 重症不整脈出現時、速やかに医師に報告し対処する。
6. 心室細動、脈拍のない心室頻拍時はCPRを開始し、早期にAEDを使用する（★『JRC蘇生ガイドライン2020』医療者用BLSアルゴリ

2．PT（prothrombin time：プロトロンビン時間）、PLT（platelet：血小板）、APTT（activated partial thromboplastin time：活性化部分トロンボプラスチン時間）。

ズム p.496参照）。

〈虚血性変化時の対応〉

- 発作時、12誘導心電図変化をアセスメントし、医師に報告する。
- 亜硝酸薬（ニトログリセリン噴霧剤）を使用し、症状が消失しないときは医師に報告し指示に従う。
- 指示により時間採血による酵素データの推移の把握（CK、AST、ALT[3]など）。

〈徐脈時の対応〉

- 生命の危険性がある徐脈かアセスメントする。
- 薬剤による心拍数の維持。
- ペースメーカーや自動埋め込み式除細動器（ICD）などの管理：設定、作動状態、電極離脱の有無、一次ペーシングの場合リード線が抜けていないか、電池消耗の状態を確認する。

〈頻脈時の対応〉

- 不安定な頻脈（虚血症状・心不全・ショック・意識障害を伴う頻脈）かアセスメントする。
- 同期下電気ショックの準備（除細動器、救急カート、点滴ルート、鎮静薬、バッグバルブマスク）。
- 安定した頻脈の場合は息こらえや冷水を飲むなどの迷走神経刺激法を行う。

7．不整脈出現時には精神的支援をする。
8．目標血圧が維持できるように異常時、医師に報告し対処する。
9．身体ケアは患者の表情、心電図モニターをチェックしながら行う。
10．排便のコントロールを行い、便秘に伴う努責による発作の誘発を予防する。

▶教育計画

1．異常な症状があれば、すぐに報告するように説明する。
- 胸痛発作など自覚症状の前兆症状があるときにはすぐに知らせる。

2．指示された安静範囲内で守ることの重要性を説明する（体動による心臓への影響の説明）。
3．発作を予防するために便秘にならないように説明する。

3．AST（aspartate aminotransferase：アスパラギン酸アミノトランスフェラーゼ）、ALT（alanine aminotransferase：アラニン・アミノトランスフェラーゼ）、CK（creatine kinase：クレアチンキナーゼ）。これらはいずれも心筋逸脱酵素であり、筋の壊死、破壊によって血中に漏出するため、その破壊、壊死の程度を反映する。

■心電図記録紙

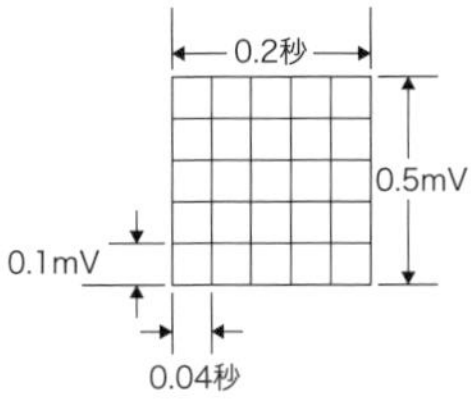

心電図は、１mm方眼の用紙に描かれる。１mm方眼の細い線と５mm方眼の太い線があり、横軸は時間を表す。心電図の紙送り速度は毎秒25mmなので、１目盛り１mmは0.04秒、５mmが0.2秒である。

RR間隔から心拍数を計算できるが、RR間隔の中に太いマス目の数がいくつあるかで、大まかな計算ができる。

300÷太いマス目の数＝心拍数

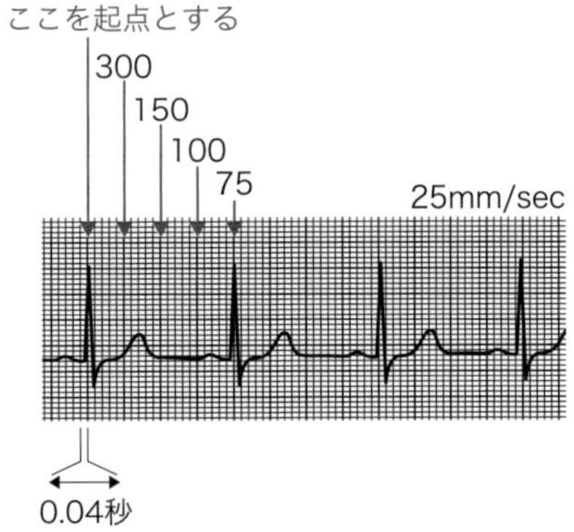

■心電図の基本波形と刺激伝導系

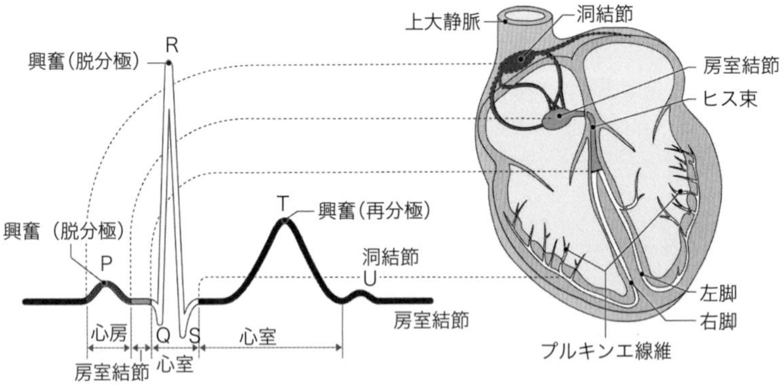

■心電図波形の意味

	意味	意味時間（幅）
P波	心房筋の興奮（洞結節から房室結節へ興奮が心房に伝わる）。心房興奮伝導時間を示す	0.08～0.11秒 （2～2.7mm）
QRS波	心室の興奮（ヒス束から右脚・左脚・プルキンエ線維へ興奮が伝わる）。心室興奮伝導時間を示す	＜0.10秒 (2.5mm)
T波	心室興奮の消失	
U波	T波後の小さな緩やかな波。成因不明	
ST部分	QRS波とT波の間の平坦な部分。心室興奮の極期（全心室筋が興奮している状態）を示す	0.05～0.15秒 (1.2～3.7mm)
PQ時間 (間隔)	P波の始まりからQ波の始まりまでの時間。房室興奮伝導時間（心房興奮開始から心室興奮開始までの時間）を示す	0.12～0.20秒 （3～5mm）
QTc(補正 QT間隔)	Q波の始まりからT波の終わりまでの時間。電気的心室収縮時間（心室筋の興奮および興奮消失に必要な時間）を示す	0.35～0.44秒 (8.7～11mm)
RR間隔	R波から次のR波間での時間。1心拍にかかる時間を示す RR間隔が一定ならば、60/RR（秒）で心拍数が計算できる	徐脈：1秒（心拍数60/分）以上 頻脈：0.6秒（心拍数100/分）以下

■危険な不整脈

心室細動（VF）	心室頻拍（VT）＊血圧が保たれている場合
無秩序で不規則な基線の揺れ 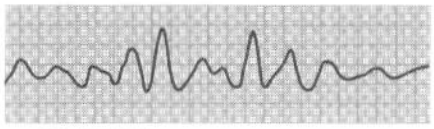 →除細動	P波が先行しない幅の広い大きなQRS波が3連発以上続く 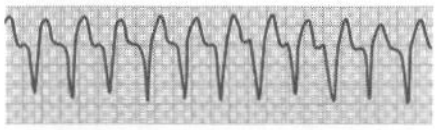 →医師への連絡。血圧変化要チェック
無脈性心室頻拍（Pulseless VT）	**WPW症候群**
幅の広い大きなQRS波が3連発以上続き、頸動脈触知ができない状態 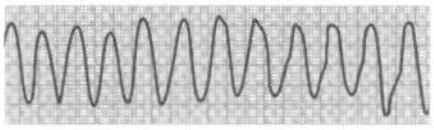 →除細動	PQ間隔の短縮と、デルタ（Δ）を伴った幅広いQRS波を認める 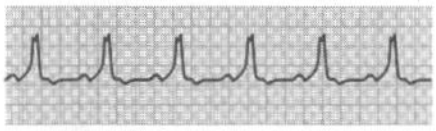 →頻脈発作をきたしたら医師へ連絡
心静止（Asystole）	**心房細動（Af）**
心室の電気的興奮がみられず、心拍出量はまったくない状態 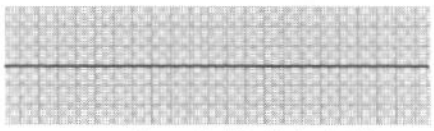 →ALS（二次救命処置）へ	P波がなく、基線が小刻みに揺れるQRS波が不規則に出現 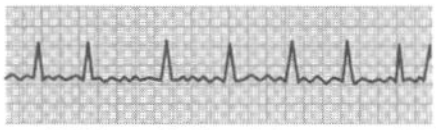 →慢性で変化がなければ経過観察。医師へ連絡

無脈性電気活動（PEA）	心房粗動（AF）
心室の興奮を示すQRS波は認めるが、心拍出量がない状態 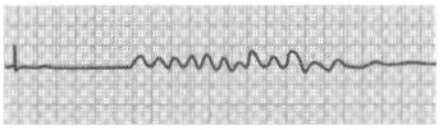 →ALS（二次救命処置）へ	非常に早い連続したP波により鋸歯状（F波）を示す基線。RR間隔はPP間隔の倍数になる 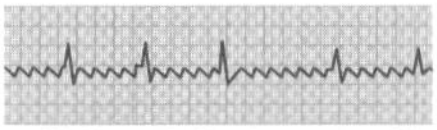 →慢性で変化がなければ経過観察。医師へ連絡
III度房室ブロック	**発作性上室頻拍（PSVT）**
P波とQRS波は規則的に出現しているが、それぞれが独立して発生している 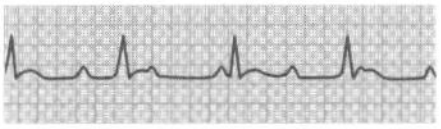 →医師への連絡、ペースメーカー適応	正常なQRS波形の頻脈 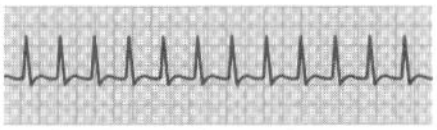 →血圧を中心にバイタルサインチェック。医師へ連絡
洞不全症候群（SSS）	**心室期外収縮（PVC）**
突然間隔の伸びるP波（それぞれの波形は正常） 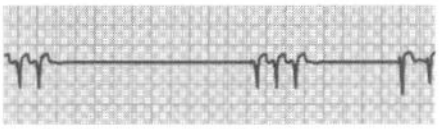 →医師への連絡、ペースメーカー適応	P波が先行しない幅の広い大きなQRS波と、QRS波と逆向きのT波 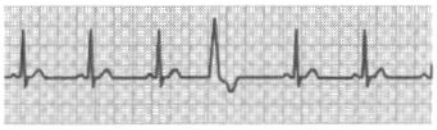 →医師へ連絡（頻発、連発する場合）

■心臓の解剖

- 右心房は上大静脈と下大静脈、左心房は肺静脈がつながっている
- 右心室は肺動脈へ、左心室は大動脈へとつながっている

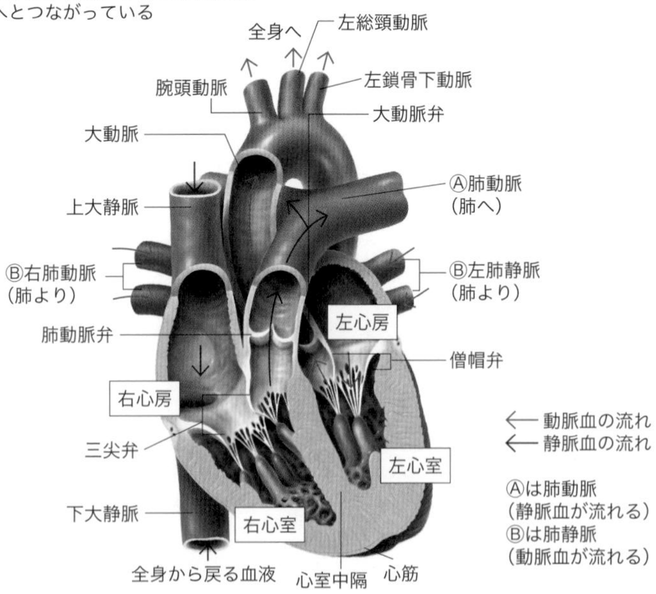

池西静江，小山敦代，西山ゆかり編：アセスメントに使える疾患と看護の知識．照林社，東京，2016：50．より引用

神経／感覚系機能障害

潜在的合併症：頭蓋内圧亢進／脳血管攣縮／消化管出血／感染

目標

- 頭蓋内圧亢進の症状発現を管理し、最小限にする。

▶観察計画

1．既往歴、主訴、現病歴や治療。
2．意識レベルの変化（★脳の障害と部位 p.506、★脳障害の部位と意識レベル p.508参照）。
3．バイタルサイン（血圧、脈拍、呼吸、体温）、SpO_2の変化（★急性頭蓋内圧亢進徴候 p.507参照）。
- 呼吸：呼吸数、呼吸パターン。
- 体温：発熱、熱型－感染性か中枢性か。

4．神経学的所見（★急性頭蓋内圧亢進徴候 p.507参照）。
- 瞳孔：瞳孔不同の有無、大きさ、対光反射、眼球の位置・運動、眼球偏位の有無。
- 運動麻痺や知覚障害の有無。
- 失語、失認。
- 嚥下障害。
- 痙攣の有無、時間、前駆症状の有無、部位（全身性か限局性）、タイプ（強直性、間代性）（★痙攣の分類 p.509参照）。

5．頭蓋内圧亢進症状（頭痛、悪心・嘔吐など）の有無。
- 外減圧部（骨片除去部の膨満の程度）の状態。
- 異常肢位：除脳姿勢、除皮質姿勢（★異常肢位 p.509参照）。

6．脳血管攣縮症状（特にくも膜下出血後４～14日頃）：意識レベルの低下、会話が困難、四肢の麻痺の出現など。
7．脳室ドレーンの排液状態、脳脊髄液の性状（正常な性状は、無色透明色）（★脳室ドレーン p.506参照）。
- 髄液の流れが少ないと頭蓋内圧亢進症状が進行する。
- 髄液が流れすぎると低髄液圧となって頭痛・悪心が発生する。

8．感染症状の有無。
- 髄膜炎

自覚症状：頭痛、嘔気、発熱など。
他覚所見：髄膜刺激症状（項部硬直、ケルニッヒ徴候、ブルジンスキー徴候など）（★髄膜刺激症状 p.508参照）。

- 呼吸器
  - ・咳嗽・痰、発熱、胸痛、呼吸困難など。
- 尿路
  - ・排尿時痛、頻尿、残尿感、血尿、発熱など。
- 髄液漏の有無、鼻漏の有無。
- 創部、血腫の状態。
- 血液検査データ：炎症反応（WBC、CRP）。
- 脳脊髄液検査データ：圧、性状、蛋白、細胞数。

9．消化管出血の徴候。

- 腹痛の有無。
- 悪心・嘔吐の有無、吐物の性状。
- 便潜血の有無、胃管からの排液の性状。
- 副腎皮質ホルモン薬の投与量。

10．脱水症状の有無。

- 水分出納バランス。
- 経口水分量、輸液量、尿量、排液量など。
- 尿の性状、尿比重。
- 皮膚、粘膜の乾燥、頭痛、悪心・嘔吐。
- 口渇の有無と程度、食欲低下の有無。

11．頭部X線、CT、MRI、脳血管造影等の所見（★脳梗塞の分類 p.510参照）。

12．不穏状態の有無。

- 鎮静の効果。

13．排便の状態。

14．治療に対する反応。

▶ケア計画

1．頭蓋内圧亢進・脳血管攣縮・消化管出血・感染の状態をアセスメントする。

2．急変時に備えて、酸素吸入・吸引、バッグバルブマスク、救急カートがすぐ使用できるように準備する。

3．頭蓋内圧亢進症状の進行を防ぐ。

- 脳血管の静脈還流を促進するためにベッドの頭側を30度挙上する。
- 指示範囲内の血圧のコントロール。

●脳浮腫予防のため確実な酸素投与。
●脳室ドレナージの管理。
・正しい設定圧、滴下・性状・量（★脳室ドレーン p.506参照）。
・ドレーンをたどってドレーンの閉塞の有無を確認する。
●怒責をかけないために緩下薬使用による排便のコントロール。
●ケア時の注意点。
・ケアは高浸透圧利尿薬投与30分後に頭蓋内圧が低い状態で行う。
・体位変換時は、体幹と頭を水平に保持しながら行う。
・静かな環境の提供：暗幕やブラインド使用。
・高体温時のケア（中枢性か感染性かの鑑別）。
中枢性の場合：熱の放散をするために外気温や掛物による調節。
感染性の場合：冷罨法、医師の指示による抗菌薬投与。

4．脳血管攣縮症状が出現したら、医師に報告し対処する。
5．指示により薬剤を与薬する。
6．二次的合併症予防。
●髄膜炎：ドレーンの清潔保持管理。尿検査テストテープで糖（＋）なら髄液漏を疑い、医師に報告し指示に従う。
●沈下性肺炎：口腔内の清潔保持、排痰を促す。
●尿路感染：定期的な陰部洗浄、カテーテル管理など。
7．水分出納の管理。
●脱水に伴う脳血管攣縮予防のため、尿量異常時は、医師に報告し指示に従う。
●尿量増加時は、飲水を促したり医師の指示による輸液管理を行う。
●尿崩症時は、医師の指示により抗利尿ホルモン薬を使用する。

▶教育計画

1．異常な症状があればすぐに報告するように説明する。
●頭痛、悪心・嘔吐などの頭蓋内圧亢進症状の出現。
●「鼻から水の流れる感じ、喉頭の奥に流れる感じ」があればすぐに知らせるように説明する。髄液鼻漏があったときは、臥床安静にし、頭をふったり、鼻をかんだり、すすりあげたりしないように説明する。
2．急激な頭部の挙上は、頭蓋内圧低下をきたすため、急に起き上がったりしないように説明する。

ワンポイントレクチャー

脳室ドレーン

脳室ドレーンは、急性水頭症による髄液の排除、抗菌薬や抗がん薬の投与ルート、頭蓋内圧モニタリングの目的に使用される。外耳孔の高さを0 mmH_2Oとし、通常100～200mmH_2Oに固定する。外耳孔の高さを0点にするのは、外耳孔が、モンロー孔と同じ位置にあり、モンロー孔は、髄液の流出路で頭蓋内圧の至適圧を反映できる部位であるためである。

脳室ドレーンは、感染の危険性を考え、留置期間は7～10日を限度とする。

■髄液循環路

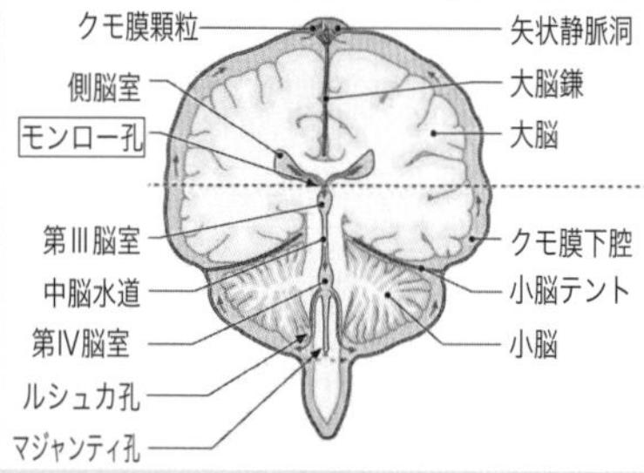

■脳室ドレーンの0点

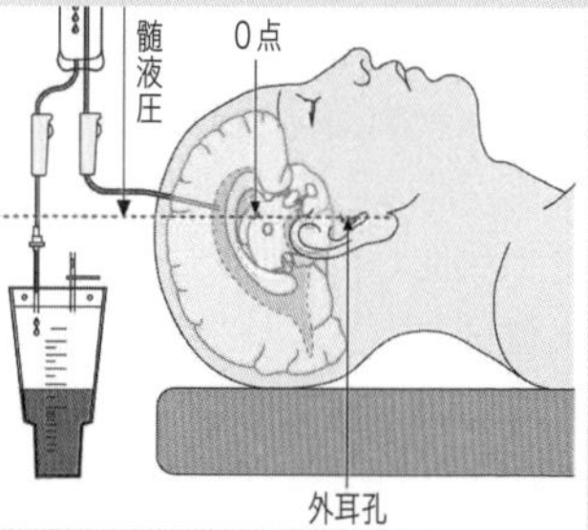

髄液は、側脳室→モンロー孔→第Ⅲ脳室→中脳水道→第Ⅳ脳室→マジャンディ孔・ルシュカ孔→クモ膜下腔へと流れる

■脳の障害と部位

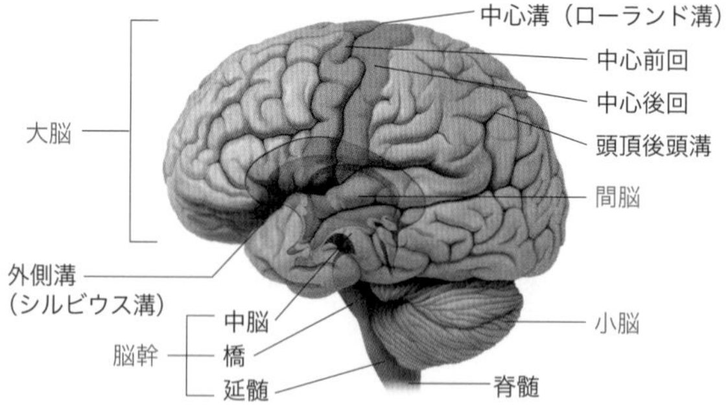

大脳	知的活動を行うための新皮質と、本能や情動、記憶に関する旧皮質がある
間脳	感覚神経の中枢や、自律神経調節機能がある
脳幹	呼吸、循環、意識、生命維持活動の中枢がある
小脳	運動の調節機能を担う

池西静江，小山敦代，西山ゆかり編：アセスメントに使える疾患と看護の知識．照林社，東京，2016：64．より引用

■大脳皮質の機能

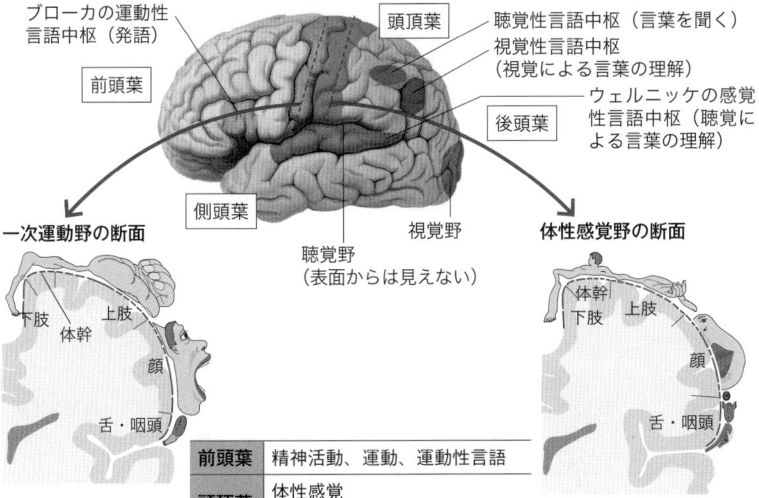

前頭葉	精神活動、運動、運動性言語
頭頂葉	体性感覚 視覚、聴覚、体性感覚の統合
側頭葉	聴覚、感覚性言語、記憶、嗅覚
後頭葉	視覚

池西静江，小山敦代，西山ゆかり編：アセスメントに使える疾患と看護の知識．照林社，東京，2016：64．より引用

■急性頭蓋内圧亢進徴候

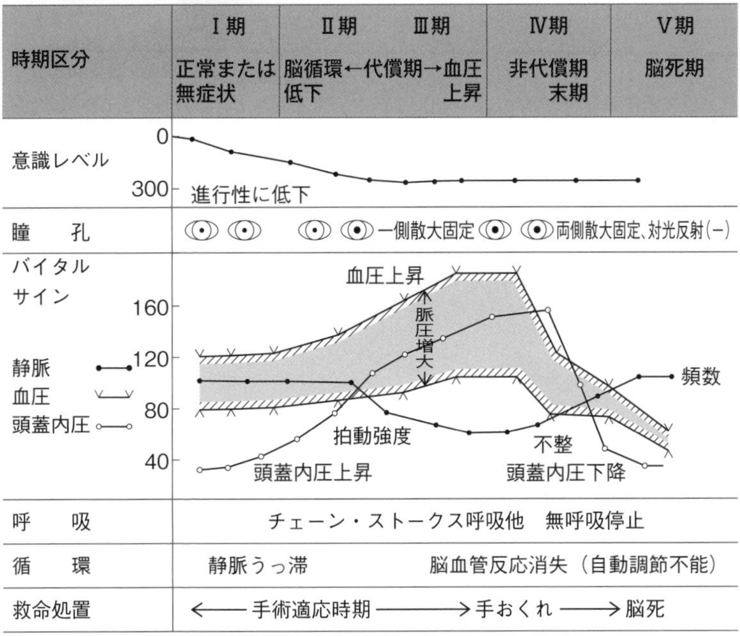

■ 脳障害の部位と意識レベル

脳の障害	JCS	呼吸パターン	瞳孔径と対光反射	血　圧
間脳（diencephalon）	1 ～ 30	チェーンストークス呼吸	（＋）（＋） 左右同じ 縮瞳傾向	やや高め
中脳（mesencephalon）	30 ～ 100	中枢神経原性過換気	（＋）（－） アニソコリア出現	上昇 （脈圧↑）
橋（pons）	200 ～ 300	吸気時休止性呼吸 群発性呼吸	（－）（－） 縮瞳 眼球は中央に固定	非常に 高くなる
延髄（medulla）	300	失調性呼吸	（－）（－） 散大	急激な下降

■ 髄膜刺激症状

項部硬直

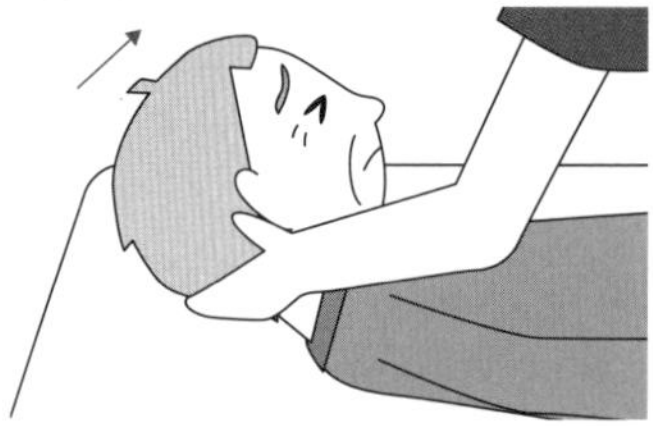

▷仰臥位で頭部を前屈させたとき、抵抗や疼痛がある場合は陽性

ケルニッヒ徴候

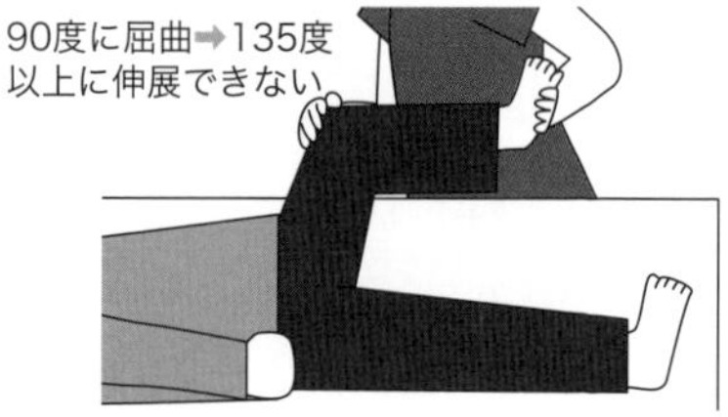

▷仰臥位で片側の股関節と膝関節を90度に屈曲し、膝関節を伸展させたとき、135度以上に伸展できない場合は陽性

ブルジンスキー徴候

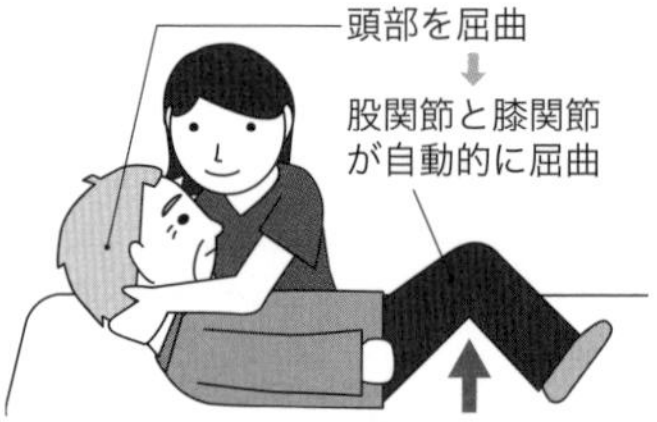

▷仰臥位で両足を伸ばした状態で頭部を屈曲させたとき、股関節と膝関節が自動的に屈曲する場合は陽性

東海大学医学部付属八王子病院看護部編：本当に大切なことが１冊でわかる脳神経．照林社，東京，2020．より引用

■異常肢位

	除脳姿勢	除皮質姿勢
姿勢	前腕を伸展・回内 上腕を内転 足底を伸展	前腕を屈曲 上腕を内転 大腿を内転 足底を伸展
障害部位	中脳 橋中部	大脳皮質 内包
	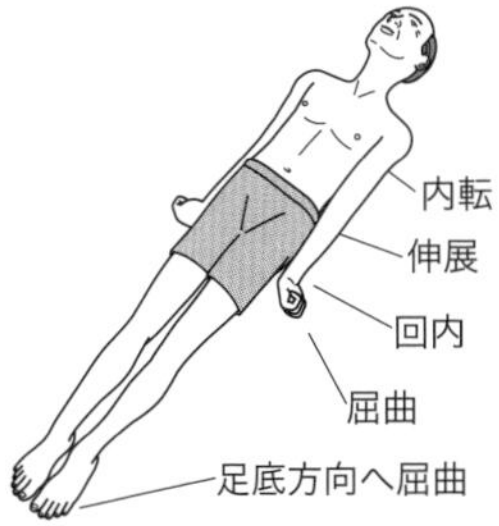	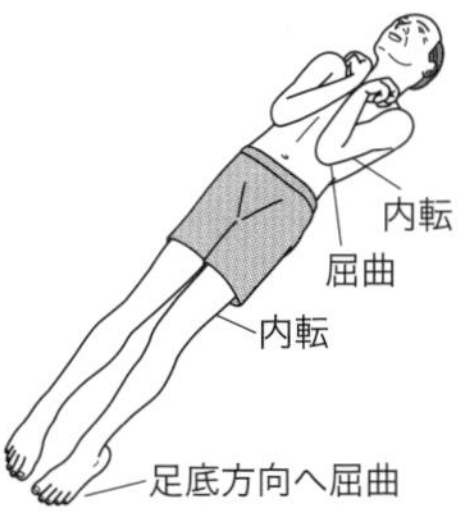

■痙攣の分類

発作の型による分類	強直性痙攣	持続的な筋肉の収縮による強直。体幹・四肢を強く屈曲また伸展したまま固定した形になる
	間代性痙攣	筋肉の収縮と弛緩が交互に起こる（拮抗筋が交互に収縮）。全身がガクガクと揺れる
	強直性間代性痙攣	強直性痙攣に引き続き間代性痙攣が起こる
部位による分類	全身痙攣	痙攣が全身に起こる
	局所痙攣	痙攣が身体の一部に起こる
	ジャクソン型痙攣	痙攣が身体の一部に起こり、全身に広がる
原因による分類	本態性痙攣（特発性、機能性）	脳に器質的病変が確認されず、全身的にも痙攣以外に特に異常所見がないもの
	症候性痙攣（器質性）	何らかの基礎疾患に伴って発生するもの

■脳神経の機能

脳神経	機能	
Ⅰ　嗅神経	感覚	嗅覚を中枢に伝達
Ⅱ　視神経	感覚	視覚を中枢に伝達
Ⅲ　動眼神経	運動	眼球の上・下・内転、まぶたを開く運動指令を伝達
	自律	瞳孔縮瞳
Ⅳ　滑車神経	運動	眼球を下外側に向ける運動指令を伝達
Ⅴ　三叉神経	感覚	顔面の知覚を中枢に伝達

（次頁につづく）

（つづき）

Ⅴ　三叉神経	運動	咀嚼の運動指令を伝達
Ⅵ　外転神経	運動	眼球を外側に向ける運動指令を伝達
Ⅶ　顔面神経	運動	顔面の運動指令を伝達
	感覚	味覚を中枢に伝達
	自律	唾液や涙の分泌
Ⅷ　内耳神経	感覚	聴覚、平衡覚を中枢へ伝達
Ⅸ　舌咽神経	感覚	舌、咽頭の知覚を中枢へ伝達、味覚
	運動	咽頭への運動指令を伝達
	自律	唾液の分泌
Ⅹ　迷走神経	感覚	外耳道、咽頭、喉頭の知覚を中枢へ伝達、味覚
	運動	外耳道、咽頭、喉頭への運動指令を伝達
	自律	内機能の調節
ＸⅠ　副神経	運動	胸鎖乳突筋、僧帽筋への運動指令を伝達
ＸⅡ　舌下神経	運動	舌の運動指令を伝達

池西静江，小山敦代，西山ゆかり編：アセスメントに使える疾患と看護の知識．照林社，東京，2016：65．より引用

■脳梗塞の分類

	原因・病態		危険因子	発症機序
アテローム血栓性脳梗塞	頸部～頭蓋骨の比較的大きな動脈の、血管内膜の肥厚および脂質の蓄積（動脈硬化）による狭窄や閉塞が生じる	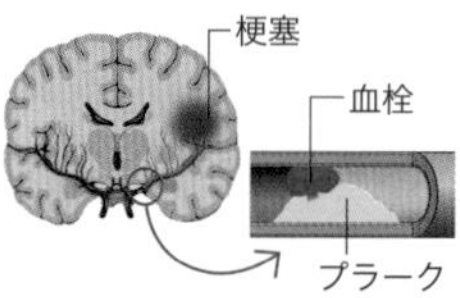	高血圧 脂質異常症 大量飲酒 糖尿病 喫煙	血栓性 血行力学性
ラクナ梗塞	脳内小動脈（穿通枝）が動脈硬化を起こし、閉塞することによって生じる	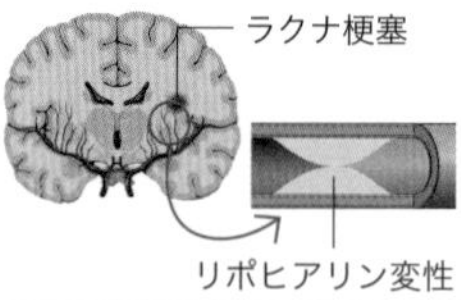	高血圧 糖尿病	血栓性 血行力学性
心原性脳梗塞	心房細動などの不整脈が原因で、血栓が脳血管を閉塞することによって生じる	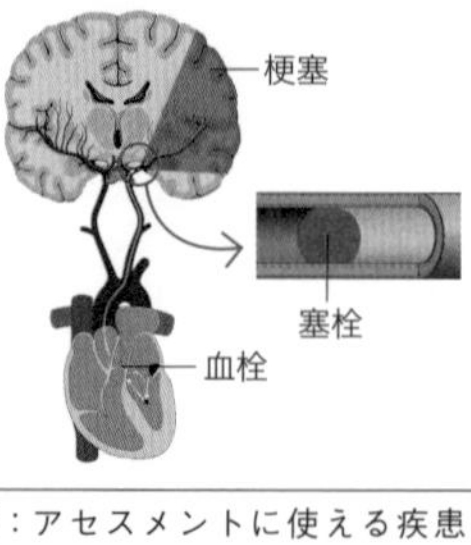	心房細動などの心疾患	閉塞性

池西静江，小山敦代，西山ゆかり編：アセスメントに使える疾患と看護の知識．照林社，東京，2016：66．より引用

消化器／肝臓／胆道系機能障害

潜在的合併症：肝機能障害

目標

- 肝機能障害の症状発現を管理し、最小限にする。

▶観察計画

1．既往歴、主訴、現病歴や治療。
2．バイタルサイン（血圧、脈拍、呼吸、体温）、SpO_2の変化。
3．意識レベルの変化。
4．肝機能障害の徴候（★肝硬変の徴候 p.513参照）。
- 食欲不振、食欲低下、悪心・嘔吐。
- 腹部膨満感、腹水の有無と程度。
- 皮膚、眼球結膜の黄染、皮膚の掻痒感、倦怠感。
- 粘土状の便（便中の胆汁減少により生じる）、便秘、下痢。
- 手掌紅斑、クモ状血管腫、女性化乳房。
- 出血の程度：点状出血、上部消化管、鼻咽頭、頭蓋内、皮膚穿刺部からの出血、出血斑など。
- 吐血や下血による大量出血に伴うショックの5P（蒼白・虚脱・冷汗・呼吸促迫・脈拍触知不能）の有無（★ショックの5P p.515参照）。

5．体重、腹囲、水分出納バランス（経口水分量、輸液量、尿量、排泄量など）。
6．食道静脈瘤破裂の徴候。
7．肝性脳症[1]の徴候。
- 意識障害（★肝性昏睡度分類 p.513参照）。
- 検査データ（血液pHとアンモニア濃度）。
- 羽ばたき振戦、肝性口臭。
- 腹壁静脈怒張、クモ状血管腫。
- 腹水、浮腫。
- 皮下出血。
- 緩慢な動作と発語。

8．排便状態（排便の有無、便の量、性状、回数）。

9．検査データ。

- 血液：肝機能（NH_3、AST、ALT、T-Bil、ICG試験）、膵機能（Amy）、電解質（ナトリウム、カリウム、カルシウム）、腎機能（BUN、Cr）、血液一般（RBC、Ht、Hb）、凝固系（PT、APTT）、血液ガス（代謝性アルカローシス）、腫瘍マーカー。
- 所見：腹腔鏡、腹部超音波、肝生検、腹部CT、食道・胃内視鏡、内視鏡的逆行性胆管膵管造影。

10．不整脈の有無、心電図の異常の有無。

11．薬物の使用状況と副作用。

- 鎮静薬、精神安定薬の使用の有無。

12．胆管ドレナージの胆汁の排液量と性状：PTCD、ENBD[2]。
胆管チューブステント留置の有無。

13．治療に対する反応。

▶ケア計画

1．肝機能障害についてアセスメントする。

2．急変時に備えて、SBチューブ（食道静脈瘤止血用チューブ）、酸素吸入や吸引、バッグバルブマスク、救急カートがすぐ使用できるよう準備する。

3．指示された安静が維持できるように援助する。

4．排便が毎日あるようにコントロールする。

5．腹囲測定、体重測定を毎日定期的に行い、データの推移を確認する。

6．指示された薬剤を確実に与薬し、輸液の管理をする。

7．留置中のPTCD、ENBDなどの管理を行い、胆汁の排液を促す。

8．意識レベルの低下や黄疸の増強などがあれば、早期に医師に報告し対処する。

9．食道静脈瘤患者。

- 破裂があった場合は、吐血による窒息を予防するために顔を横に向け、医師に報告し指示に従う。

▶教育計画

1．異常な症状があれば報告するように説明する。

2．ドレーンの必要性および注意点を説明する。

1．門脈圧亢進症により門脈と体循環の間に側副血行路が生じている肝硬変患者や門脈と大静脈のシャント術を行った患者にみられる、錯乱、羽ばたき振戦、昏睡などを示す症候群。

2．PTCD（percutaneous transhepatic cholangiodrainage：経皮経肝胆道ドレナージ）、ENBD（endoscopic naso-biliary drainage：内視鏡的経鼻胆道ドレナージ）。

■肝硬変の徴候

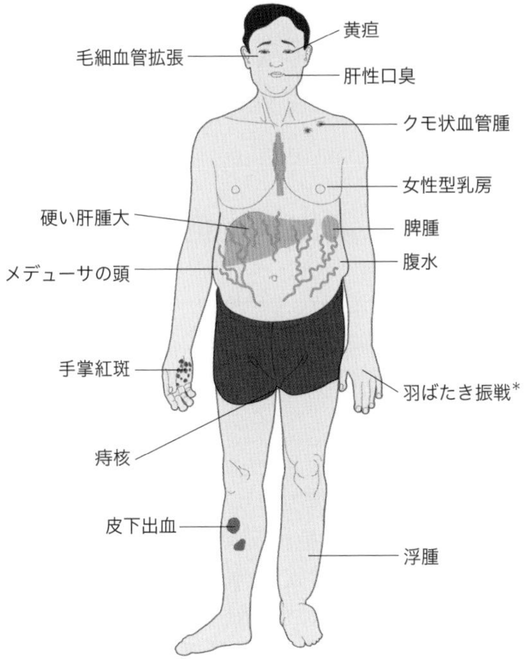

＊羽ばたき振戦：患者にまっすぐ前に腕を伸ばしてもらい、手掌をギュッと反らせてもらった際、1～2秒間隔のゆっくりした不規則なリズムで手掌がバタンバタンと動く。一般的な振戦と異なるが、細かいふるえを伴うことがある。

阿部俊子, 山本則子監修：病態関連図が書ける観察アセスメントガイド. 照林社, 東京, 2015：99. より引用

■肝性昏睡度分類

昏睡度	精神症状	参考事項
Ⅰ	睡眠－覚醒リズムの逆転 多幸気分、ときに抑うつ状態 だらしなく、気にとめない態度	以前を振り返ってしか判定できない場合が多い
Ⅱ	指南力（時・場所）障害、物を取り違える（混乱）、異常行動（例：お金をまく、化粧品をゴミ箱に捨てるなど） ときに傾眠状態（普通の呼びかけで開眼し、会話ができる） 無礼な言動があったりするが、医師の指示に従う態度をみせる	興奮状態がない 尿・便失禁がない 羽ばたき振戦あり
Ⅲ	しばしば興奮状態、せん妄状態を伴い、反抗的態度をみせる 嗜眠状態（ほとんど眠っている） 外的刺激で開眼し得るが、医師の指示には従わない、または従えない（簡単な命令には応じ得る）	羽ばたき振戦あり（患者の協力が得られる場合） 指南力は高度に障害

（次頁につづく）

（つづき）

Ⅳ	昏睡（完全な意識の消失） 痛み刺激に反応する	刺激に対して、払いのける動作、顔をしかめる、などがみられる
Ⅴ	深昏睡 痛み刺激にもまったく反応しない	

（第12回犬山シンポジウム、1981）

潜在的合併症：消化管出血

目 標

- 消化管出血の症状発現を管理し、最小限にする。

▶観察計画

1．既往歴、主訴、現病歴や治療。
2．バイタルサイン（血圧、脈拍、呼吸、体温）、SpO_2、意識レベルの変化（★消化管出血程度の判定基準 p.515参照）。
3．ショック症状：血圧の低下、頻脈、努力呼吸（呼吸促迫）、冷汗、意識レベルの低下、顔面蒼白、四肢冷感、脈拍触知不能（ショックの5P）。
4．出血の状態（★消化管出血の主な原因疾患 p.516参照）。
- 出血の原因：炎症、潰瘍、動脈瘤など。
- 吐血、下血の有無および量。
- 出血の性状。
  - ・上部消化管。
    吐血の場合：コーヒー残渣様、暗赤色、凝血塊。
    下血の場合：黒色便、タール便。
  - ・下部消化管。
    暗赤色：下行結腸。
    鮮紅色：下行結腸、S状結腸、直腸、肛門。
    鮮血滴下：痔核、肛門裂肛。

5．ストレス内容：病気や治療、疼痛、入院、隔離環境など。
6．検査データ。
- 血液一般（RBC、Ht、Hb）、凝固機能（PT、PLT）、各種細菌検査。
- 内視鏡や超音波、CTなど。

7．腹部X線：腸管内ガス像や鏡面像の有無。
8．消化器症状の有無：食欲低下、悪心・嘔吐、便秘、下痢、腹部膨満感。

9．出血傾向の有無。

10．誘因となる薬物使用（抗菌薬・副腎皮質ステロイド薬・消炎鎮痛薬・抗凝固薬）の有無。

11．治療に対する反応。

12．基礎疾患と既往歴：手術、放射線治療、海外渡航歴。

▶ケア計画

1．消化管出血についてアセスメントする。

2．出血に伴うショックに対応できるように酸素や吸引などを準備しておく。

3．内視鏡検査を安全・安楽に受けられるように準備する。

4．指示の輸液、輸血、薬剤投与・管理を行う。

5．胃管留置の管理を行う。

6．ショック症状出現時にはショック体位（水平仰臥位で下肢を15～30cm挙上）をとり、医師に報告し対処する。

▶教育計画

1．胃管留置の場合は必要性と体動範囲を説明する。

2．気分不快、消化器症状があればすぐに報告するように説明する。

■ショックの5P

①蒼白（pallor）：末梢血管が収縮し、血流量が減少する。
②虚脱（prostration）：脳血流量減少により脳機能の抑制が生じ、不安・興奮、錯乱状態などが起こる。
③冷汗（perspiration）：交感神経系の刺激により生じる。
④呼吸促迫（pulmonary deficiency）：脳血流量が減少し、呼吸中枢機能が抑制される。
⑤脈拍触知不能（pulselessness）：脈圧が縮小する。

■消化管出血程度の判定基準（長尾の分類）

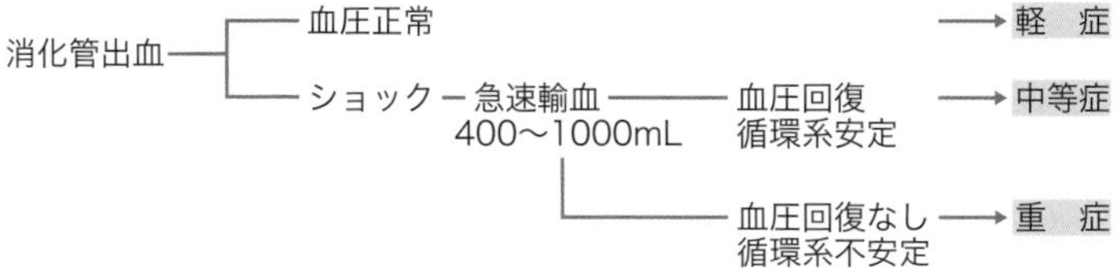

■消化管出血の主な原因疾患

部位	疾患	特徴
食道	炎症、潰瘍	胸やけ、嚥下困難が主症状
	静脈瘤	アルコール歴、慢性肝障害の有無に注意
	腫瘤	嚥下異常感が初発
	マロリー・ワイス症候群	大酒家、くり返しの嘔吐後に起こる。新鮮血が多い
胃・十二指腸	潰瘍	最も頻度が高い
	急性胃粘膜病変	病因に関連する症状、薬剤の服用、ストレス
	良性腫瘍	消化器症状軽度
	悪性腫瘍	全身病変を伴う
小腸	炎症、潰瘍	特殊な薬剤、放射線治療、NSAIDs潰瘍
	腸間膜動脈閉塞	基礎に心疾患、膠原病
	良性腫瘍	症状に乏しい
	悪性腫瘍	通過症状が主
大腸	消化性大腸炎、クローン病	下痢、粘血便（潰瘍性大腸炎）。クローン病は体重減少、痔瘻に注意する。随伴症状として口内炎、関節症状、皮膚症状がある
	虚血性大腸炎	動脈硬化に関する（心疾患、糖尿病）。突然の左下腹部痛、高齢者に多い
	静脈瘤	排便痛
	良性腫瘍	症状に乏しい
	悪性腫瘍	便通異常が主（便潜血反応陽性者から多く発見に至る）
	憩室	突然の大出血を伴うことがあり、多くは自然止血する

橋本信也：エキスパートナースMOOK32 カラー版 症状から見た病態生理学. 照林社, 東京, 1999：96. より引用

潜在的合併症：麻痺性イレウス

目標

- 麻痺性イレウスの症状発現を管理し、最小限にする。

▶観察計画

1．既往歴、主訴、現病歴や治療。
2．バイタルサイン（血圧、脈拍、呼吸、体温）、SpO_2の変化。
3．イレウス症状。
- 腹部症状：悪心・嘔吐、腹痛、圧痛、筋性防御（腹壁の筋緊張が亢進し腹壁が硬化した状態）、腹部膨満の有無。
- 腸蠕動の状態：低下、亢進、金属音。
- 胃管あるいはイレウス管の排液量と性状。

4．排ガスや排便の有無と回数や程度。
5．水分出納バランス：嘔吐の量、胃管の量、尿量、輸液量。
6．腹部X線：腸管内ガス像や鏡面像（ニボー）の有無（★ニボー像 p.518参照）。
7．麻痺性イレウスの原因：腹膜炎、腹部外傷、開腹術後、脊髄損傷、重症感染症（★イレウスの分類 p.518参照）。
8．薬物の使用状況：麻薬や向精神薬など。
9．血液検査データ：炎症反応（WBC、CRP）、電解質（ナトリウム、カリウム、カルシウム）。
10．活動の程度。
11．絶食によるストレスの有無と程度。
12．治療に対する反応。

▶ケア計画

1．麻痺性イレウスについてアセスメントする。
2．苦痛なことに対して早期に対応する。
3．排便のコントロールを行う。
4．胃管またはイレウスチューブの管理。
- 排液の減少や嘔吐、腹部膨満の場合は吸引する。
- イレウス管や胃管による苦痛に対して固定方法を工夫する。

5．嘔吐が頻回にあり脱水の恐れがある場合は指示の輸液管理を行う。
6．嘔吐後の口腔内の清潔を保持する。

7．症状が減弱した場合は、苦痛を緩和し、離床を促す。

▶教育計画

1．悪心・嘔吐や腹痛などの症状があればすぐに報告するように説明する。
2．絶食の必要性を説明する。

■イレウスの分類

分類		原因	X線所見
機械的イレウス	単純性（閉塞性）イレウス	①先天性、②異物、③腸管壁の器質的変化（瘢痕、腫瘍、癒着、屈曲、索状物、圧迫）などによる機械的閉塞	・狭窄部位から肛門側にガス像が認められない
	複雑性（絞扼性）イレウス	①腸重積、②腸軸捻転症、③腸管結節形成、④腹腔内腸嵌頓、⑤ヘルニア嵌頓などによる腸管への血流障害	
機能的イレウス	麻痺性イレウス	①薬剤、②感染（腹膜炎）、③代謝異常などによる腸管運動の麻痺	・胃から大腸まで全消化管に及ぶガスの充満像 ・鏡面像（ニボー像）
	痙攣性イレウス	①ヒステリーなどによる神経性、②モルヒネ、鉛などの中毒性による腸管の痙攣	

■ニボー像

腹部立位X線検査

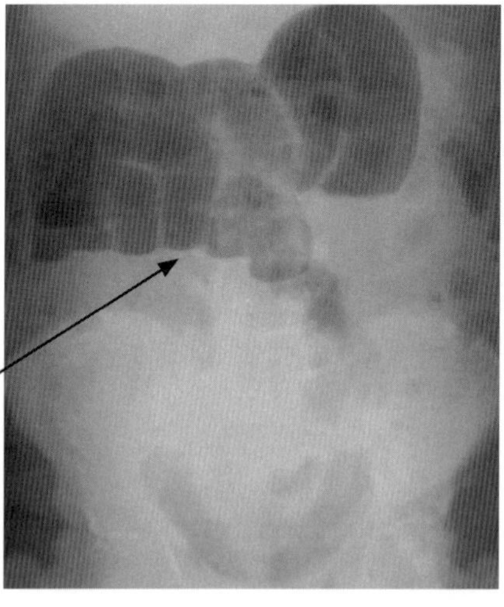

小腸の蠕動が低下し、消化液が溜まり、消化液とガスの境界線が生じ、ニボー（鏡面像）を認める。

腎機能障害

潜在的合併症：腎不全

目標

- 腎不全の合併症を管理し、最小限にする。

▶観察計画

1．既往歴、主訴、現病歴や治療。

2．急性腎障害症状（★急性腎障害の病期と経過 p.521参照）。
- バイタルサイン（血圧、脈拍、呼吸、体温）、SpO_2の変化。
- 意識レベル。
- 体重の増減。
- 水分出納。
- 尿量（乏尿、無尿、多尿）、尿比重の上昇。
- 蛋白尿、血尿の有無。
- 尿中ナトリウムの上昇持続。
- 血圧上昇の持続。
- 腎性浮腫（眼瞼周囲、四肢、体幹）。

3．尿毒症症状（★尿毒症症状 p.522参照）
- 消化器症状：食欲不振、悪心・嘔吐、下痢、吐血、下血、腸管麻痺。
- 呼吸器・循環器症状：胸水や肺水腫に伴う呼吸困難、SpO_2の低下、不整脈、血圧上昇、心不全。
- 神経・筋症状：不穏・興奮・錯乱、意識障害、四肢・顔面のしびれ、こむら返り、痙攣。
- 造血器症状：貧血、出血傾向。
- 皮膚症状：発疹、瘙痒感。
- 心胸郭比（CTR）の拡大（★心胸郭比（CTR）p.490参照）。

4．尿毒素蓄積。
- BUN、Cr、尿酸、リン値上昇。

5．代謝性アシドーシスの徴候と症状。
- 急速な浅表性呼吸。
- 頭痛、悪心・嘔吐。

●行動の変化、嗜眠状態、傾眠。

6．電解質異常（主に高カリウム血症）。

●感覚異常、口唇のしびれ、脱力感など。

●不整脈の有無。

●心電図波形：初期にはテント状T波とQT時間の短縮、進行するとPR時間の延長、ST低下、QRSの延長。

7．貧血の症状。

●倦怠感、頻脈、動悸、ふらつき。

●爪床や粘膜の蒼白。

●血液検査：血液一般（RBC、Hb、Ht）の低下。

8．低アルブミン血症の発現。

●Alb（＜3.5g/dL）。

●蛋白尿（＜100〜150mg/日）。

●循環血液量減少：血圧低下、頻脈、尿量減少。

9．動脈血ガス分析、腎超音波（腎盂拡張・水腎症などの確認）、心電図（不整脈の有無）。

10．食事摂取量：内容・量。

11．治療に対する反応。

▶ケア計画

1．腎不全の状態をアセスメントする。

2．急変時に備えて、心電図、酸素吸入・吸引、救急カートがすぐ使用できるよう準備する。

3．尿量測定、体重測定、腹囲測定を行う。

4．指示の水分管理や輸液管理を行う。

5．安静や食事療法・水分制限が守れるよう支援する。

6．皮膚が脆弱な状態にあるため、圧迫・摩擦などを避け、傷つけないようにする。

7．呼吸困難が強い場合には、起座呼吸を保持する。尿量・体重増加、胸水、肺水腫症状がないかを確認し、医師に報告し、対処する。

8．高カリウム血症（カリウム5.0mEq/L以上）による心室細動、心停止を起こす危険があるため、不整脈出現時は12誘導心電図を取り、医師に報告し、対処する。

9．一時的な透析療法の施行時には安全・安楽に行えるよう援助する（★血液浄化療法の分類と適応 p.521参照）。

▶教育計画

1．異常な症状があればすぐに報告するように説明する。
- 尿量・回数の減少、急激な体重増加、四肢の浮腫、呼吸苦、労作時の息切れ・動悸など。
- 安静の必要性について説明する。
- 食事指導や水分制限について説明する。

■急性腎障害の病期と経過

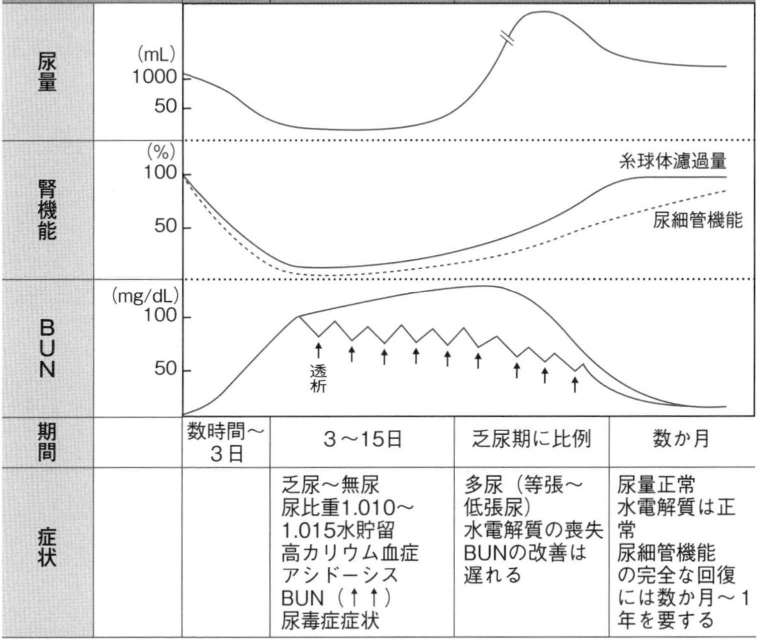

	発症期	乏尿～無尿期	利尿期	回復期
期間	数時間～3日	3～15日	乏尿期に比例	数か月
症状		乏尿～無尿 尿比重1.010～1.015水貯留 高カリウム血症 アシドーシス BUN（↑↑） 尿毒症症状	多尿（等張～低張尿） 水電解質の喪失 BUNの改善は遅れる	尿量正常 水電解質は正常 尿細管機能の完全な回復には数か月～1年を要する

都築正和，他監修：臨床工学マニュアル１人工腎臓．医学書院，東京，1996：10．より引用

■血液浄化療法の分類と適応

分類	具体的な治療方法（略称）	対象とする分子量（分子の大きさ）	治療が必要となる対象あるいは適応
腎代替療法	血液透析 （HD、CHD）	小分子物質	緊急的腎代替療法の適応 ・利尿薬に反応しない溢水 ・高カリウム血症あるいは急速に血清カリウム濃度が上昇する場合 ・尿毒症症状（心膜炎、原因不明の意識障害等） ・重度代謝性アシドーシス
	血液濾過 （HF、CHF）	中分子物質	
	血液透析濾過 （HDF、CHDF）	小分子～中分子物質	

（つづき）

	限外濾過（ECUM、SCUF）	水分	
アフェレシス療法（液性因子やリンパ球、顆粒球などの、病因関連物質となっている一部血球成分を除去する）	単純血漿交感（PE）	免疫グロブリン、LDHコレステロールなどの大きな分子	劇症肝炎、重症肝不などの肝疾患 急性進行性糸球体腎炎、ネフローゼ症候群などの腎疾患 全身性エリテマトーデス、関節リウマチなどのリウマチ・膠原病疾患など多岐にわたる
	直接血液灌流（DHP）	エンドトキシン、薬物など	令和２年度診療報酬改定では、敗血症性ショックに対しエンドトキシン選択除去用吸着式血液浄化法が算定できる。一方、我が国におけるガイドラインでは、敗血症性ショックの患者に対してPMX-DHPを行わないことが弱く推奨されている

道又元裕：ICUビジュアルナーシング 改訂第２版，Gakken，東京，2021：306.

尿毒症症状

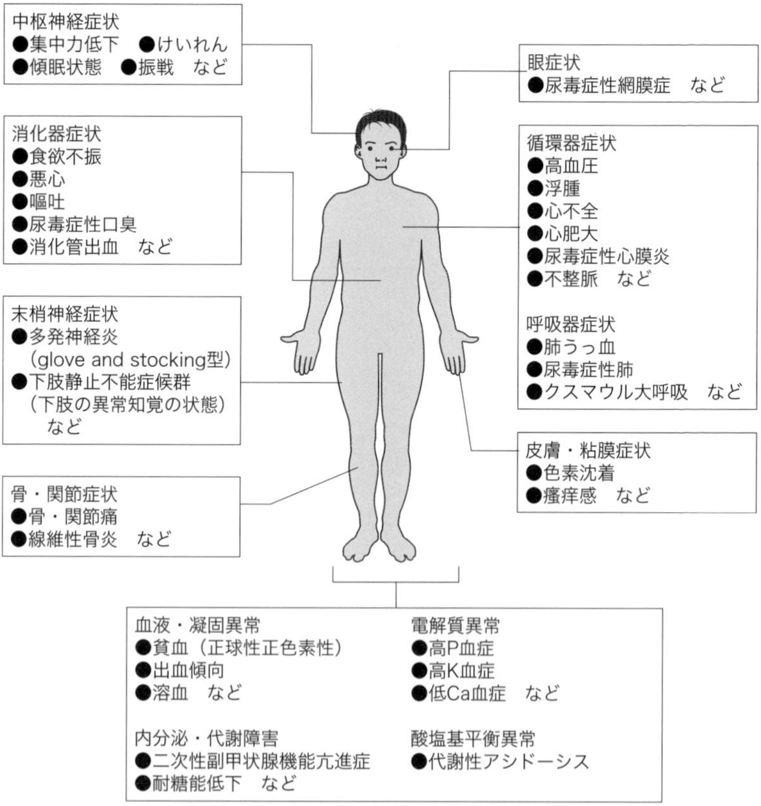

大東貴志，神尾弘美，河邊博史，他：系統看護学講座 専門分野Ⅱ 成人看護学⑧ 腎・泌尿器 第14版．医学書院，東京，2015：60．より改変して引用

内分泌／代謝／免疫／造血器系機能障害

潜在的合併症：低血糖／高血糖

目標

- 低血糖と高血糖の発現を管理し、最小限にする。

▶観察計画

1．既往歴、主訴、現病歴や治療。
2．バイタルサイン（血圧、脈拍、呼吸、体温）、意識レベルの変化。
- 血圧低下、頻脈、呼吸パターン（クスマウル呼吸）、意識レベル低下など。

3．低血糖の徴候や症状の有無。
- 交感神経刺激症状：発汗、不安、動悸、頻脈、手指振戦、顔面蒼白など。
- 中枢神経症状：頭痛、眼のかすみ、空腹感、眠気（生あくび）、血糖値50mg/dL以下では意識レベル低下、異常行動、痙攣、運動麻痺、言語障害、自律神経症状。

4．高血糖の徴候や症状の有無。
- 持続する中等度以上の高血糖症状：口渇、多飲、多尿、体重減少、易疲労感、アセトン臭。
- 糖尿病ケトアシドーシス：高血糖（300mg/dL以上）、高ケトン血症、アシドーシス（動脈血ガス分析値pH7.3未満）、意識レベル低下。
- 高浸透圧高血糖症候群：著しい高血糖（600mg/dL以上）と高度な脱水。
- 電解質異常からくる症状の有無：感覚異常、四肢の脱力感や弛緩性麻痺、痙攣、悪心・嘔吐、腹痛。

5．検査データ。
- 血糖値、尿検査（糖、蛋白、ケトン体、比重）、HbA1ｃ、動脈血ガス分析。
- 血漿浸透圧、電解質（ナトリウム、カリウム、カルシウム）、乳酸、

CPK、腎機能（BUN、Cr）、肝機能（ALT、AST、LDH）、炎症反応（WBC、CRP、プロカルシトニン（PCT））。

6．血糖値の変動に影響する因子。

- 糖尿病の種類：１型、２型、その他。
- 薬剤の種類（インスリン製剤、経口血糖降下薬、グルカゴン製剤）、作用時間、使用回数とその量（★インスリン製剤の種類 p.526参照、★効果の発現時間による分類 p.526参照）。
- 糖尿病の誘因。
  - ・薬剤：副腎皮質ステロイド薬、高カロリー輸液。
  - ・身体侵襲：手術、感染など。
- 食事内容（食事量と内容、間食の有無、嗜好）、糖分補給状況。
- 運動の程度：生活活動、有酸素運動など。
- 体重の推移。

7．対処後の血糖値と症状の変化。

8．水分出納バランス（経口水分量、輸液量、尿量、尿比重、排液量）、脱水の有無。

9．慢性合併症の有無。

- 糖尿病性腎症：持続性蛋白尿、腎機能低下。
- 糖尿病性網膜症：視力の急速な低下。
- 糖尿病性神経障害：しびれ感、冷感、知覚異常、顔面神経麻痺、下肢腱反射の低下。
- 感染：足病変（爪白癬、足指壊疽）。

10．治療に対する反応。

▶ケア計画

1．低血糖、高血糖症状についてアセスメントする。

2．低血糖の症状があれば、血糖測定を行い、対処する。

- 低血糖時、摂取可能であればブドウ糖５～10gまたは砂糖10～20gを摂取してもらう。または、ブドウ糖を含む飲料水150～200mLを摂取してもらう（α-グルコシダーゼ阻害薬服用中の患者は必ずブドウ糖を摂取する）。
- 食事までに１時間以上ある場合は１単位程度の補食を行う。
- ブドウ糖服用15分後に血糖測定し、血糖値の上昇の確認を行う。
- 15分後に血糖値が上昇していない場合は、もう一度同様の処置を行う。
- ２回の処置で血糖値の上昇がない場合は医師に報告する。
- 低血糖時、経口摂取が不可能であれば、医師の指示により、50%

ブドウ糖20mL以上を静脈内投与する。

3．高血糖の場合、指示された補液と電解質の補充、インスリンの投与を確実に行う。

4．合併症症状の出現時には医師に報告し対処する。

5．急変時に備えて、心電図、酸素吸入・吸引、バッグバルブマスク、救急カートがすぐ使用できるよう準備する。

▶教育計画

1．低血糖症状や高血糖症状、必要時合併症について説明し、症状出現時にはすぐ報告するように説明する。

ワンポイントレクチャー

インスリンの分泌は２種類ある

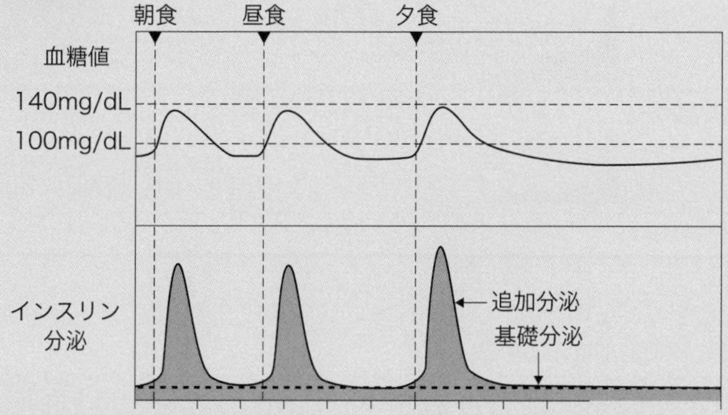

膵臓からのインスリン分泌には、２種類ある。１つは、基礎分泌で24時間ほぼ一定量が出続ける。もう１つは、追加分泌で、食事などの血液中のブドウ糖が増えるとそれに対応して分泌される。

１型糖尿病では、基礎分泌も追加分泌もほとんどなくなる。２型糖尿病では、インスリンの分泌量が少なかったり、分泌のタイミングが悪いために、高血糖になる。

■インスリン製剤の種類

インスリン製剤の種類	作用のイメージ図	注射のタイミング	特徴
超速効型インスリン製剤		食事に合わせて注射	インスリンの追加分泌を補う 注射後すぐに効き始め、作用が最も短い
速効型インスリン製剤	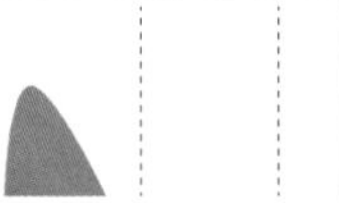	食事に合わせて注射	インスリンの追加分泌を補う 注射後30分程度で効き始め、超速効型と比べてゆっくりと効く
中間型インスリン製剤	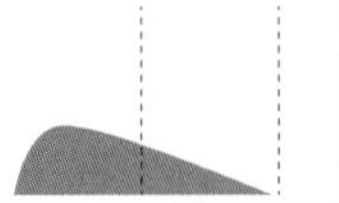	食事のタイミングにかかわらず、1日のうち決まった時間に注射	インスリンの基礎分泌を補う 注射後ゆっくりと効き始め、ほぼ1日効果がある
持効型溶解インスリン製剤	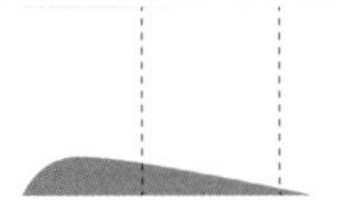	食事のタイミングにかかわらず、1日のうち決まった時間に注射	インスリンの基礎分泌を補う ほとんどピークがなく、中間型よりも長く効く。ほぼ1日安定して効果がある
混合型インスリン製剤	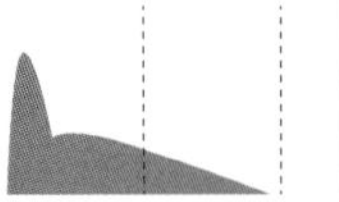	食事に合わせて注射	インスリンの追加分泌と基礎分泌を補う 超速効型や速効型と、中間型インスリン製剤の混合製剤
配合溶解製剤	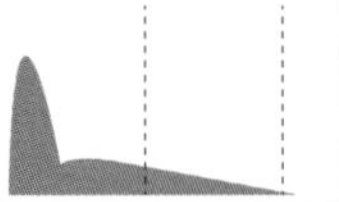	食事に合わせて注射	インスリンの追加分泌と基礎分泌を補う 超速効型と持効型溶解インスリン製剤の配合製剤

国立国際医療研究センター　糖尿病情報センター
https://dmic.ncgm.go.jp/general/about-dm/100/030/03.html#04より引用

■効果の発現時間による分類

分類	発現時間	薬の例
超速効型	10～20分	●インスリン リスプロ　●インスリン アスパルト ●インスリン グルリジン
速効型	30分～1時間	●生合成ヒト中性インスリン　●ヒトインスリン
中間型	1～3時間	●生合成ヒトイソフェンインスリン ●ヒトイソフェンインスリン
持効型溶解	1～2時間	●インスリン デグルデク ●インスリン グラルギン　●インスリン デテミル
混合型	10分～1時間	●二相性プロタミン結晶性インスリンアスパルト ●生合成ヒト二相性イソフェンインスリン ●インスリンリスプロ混合製剤-50
配合溶解型（超速効型＋持効型溶解）	10～20分	●インスリン デグルデク＋インスリン アスパルト

●製剤は、ペン型注入器に装着して使用するカートリッジ製剤、製剤・注入器一体型キット製剤、バイアル製剤がある。

潜在的合併症：電解質異常

目 標

- 電解質異常の症状発現を管理し、最小限にする。

▶観察計画

1．既往歴、主訴、現病歴や治療。

2．バイタルサイン（血圧、脈拍、呼吸、体温）、SpO_2、意識レベルの変化。

- 不整脈の有無（★心電図の基本波形と刺激伝導系 p.500参照、★心電図波形の意味 p.501参照）。

3．意識レベルの変化。

4．電解質バランスの異常を示す徴候や症状の有無。

- 高カリウム血症：徐脈や不整脈、心電図の変化（高い先鋭なＴ波、PR間隔延長、Ｐ波平坦化や消失）、感覚異常、口唇のしびれ、脱力感、弛緩性麻痺、悪心、腹部痙攣、下痢、乏尿。
- 低カリウム血症：不整脈、四肢の脱力感や弛緩性麻痺、感覚異常、多尿、低血圧、腸雑音の低下や消失、意識の変化、心電図の変化（Ｕ波、平坦あるいは逆転Ｔ波、律動異常、QT間隔の延長）。
- 高ナトリウム血症：口渇、脱力感、尿量減少、脱水、中枢神経系症状（興奮、傾眠、意識レベル低下、痙攣など）、血清浸透圧の上昇、体重増加。
- 低ナトリウム血症：浮腫、中枢神経症状（見当識障害、嗜眠傾向から昏睡）、脱力感、悪心、頭痛、腹痛、記銘力低下、筋攣縮や痙攣。
- 高カルシウム血症：精神症状の変化、悪心・嘔吐、便秘、指の麻痺やしびれ感、筋痙攣。
- 低カルシウム血症：精神症状の変化、うつ、指の麻痺やしびれ感、筋痙攣発作、心電図の変化（QT間隔延長、ST延長）。

5．脱水症状の有無と程度（★脱水の重症度 p.530参照）。

- 訴え：口渇、めまい、立ちくらみ、頭痛、全身倦怠感など。
- 皮膚や粘膜の状態：口唇や口腔内、皮膚の乾燥、弾力性低下（ツルゴール反応）（★ツルゴール反応の見方 p.529参照）。
- 血圧低下、頻脈、中心静脈圧（CVP）の低下、体温上昇。
- 尿の性状：尿量の減少（0.5～１mL／kg／時以下）、尿の性状と尿比重。

●大泉門の陥没（1歳6か月ころまでの小児）。

6．水分出納（経口水分量、輸液量、尿量、排液量）（★体液バランス p.529参照、★体液区分における水分割合 p.529参照）。

7．体重の変動。

8．食事摂取状態、悪心・嘔吐、下痢の有無。

9．検査データ：電解質（ナトリウム、カリウム、カルシウム）、尿中ケトン体、腎機能（BUN、Cr）、Ht、Alb、血糖値、動脈血ガス分析。

10．治療に対する反応。

▶ケア計画

1．電解質異常の状態をアセスメントする。

2．急変時に備えて、心電図、AEDや除細動、酸素吸入・吸引、バッグバルブマスク、救急カートがすぐ使用できるよう準備する。

3．ショック時は、ショック体位（水平仰臥位で下肢を15～30cm挙上）にし、気道を確保する。

4．不整脈出現時は心電図モニターを装着し、不整脈の監視、12誘導心電図を取り、必要時AEDを施行・報告し対処する。

5．尿崩症の場合は、医師の指示で抗利尿ホルモン薬の点鼻を行う。

6．脱水時は、水分摂取や栄養の補給を促し、指示の輸液管理を行う（★脱水に用いられる主な輸液 p.530参照）。

▶教育計画

1．口渇、多尿、大泉門陥没など脱水となるような症状があれば報告するように説明する。

2．飲水の必要性を説明する。

●電解質補給飲料などを取ること。

ワンポイントレクチャー

ツルゴール反応の見方

ツルゴールとは、皮膚の緊張をいう。ツルゴール反応を見るには、患者の前腕あるいは胸骨上の皮膚をつまみあげて放す。２秒以内に皮膚が元の状態に戻れば正常である。ツルゴールが低下していると皮膚のシワの戻りが遅くなる。これをハンカチーフサインという。

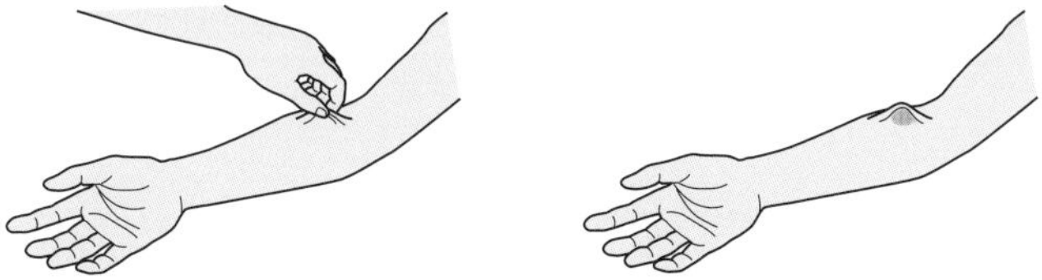

■体液バランス（１日あたりの水分出納：50kg成人の場合）

摂取量（mL/日）		水分排泄・喪失量（mL/日）	
飲水	1,100	尿	1,500
食物中の水分	1,000	便	100
代謝水	300	不感蒸泄	
		・皮膚	500
		・肺	300
計	2,400	計	2,400

●水分摂取量＝尿量＋不感蒸泄＋糞便中水分－代謝水
●一般成人で発熱のない場合
必要水分量＝35（mL/kg）×現在の体重（kg）
●体温が１℃上昇するごとに、150mLずつ加える

■体液区分における水分割合（体重比）

年代	総体液量	細胞内液	細胞外液
成人男性	60%	40%	間質液15% 血漿５%
成人女性	52%	35%	17%
新生児	80%	40%	40%
乳児	70%	40%	30%
老人	55%	30%	25%

■脱水の重症度

年齢	脱水の程度	体液喪失量	主な症状
成人	軽症	体重の２～４％	軽度の口渇、尿量減少
	中等度	体重の４～８％	激しい口渇、粘膜の乾燥、眼窩の陥没、倦怠感、皮膚のツルゴールの低下、濃縮尿
	重症	体重の８～14％	脱力、発熱、せん妄などの精神症状、昏睡、ショック状態
乳児	軽症	体重の５％	不機嫌、軽度の口渇、尿量減少
	中等度	体重の10％	傾眠、興奮、大泉門・眼窩の陥没、激しい口渇、粘膜の乾燥
	重症	体重の15％	末梢チアノーゼ、四肢冷感、半昏睡、昏睡、ショック状態

■脱水に用いられる主な輸液

状態	輸液製剤	
混合性脱水	等張液による補正	生理食塩液、乳酸リンゲル液（ソリタ、ソルラクト、ラクテック）、酢酸リンゲル液（ヴィーンＦ）、開始液（KN補液１Ａ・１Ｂ、ソリタＴ１号）など
ナトリウム欠乏性脱水	高張液による補正	生理食塩液、乳酸リンゲル液（ソリタ、ソルラクト、ラクテック）、酢酸リンゲル液（ヴィーンＦ）など
水分欠乏性脱水	低張液または等張液による補正	５％ブドウ糖液、脱水補給液（ソリタＴ２号、KN補液２Ａ・２Ｂ、ソルデム２）、維持液（ソリタＴ３号、KN補液３Ａ・３Ｂ、ソルデム３・４）、術後回復液（ソリタＴ４号、KN補液４Ａ・４Ｂ）など

潜在的合併症：敗血症（MOFを含む）

目標

- 敗血症によるショック症状発現を管理し、最小限にする。

▶観察計画

1．既往歴、主訴、現病歴や治療。
2．バイタルサイン（血圧、脈拍、呼吸、体温）、SpO_2、意識レベルの変化。
- 体温の上昇に伴う呼吸数や脈拍数の増加、血圧の低下、意識レベルの低下（★quick SOFA（qSOFA）p.533参照）。

3．感染源と感染症状。

〈感染のリスク・感染源〉
- 免疫力の低下、骨髄の抑制状態、体内に医療器具（中心静脈カテーテル、腹膜透析カテーテルなど）の留置、皮膚損傷に伴うバリア機能の低下（アトピー疾患、強皮症、熱傷など）、皮膚や粘膜の裂傷や損傷、皮膚の擦傷や咬傷、副鼻腔炎、う歯など。

〈重篤な感染症と特徴的な症状〉
- カテーテル感染：弛張熱など（★熱型 p.182参照）。
- 髄膜炎や脳炎（細菌性）：髄膜刺激症状（頭痛や嘔吐、頸部硬直、大泉門膨隆など）。
- 心内膜炎：不整脈、倦怠感、心拍出量の低下、冷汗など。
- 呼吸器感染症：呼吸状態の悪化。
- 腹膜炎：腹膜刺激症状（ブルンベルク徴候、腹痛など）（★腹膜刺激症状とは p.533参照）。
- 骨髄炎、関節炎：局所の発赤、腫脹、全身倦怠感、疼痛など。
- 尿路感染症：排尿時痛、頻尿、尿混濁など。
- 肛門周囲膿瘍：局所の疼痛、発赤、腫脹など。
- 蜂窩織炎：紅斑、圧痛、局所の熱感、疼痛など。

4．治療に対する反応。
5．敗血症性ショック症状（★敗血症性ショックのメカニズム p.533参照、★quick SOFA（qSOFA）p.533参照、★敗血症性ショックの経過 p.534参照）。
- hyperdynamic state（高心拍出量状態）の徴候：心拍出量の増加、末梢循環拡張、四肢末梢温感（末梢の皮膚がポカポカと暖かくなるウォームショック)、弛張熱、悪寒を伴う高熱、腹痛、腹部膨満感などの消化器症状、呼吸性アルカローシス、高血糖。

- hypodynamic state（低心拍出量状態）の徴候：心拍出量の低下、末梢循環収縮（コールドショック)、四肢冷感、末梢チアノーゼ、血圧低下、努力呼吸、冷汗、顔面蒼白、頻脈、乏尿、低血糖。

6．検査データ。

- 血液データ：肝機能（ALT、AST、LDH)、腎機能（BUN、Cr)、凝固系（PT、PLT)、炎症反応（WBC、CRP)、プロカルシトニン(PCT)、血液一般（RBC、Ht、Hb)、電解質（ナトリウム、カリウム、クロール)、血糖。
- 各種細菌検査。
- 動脈血ガス分析。
- 所見：胸腹部X線、CT、超音波。

7．全身性炎症反応症候群（SIRS）[1]の徴候の有無（★SIRSの診断基準 p.535参照)。

8．臓器不全徴候（MODS、MOF[2])。

- 心不全徴候：心胸郭比（CTR）や肺うっ血の有無。心電図波形の変化、STやT波の変化、不整脈出現の有無。
- 肝不全徴候：黄疸の有無。出血傾向の有無（歯肉出血、鼻出血、皮下出血、吐下血、血尿、血痰、出血斑、性器出血）や程度。肝腫大の有無、程度。
- 腎不全徴候：乏尿、浮腫。

9．DIC徴候（★急性期DIC診断基準 p.534参照)：出血傾向。

▶ケア計画

1．敗血症の状態をアセスメントする。

2．急変時に備えて、心電図、AEDや除細動、酸素吸入・吸引、バッグバルブマスク、救急カートがすぐ使用できるよう準備する。

3．ショック時は、ショック体位（水平仰臥位で下肢を15～30cm挙上)にし、気道を確保する。

4．不整脈出現時は心電図モニターを装着し、不整脈の監視、12誘導心電図を取り、必要時AEDを施行・報告し対処する。

5．指示により薬剤を確実に与薬する。

1．全身性炎症反応症候群（systemic inflammatory response syndrome：SIRS）とは、感染などの侵襲が加わり、宿主に全身性の炎症反応が起こり、発熱などの症状を呈した症候群。侵襲により産生されたサイトカインによって引き起こされる。サースという。

2．MODS (multiple organ dysfunction syndrome：多臓器不全症候群)、MOF (multiple organ failure：多臓器不全)。

ワンポイントレクチャー

腹膜刺激症状とは

- 板状硬（デェファンス）：腹壁を軽く圧迫しただけで腹筋の反射的な緊張が起こり、腹壁が板のように硬くなった状態。
- 反跳痛（ブルンベルグ徴候）：腹壁をゆっくりと圧迫して、急に手を離したときに痛みが増強する徴候。
- 腸雑音の消失：腸管運動が麻痺するために腹部を聴診してもグル音が聞かれない。

■敗血症性ショックのメカニズム

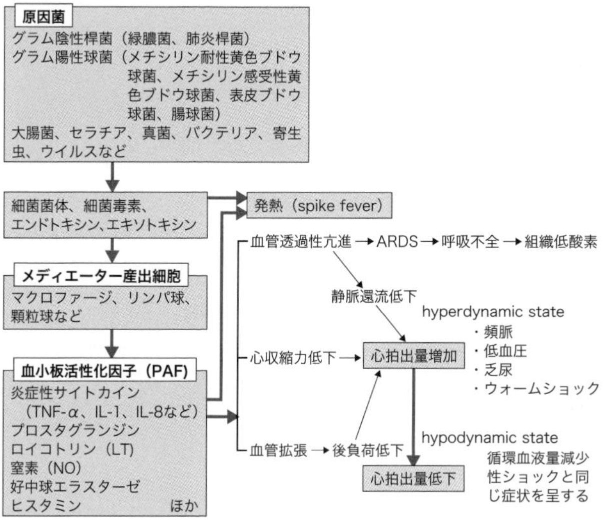

■quick SOFA（qSOFA：quick sequential [sepsis-related] organ failure assessment）

非ICU患者（外来や救護所を独歩受診した患者、救急車で搬入された患者）で感染症を疑った場合、まずqSOFA基準（呼吸数≧22回/分以上、意識変容あり、収縮期血圧≦100mmHg）でスクリーニングを行う。２項目以上該当するようであれば敗血症の可能性が高いため、続いてSOFAスコアで臓器障害の有無を評価し、２点以上の急上昇を認めれば敗血症と診断する。

日本版敗血症診療ガイドライン2016作成特別委員会：日本版敗血症診療ガイドライン2016. 日救急医会誌 2017；28：S1-232. より引用

■敗血症性ショックの経過

	初期	末期
特徴	ウォームショック hyperdynamic state	コールドショック hypodynamic state
皮膚	温かく乾燥	冷汗、湿潤
意識	混濁	混迷、朦朧
血圧	低下傾向	著しい低下
尿量	減少、乏尿	乏尿、無尿
呼吸	過換気	次第に抑制され低酸素、呼吸不全へ
血液ガス	呼吸性アルカローシス	代謝性アシドーシス
心拍出量	増加	低下
血管抵抗	減少	増加

■急性期DIC診断基準

1．基礎疾患（すべての生体侵襲はDICを引き起こすことを念頭に置く）

1．感染症（すべての微生物による）
2．組織外傷
　・外傷　・熱傷　・手術
3．血管性病変
　・大動脈瘤　・巨大血管腫　・血管炎
4．トキシン/免疫学的反応
　・蛇毒　・薬物　・輸血反応（溶血性輸血反応、大量輸血）
　・移植拒絶反応
5．悪性腫瘍（骨髄抑制症例除く）
6．産科疾患
7．上記以外にSIRSを引き起こす病態
　・急性膵炎　・劇症肝炎（急性肝不全、劇症肝不全）　・ショック/低酸素
　・熱中症/悪性症候群　・脂肪塞栓　・横紋筋融解
8．その他

2．鑑別すべき疾患および病態

診断に際してDICに似た検査所見・症状を呈する以下の疾患および病態を注意深く鑑別する

1．血小板減少
　イ）希釈・分布異常
　　1）大量出血、大量輸血、輸液、他
　ロ）血小板破壊の亢進
　　1）ITP、2）TIP/HUS、3）薬剤性（ヘパリン、バルプロ酸等）、
　　4）感染（CMV、EBV、HIV等）、
　　5）自己免疫による破壊（輸血後、移植後等）、6）抗リン脂質抗体症候群、
　　7）HELLP症候群、8）SLE、9）体外循環　他
　ハ）骨髄抑制、トロンボポイエチン産生低下による血小板産生低下
　　1）ウイルス感染症、2）薬物など（アルコール、化学療法、放射線療法等）、
　　3）低栄養（Vit B12、葉酸）、4）先天性/後天性造血障害、5）肝疾患、
　　6）血球貪食症候群（HPS）　他
　ニ）偽性血小板減少
　　1）EDTAによるもの、2）検体中抗凝固剤不足　他
　ホ）その他
　　1）血管内人工物、2）低体温　他

2．PT延長
　1）抗凝固療法、抗凝固剤混入、2）Vit K欠乏、3）肝不全、肝硬変、
　4）大量出血、大量輸血　他
3．FDP上昇
　1）各種血栓症、2）創傷治療過程、3）胸水、腹水、血腫、
　4）抗凝固剤混入、5）線溶療法　他
4．その他
　1）以上フィブリノゲン血症　他

3．SIRSの診断基準

侵襲に対する全身性炎症性反応で、以下の2項目以上が該当する場合。

体温	＞38℃ または ＜36℃
心拍数	＞90/分
呼吸数	＞20/分 または $PaCO_2$＜32mmHg
白血球数	＞12,000/mm^3または＜4,000/mm^3 or 未熟顆粒球＞10％

4．DICの診断基準

スコア	SIRS	血小板（mm^3）	PT比	FDP（μg/mL）
0	0-2	≧12万	<1.2 <秒 ≧％	<10
1	≧3	≧８万、<12万 あるいは24時間以内に30％以上の減少	≧1.2 ≧秒 <％	≧10　<25
2	−	−	−	−
3	−	<８万 あるいは24時間以内に50％以上の減少	−	≧25

DIC4点以上
注意
1）血小板数減少はスコア算定の前後いずれの24時間以内でも可能
2）PT比（検体PT秒/正常対照値）ISI=1.0の場合はINRに等しい。各施設においてPT比1.2に相当する秒数の延長または活性値の低下を使用してもよい
3）FDPの代表としてDダイマーを使用してよい。各施設の測定キットにより以下の換算表を使用する

5．Dダイマー／FDP換算表

測定キット名	FDP 10μg/mL Dダイマー（μg/mL）	FDP 25μg/mL Dダイマー（μg/mL）
シスメックス	5.4	13.2
日水製薬	10.4	27.0
バイオビュー	6.5	8.82
三菱化学メディエンス	6.63	16.31
ロシュ・ダイアグノスティックス	4.1	10.1
積水メディカル	6.18	13.26
ラジオメーター	4.9	8.4

DIC診断基準作成委員会：日本血栓止血学会DIC診断基準2017年版．血栓止血誌 2017；28：369-391．より引用

潜在的合併症：出血傾向

目標

● 出血傾向の症状発現を管理し、最小限にする。

▶観察計画

1．既往歴、主訴、現病歴や治療。
1．バイタルサイン（血圧、脈拍、呼吸、体温）、SpO_2の変化。
2．意識レベルの変化。
3．出血の有無と程度。
 ●部位：皮膚、粘膜、皮下、関節、筋肉、深部組織。
 ●形式：点状出血、斑状出血、血腫。
 ●範囲。
 ●状況：持続的、断続的、突発的。
 ●量。
 ●色調。
4．出血の原因（★血小板数と出血傾向 p.538参照）。
 ●血小板減少。
 ●病変による血管の破綻。
 ●凝固因子の欠乏（13因子など）。
 ●血液凝固障害（敗血症に伴うDIC[3]）。
5．治療内容とその反応。
 ●輸血。
 ●止血薬。
 ●副腎皮質ステロイド薬。
6．出血の随伴症状の有無と程度：出血部位の熱感、腫脹、疼痛、不快感。
7．出血しやすい部位と症状。
 ●頭蓋内、硬膜外など：意識障害、痙攣、運動・感覚麻痺など。
 ●消化管：吐下血、腹痛、食欲不振。
 ●粘膜：鼻、口腔内など。
 ●肺：血痰、呼吸困難、SpO_2など。
 ●腎尿路：血尿、排尿時痛、腹痛など。
 ●眼底：視野狭窄、視力低下。

3．DIC（disseminated intravascular coagulation：播種性血管内凝固症候群）。

- 生殖器：性器出血、月経過多など。
- 関節：関節腫脹、圧迫、可動域制限など。

8. 出血の誘発因子：転倒、打撲、摩擦、圧迫の有無、皮膚粘膜の乾燥。
9. 出血時の止血状況。
10. 貧血症状：顔色、眼瞼結膜の色、呼吸促迫、頻脈、息切れ、動悸、めまい、立ちくらみ、頭痛、易疲労性、倦怠感、冷感。
11. 検査データ。
    - 血液一般（RBC、Ht、Hb）、凝固機能（APTT、PT、フィブリノゲン、FDP、D-ダイマー、INR[4]、PLT）。
    - 炎症反応（WBC、CRP）、肝機能（ALT、AST、LDH）、腎機能（BUN、Cr）。
    - 尿・便潜血。

▶ケア計画

1. 出血傾向の状態をアセスメントする。
2. 急変時に備えて、心電計、AEDや除細動、酸素吸入・吸引、バッグバルブマスク、救急カートがすぐ使用できるよう準備する。
3. ショック時は、ショック体位（水平仰臥位で下肢を15〜30cm挙上）にし、気道を確保する。
4. 出血を予防する。
    - 安静を維持し、労作による出血しやすい部位への物理的刺激を予防する。
    - 指示された血圧のコントロールを行う。
    - 採血後の圧迫止血は5分以上とし、抗凝固薬・抗血小板薬を使用中の場合は10分以上行う。
    - 緩下薬を適切に使用し、排便コントロールを行い、怒責による出血を予防する。
    - やわらかい歯ブラシを使用する。
    - ベッドの柵やヘッドボードなどは柵カバーやマットレスパッドなどで保護する。
5. 出血徴候を認めたら速やかに医師に報告し対処する。
    - 皮下出血や血腫の範囲はマーキングし、増強を確認する。
    - 圧迫止血する。

---

4. FDP（fibrin and fibrinogen degradation product：フィブリン分解産物）は、プラスミンによってフィブリンが分解されてできた血液凝固成分。D-ダイマーは、フィブリン分解の最終産物。血栓形成の指標となる。INR（international normalized ratio：国際正常化指数）は、プロトロンビン時間を、どのトロンボプラスチン試薬を使っても結果が比較できるように、国際感度指数（ISI）で補正した標準化比。

- 口腔・歯肉出血あれば冷水含嗽する。
- 鼻出血の場合は座位とし、出血部位を確かめ、キーゼルバッハ部位の圧迫、状況に応じてボスミン綿球での止血を行う。

6．輸血実施時は副作用の観察を行う。

▶教育計画

1．頭部を打撲したり、皮膚、粘膜などを強く刺激しないように説明する。
2．鼻出血の場合は、咽頭に流れ込まないように座位になることを説明する。
3．紫斑や出血斑に気づいたら伝えてもらうように説明する。

ワンポイントレクチャー

血小板数と出血傾向

出血傾向（止血異常）とは、①正常では出血しない程度の軽い刺激による出血、②まったく刺激なしに出血、③血管損傷や手術のときの過剰出血をいう。①、②は、皮下の紫斑として現れる。出血傾向の原因には、①血管異常、②血小板異常、③凝固因子異常、④線溶異常がある。

■血小板数と症状

血小板数	現れ方
5万/μL以下	出血傾向
3～5万/μL以下	皮下出血（点状・斑状）、粘膜出血（歯肉・鼻出血）
3万/μL以下	臓器出血の可能性 消化管、膀胱（血尿）、胸腔内（喀血）、眼（眼底）、性器、関節内
1万/μL以下	致命的な出血の可能性（脳内出血など）

筋骨格系機能障害

潜在的合併症：循環障害／神経障害／静脈血栓塞栓症／関節脱臼

目 標

- 筋骨格系の治療や外傷による合併症を管理し、最小限にする。

▶観察計画

1．既往歴、主訴、病状や治療。
2．バイタルサイン（血圧、脈拍、呼吸、体温）、SpO_2、意識レベルの変化。
3．循環障害、神経障害を引き起こす因子。
- 治療内容と装具：圧迫部位、体位、指示の安静内容、関節可動域、自力での体動の程度。
- 身体状態：疼痛、肥満、浮腫、脱水、麻痺、低栄養、合併症（糖尿病や動脈硬化症、脳血管障害など）の有無と程度。
- 精神状態：ストレス、不安、不眠など。
- 認知：疾病や治療の理解および受け止め。

4．循環障害。
- 皮膚色、冷感の有無と程度、患肢の出血、腫脹、浮腫、荷重の状況。
- ギプスや装具などの圧迫感、疼痛の有無と程度。
- 良肢位の保持状況。

5．神経障害。
- しびれ感、知覚鈍麻、運動障害（関節の背屈運動困難）、神経麻痺の有無。
- 下肢の外旋位による腓骨骨頭部の圧迫から背屈困難に見られる腓骨神経障害（★神経障害 p.541参照）。
- 良肢位の保持状況。

6．静脈血栓塞栓症（VTE：Venous Thromboembolism）の徴候。
- 血液検査データ：凝固系（D-ダイマー）。
- 長期床上安静患者（血栓）や外傷後（脂肪塞栓）、妊娠など。
- 深部静脈血栓症（DVT：Deep Vein Thrombosis）。
  - ・下肢の腫脹、動脈触知の減弱、下肢の色調変化。

潜在的合併症

・ホーマンズ徴候（足の背屈で腓腹筋の疼痛を起こす）の有無。
・パルスドップラー検査。
- 肺塞栓症（PE：Pulmonary Embolism）。
  ・呼吸困難、突然の胸痛、冷汗、失神、動悸、意識消失。
  ・SpO_2と血圧の低下、ショック症状。
  ・咳嗽、血痰、喀血。
  ・無症状。

7．関節脱臼。
- 急激に出現する疼痛、可動時の疼痛、しびれ感、関節の可動不良。
- 関節X線。

8．治療に対する反応。

▶ケア計画

1．循環障害・神経障害・静脈血栓症・関節脱臼についてアセスメントする。
2．牽引や装具が正しい方法（体位、牽引の方向、重錘の重量など）で安全・安楽に実施されているかを確認する。
3．良肢位の保持ができるように体位の調整や補助具を用いて、外転や内転を起こさないように中間位の肢位に調整し、維持する。
4．移動や体位変換時は良肢位を保ちながら安全に行う。
5．装具の圧迫感がある場合、可能であれば皮膚保護剤などを用いて対応する。
6．疼痛をコントロールし、他動運動の実施と自動運動ができるように支援する。
7．静脈血栓塞栓症（深部静脈血栓症・肺塞栓症）の予防。
- 床上安静時には下肢の弾性ストッキングを装着する（★弾性ストッキングの圧迫圧と病態 p.541参照、★弾性ストッキングの主なタイプ p.542参照）。
- 許可された範囲で足関節などの自動運動を促す。
- D-ダイマーを確認し、水分補給を行う。
- 間欠的空気圧迫装置を使用している場合は、正しく装着されているかどうか、装置の作動状況を確認する。

8．異常な症状出現時は医師に報告し対処する。

▶教育計画

1．症状があれば知らせるように説明する。

■神経障害

腓骨神経麻痺

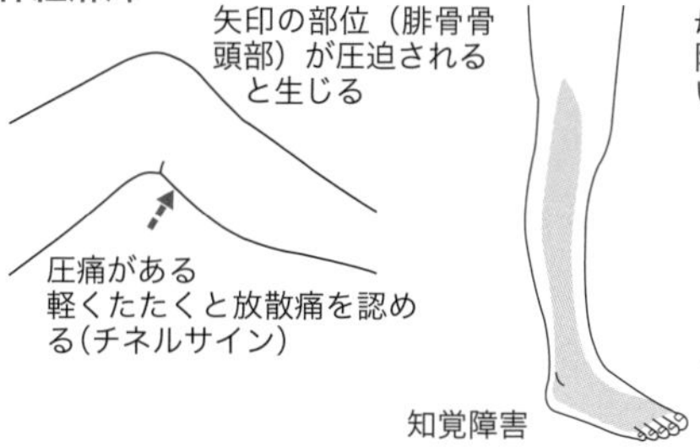

尺骨神経麻痺

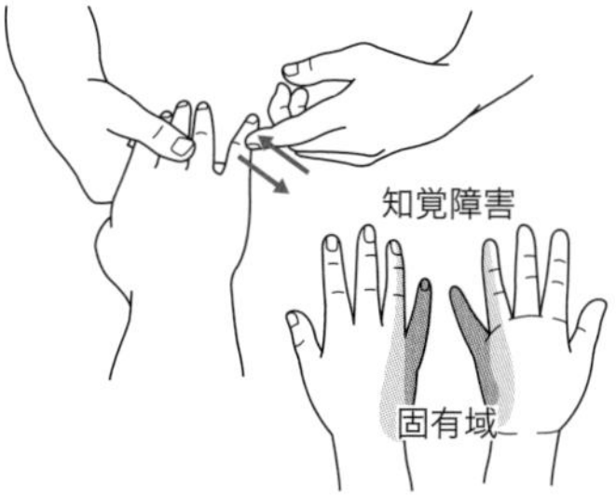

尺骨神経が麻痺する（肘関節付近の骨折に合併しやすい）と、小指の外転が障害される

橈骨神経麻痺

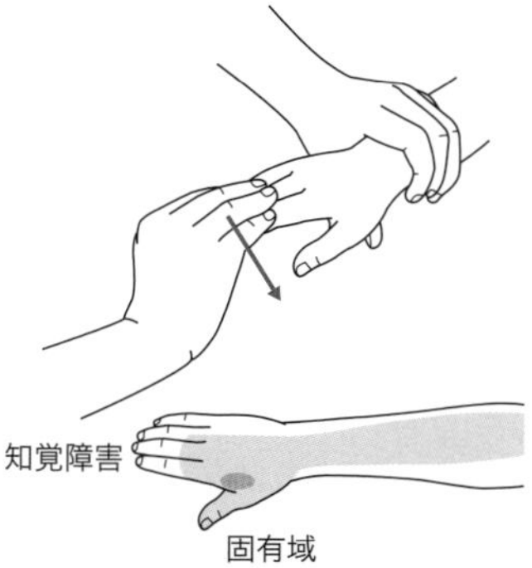

橈骨神経が麻痺する（上腕骨骨折に合併しやすい）と、指の伸展、手関節の背屈が障害される。いわゆる下垂手を呈する

正中神経麻痺

正中神経が麻痺する（肘関節付近の骨折に合併しやすい）と、母指の対立運動が障害される

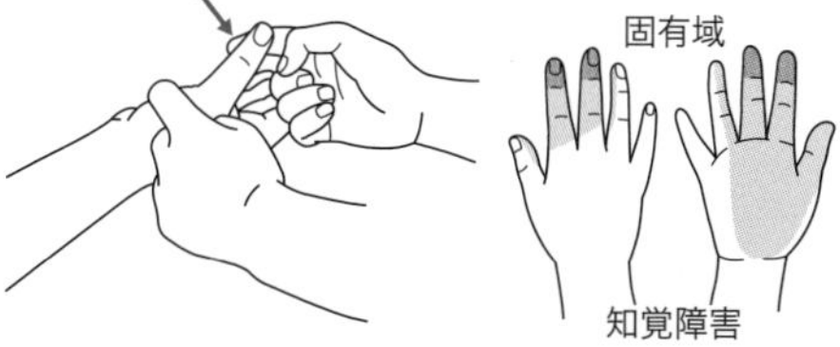

■弾性ストッキングの圧迫圧と病態

圧迫圧	病態
20mmHg未満	血栓症の予防、静脈瘤の予防、ストリッピング術後、他疾患による浮腫
20mmHg台	軽度静脈瘤、高齢者静脈瘤、小静脈瘤への硬化療法後
30mmHg台	静脈瘤、静脈血栓後遺症、硬化療法後、軽度リンパ浮腫
40mmHg台	高度浮腫、皮膚栄養障害のある静脈瘤、静脈血栓後遺症、リンパ浮腫
50mmHg台	高度リンパ浮腫

■弾性ストッキングの主なタイプ

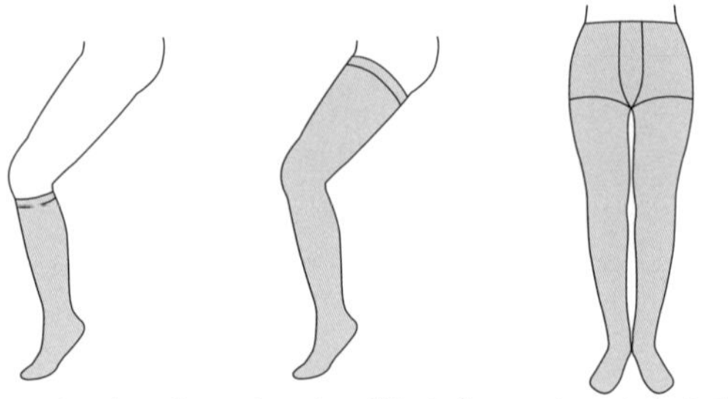

ハイソックスタイプ　ストッキングタイプ　パンストタイプ

生殖系機能障害

潜在的合併症：切迫早産

目標

- 切迫早産の合併症の症状発現を管理し、最小限にする。

▶観察計画

1．既往歴、主訴、現病歴や治療、バイタルサイン（血圧、脈拍、呼吸、体温）、SpO_2の変化。
2．内診所見：子宮口の開大、頸管長の短縮・ファンネリング[1]の有無。
3．腹部の所見：子宮収縮の有無、子宮収縮の間隔、腹部の圧痛や激痛の有無。
4．性器出血（性状、量）、腟分泌物の量および性状の変化。
5．破水の有無と程度（性状、量）。
6．腰痛、腰部圧迫感。
7．胎児の状態：胎児心拍数（29週まで１回/日、30週～各勤務１回）、ノンストレステスト（胎児心拍陣痛モニタリング）、胎動の有無と状態、胎児の推定体重、羊水量、血流、胎位胎向。
8．検査データ。
   - 血液検査：凝固機能（PT、PLT）、血液一般（RBC、Hb、Ht）、腎機能（BUN、Cr）、肝機能（ALT、AST、LDH）、炎症反応（WBC、CRP）。
   - 腟分泌物細菌培養検査、子宮頸管粘液中顆粒球エラステーゼ[2]、癌胎児性フィブロネクチン[3]、羊水検出試験。
9．体重増加の有無・程度。
10．感染徴候：腟分泌物の臭気、発熱、下腹部痛、尿路感染症状、尿閉、残尿感の有無、炎症反応（WBC、CRP）。
11．排便状況。

1．ファンネリング（funneling）とは、子宮口が漏斗状になっていることをいう。経腟超音波で子宮口の縦切り断面図の長さを測り、子宮口が３cm以上あるのが正常で、漏斗状に狭まっていると破水しやすくなる。陣痛で内側から押されたとき、ファンネリング部分に特に強く羊水圧がかかるためである。
2．子宮頸管粘液中顆粒球エラステーゼ：絨毛膜羊膜炎の早期診断の指標。
3．癌胎児性フィブロネクチン：卵膜の損傷や脆弱化、破水の予知。

12. 子宮収縮抑制薬の副作用症状の有無と程度。

▶ケア計画

1. 切迫早産についてアセスメントする。
2. 異常時に対応できるように準備をしておく。
3. 安静や清潔の保持ができるように援助する（安楽な体位、環境の調整、保清ケア）。
4. 胎児の異常を早期に発見し、医師に報告し対処する。
5. 指示された薬剤を正確に与薬する（子宮収縮抑制薬）。
6. 感染徴候があれば医師に報告し指示に従う。
7. 子宮収縮や子宮口の開大が進行しないように、定期的な排尿を促したり、指示の薬剤を使用し、便秘を予防する。

▶教育計画

1. 異常な症状があればすぐに報告するように説明する。
2. 子宮収縮や子宮口の開大が進行しないように安静や保温、便秘予防の必要性について説明する。
3. 投与される薬剤の予測される有害反応について説明する。
4. 胎動の確認の重要性について説明する。

■切迫早産の症状・所見

時期	妊娠22週以降妊娠37週未満
症状	下腹痛（10分に1回以上の子宮収縮） 性器出血 破水
内診	子宮口開大 子宮頸管の展退
経腟超音波検査	内子宮口の開大 頸管長の短縮

切迫早産の管理	
未破水の場合	・子宮収縮を抑制して、可能な限り妊娠期間の延長を図る ・子宮頸管無力症の場合、子宮頸管縫縮術を行う
破水の場合	・胎児の肺成熟が未熟で感染徴候がなければ、可能な限り待機する ・感染徴候が認められたら、NICUなどの出生後の環境を整えて妊娠中断を考慮する

■切迫早産の薬物治療

リトドリン塩酸塩	内服、点滴静注	子宮収縮による分娩進行の抑制
マグネシウム硫酸塩	点滴静注	リトドリン塩酸塩が無効の場合
抗菌薬	点滴静注	破水後の感染予防
副腎皮質ステロイド薬（妊娠34週未満）	筋注	胎児の肺成熟の促進により、出生後の呼吸窮迫症候群の予防
酵素阻害薬	腟坐薬	子宮収縮抑制

手術の有害反応

（★ムーアによる術後回復過程 p.553参照）

潜在的合併症：術後出血／術後疼痛／呼吸機能障害／循環機能障害／深部静脈血栓症（術直後～3日まで）

目標

- 術後合併症の症状発現を管理し、最小限にする。

▶観察計画

1．既往歴、主訴、現病歴や治療。

2．手術中の状態。

- 麻酔の種類、麻酔時間、術式、手術時間、出血量、輸血量、使用機材、薬剤の使用状況、エピソード。

3．帰室時の状態。

- 麻酔からの覚醒状態、意識レベル。
- バイタルサイン（呼吸〈呼吸数、呼吸パターン〉、血圧、脈拍、体温）、SpO_2、心電図波形の変化。
- 疼痛の有無と程度（★術後疼痛に影響を与える因子 p.551参照）：安静時、体動時、深呼吸時、咳嗽時。
- 末梢循環：四肢の冷感、チアノーゼ、浮腫。
- 腸蠕動音、排ガス、嘔気の有無。

4．術後出血（★出血量の推定 p.549参照）。

- 出血部位の有無と程度。
- 検査データ：凝固機能系（PT、APTT）、血液一般（RBC、Hb、Ht、PLT）。
- 腹腔内出血：腹部緊満感（疼痛）。
- 頭蓋内出血：頭蓋内圧亢進症状（頭痛、嘔気、血圧の上昇）。
- 水分出納バランス：出血量、尿量、輸液量、ドレーン類からの排液量と性状（★ドレーンからの排液の性状の観察 p.551参照）。
- 出血性ショックに伴う症状：頻呼吸、顔面蒼白、血圧の下降、頻脈、末梢冷感（★出血性ショックの重症度分類 p.550参照）。

5．術後疼痛。

- 疼痛の有無、程度、部位、鎮痛薬の使用効果。

- 手術操作。
- 体の拘束感。
- 治療環境。
- 過去の体験。
- 不安（★手術を受ける患者の不安から生じる影響 p.554参照）。

6．呼吸機能障害。
- 挿管の影響による喉頭浮腫。
- 麻酔薬、鎮痛・鎮静薬の影響による舌根沈下、呼吸抑制。
- 呼吸状態：努力呼吸の有無、呼吸数、呼吸パターン、呼吸音、胸郭の動き、SpO_2の変動、チアノーゼの有無、喘鳴の有無と程度、痰の性状（色調、粘稠度）と量、咳嗽反射と咳嗽力の程度。
- 検査データ：胸部X線（胸水や肺水腫の有無）、動脈血ガス分析。
- 合併症。
  - ・気道閉塞の有無。
  - ・無気肺：呼吸音の減弱や消失、深呼吸時や咳嗽時の疼痛の有無と部位・程度、鎮痛薬の使用状況、痰の性状や量、呼吸困難感、SpO_2の低下。
  - ・胸水貯留、肺水腫：副雑音、喘鳴の聴取、泡沫状でピンク様の痰の有無、呼吸困難感、SpO_2の低下。

7．循環機能障害。
- ショックおよび急性心不全。
  - ・血圧の低下、頻脈で脈拍微弱、意識レベルの低下、顔色蒼白、冷汗、末梢の冷感、チアノーゼ、不安、興奮など（★ショックの５P p.515参照）。
  - ・尿の量と性状、浮腫の有無と程度、胸水や肺水腫の有無と程度。
  - ・水分出納バランス：出血量、尿量（サードスペースの影響）（★サードスペースとは p.549参照）、ドレーン類からの排液量、輸液量。
- 不整脈：頻脈、徐脈、心電図波形（PAC、PVC、Af、ST-T変化など）[1]。
- 急性腎不全：尿量の減少（0.5～１mL/kg/時以下）、浮腫。

8．深部静脈血栓症。
- 下肢の腫脹、疼痛、圧痛、末梢性チアノーゼの有無と程度。
- ホーマンズ徴候（足関節の背屈で腓腹筋の疼痛を起こす）の有無。
- ドップラー血流検査。

1．PAC（premature atrial contraction：心房期外収縮）、PVC（premature ventricular contraction：心室期外収縮）、Af（atrial fibrillation：心房細動）。

- 血液検査データ：凝固系（D-ダイマー）。
- 肺塞栓症：急激な呼吸困難感、胸痛、チアノーゼ、SpO_2の低下、ショック症状。

9．治療に対する反応：酸素、吸引、薬剤など。
10．精神症状の変化：不眠、幻覚、見当識障害、多弁・多動、せん妄。

▶ケア計画

1．術後合併症についてアセスメントする。
2．急変時に備えて、心電計、AEDや除細動、酸素吸入・吸引、バッグバルブマスク、救急カートがすぐ使用できるよう準備する。
3．術前の状態、麻酔や手術侵襲、術式などから、起こりやすい術後合併症を予測する。
4．術後合併症を早期発見できるように、全身状態や患者の訴えを細やかに観察し、総合的にアセスメントする。
5．疼痛の訴えがあった場合は、合併症の出現がないかアセスメントした上で、バイタルサインに注意しながら疼痛コントロールを図る。
6．循環器合併症の予防。
   - 出血・体液喪失、体液のサードスペースへの移行、あるいはサードスペースの体液が体内に戻るために、血圧の管理や尿量、輸液管理を厳重に行う。
   - 出血によるショック時は、ショック体位（水平仰臥位で下肢を15～30cm挙上）にし、気道を確保する。
   - 胸部症状・不整脈出現時は、必要時12誘導心電図を取り、報告し指示に従う。
7．呼吸器合併症の予防。
   - 呼吸音聴取時に深呼吸を促す。
   - 安楽な体位の工夫や鎮痛薬を与薬し疼痛コントロールを図る。
   - セミファーラー位、体位変換を行い、早期離床を進める。
8．深部静脈血栓症を予防する。
   - 弾性ストッキングを術前から着用する。
   - 下肢の間欠的空気圧迫装置を使用する。
   - 血栓形成予防に他動的・自動的に下肢の屈曲伸展運動、足関節運動を行う。
9．ドレーン類の管理。
   - ドレーンの屈曲に伴う閉塞や逸脱しないように管理する。
   - ドレーン内の排液が停滞しないように、許可があれば適宜ミルキングを行う（膵管チューブはミルキングすると胆汁、膵液が腹腔内に漏れてしまうおそれがあるので禁忌)。

- ドレーン内の排液が逆流しないようにドレーンバッグは身体より低い位置に置く。

▶教育計画

1．異常な症状や疼痛があればすぐに報告するように説明する。
2．深呼吸の必要性を説明する。
3．血栓症予防には安静内で下肢の屈伸運動が有効であることを説明する。

ワンポイントレクチャー

サードスペースとは

手術操作により、血管壁の破壊や、細胞に損傷を受けることにより、水分、ナトリウムが細胞外に漏れ、細胞と細胞の間に移行して形成されたものがサードスペースである。サードスペースに貯留した体液は有効な循環血液量としては使用することができない。そのため手術直後～1日目までは尿量が減少する（乏尿期）。サードスペースに貯留した体液は、手術後２～３日後頃にはリンパ系を介して血管内に戻り、尿として排泄されるため、この時期は尿量が多くなる（利尿期）。

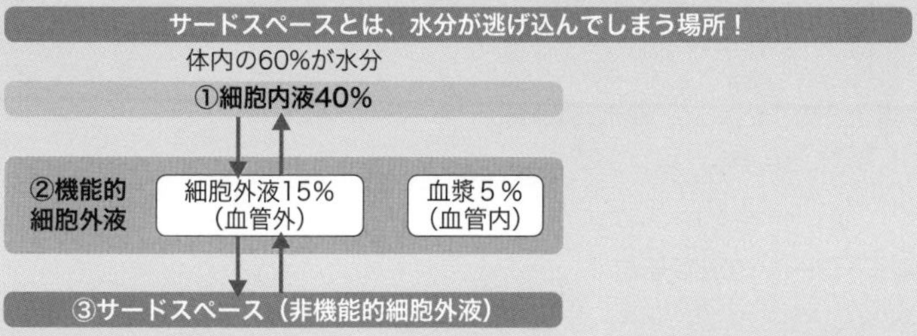

■出血量の推定

重症度	出血量（mL）	収縮期圧（mmHg）	脈拍（回/分）	ショック指数	症状
軽症	＜1000（＜25%）	＞80	＜100	＜1.0	四肢冷感、蒼白、めまい、倦怠感
中等症	1000～2000（25～40%）	60～80	100～120	1.0～2.0	口唇・爪の退色、不穏、蒼白著明
重症	＞2000	＜60	＞120	＞2.0	意識混濁～昏睡、反射低下、虚脱

＊ショック指数（脈拍／収縮期血圧）正常値：0.5～0.6

■出血性ショックの重症度分類（ATLSガイドライン）

	Class Ⅰ	Class Ⅱ	Class Ⅲ	Class Ⅳ
推定出血量（mL）	<750	750～1500	1500～2000	>2000
循環血液量に対する出血量の割合（%）	<15	15～30	30～40	>40
脈拍数（回/分）	<100	100～120	120～140	>140
血圧	正常	正常	低下	低下
呼吸数（回/分）	14～20	20～30	30～40	>35
尿量（mL/時）	>30	20～30	5～15	無尿
中枢神経／精神状態	少し不安	やや不安	混乱、不安	混乱、傾眠
補充療法	晶質液	晶質液	晶質液＋輸血	晶質液＋輸血

体重70kgの成人男性を対象として計算

■頭蓋内ドレーンの留置部位

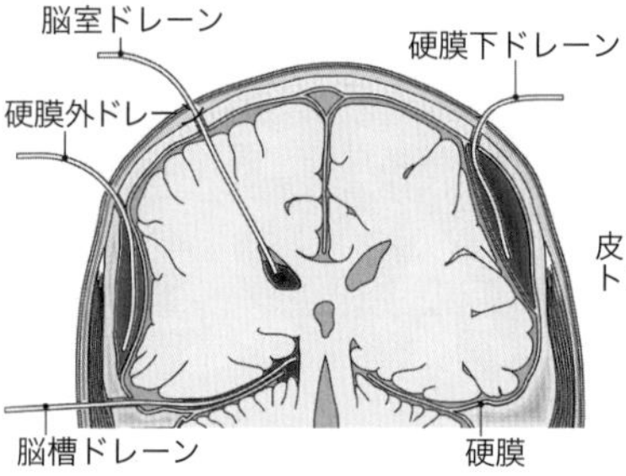

■胸腔ドレーンの留置部位

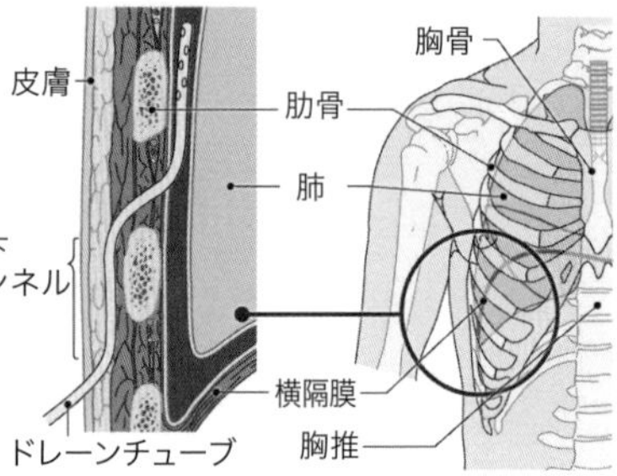

■腹部ドレーンの留置部位

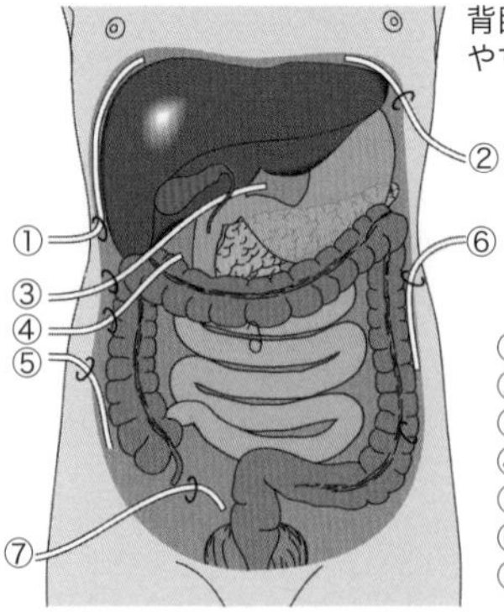

背臥位とし、滲出液の貯留しやすい箇所に留置

①右横隔膜下
②左横隔膜下
③肝下面（ウィンスロー孔）
④モリソン窩
⑤右傍結腸溝
⑥左傍結腸溝
⑦ダグラス窩

■ドレーンからの排液の性状の観察

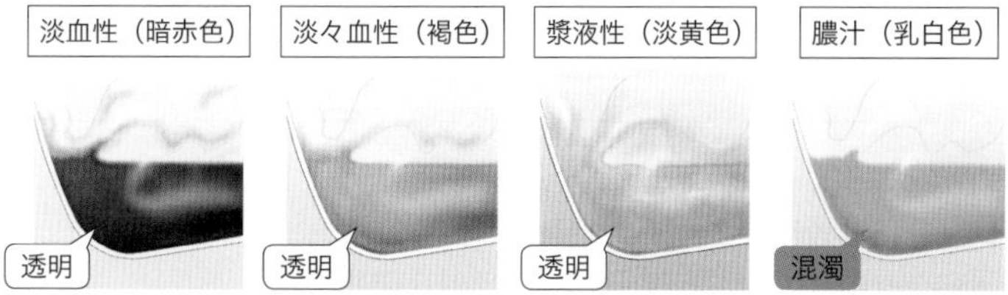

腹腔ドレーンからの排液の観察
- ●量・性状：異常の早期発見に欠かせない。術後直後より血性→淡血性→淡々血性と変化し2～3日で漿液性に変化する。術後の排液量が200mL/日以下になれば、ドレーンを抜去する
- ●血性排液が持続、血性に逆行した場合は、術後出血を疑う
- ●排液の混濁や膿汁に変化した場合は、吻合部の縫合不全や腹腔内膿瘍を疑い、術後透視を行う

池西静江，小山敦代，西山ゆかり編：アセスメントに使える疾患と看護の知識．照林社，東京，2016：113．より引用

■術後疼痛に影響を与える因子

要因	因子	特徴
手術操作に関連	機械的刺激（組織損傷・炎症）	・創が大きく、深いほうが痛みが強い・創部の炎症が痛みを増強させる
	手術部位	・呼吸運動の影響を受けやすい胸部・上腹部のほうが痛みが強い ・表層部の皮膚や粘膜移行部（肛門、眼瞼、唇など）の痛みが強く、次いで側壁の腹膜・胸膜の順に強い
	体位・創部の圧迫	・術中の体位が不自然で長時間であった場合、創部以外の部位に疼痛を訴える ・縫合、包帯、テープなどの締めつけが強いと痛みは増強
術後の環境	体の拘束感	・輸液ルート、ドレーン、モニターなどのラインの数が多いほど、痛みも増強しやすい ・体位の指定、固定がある場合は、創痛が増強しやすく、他の部位の痛みも出やすい
	治療環境	・騒がしく、緊迫感がある場合、疼痛は増強しやすい。 ・個室で孤独感がある場合に増強することもある ・昼間より夜間のほうが気がまぎれず痛みに集中してしまい、痛みが強い場合が多い
患者特性	年齢・過去の体験	・高齢のほうが痛みの訴えが少ない場合が多い（疼痛が軽いとは限らない） ・過去の体験で、痛みを否定的にとらえていると痛みは増強する ・痛みの経過や対処方法の知識が多いほど、痛みは少ない
	手術の納得・心構え	・予想以上の痛みは疼痛を増強させる ・手術を納得して受けた場合のほうが痛みは弱い（手術により命が助かる、術前の激痛や苦痛が軽減するなどのほうが痛みを弱く感じる） ・予後の不安やその他、心配事が多いほうが疼痛も増強する
	対人関係	・医療不信があったり、スタッフに対して不信感・不快感をもつ場合は、痛みが増強する

井上智子編：成人看護実習ガイドⅠ．照林社，東京，2006：142．より引用

潜在的合併症：術後イレウス／感染／縫合不全(術後3～4日以降)

目標

- 術後合併症の発現を管理し、最小限にする。

▶観察計画

1．既往歴、現病歴や治療。
2．バイタルサイン（血圧、脈拍、呼吸、体温）、SpO_2の変化。
3．検査データ：炎症反応（WBC、CRP、PCT）、免疫機能（A/G比）、血液一般（RBC、Hb）、各種細菌検査。
4．免疫力（糖尿病の有無、薬剤の使用状況など）、栄養状態。
   - 薬剤：免疫抑制薬、副腎皮質ステロイド薬。抗がん薬。
5．イレウス症状（★術後腸管麻痺と術後イレウスの初期像の違い p.554参照）。
   - 腹部症状：悪心・嘔吐、腹痛、圧痛、筋性防御（腹壁の筋緊張が亢進し腹壁が硬化した状態）、腹部膨満の有無。
   - 腸蠕動の状態（低下、亢進、金属音）、排ガスや排便の有無と回数や程度、胃管あるいはイレウス管の排液量と性状。
   - 水分出納バランス：嘔吐の量、胃管排液の量、尿量、輸液量。
   - 腹部X線：腸管内ガス像や鏡面像（ニボー）の有無（★ニボー像 p.518参照）。
   - 活動の程度
6．感染と縫合不全の徴候。
   - 疼痛。
   - 発熱の有無と型、解熱薬の効果。
   - 腹膜刺激症状：板状硬、反跳痛（ブルンベルグ徴候）、腸雑音の消失。
   - ドレーン類の排液量と性状、悪臭の有無。
   - ドレーン類挿入部位の皮膚：発赤、腫脹、疼痛の有無。
   - ドレーン類の留置期間。
   - 創の癒合状態：発赤、腫脹、熱感、滲出液の性状。
   - ショック症状：頻脈と微弱な脈、血圧の低下、冷汗、顔面蒼白、虚脱、呼吸困難感、末梢血管再充填時間。

▶ケア計画

1．術後合併症についてアセスメントする。
2．急変時に備えて、心電計、AEDや除細動、酸素吸入・吸引、バッグバルブマスク、救急カートがすぐ使用できるよう準備する。
3．ショック時は、ショック体位（水平仰臥位で下肢を15〜30cm挙上）にし、気道を確保する。救急時の対応ができるように酸素吸入や吸引の準備をする。
4．悪心・嘔吐、急激な疼痛、ドレーンの排液異常、創部異常、腹膜刺激症状、ショック症状などが出現したら、医師に報告し指示に従う。
5．ドレーン類の管理を行う。
- ドレーン類からの逆行性感染を起こさないようにする。
- 定期的な交換あるいは留置期間を最小限にする。
- 感染徴候を認めた場合は早期に抜去する。

▶教育計画

1．悪心・嘔吐、疼痛、気分不快など異常な症状があれば報告するように説明する。

■ムーア（Moore FD）による術後回復過程

相		時期	主たる症状と生体反応
異化相	第１相 傷害期 （異化期）	術後２〜３日ごろ	発熱、頻脈、疼痛、腸蠕動減弱〜消失、蛋白異化亢進、糖新生、高血糖、尿量減少、尿中窒素↑、尿中K↑、尿中Na↓、周囲への関心低下、気力の低下
	第２相 転換期 （変換器）	術後３日後ごろから１〜２日間	体温・脈拍正常、創部痛軽減、腸蠕動回復、肺ガス、尿中窒素正常化、尿中K↓、尿中Na↑、尿量増加、蛋白合成は十分なエネルギー補給により行われる、周囲への関心・活動量は徐々に戻る、体力の回復は不十分
同化相	第３相 筋力回復期 （同化期）	術後１週間〜数週間	バイタルサイン安定、体動時の苦痛消失、便通正常化、蛋白合成、脂肪合成はない、食欲回復、体力は徐々に回復
	第４相 脂肪蓄積期	第３相後〜数か月	日常生活に戻る、体力の回復、性機能の回復、脂肪合成、体重増加、社会復帰

林直子，佐藤まゆみ：看護学テキストNicE成人看護学急性期看護Ⅰ概論・周手術期看護 改訂４版，南江堂，2023，p41

■術後腸管麻痺と術後イレウスの初期像の違い

	術後時期	腹痛	鼓腸	圧痛	一般状態	ショック	腸雑音	鏡面像（X線像）
術後腸管麻痺	3～5日以内	−	＋ 広範囲	−	良好	なし	なし	−
麻痺性イレウス	5～7日以後	＋ 広範囲 鈍痛	+++	＋ 広範囲	不良	あり	なし	+++ 広範囲 多発
機械的イレウス	5日以後	++～ +++ 限局性 痙攣性	++ 限局性	+++ 限局性～ 汎発性	不良	あり	亢進	＋ 限局

山村秀夫，内尾貞子監修：現代看護学・看護全書1 成人看護学 外科編Ⅰ．真興交易医書出版部，東京，1984：223．より引用

■手術を受ける患者の不安から生じる影響

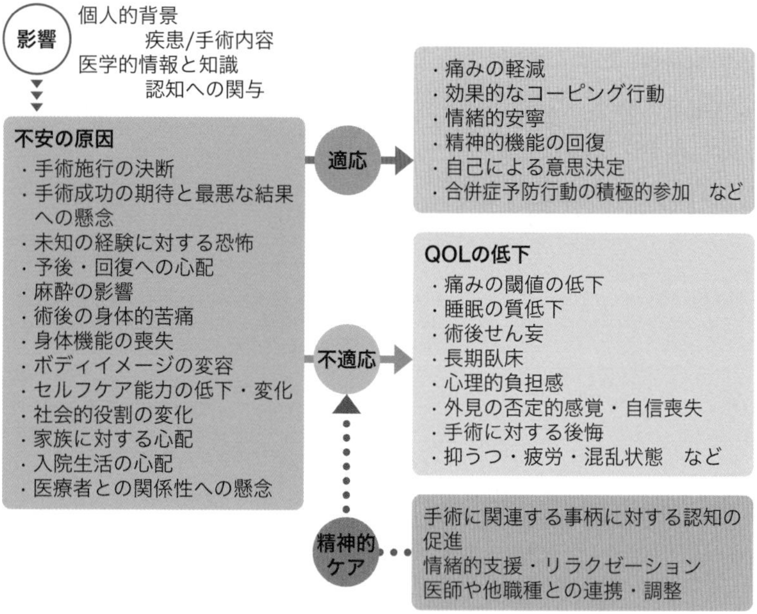

道又元裕：すごく役立つ周術期の全身管理．Gakken，東京，2021：32．より引用

薬物／放射線療法の有害反応

潜在的合併症：抗がん薬使用によるアレルギー反応／肝・腎機能障害／消化器症状／皮膚組織障害／骨髄抑制／粘膜障害（口内炎）／精神神経症状／脱毛

目標

- 抗がん薬使用による有害反応の症状発現を管理し、最小限にする。

▶観察計画

1. 既往歴、主訴、現病歴や治療。
2. 使用薬剤の種類と量、投与日数、薬剤に特有な副作用出現の有無と程度（★がん患者によく使用される薬剤 p.559参照、★免疫チェックポイント阻害薬 p.560参照、★副作用の重症度と頻度 p.561参照）。
3. バイタルサイン（血圧、心拍数と不整脈の有無、呼吸、体温）、SpO_2の変化。
4. 意識レベルの変化。
5. 薬剤投与後24時間以内に出現する発熱、悪寒、頭痛などのインフュージョンリアクション（輸注反応）の出現の有無（★抗がん薬の急性有害反応：過敏症 p.558参照）。
   - 薬剤ごとのリスクファクターや症状。
   - 支持薬の内服の有無。
6. 薬剤投与後の過敏症の前駆症状・アナフィラキシーショックの出現の有無。
7. 悪心・嘔吐、食欲不振、倦怠感の有無と程度。
   - 症状の出現状況：出現時間と持続時間、悪心の程度、嘔吐回数、吐物の量・性状。
   - 制吐薬の使用状況とその効果：制吐薬の種類と使用回数、効果の有無と持続時間。
   - 電解質（ナトリウム、カリウム、クロール）、免疫機能（A/G比）。
8. 全身倦怠感の有無と程度。
9. 下痢や便秘の有無と程度。

- 下痢：下痢の回数・量・性状、腹痛、腹鳴亢進、腸管粘膜障害。
- 便秘・イレウス：腸蠕動音、腹部膨満感、排便の回数・量・性状、残便感、腹部X線。

10. 口腔内の変化の有無と程度：口腔粘膜・歯肉・咽頭喉頭のひりひりとした疼痛、灼熱感、発赤、味覚異常、口内炎など。
11. 神経障害の有無と程度：知覚異常、しびれ感、小脳運動失調、深部反射消失、聴力低下。
12. 皮膚症状の有無と程度：発赤、発疹、乾燥、瘙痒感、ざ瘡様皮疹、爪周囲炎、色素沈着、手足症候群など。
13. 流涙障害の有無：流涙、涙目、視力の低下
14. 肝機能障害：肝機能（NH_3、AST、ALT、T-Bil）、倦怠感、皮膚黄染、HBV再活性化。
15. 腎機能障害：尿量、尿中pH、尿潜血、腎機能（BUN、Cre）、浮腫など。
16. 腫瘍崩壊症候群：高カリウム血症、高尿酸血症、不整脈、腎機能障害、神経筋症状。
17. 膀胱障害：出血性膀胱炎など。
18. 肺障害：間質性肺炎、発熱、咳嗽、呼吸困難、喀血、肺胞出血など。
19. 心・循環器障害：高血圧、不整脈、頭痛、痙攣、意識障害、静脈・動脈血栓症症状、うっ血性心不全。
20. 味覚障害の有無と程度。
21. 精神症状（嗜眠傾向、混乱、情緒不安、抑うつ状態）、睡眠状態。
22. 水分出納バランス：飲水量、輸液量、食事摂取量、尿量。
23. 血管外漏出・血管痛の有無。
    - 注射針刺入部周囲の発赤、腫脹、灼熱感、疼痛、不快感、圧迫感。
    - 点滴滴下状態。
    - 血液逆流の有無。
24. 骨髄抑制。

〈白血球（好中球）減少に伴う易感染〉

- 白血球数、好中球数、リンパ球数。
- 感染源。
  - ・免疫力の低下、骨髄の抑制状態、体内に医療器具（中心静脈カテーテルなど）の留置、皮膚損傷に伴うバリア機能の低下（アトピー性皮膚炎）、皮膚や粘膜の裂傷や損傷、皮膚の擦傷や咬傷、副鼻腔炎、う歯など。
- 重篤な感染症と特徴的な症状。
  - ・カテーテル感染：弛張熱など（★熱型 p.182参照）。

・髄膜炎や脳炎（細菌性）：髄膜刺激症状（頭痛や嘔吐、頸部硬直、大泉門膨隆など）。
・心内膜炎：不整脈、倦怠感、心拍出量の低下、冷汗など。
・肺炎など呼吸器感染症：呼吸状態の悪化、胸部X線。
・腹膜炎：腹膜刺激症状（ブルンベルク徴候、腹痛など）（★腹膜刺激症状とは p.533参照）。
・骨髄炎、関節炎：局所の発赤、腫脹、全身倦怠感、疼痛など。
・尿路感染症：排尿時痛、頻尿、尿混濁など。
・肛門周囲膿瘍：局所の疼痛、発赤、腫脹など。
・蜂窩織炎：紅斑、圧痛、局所の熱感、疼痛など。
・炎症反応（CRPの上昇）。

● 発熱性好中球減少症の有無。

〈血小板の減少による出血傾向〉

● 出血傾向：点状・斑状出血、歯肉出血、鼻出血、頭蓋内出血、消化管出血、膀胱内出血。
● 凝固機能（PLT）。

〈赤血球の減少に伴う貧血〉

● 倦怠感、めまい、低酸素血症、活動低下、睡眠障害、血液一般(RBC・Hb)。

24．脱毛の有無と程度。
25．治療に対する反応。
26．性機能障害：不妊、無月経、無精子症など。

▶ケア計画

1．抗がん薬による有害反応をアセスメントする。
2．アナフィラキシー・インフュージョンリアクション発現に備えて、心電図、AEDや除細動、酸素吸入・吸引、バッグバルブマスク、救急カートがすぐ使用できるよう準備する。
3．ショック時は、抗がん薬の投与を中止し、ショック体位（水平仰臥位で下肢のみ15～30cm挙上）にし、気道を確保する。
4．早期に有害反応の発見とその対処をする。
5．血管外漏出時は、直ちに抗がん薬投与を中止する。速やかに点滴ラインからシリンジを用いて薬液を（血液を含めて）3～5mL吸引し、抜針する。局所の冷却は抗がん薬によって可否が異なるので、確認してから実施する。その後は、医師の指示に従う。
6．感染予防。

● 手洗い、うがいなど清潔セルフケア行動ができるように支援する。

- 医療者の感染予防を徹底する。

7．出血予防。
- 転倒しないよう環境調整する。
- 点滴抜針時は、十分圧迫止血する。
- 歯ブラシは柔らかいものを使用する。
- 便秘時は緩下薬など使用し排便コントロールを図る。

▶教育計画

1．使用薬剤の副作用の症状を伝え、異常な症状があればすぐに報告するように説明する。
2．治療による有害反応（悪心・嘔吐、下痢、口内炎など）を薬剤により軽減できることを説明する。
3．感染予防のため手洗いや含嗽の励行、マスクを着用すること、身体を清潔にすることの必要性と方法を説明する。

■抗がん薬の急性有害反応：過敏症

症状	特徴
・紅潮 ・蕁麻疹 ・瘙痒感 ・ほてり感 ・発汗 ・呼吸困難 ・頻脈 ・血圧低下 ・気管支痙攣 など	・静脈内投与では投与後5～10分以内、内服では2時間以内に発現することが多い ・投与から症状発現までの時間が早いほど、重篤な経過をたどることが多い ・薬剤によって、「初回投与時に発現しやすいもの（タキソール®、タキソテール®）」、「複数回投与後に発現しやすいもの（シスプラチン、オキサリプラチン）」など発現時期に特徴がある ・過敏症予防のための前投薬を行っても、100％予防できるわけではない ・前駆症状の段階で早期に発見し対処することで重篤化を防ぐことができる ・発症した場合、その抗がん薬の投与ができなくなる可能性がある⇒治療法の1つを失うことになり、心理的負担が大きくなる場合がある

ワンポイントレクチャー

インフュージョンリアクションとは

- 分子標的薬の投与中または、投与開始後24時間以内に現れる有害反応を総称していう。
- 初回投与時に発現することが多く、腫瘍量の多い患者や心・肺機能障害を有する患者に発現しやすい。
- 投与速度は発現に関連している。
- 症状：発熱、頭痛、咽頭不快感、血圧低下、寒気、咳嗽、めまい、低酸素血症、悪心・嘔吐、喘鳴、虚脱感、皮膚瘙痒感。

■がん患者によく使用される薬剤

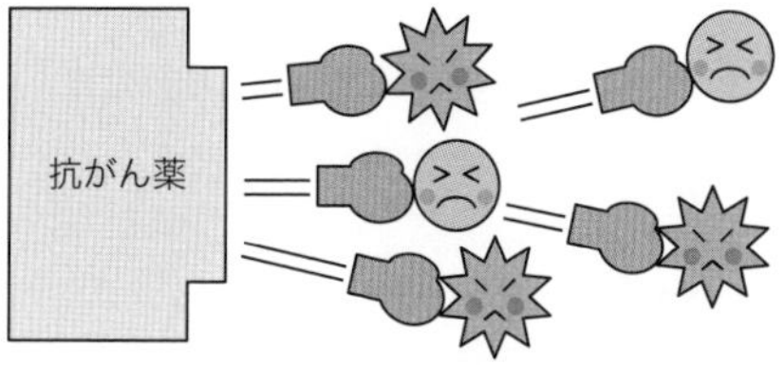

正常細胞も攻撃を受け、副作用の原因になる

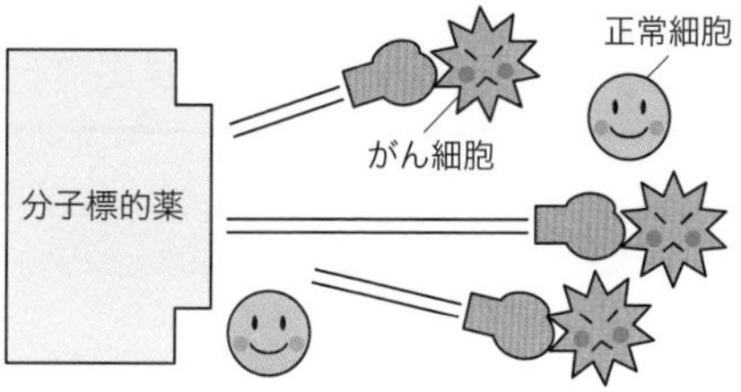

がん細胞のみ標的とし、副作用は少ない

従来の抗がん薬は殺細胞性抗がん薬と呼ばれ、がん細胞の分裂や増殖が活発な細胞に対し影響を及ぼすためがん細胞のみならず正常組織に対する影響も大きく、骨髄抑制や粘膜障害、脱毛などの副作用が生じていた。

これに対し分子標的治療薬は、がん細胞の浸潤・増殖・転移などに関する標的分子に働きかけることでがん細胞の増殖を抑える薬剤であり、がん細胞に選択的に働く薬剤であるため殺細胞性抗がん薬による副作用は出現しにくいが、特有の副作用が出現する。

ワンポイントレクチャー

免疫チェックポイント阻害薬

・免疫機能を再活性化することで抗腫瘍効果を得る

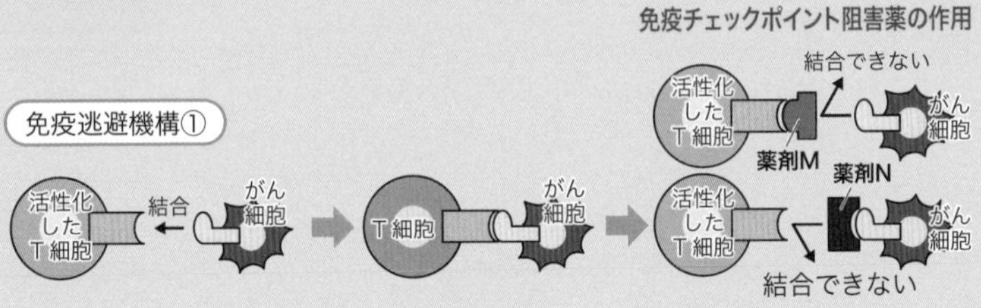

がん細胞に発現する分子と活性化したT細胞の受容体が結合する

T細胞は攻撃力を失う

薬剤Mや薬剤Nががん細胞とT細胞の結合を阻害し、T細胞が攻撃力を取り戻す

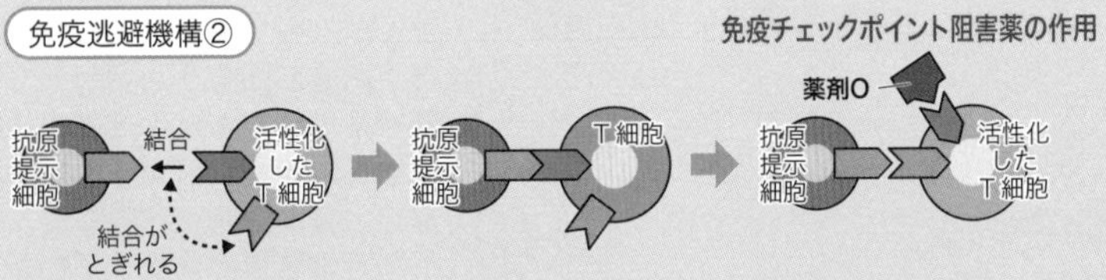

活性化したT細胞が新しい分子（ ）を発現して抗原提示細胞との結合が変化する

T細胞は攻撃力を失う

薬剤OがT細胞の新しい分子に結合するT細胞と抗原提示細胞の結合がもとに戻り、T細胞の攻撃力が復活する

	代表的な薬剤	標的とする分子等
薬剤M	ニボルマブ、ペムブロリズマブ	プログラム細胞死受容体-1（PD-1）
薬剤N	アベルマブ、アテゾリズマブ、デュルバルマブ	プログラム細胞死リガンド-1（PD-L1）
薬剤O	イピリムマブ	細胞障害性Tリンパ球抗原4（CTLA-4）

佐々木常雄監修，下山達，三浦里織編著：がん薬物療法看護ベスト・プラクティス．照林社，東京：67．より引用

■免疫関連有害事象（irAE）

免疫チェックポイント阻害薬の投与により、非特異的な免疫反応が増強することで生じると考えられており、従来の殺細胞性抗がん薬や分子標的薬とは異なる未経験のものである。

免疫チェックポイント阻害薬の投与中に注意したい症状

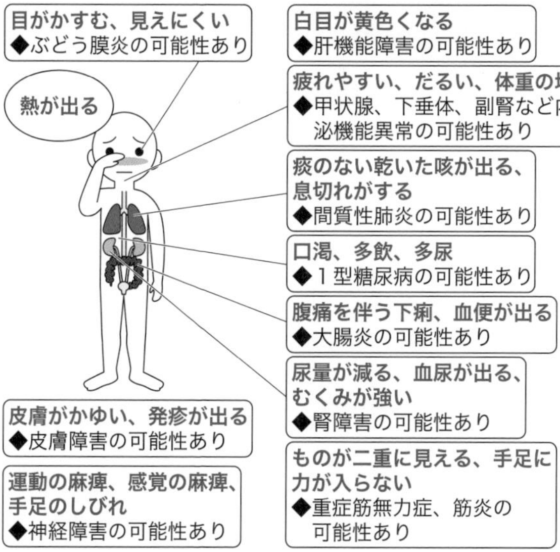

佐々木常雄監修，下山達，三浦里織編著：がん薬物療法看護ベスト・プラクティス．照林社，東京：69．より引用

■副作用の重症度と頻度

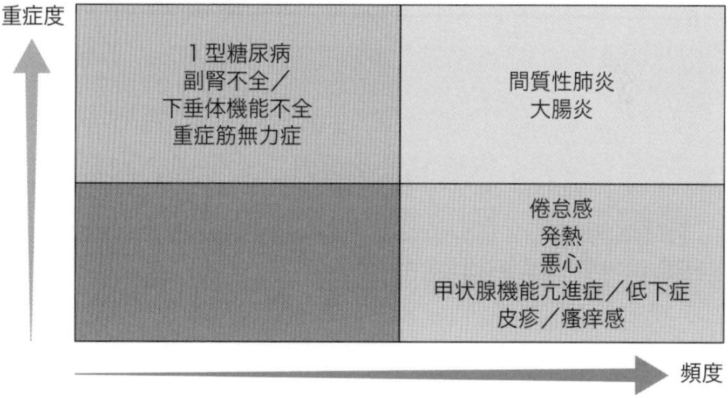

佐々木常雄監修，下山達，三浦里織編著：がん薬物療法看護ベスト・プラクティス．照林社，東京：69．より引用

■副作用（殺細胞性抗がん薬）の出現時期

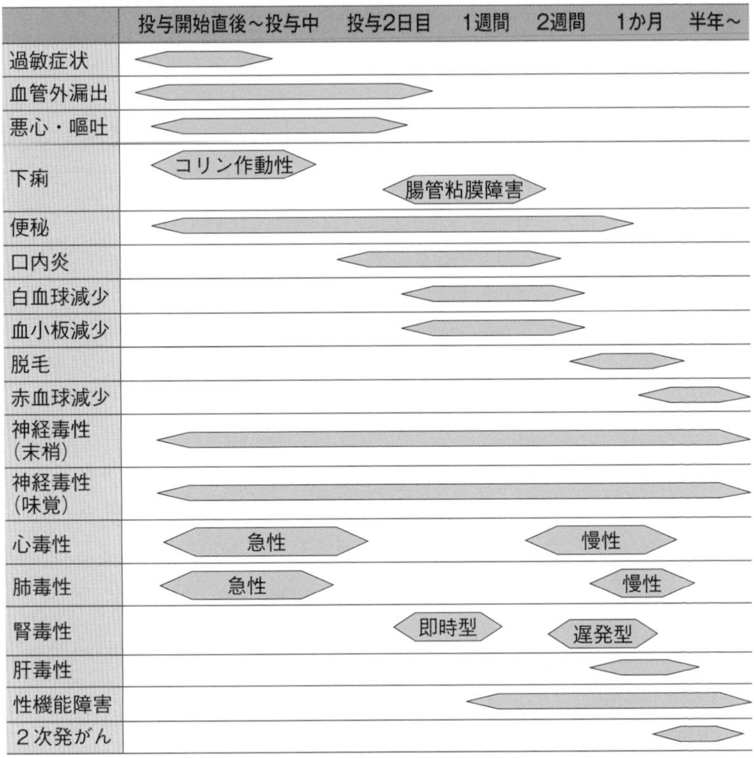

池内加寿子：抗がん剤の副作用対策－その軽減法と乗り切り方PART１．がんサポート 2007；5（3）：30-35．より引用

潜在的合併症：放射線治療による放射線宿酔／骨髄抑制／脳浮腫／皮膚粘膜の炎症／消化器症状／放射線肺炎

目 標

- 放射線治療による有害反応の症状発現を管理し、最小限にする。

▶観察計画

1．既往歴、現病歴や治療。
2．照射部位、線量、期間（★放射線療法による急性有害事象の出現時期と放射線量の目安 p.565参照）。

3．副作用によるバイタルサイン（血圧、脈拍、呼吸、体温）、SpO_2、意識レベル、尿量、食欲の変化。

4．治療部位に発生する副作用（★放射線療法の有害事象 p.565参照）。

- 頭部：浮腫による頭蓋内圧亢進症状（悪心・嘔吐、頭痛）、意識レベル低下、瞳孔異常、麻痺の有無、中耳炎、結膜炎、唾液分泌低下による口腔乾燥。
- 口腔・頸部：嚥下困難、嗄声、嚥下痛、咀嚼障害、開口障害、食道炎、食物の通過障害、口腔粘膜炎、中耳炎、結膜炎、味覚や嗅覚障害、唾液分泌低下による口腔乾燥。
- 胸部・乳房：食道炎、食物の通過障害、放射線肺炎（発熱、呼吸困難、咳嗽、胸痛、心悸亢進の有無と胸部X線）。
- 腹部・骨盤：胃炎・腸炎（食欲不振、悪心・嘔吐、腹痛、潰瘍、下痢）、膀胱炎（頻尿、排尿時痛、血尿の有無と程度）、性機能障害。
- 腟内照射：生理以外の出血や帯下、排尿時の違和感や疼痛、性交時の痛み、下腹部痛など。

5．全身の副作用。

〈放射線宿酔〉

- 全身倦怠感、疲労感、頭痛、めまい、悪心・嘔吐、下痢、食欲不振など。

〈皮膚障害〉

- 照射部位の皮膚状態（発赤、皮膚剥離、水疱、疼痛、紅斑、色素沈着など）、疼痛や瘙痒感の有無と程度。

〈骨髄抑制〉

①白血球（好中球）減少に伴う易感染

- 感染源。
  - ・免疫力の低下、骨髄の抑制状態、体内に医療器具（中心静脈カテーテルなど）の留置、皮膚損傷に伴うバリア機能の低下（放射線皮膚炎、アトピー性皮膚炎など）、皮膚や粘膜の裂傷や損傷、皮膚の擦傷や咬傷、副鼻腔炎、う歯など。
- 重篤な感染症と特徴的な症状。
  - ・カテーテル感染：弛張熱など。
  - ・髄膜炎や脳炎（細菌性）：髄膜刺激症状（頭痛や嘔吐、頸部硬直、大泉門膨隆など）。
  - ・心内膜炎：不整脈、倦怠感、心拍出量の低下、冷汗など。
  - ・肺炎など呼吸器感染症：呼吸状態の悪化。
  - ・腹膜炎：腹膜刺激症状（ブルンベルク徴候、腹痛など）。
  - ・骨髄炎、関節炎：局所の発赤、腫脹、全身倦怠感、疼痛など。

・尿路感染症：排尿時痛、頻尿、尿混濁など。
・肛門周囲膿瘍：局所の疼痛、発赤、腫脹など。
・蜂窩織炎：紅斑、圧痛、局所の熱感、疼痛など。
・炎症反応（CRP）。

②血小板の減少による出血傾向
- 出血傾向：点状・斑状出血、歯肉出血、鼻出血、頭蓋内出血、消化管出血、膀胱内出血。
- 凝固機能（PLT）。

③赤血球減少に伴う貧血
- 倦怠感、めまい、低酸素血症、活動、睡眠。
- 血液一般（RBC、Hb）。

6．脱毛の有無と程度。
7．治療に対する反応。

▶ケア計画

1．放射線治療による有害反応をアセスメントする。
2．急変時に備えて、酸素吸入・吸引、バッグバルブマスク、救急カートがすぐ使用できるよう準備する。
3．ショック時は、ショック体位（水平仰臥位で下肢のみ20～30度挙上）にし、気道を確保する。
4．早期に有害反応の発見とその対処をする（★主な放射線障害とケアp.566参照）。
5．放射線皮膚炎の症状の緩和と進行を予防する。
- 皮膚の冷却やクリームの塗布、衣類の工夫、排泄後の清潔ケアなど。

6．感染予防。
- 手洗い、うがいなど清潔セルフケア行動ができるように支援する。
- 医療者の感染予防を徹底する。

7．照射部位によっては誤嚥・窒息を予防する。

▶教育計画

1．放射線療法の副作用や異常な症状があればすぐに報告するように説明する。
2．感染予防の方法について説明する。
3．照射部位を強く擦らないなどの皮膚保護方法を説明する。

■放射線療法の有害事象

	特徴	皮膚	脳	感覚器	口腔・肺	泌尿器・消化器	骨・関節
急性有害事象 治療開始から約3か月以内に起こる	・治療が進むにつれて症状が強くなる ・治療が終われば、いずれ回復する ・分裂が盛んな細胞が障害を受けやすい	発赤、びらん、潰瘍	脳浮腫、頭蓋内圧亢進	眼脂、流涙、眼充血、鼻閉、鼻汁、鼻出血、耳閉、耳漏、中耳炎	口腔発赤・びらん、口腔潰瘍、嚥下障害、肺炎	尿道炎、膀胱炎、腹痛、消化性潰瘍、下痢など	疼痛
晩期有害事象 照射後3か月以降に出現する	・照射された線量と照射体積によりリスクが異なる ・いったん発症すると回復しにくい（致命的になることもある）	潰瘍、萎縮、壊死	脳萎縮、脳壊死	白内障、視力低下、失明、鼻閉、鼻乾燥、嗅覚低下、中耳炎、聴力障害	口腔潰瘍、嚥下障害、味覚障害、肺線維症	尿道狭窄、膀胱萎縮、腹痛、消化性潰瘍、消化器出血・穿孔など	易骨折性、運動障害、骨壊死

■放射線療法による急性有害事象の出現時期と放射線量の目安

主な有害事象	出現時期
放射線宿酔	初日～約1週間
皮膚炎（発赤・脱毛）	20～30Gy
口腔・咽頭（浮腫・疼痛）	20～30Gy
胃腸（下痢・悪心など）	20～30Gy
膀胱（排尿障害・血尿）	20～30Gy
肺（放射線肺炎）	30～40Gy
脳（頭蓋内圧亢進）	10～20Gy

■主な放射線障害とケア

粘膜症状	・口腔・咽頭・食道などへの照射時は刺激性の強い飲食物は避ける ・直腸照射では下痢、排便時痛、血便、潰瘍、穿孔、膀胱潰瘍、萎縮膀胱をみることがある
骨髄抑制	・骨髄は放射線感受性が高く、放射線が照射されると一時的に血小板や白血球が減少する ・治療中は血液データを観察し、出血傾向対策（皮膚の保護、外傷の予防）と感染予防に留意する
皮膚症状	・照射後数日で現れる ・発赤から始まり、紅斑、乾性皮膚炎、びらん、潰瘍、壊死と移行する ・皮膚炎を予防するために、衣類や寝具による圧迫を避け、入浴は短時間ですませ、石けんは使わない ・物理的・化学的刺激をできるだけ回避する
脱毛	・20Gy照射したころより発現し、50Gy以上の照射では永久脱毛することもある ・ベッド周囲の清潔に努め、帽子やスカーフで頭部を保護する ・40Gy程度の照射では、治療後再生するので、患者には再生することを伝え励ます
放射線宿酔	・発生原因は不明 ・疲労感、倦怠感、食欲不振、軽度の悪心・嘔吐、頭痛、寒気、発熱などがある ・症状の多くは、照射後、午睡をとったり、一晩ぐっすり眠ると軽減する

潜在的合併症：副腎皮質ホルモン薬使用による感染／消化管潰瘍／糖尿病／精神神経症状／骨粗鬆症

目標

●副腎皮質ホルモン薬使用による有害反応の症状発現を管理し、最小限にする。

▶観察計画

1．既往歴、主訴、現病歴や治療。
2．薬剤の投与方法（経口、静脈、大量投与、持続投与）、期間、量の推移。
3．バイタルサイン（血圧、脈拍、呼吸、体温）の変化。
4．有害反応（★副腎皮質ステロイド薬の作用と副作用 p.568参照）。
●感染症：感染微候の有無と程度（創傷治癒の遅延、真菌感染、呼吸器合併症など）。
●糖尿病の誘発および増悪：高血糖症状（口渇、多飲、多尿、体重減少、易疲労感）。
●消化管出血および穿孔：上腹部痛、心窩部痛、胸やけ・悪心の有無、便の性状や潜血、食欲の程度、食事摂取量、急激な腹痛やショック症状。
- 精神症状：睡眠（入眠困難、中途覚醒、熟睡感の有無）、興奮、多幸感、うつ状態、躁状態、幻覚、頭痛。
- 薬物誘発性の外観の変化：ムーンフェイス、多毛、異常な脂肪分布、浮腫など。
- 骨粗鬆症、大腿骨頭壊死、骨折：局在的な圧痛、筋肉の消耗の有無と程度。
- 動脈硬化、高脂血症：高血圧、過食に伴う肥満。
- 緑内障、白内障、視力障害：眼痛、持続性の激しい頭痛、視力の変化。
- 成長障害（成長ホルモンの分泌が低下）：年齢と身長。
- 副腎機能不全症状：疲労、食欲不振、動悸、悪心・嘔吐、下痢、体重減少、気分の変動。

5. 検査データ。
   - 血糖の日内変動。
   - 尿検査：尿糖、比重。
   - 炎症反応（WBC、CRP）、血液一般（赤血球数、Hb、Ht）、凝固系（PT、血小板数）、肝機能（ALT、AST、LDH）、腎機能（BUN、Cr）、電解質（ナトリウム、カリウム）。
   - 胸部・骨・腹部X線、骨塩定量。
6. 薬物の急な中断に伴う急性副腎機能不全症状。
   - 全身の倦怠感、食欲不振、易疲労感、脱力感。
   - 腹部の症状（悪心・嘔吐、下痢）、食欲減退、腹痛、発熱。
   - 急激な脱水症状、血圧低下、意識障害、呼吸困難など。
7. 治療に対する反応。

▶ケア計画

1. 副腎皮質ホルモン薬使用による有害反応をアセスメントする。
2. 症状の出現があれば速やかに医師に報告し、対応する。
3. 薬物の急な中断を予防するために確実な内服の管理を行う。
   - 小児の場合は単シロップやアイスクリームなどを用いて内服を行う。
4. 感染予防。
   - 手洗い、うがい、外出時のマスク着用など清潔セルフケア行動ができるように支援する。
   - 医療者の感染予防を徹底する。

▶教育計画

1．副腎皮質ホルモン薬の有害反応や異常な症状があればすぐに報告するように説明する。
2．感染予防の必要性と方法ついて説明する。
3．自己判断で薬物療法を中断しないように説明する。

■副腎皮質ステロイド薬（コルチゾール）の作用と副作用

作用	糖新生亢進	脂肪分解	蛋白異化	免疫抑制	骨代謝亢進	水・電解質・血圧調節	中枢神経作用
副作用	血糖値上昇（糖尿病）	脂質異常症、中心性肥満、満月様顔貌	筋萎縮	易感染性	骨形成抑制（骨粗鬆症）	高血圧	精神症状（不眠、多幸、抑うつ、興奮）

検査(血管造影・内視鏡)の有害反応

潜在的合併症：血管造影検査による出血／血栓／ショック

目標

- 血管造影検査による合併症を管理し、最小限にする。

▶観察計画

1．検査前の患者の状態。
- 疾患、検査に影響する内服薬の服用状況、既往歴と主訴・病状や治療。
- 検査データ：凝固機能（PT、APTT、INR)、血液一般（RBC、Hb、Ht、PLT)、腎機能（BUN、Cr)。
- 検査に対する理解の程度。

2．バイタルサイン（血圧、脈拍、呼吸、体温)、SpO_2、心電図波形の変化、胸部症状の有無。

3．検査に使用する薬剤の副作用（造影剤)。

4．出血、血腫の有無（★穿刺法の長所と短所 p.570参照)。
- 穿刺側の確認と出血の有無。
- 検査後の穿刺部圧迫中の安静の保持と止血の状態。

5．末梢動脈状態（★動脈の触知部位 p.571参照)。
- 穿刺側や各末梢動脈の拍動の有無と程度、拍動の左右差・強弱の有無（用手、ドップラー検査)。

6．ショック症状。
- 薬剤使用によるアナフィラキシーショック。
  - ・前駆症状（口唇のしびれ、のどの不快感、くしゃみ、咳など)
  - ・頻脈、徐脈、努力呼吸、頭痛、冷汗、顔面蒼白、意識レベル、瞳孔の状態、痙攣の有無。
  - ・血栓遊離に伴う肺塞栓、心筋梗塞、脳梗塞。
- 検査後しばらくしてからの迷走神経反射：徐脈、血圧低下。

7．治療に対する反応。

▶ケア計画

1．出血・血栓・ショックについてアセスメントする。
2．急変時に備えて、心電計、AEDや除細動、酸素吸入・吸引、バッグバルブマスク、救急カートがすぐ使用できるように準備する。
3．ショック時は、ショック体位（水平仰臥位で下肢を15～30cm挙上）にし、気道を確保する。(★ショック体位とは p.573参照)
4．不整脈出現時は、必要時12誘導心電図を取り、医師に報告し指示により対処する。
5．出血の予防。
   - 止血時間、安静時間、圧迫固定の確認を行う。
   - 適切な用具を用いて安静が守れるようにする。
   - 出血している場合には緊急的に用手圧迫し、医師に報告する。
   - 再出血に注意し、血腫の大きさはマーキングを行い、拡大を確認する。
6．安楽の援助。
   - 疼痛時は指示により鎮痛薬を与薬する。
   - 安静による腰痛時は、腰部にタオルを入れたり、マッサージを行う。

▶教育計画

1．麻酔の影響で誤嚥を起こす危険性があるので、許可があってから飲水、飲食をするように説明する。
2．気分が悪いときまたは悪心・嘔吐があれば我慢せず、すぐに報告するように説明する。
3．安静の方法と時間を説明する。
4．造影剤の排泄のために水分摂取を促す。

■穿刺法の長所と短所

	長所	短所
橈骨動脈穿刺法	・術後の安静時間が短い ・出血の有無が容易に確認できる ・減圧操作が容易にできる ・圧迫後の疼痛が少なく苦痛が少ない	・シースサイズに制限がある ・手首の屈曲ができないため、止血中可動制限がある ・穿刺の際、血管攣縮が起こり、穿刺困難な場合がある ・検査後に橈骨動脈が閉塞する場合がある
上腕動脈穿刺法	・術後の安静時間が短い	・止血方法により出血リスクが高い ・神経損傷のリスクが他のアプローチより高い
大腿動脈穿刺法	・シース・カテーテルサイズの制限が少ない ・血管径が大きく穿刺が容易にできる	・安静時間が長く、長時間同一体位による苦痛が生じる ・血管が皮下の深いところを走行している場合は、血腫・内出血など出血性合併症の頻度が高い

■動脈の触知部位

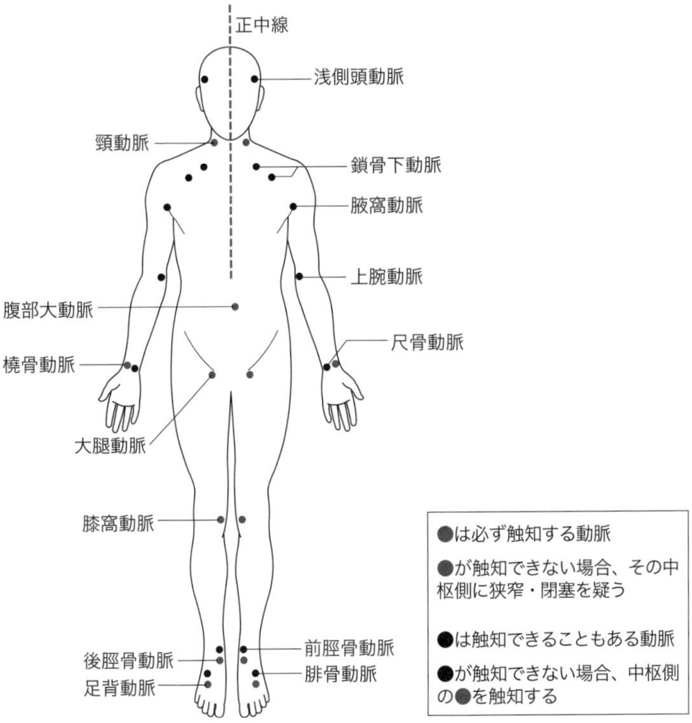

潜在的合併症：内視鏡検査（気管支鏡、上部・下部消化管内視鏡）によるショック

目 標

- 内視鏡検査による合併症を管理し、最小限にする。

▶観察計画

1．検査前の患者の状態。
- 検査に影響する内服薬の服用状況：抗凝固薬、抗血栓薬、降圧薬、抗不整脈薬。
- 疾患、既往歴（心疾患、緑内障、前立腺肥大症、糖尿病、アレルギーなど）主訴と治療内容。
- 検査データ：凝固機能（PT、APTT、INR）、血液一般（RBC、

Hb、Ht、PLT)、腎機能（BUN、Cr)。

- 検査に対する理解の程度。

2．バイタルサイン（血圧、脈拍、体温、呼吸)、SpO_2、心電図波形の変化、胸部症状の有無。

3．検査に使用する薬剤の副作用（造影剤、鎮痛薬、鎮静薬、麻薬、抗コリン薬)（★抗コリン薬の禁忌 p.573参照)。

4．ショック症状。

- 使用薬剤によるアナフィラキシーショック。
  - ・前駆症状（口唇のしびれ、のどの不快感、くしゃみ、咳など)
  - ・頻脈、徐脈、努力呼吸、頭痛、冷汗、顔面蒼白、意識レベル、瞳孔の状態、痙攣の有無。

5．気管支鏡の場合。

- 咽頭麻酔の影響：咽頭痛、嗄声、誤嚥。
- 喀痰の性状、喀血、咳嗽、副雑音、呼吸音の左右差、胸痛、呼吸困難。
- 気胸の有無と程度。

6．上部消化管内視鏡の場合。

- 腹痛、悪心・嘔吐、腹部膨満感、腸蠕動音、吐血、下血の有無。

7．下部消化管内視鏡の場合。

- 腹痛、便の性状、下血の有無、腹部膨満感。

8．治療に対する反応。

▶ケア計画

1．内視鏡検査によるショックについてアセスメントする。

2．急変時に備えて、心電計、AEDや除細動、酸素吸入・吸引、バッグバルブマスク、救急カートがすぐ使用できるよう準備する。

3．ショック時は、ショック体位（水平仰臥位で下肢を15〜30cm挙上)にし、気道を確保する。

4．不整脈出現時は、必要時12誘導心電図を取り報告し指示により対処する。

5．誤嚥防止。

- 誤嚥しないように飲水テストにて咽頭麻酔の回復確認後に飲水を開始する。
- 喀血時、嘔吐時は側臥位にて顔を横に向け、誤嚥を防ぐ。

6．安全、安楽の援助。

- 検査中は手を握るなど精神的援助を行う。
- 検査後に疼痛がある場合には早期に鎮痛薬を使用する。

▶教育計画

1．検査前に、検査中に苦痛がある場合には手を挙げるなどの知らせる方法を説明する。
2．悪心、疼痛、出血などの異常があればすぐに報告するように説明する。
3．安静の方法と時間、飲水と食事開始時間を説明する。

ワンポイントレクチャー

抗コリン薬の禁忌

アセチルコリンは中枢神経、自律神経、副交感神経から放出される神経伝達物質であり、その作用を阻害するのが抗コリン作用である。

抗コリン薬は検査の前投薬として用いられるが、鎮痙、胃酸分泌抑制、抗パーキンソン作用などの副作用も多いため既往歴の確認後に使用する。

使用禁忌は、緑内障、前立腺肥大症、重篤な心疾患、麻痺性イレウス、重症筋無力症などの患者である。特に緑内障の場合には、眼圧の上昇による症状の悪化、前立腺肥大症の場合にはさらに尿が出にくくなるなどの症状が見られる。

■ショック体位とは

貧血や出血性ショックの人に対して、脳血流を維持するための体位。足の下に枕などを入れ、足を15～30cm挙上した仰臥位にする。

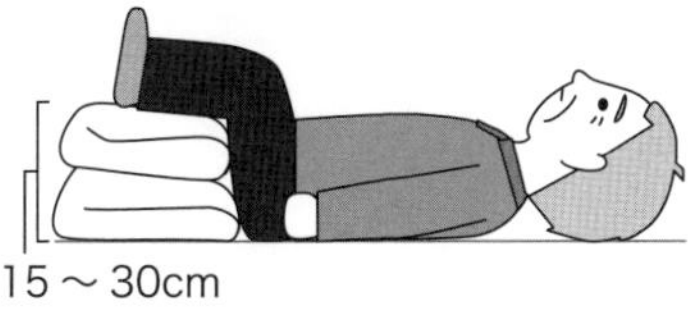

索引

和文

く

け

こ

さ

し

す

ち

つ・て

と

な

に

ね

の

は

ひ

ふ

へ

ほ

ま

基準《きじゅん》看護《かんご》計画《けいかく》　第《だい》4版《はん》

—地域《ちいき》・在宅《ざいたく》を視野《しや》に入《い》れた看護診断《かんごしんだん》と潜在的合併症《せんざいてきがっぺいしょう》

1998年6月10日　第1版第1刷発行
2011年5月1日　第2版第1刷発行
2016年7月5日　第3版第1刷発行
2023年2月8日　第3版第8刷発行
2024年4月27日　第4版第1刷発行
2024年9月10日　第4版第2刷発行

編　集　矢田《やた》　昭子《あきこ》
編　著　島根大学医学部附属病院看護部

発行者　有賀　洋文
発行所　株式会社　照林社
〒112-0002
東京都文京区小石川2丁目3-23
電話　03-3815-4921（編集）
03-5689-7377（営業）
https://www.shorinsha.co.jp/

印刷所　大日本印刷株式会社

検印省略（定価はカバーに表示してあります）
ISBN978-4-7965-2609-8